老中医诊籍评鉴

杨洪明　杨绍戊　编著

中医古籍出版社

图书在版编目（CIP）数据

老中医诊籍评鉴/杨洪明，杨绍戊编著．－北京：中医古籍出版社，2016.4

ISBN 978－7－5152－1237－1

Ⅰ.①老… Ⅱ.①杨…②杨… Ⅲ.①医案－汇编－中国－近代 Ⅳ.①R249.6

中国版本图书馆 CIP 数据核字（2016）第 060640 号

老中医诊籍评鉴

杨洪明　杨绍戊　编著

责任编辑　赵东升

封面设计　陈　娟

出版发行　中医古籍出版社

社　　址　北京东直门内南小街16号（100700）

印　　刷　北京金信诺印刷有限公司

开　　本　850mm×1168mm　1/32

印　　张　15

字　　数　370千字

版　　次　2016年4月第1版　2016年4月第1次印刷

印　　数　0001～3000册

书　　号　ISBN 978－7－5152－1237－1

定　　价　36.00元

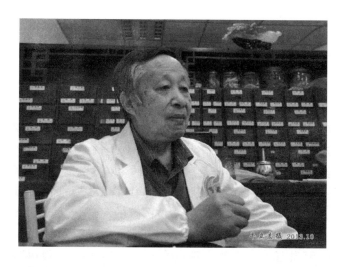

作者简介 杨洪明 男 1947年1月生，山东莱州人，大学文化，执业医师，烟台莱山区济康诊所所长。临床50年，擅长中医药及针灸等术治疗常见多发病及疑难杂症，对高血压、冠心病、心绞痛、脑血栓、糖尿病、胃肠炎、癌症、胆囊结石、息肉、支气管炎、风湿病及妇科病，疗效显著。

从事中医教学、科研工作34年，具有较高本专业理论与技术水平，为人师表，培养了大批合格卫生实用型人才，有的走上了院长、主任、专家岗位。在省级刊物发表10余篇论文并获奖，医学著作3部，其业绩载入《共和国专家成就博览》等50余部辞书卷中。

大医精诚疗顽疾，

闻者相托莫迟疑，

百草选用费锱铢，

济康佑民乃真义。

谨以此书献给热爱祖国医学的读者及临床耕耘者。

内容提要

　　《老中医诊籍评鉴》精选近代 263 位老中医临床治愈案例共 307 例，经过认真整理，归纳编排，分列为内、外、妇、儿、五官、针灸推拿等章节，涉及病症 243 种。对案例逐一进行评鉴和提示，阐述每一案例的辨证要点。其中内科 110 位医家的 124 则验案，涉及病症 99 种；外科 54 位医家的 59 则验案，涉及病种 51 种；妇科 24 位医家的 34 则验案，涉及病症 22 种；儿科 30 位医家的 35 则验案，涉及病症 21 种；针灸推拿科 25 位医家的 31 则验案，涉及病症 26 种；五官科 20 位医家的 24 则验案，涉及病症 18 种。基本覆盖了中医所能治疗的常见病、多发病和独具中医特色与优势的部分疑难病症，展示了近代老中医治疗各种疾病的临床辨证方法，思维特点及用药经验，对中医及中西医结合工作者有着一定借鉴参考价值。

前　言

　　《老中医诊籍评鉴》案卷资料，均引自 20 世纪 80 年代前后全国各地中医学者，临床工作者发表在各医学学术期刊中"名医精华""医案医话""临床经验""单方验方""病例报告""衷中参西""针灸推拿"等栏目中的案例，内容真实。具备患者姓氏、性别、年龄、发病时间、主诉、初诊、既往史、检查舌脉、诊断辨证、治法方药等，其中有的项目不全，我们逐一增添完善，然后以此顺序进行排列成文。最后，保留了作者姓名、资料题目、学术期刊、发表时间等。同时，每个病案下方，设有"评鉴""提示"两部分。

　　"评鉴"将案例的主要症状及检查舌脉等项为要点，依此确立诊断与辨证，然后从病因及主症上分析病机变化，以便采用相应治法与方药，并对处方中的药味简要剖析，对取得疗效的关键之处进行点评，以帮助读者进一步理解。对一张处方众多药味，分析其不同的主治作用与变化，以判断、辨别、鉴定组方的确切疗效。加深对中医学理论的认识，提高临床诊断、辨证治疗疾病的能力，从而将理论与实践紧密结合起来，达到学以致用的目的。

　　"提示"的内容涉及面较广，将每一案例的要点、方药主治功效、疾病的严重程度、注意事项与禁忌，中西医的不同认识做相关阐述，以引起读者、医者的重视与高度关注。

　　本书在编辑过程中，一律采用中医临床通用的诊疗术语与计量单位，在分科次序排列上，进行整体审定，全书分章节编写，做到层次分明，阅读方便。

为了帮助读者、医者尽快将老中医经验学到手，病案中的理论与临床治疗技术尽量融为一体，我们尽了最大努力进行修改与完善。

　　本书在编写过程中，得到出版社的大力支持与帮助，在此谨致以衷心感谢！由于作者水平有限，书中存在缺点疏漏在所难免，敬请读者及临床工作者给予指正，以便再版时能够得以修正完善。

杨洪明　杨绍戊

2014.3.1

序

　　病案是诊疗档案，是记述病人的一般资料、病症、诊断、治疗及预后等中医医疗实践的案卷，也称为诊籍、脉案、方案等。历代医家都十分重视医案，如汉代《史记·扁鹊仓公列传》记载了淳于意治疗 25 个病案。晋唐时期《肘后备急方》《诸病源候论》《千金要方》等医著中，也有病案记录。宋代许叔微《伤寒九十论》是我国第一部医案专著。明清时期有《名医类案》《石山医案》《薛氏医案》《寓意草》《临证指南医案》，近代何廉臣《全国名医验案类编》《当代名老中医典型医案集》等。医家有"读书不如读案"之说，可见病案临证的重要意义。但是，当今仍有一部分人还不太明确医案重要性，提笔叙写，总是抓不住要领和关键之处，我们读过不少医案，深有此感受。为此，20世纪 80 年代初，我们开始在中医学术期刊及其他一些医学杂志中，收集老中医及临床医者撰写的医案，通过研究分析，归纳整理，分类排列，编辑成《老中医诊籍评鉴》一书。

　　本书所录的医案，病种广泛，门类齐全，内容详实，资料可靠，多方位，多层次，多角度展示老中医临证经验，思维特点。只要认真学习，临摹体会，可以直接汲取老中医处方用药的技法，作为间接的临床实践的案例，培养自己临床辨证思维与应变能力，获得更多的防治疾病的奇方妙术。在我们收集到的这些病案中，记述着许多生动有趣的故事，呈献给我们的是高尚的品德，精湛的医术，怀仁慈之心以济世，执灵丹妙药方以活人，勤于思考，勇于探索，究岐黄之精髓，继先贤之哲理，发金玉之良言，将良好的医德医风，临床最有价值的技术、经验留给我们，通过这些大量成功案例的统计分析报告表明，他们采用的治法方药，理论体系，极具学术、科研水平和临床应用价值，应该引起我们的足够重视，深入挖掘，继承发扬。

在编写《老中医诊籍评鉴》一书中，我们力求保持病案的原貌不变，并尽量将内容组合完整，纠正个别不确切字句，删去繁琐之处，适当补充遗漏的重要证据，力求做到语言精炼，意思表达清晰，突出了中医理论与临床实际相结合的必要性。在编写本书的过程中，我们重点突出如下几点：

一、围绕中心，突出主诉。医案的文字有多有少，多则达千字，少则几十个字，不论如何叙写，它都有一个中心，这个中心的基点首先落在主诉上。主诉，就是患者就诊的主要症状及持续的时间，好的主诉三言两语，十几个字，就能够表达出这个医案的中心思想，例如，一个患有梅尼埃病人，昨晚9时看电视时无明显诱因出现左耳耳鸣，继而头晕倒地，睁眼即觉周围天旋地转，闭目稍舒。时感恶心，但无呕吐。可概括为：突然头晕目眩12小时，伴恶心，耳鸣。有经验的医者或读者，透过主诉描述就可了解整个病情的基本面貌，主诉并不是病人一开始就直言说明的，而是在初诊基础上，医者围绕主症发生的时间，病情的发展变化、诊治经过及重要的既往病史，个人史和过敏史等，经过"去粗取精""去伪存真"，升华出的关键语。

病案的叙写，历来医家很考究文句修饰，因为它是诊断治疗疾病的主要依据，也是衡量一个医者水平高低的标准，病案中的主诉同样如此。《中医辨证运用范例》载存一则主诉是："烫伤后高热、谵妄、口渴引饮3天。"这一主诉写得生动、简洁、章法分明。《国医论坛》一则医案："手术后呕吐，不能饮食5

天。"这里将主诉、发病经过写得也很清楚。《中国现代名中医医案精华》一则原案："往来寒热1周,加重2天,伴脘胁痞闷,不欲饮食,烦躁不安。"这里主诉、发病经过写得十分清楚,也把症状、持续时间写得很具体,排列有序,整个主诉,结构合理,语言流畅,概括全面,值得一读。虽然老中医的医案不是每一个人都这样写,但有佼佼者,虽然都不能作为现代临床正式医案书写的格式,但其中的精华我们应该汲取,学其长处。主诉在病案中,有画龙点睛之妙,不可小估,更不可废弃,应该在现病史基础上,围绕中心,抓住主题,点出主诉,依据现病史症状,检查结果,做出诊断与辨证,以此设立理法方药进行治疗。

二、项目规范,布局合理。病案的书写少不了要规定一些基本项目,初诊病中,需要运用"四诊""十问"等手段采摘,了解既往史,患者健康状况,是否患有高血压、传染病及精神、神经系病史以及必要体格检查及实验室检查,但这些不是法定桎梏,而是应该在规范的范畴内充分发挥才智,把老中医独特的临床经验记录下来,特别对病症的采摘,理论的阐述,方药的取舍,病理的变化,都要认真学习,其中有许多东西可以借鉴,如果应用得当,可以使医案倍增魅力。一般来说,初诊中,先写症状,次写检查,后写诊断与辨证,最后写方药与疗效。亦可把症状,病因病机相兼,联合叙议,只要得体,赋有新意,都是佳作。

总之,完善的医案应该包括:患者病史,医者阐微,先贤名言,四诊检查,诊断辨证,治则方药,经验教训等,案卷精辟之处,字字珠玑,句句妙语,读起来发人深思,耐人寻味,受益匪浅。试观《清代名医医案精华》《蒲辅周医疗经验》等,表现手法新颖,内容丰富多彩,案例生动活泼,治疗组方巧妙,非一般医家所能及。

三、文句优美、生动形象。如《伤寒论》"太阳中风……啬
啬恶寒，淅淅恶风，翕翕发热""项背强几几"，叙述太阳中风
脉证的临床表现方面给我们作出了典范。一个成功的医案，应该
语言优美，文理通顺，形象生动，医文并茂，读起来给人以启示
开悟，思维得以激发，例如《中国现代名中医医案精华·姜春
华医案》中对"膨胀"描述："腹大如箕，脐眼突出，青筋暴
露，畏寒肢冷，头颈胸臂等处有蜘蛛痣"，这里可以看出，医学
与文学，医理与文理，互相补充，互相渗透，十分融合，使人产
生耳目一新之感。再如，同一种疾病，除文句描绘的优美生动之
外，形色的不同变化，也很重要。例如："黄疸病"，可描绘为
"黄如橘色""黄如赤金""黄而光亮"，另一类可描绘为"黄而
晦暗""黄如烟熏""黄如枳实"，前者阳黄，后者阴黄，这是围
绕颜色不同的描述，使医案显得更加形象化。医案具备这些内
容，才能增加鲜活动力。进一步就可以此推断疾病的性质，进行
辨证，设立治法，预后吉凶。因此，要增加医案的形象生动，一
是要在主要症候上深入挖掘，增宽广度，二是捕捉患者的精彩语
句，三是医者探幽抉微下过硬功夫，四是要有一定的文化基础知
识，语言丰富，五是时常阅读，鉴赏名家医案，选读一些医案精
华句子。当今的医案，很多已经结合现代仪器检查来确定诊断，
因此，尽可能将症状、体征和诊断相结合，诸如一般检查 T、R、
P、BP，实验室的血、尿、便检查，生化方面检查肝肾功能、血
糖血脂等检查，X 线、CT、B 超、胃镜等检查出现阳性者，有助
于明确诊断。

综上所述，对一个病案的选取，判定依据主要抓住一个疾病
的主要症状和体征特点，检查诊断要素。辨证类型所具备症候，

舌脉等象最基本内容，治法用药是否得当，对病机变化的认识，尽管有些方面叙述不太确切，或不规范，甚至有遗漏地方，但用药奇特，整体布局不错，治疗效果显著，有一个实用和研究价值，我们通过加工整理，尽量选录在本书中。

为了弥补病案中遗漏不足之处，我们在每一个病案下面，增设了两个栏目。

1. 评鉴：包括两方面内容。一是将选录的每个案例中的主要症状、检查体征作为确立诊断与辨证的依据，以此来阐述病因病机，从病因证候中，探讨病理（病机）发展与变化，采取相应治法与方药，并对案例的处方药物组成，配方特点，进行简要剖析，对所取得疗效的关键之处等方面进行点评。

二是根据药物性味功效、归经、配伍及现代药理研究等，对处方众多药味，进行鉴别，分析观察其不同的主治作用与变化，从而判断、鉴定出组方的确切或特殊的疗效，提高我们对药物配伍后，功效增强还是减弱，是否产生毒副作用，有了一个再认识过程，从而使我们进一步体会到理论与实践结合的重要性，通过学习老中医经验，以达到我们学以致用的目的。病案中方药组成与剂量增减，均严格按原文所载，未作任何更动，以便读者自己理解体悟，把老中医的经验学到手。

2. 提示：内容涉及面较广，一般案例缺少部分或未涉及的有关内容阐发出来，引起读者或医者高度的关注与重视。例如：使用本方药应注意或禁忌事项，存在的不足或失误，疾病严重程度，方药组合的功效及主治，成功案例的经验与体会，中西医结合优点与优势，既补充了病案原文的不足，又避免在应用当中出现不良反应。这样以来，每一个病例，既达到了重点突出，主次分明，又各具特点，从不同角度来认识它，阅读后给读者留下更多的启迪与思考，使医者在今后临床工作中，将医疗技术实施的更加成熟与完善，治愈更多的病人。因此，本书具有重要的承启作用。

《老中医诊籍评鉴》一书编写，我们已做出很大的努力，这对今后中医病案质量的提高将起到一定的促进作用，但在病案的选录，病证名称确立，症状与检查叙述等方面还存在一定问题，文中难免存有不足之处。

病案资料的建设，同样是一项长期而艰巨的工作。我们初次尝试来做这项工作，一定有许多工作未能做好，真诚地希望读者对本书提出宝贵意见及建议，使我们的工作得到进一步改进与完善。

杨洪明　杨绍戊

2014.3.1

目　录

第一章 内科病证

第一节 外感时行病症

1. 上呼吸道感染（感冒）病案

案1：韩某 女 43岁 1978-12-19日初诊。

畏寒、发热、头痛2天。

初诊：昨日夜间外出办事。返家后开始出现恶寒发热无汗，头痛如裂，周身酸楚，痛如披杖，曾服解表中药及解热镇痛西药，欲发汗出，未能如愿，口淡不渴，大便已三日未下，腹有微痛。

检查：T38℃，舌苔薄白而润，脉浮紧。

诊断：中医：感冒；西医：上呼吸道感染。

辨证：伤寒表实。

治法：解表发汗，通腑清肠。

处方：麻黄10g 桂枝8g 杏仁10g 炙甘草6g 芒硝15g（冲）。1剂，水煎服。

二诊（1978-12-20日），服药后两小时腑通周身汗出，诸症尽除，惟纳食不香，再拟保和丸二剂善调其后而愈。（樊廷林，伤寒表实证，新中医，1：30；1981）

评鉴：据"恶寒发热，无汗，头痛如裂""大便已三日未下，腹有微痛"及舌、脉等象。属风寒表实证。此乃由风寒袭表，毛窍闭塞。肺气不宣，卫气不得外达，营气涩而腑气不畅所致。采用发汗解表，通腑泻热之法。方中麻黄宣肺发汗解表，桂枝温经散寒，透营达卫，杏仁降肺气，散风寒。炙甘草调和诸药，芒硝泻火清肠通便，诸药合用，共奏宣肺发汗，散寒温经，通便泻火之功。

提示：感冒症状多见卫表不和或肺气失宣，病因以外感风邪为主，与卫外不固有关。病位在肺。病机为邪犯肺卫，卫表不和，肺气失宣。病理性质多属实证。常以风寒、风热为主，并有夹湿、夹暑、夹燥等兼证。如体虚感邪，则为本虚标实证。可分气虚、阳虚、血虚、阴虚。治疗感冒风寒宜辛温解表，风热宜辛凉解表，有兼证者，分别采用祛湿、清暑、润燥等法。本虚标实治宜扶正达邪，不可强发其汗。发汗则伤阳气，汗出则伤阴液，正气虚甚，病体难愈。各类感冒之寒热虚实慎防相互转化。时行感冒应注意隔离，并加强清热解毒药的运用，防止传变。

麻黄汤乃《伤寒论》中辛温解表，发汗逐邪之首方，因其与纯阳之剂。发散之力峻猛，原方运用甚少，若用之得当，亦可一战而愈，此方加芒硝，意在通腑以助解表。

案2：余某　女　30岁　1980 – 09 – 16日诊。

发热、头痛、口渴、咽痛2天。

初诊：9月14日上班时因天气突变而衣着单薄受凉，自感恶寒、头痛、鼻塞流清涕，稍咳，喷嚏，因工作繁忙未介意。昨起发热汗出，微恶寒，鼻塞流浊涕，口渴喜饮，咽喉疼痛，咳嗽咯黄痰，小便黄。

检查：T39.2℃。咽部充血，悬雍垂红肿，舌尖红，苔薄黄，脉浮数。

诊断：中医：感冒；西医：上呼吸道感染。

辨证：风热在表。

治法：疏风清热，利咽消肿。

处方：羌活15g　板蓝根15g　蒲公英15g　桔梗15g　生石膏30g　甘草6g，二剂，水煎服。药后汗畅热退，咽痛充血

2

已除，悬雍垂红肿消失，现有咳嗽未减，以止嗽散化裁善后。（高淑华，羌活蒲蓝汤治疗感冒，新中医，10：31；1981）

评鉴：据"发热、头痛、口渴、咽痛""口渴喜饮，咽喉疼痛，咳嗽咯黄痰"及舌、脉等象。证属风热在表，此乃由风热邪气侵袭肌表，腠理不密，卫表失和，内犯于肺，肺失宣降，上拢清空所致，采用辛凉解表，方拟羌活蒲蓝汤化裁，方中羌活发散解表，祛风止痛，蒲公英、板蓝根清热解毒，以治其本，甘草、桔梗宣肺利咽，以治其标，生石膏清热生津，诸药共起清热解表，宣肺利咽之功。

提示：羌活蒲蓝汤源自上海中医学院编著《辨证施治》一书，本方略有增味，可治风寒、风热、挟湿、挟食之感冒，风寒者羌活加至20～30g，体虚加党参18g，咳甚加桔梗15g，口渴甚加天花粉15g，知母12g；挟湿加苍术15g；挟食加焦三仙各15g。本病临床一般采用银翘散化裁。若风热感冒兼有表寒而里热又盛者，可选用柴葛解肌汤。

案3：刘某　男　25岁　1979－08－02日初诊。

头痛、身重、低热、汗出10天。

初诊：7月22日在田间劳动淋雨，回家后，晚上即觉头痛、头重、恶风、汗出、低热，四肢关节疼痛，肌肉酸楚沉重，右手腕肿胀，动则疼痛，小便混浊。

检查：T37.8℃，面部微肿，舌边尖微红，苔黄腻，脉濡滑稍数。

诊断：中医：感冒，西医：上呼吸道感染。

辨证：风暑夹湿，郁闭化热。

治法：祛风胜湿，解表通络。

处方：独活5g　防风6g　防己9g　赤芍9g　薏米9g　黄柏9g　滑石9g　木通3g　桑枝15g　丝瓜络12g，煎服2剂，关节疼痛大减，寒热亦退，自觉轻松无碍。（付哲，谈谈湿邪致

病的特点和治疗，眉县老中医经验选，5页；1979，陕西省眉县卫生局）

评鉴：据"头痛、头重、恶风、汗出、低热，四肢关节疼痛，肌肉酸楚沉重"及检查舌、脉等象，证属风暑夹湿，郁闭化热。此乃由风暑夹湿侵袭人体肺卫肌表，以致风湿相搏，郁闭化热，外束腠理，营卫不和，客于经脉，上犯巅顶所致，采用祛风胜湿，清热通络之法，方拟羌活胜湿汤化裁，方中独活、防风祛风胜湿止痛，防己、桑枝活血通络，祛风除湿，薏米、黄柏、滑石、木通健脾利湿，清热通脉，丝瓜络、赤芍清热凉血，祛瘀止痛，共奏祛风胜湿，清热凉血，祛瘀通络之功。

提示：本案用药之要，剂量轻清，取轻而扬之，微微发汗，风湿则除，切忌发大汗，以防耗阴伤阳。本方不但治风湿在表之证，对伤风头痛效果具佳。汪昂曰："按此汤虽名胜湿，实为伤风头痛通用之方，本方即疏散表湿也。"故用本方化裁，可治感冒、风湿性关节炎，神经性头痛等，症类似本案所见者。

2. 颅脑脓肿并发败血症（风温）病案

胡某　女　38岁　1964－01－20日初诊。

高热、头痛、神昏3天，伴抽搐时作，肌肤甲错，斑疹隐现。

初诊：患者3日前高热、头目剧痛而入院，诊为颅内多发性脓肿并发败血症，经开颅手术探查和应用各种抗菌素、补液、冬眠疗法及降颅内压等，病情未减且并发剥脱性皮炎，病趋恶化，急邀中医会诊。吾随师往，刻见：头痛如劈，高热神昏，抽搐时作，周身肌肤甲错，按之灼手，斑疹紫黯，语言蹇涩，不进饮食。

检查：头面臃肿，诸窍干涸燥裂，肌肉消削，枯槁如尸，舌绛而干，舌体萎缩瘦硬，舌苔焦黑，脉细数无力。（此温毒险证，火热炽盛。灼津伤营，即将阴竭。）

诊断：中医：温病。西医：颅脑脓肿并发败血症。

辨证：气营两燔，热陷心包。

治法：增液救阴，凉血解毒。

处方：生地500g（浸捣取汁冲服，渣与下药同煎）麦冬30g 玄参30g　洋参15g（炖）　赤白芍各15g　犀角3g（磨冲）丹皮15g　公英30g　银花25g　大青叶25g　甘草15g等，六碗水煎至三碗，另梨汁、马蹄汁、橙汁、金汁各半碗调入生地汁及药物分四次，每3小时服1次。另用冬瓜皮，苦瓜汁捣烂涂皮炎处。经服上药两剂后热退面肿消，减量再进3剂，已能进食讲话，舌质转润，间有低热、抽搐、脉细。调方：生牡蛎20g　白芍12g　生地20g　龟板24g　桑葚20g　阿胶20g　洋参10g（另炖）　麦冬10g　鸡子黄2枚　淡菜24g。

二诊：神气转佳，脉和缓，胃气亦增，后以金石斛、莲子、淮山、麦冬、谷芽、白芍、桑葚、女贞子等甘淡化阴，养胃滋阴，以善其后。（蔡妙珊，朱敬修老中医的学术经验，新中医10：14：1981）

评鉴：据"头痛如劈，高热神昏，抽搐时作""斑疹紫黯，语言蹇涩""头面臃肿……，肌肉消削，枯槁如尸"及检查舌、脉等象，诊为风温，证属毒入气营，热深动血。此乃温毒入里，气分热盛，郁蒸于上，壅塞清窍；营分热炽，内扰心神；热动肝风，伤血灼津所致。治宜清营凉血，泻火解毒，养阴生津。

（1）方拟犀角地黄汤合增液汤化裁。方中生地，犀角清营解毒；麦冬、玄参、洋参养阴益气清热，公英、银花、大青叶清热解毒，透营分邪热从气分而解，丹皮、赤芍清热凉血，白芍、甘草平肝缓急止痛，诸药合用，共奏清营凉血解毒，益气养阴生津之功。

（2）梨汁、马蹄汁、金汁合入生地，乃仿《温病条辨》五汁饮之意，本方诸药具有生津养阴，清热润燥，平肝镇心，安神

5

疗惊之功。

（3）冬瓜皮，苦瓜汁外涂，具有清热祛湿，利水消肿之功。

（4）大定风珠加减应用，方中鸡子镇定中焦，通达心肾之气，龟板、牡蛎育阴潜阳，生地、麦冬、洋参清热养阴益气，白芍、桑葚、阿胶、淡菜滋阴补血，诸药共奏滋阴补血，熄风潜阳之功。

提示：湿温乃感受湿热毒邪所致外感病，病性多实证，中阳旺者为热重于湿，中阳不足者为湿重于热。后期由实转虚，出现气阴亏虚证，故湿与热、实与虚，是本病辨证之要。病在脾胃，常累及三焦所属的各脏腑。病机为湿热郁遏清阳，阻滞气机。若邪留气分，病势缠绵，亦有卫气营血的传变，应以辨别。治疗原则要化湿清热，湿偏重化湿兼清热；热偏重清热兼化湿；病邪化燥，邪热顾阴；热入营血，则清营凉血；后期余邪未尽，则轻清芳化；气阴伤者，益气养阴。

本案温毒险症，阴竭将亡之候，朱师临危不惧，采用增液救阴，益气凉血，清热解毒，内服外涂等法，联合应用，出奇制胜，救治温毒之例，其经验值得临床医师借鉴。

3. 病毒性感冒（风温）病案

张某　男　28 岁　1986 - 01 - 13 日初诊。

发热、头痛、神昏 3 天，伴口渴、纳差。

初诊：患者 9 天前自觉低热不适。三天后出现高热，体温达41℃，曾在某医院诊为"病毒性感冒"，口服扑热息痛、感冒冲剂，肌注青霉素，柴胡注射液等体温不降，遂转我院治疗。诊时：头痛、神志恍惚，周身发紧、关节疼痛，口渴思冷饮，纳差，小便黄，大便干，三天未解。

检查 T39.5℃，舌质红，苔黄厚而少津，脉浮数。

诊断：中医：风温。西医：病毒性感冒。

辨证：风热在表，卫气同病。

治法：清热疏表，泻火解毒。

处方：青竹茹 18g　金银花 18g　连翘 24g　板蓝根 12g　大青叶 18g　生石膏 24g　炒栀子 10g　酒黄芩 10g　苇根 24g　葛根 6g　川黄连 10g　全瓜蒌 18g　杭菊花 10g　生决明 24g　公英 31g　3 剂。紫雪散，早晚各 1 瓶冲服。

二诊（1986 - 01 - 16 日）　服药后 T37.6℃ - 38℃，微有汗出，胸中灼热，膝下关节痛，纳差，大便干结，尿黄而痛，舌苔黄腻，脉浮数。此属余热未尽，上方加银紫胡 6g，地骨皮 6g，佩兰叶 6g 再进三剂。

三诊（1986 - 01 - 20 日）　药后热退，动易汗出，下肢酸痛乏力，口渴思饮，食欲日增，二便调畅，苔薄黄，脉沉细，此乃热病伤津，治以滋阴清热。调方：清竹茹 12g　生地 18g　玄参 10g　麦冬 10g　百合 6g　六一散 12g　杭菊花 10g　知母 10g　金银藤 12g　石斛 6g　浮小麦 12g　服 3 剂病愈。（周荣，姚五达温病治验三则，北京中医杂志，6：6；1988）

评鉴：风温多发春、冬季节，发於冬季，亦谓"冬温"。据"壮热、头痛、神昏""口渴思冷饮，纳差，小便黄，大便干"及检查舌、脉等象，证属风热郁遏，卫气同病。此乃由风温邪气郁遏肺卫，卫气与邪相争，上攻于头，由卫入气，热郁胸膈，上扰心神，下结于肠所致。采用清热解毒，辛凉宣透之法。方中竹茹、瓜蒌涤痰开郁，清热除烦；金银花、连翘解热透邪；生石膏、黄芩、黄连、栀子、板蓝根、大青叶、公英、菊花清热解毒，葛根解肌退热，调和卫表，苇根清热生津，生决明清热滋阴，平肝以解关节拘紧之象；配紫雪散清热解毒，镇痉开窍，诸药合用，共奏清热涤痰，解痉开窍，滋阴生津，透邪外出之功。

二诊上方配银柴胡、地骨皮清热凉血退蒸，佩兰芳香宣化湿浊，以清余热。

三诊药用竹茹、生地、玄参、麦冬、知母滋阴清热，六一散清热利湿，百合清解热病后期之虚烦，金银藤以清下肢肌肉经络之痹热，石斛、浮小麦益气生津，养阴除热，菊花益阴泄热，诸药共奏滋阴清热、养胃生津之功。

提示：本病系风挟温热之邪所感，二者俱为阳邪，两阳相劫，易伤津液，病多传变（顺或逆传），病位涉及卫气营血及三焦所属脏腑。初在肺卫，中期入气，多在肺、胸膈，阳明胃肠，后期多在肝肾心营，亦有初中期传入心营。病理性质在早中期属热属实，后期由实转虚，每虚实互见，或阴伤热炽，热伏阴分，或肾阴虚损，阴虚风动，纯虚无实。治疗总以泄热透邪，顾护阴液。邪在肺卫，辛凉轻清疏风透邪，邪在气分，泄热存阴，佐以宣肺、化痰、开结、通腑等，热入营血，透营转气，佐以开窍、熄风、凉血散血之法，后期阴伤液劫，填补真阴为主。

4. 散发性病毒性脑炎（春温）病案

蒋某　男 16 岁。1986 - 02 - 05 日初诊。

发热恶寒，咽痛 3 天，头痛呕吐、昏迷抽搐 1 天。

初诊：3 天前始感发热，微恶寒，咽痛咳嗽。今天起头痛呕吐，昏迷不语，四肢抽搐，速到某医院求治，拟诊为散发性病毒性脑炎。行抗病毒、抗生素、激素等药治疗，未见好转。求余诊治。刻见：昏迷不醒，呼吸粗深，唯喉间痰鸣，唇口干燥，大便数日未行。

检查：神志昏迷，压眶反射消失，瞳孔对光反射迟钝，四肢肌张力增高，膝反射亢进，脉弦滑稍数。

诊断：中医：春温。西医：散发性病毒性脑炎。

辨证：邪陷心包，引动肝风。

治法：清心豁痰，熄风开窍。

予龙虎丸 0.3g，鲜竹沥 2 支化开，徐徐灌入。少顷，吐出清稀痰涎盈碗，约1时许，泻下酱状粘液便数次，神志渐清，脉有佳兆。按原法，以追穷寇。

处方：苏叶 10g　清半夏 10g　制南星 10g　广木香 10g　滚痰丸（包煎）12g　制大黄 12g　全蝎（研吞）4g　蜈蚣（研吞）4条　局方牛黄清心丸（分吞）2丸。前后服药月余告愈，随访至今未发。（沈万生，龙虎丸治疗急症实例，浙江中医杂志，7：322；1988）

评鉴：据"头痛呕吐，昏迷抽搐""喉间痰鸣，唇口干燥"，大便数日未行及检查脉象等，证属风热犯肺（卫），内陷心包，引动肝风。此乃由风温之邪，侵犯肺卫，灼液为痰，痰热互结，内陷心包，蒙闭神明，引动肝风所致，采用清心豁痰，熄风开窍之法，方中龙虎丸清心醒神开窍，鲜竹沥清热化痰，苏叶、木香理气宽中，健胃通肠，半夏、制南星和胃祛痰，祛风解痉，滚痰丸降火泻热，逐痰镇惊，大黄泻火解毒，清肠通便，全蝎、蜈蚣熄风止痉，解毒散结，牛黄清心丸清热解毒，开窍安神，治邪陷心包，痰火秘结之症，极为奏效，诸药合用，故能邪驱身安。

提示：春温多发于春季，气暖风硬的冬季亦不少见。它具有一定的传染性，热度最速，多按卫气营血规律传变，易伤津耗液，其病始自肺卫，发热微恶风或微恶寒，治以疏风透邪护阴；在气分但热而不恶风热，舌红赤黄，治以清气泄热；入营则发热心烦，舌绛不寐，入血烦热不寐，谵语发斑，治以清营凉血。总以泄热透邪，顾护阴津为大法。

5. 白细胞减少症（湿温）病案

洪某　男　68岁　1987-08-15日诊。

身重肢困，午后微热1周。

初诊：患者一周前外出淋雨受湿后，次日即觉头昏目蒙，身重肢困，午后微热，有汗不解，渴不欲饮，胸闷不饥，下肢轻度浮肿，溲短而浑，当地医院从"病毒感染"诊治，口服病毒灵、维生素 B_4、利血生等药 3 天无效而求中医治疗。

检查：血象：HGB7.8g%，RBC 270 万/mm^3，WBC2400/mm^3，GRA46%，LYM54%。舌质淡红胖嫩，舌苔薄微黄，脉濡小数。

诊断：中医：湿温。西医：白细胞减少症。

辨证：脾阳素虚，湿热内蕴。

治法：健脾和中，利湿清热。

处方：红参 3g　干姜 4g　蔻仁 6g　通草 3g　黄芩 6g　厚朴 6g　藿香 10g　茯苓皮 10g　香附 10g　川芎 10g　郁金 10g　滑石 20g，3 剂，水煎服。

二诊（1987 - 08 - 18 日）　诸症减轻，WBC3100/mm^3，上方加生谷芽 10g，生麦芽 10g，再进 3 剂。

三诊（1987 - 08 - 21 日）　诸症继续转佳，WBC3800/mm^3，回升较缓，上方去红参，加当归 10g，鸡血藤 30g，党参 30g，继服 6 剂而愈。复查血象：HGB10.2g%，RBC 300 万/mm^3，WBC5600/mm^3，GRA68%，LYM30%。（陆中岳，湿温早期致白细胞减少证治 11 例报告，浙江中医杂志，7：291：1988）

评鉴：据"身重肢困，午后微热，有汗不解，渴不欲饮，胸闷不饥"及检查血象、舌脉等，证属邪遏卫气，湿重于热（湿温），此乃由湿热之邪郁遏卫气，内传气分，湿重于热，气机不展，清阳不布所致。采用宣气通阳，化湿清热。方中人参扶正，顾护中气，干姜、厚朴通温脾阳，化湿清热。藿香、蔻仁芳香化湿，行气宽中，茯苓皮、黄芩除湿泄热，滑石、通草宣气利尿清热，邪从下渗利而出，香附、川芎调畅三焦气血，郁金利肝胆解郁气，诸药配合，气机宣，三焦通，湿热分消之。二诊上方加生谷芽，生麦芽启脾进食，消食和中。三诊症大减，故去红参加党参代之，配当归，鸡血藤补血行血，舒筋消肿之功。

提示：本案乃湿温之初，脾虚运化已弱，湿热入里内陷，困遏气机不展，气血生化受碍，又因迁延失治，气血更为亏损，遂致白细胞减少和贫血。湿温而中阳本虚，出现里虚内陷之变，是本病的病机特点。故祛除湿热，又要顾护脾阳，并强调宣通气机，调补气血，以利通降，便邪从下焦而出，常以三仁汤之方化裁。本病虽有气血生化亏乏之象，但切忌滋腻补品。《温病条辨》指出："湿气弥漫，本无形质，以重浊滋味之药治之，愈治愈坏"。

6. 伤寒（湿温）病案

案1：潘某　男　32岁　住院号2285

发热口渴，胸闷不饥9日，腹胀便溏2日。

初诊：患者于9天前开始发热，头痛，缠绵不解，口干而苦，渴不欲饮，胸闷不饥，神疲肢困，近2天来，腹胀便溏，昼夜泄便7次。今晨起颈、胸皮肤起白痦显露。

检查：T39.2℃，血像：WBC6200/mm^3，Neu69%。肥达氏试验第一次阴性，第二次伤寒"H"阳性1：160，伤寒"O"阳性1：40，副伤寒"A""B"均阴性，血及大便培养检出伤寒杆菌。面色淡黄，颈及胸前皮肤出现白痦满如水晶状，舌边红，苔黄腻，脉濡缓。

诊断：中医：湿温。西医：伤寒。

辨证：气分湿热，漫布三焦。

治法：宣化湿热。

处方：清水豆卷12g　青蒿9g　白薇9g　黑山栀12g　炒黄芩6g　银花炭9g　连翘9g　赤苓9g　川黄连2.5g　鲜石斛12g　益元散（包）12g　甘露消毒丹12g用荷叶1片刺孔包。服2剂后，便泄即减，T38℃，第4天T37.3℃，便溏日下2~3次。服至7剂，白痦已隐，诸恙减退，转用芳香淡渗之品，以除余氛，大便培养三次均阴性而出院。（刘蔼韵，湿温发热，新中

医，9：30；1981）

评鉴：据"发热、头痛……渴不欲饮，胸闷不饥，神疲肢困""腹胀便溏，昼夜泄便7次"及检查舌、脉等像，证属邪入气分，湿重于热。此乃怒受湿热毒邪，深入气分，湿遏热伏，困阻气机，弥漫三焦，清阳受蒙，津不上承，水湿不化，肠失泌别所致，治拟清化湿热，宣化气机。方拟王氏连朴饮，甘露消毒丹，益气散合用。方中豆卷、山栀、青蒿、白薇辛凉开泄上焦湿郁，黄芩、黄连、银花、连翘苦寒清化中焦湿热，银花炒炭清热止泻，甘露消毒丹增强清热解毒化湿，赤苓、益元散淡渗通利下焦湿邪，药后气机得以畅通，湿热得以化解。

提示：伤寒是由伤寒杆菌，经消化道传染而致全身急性消化道传染病。可使肠壁淋巴组织增生与坏死。症见发热、脉缓、玫瑰疹、脾大、白细胞减少等。

本案系已故孙茨如老中医医案，由刘蔼韵医师随师时录于此，孙老治疗此病，辨证精细，处方用药轻灵见长，湿热走泄迅速，病程极短，疗效显著，身体康复不出现反复。对此种严重疾病，不要杂药乱投，更不能采用汗下之法，服用滋腻之品，以免延误病情，危及生命。

案2：汤某男　22岁　1987 – 09 – 14日诊。

高热、发斑、口渴、烦躁14天，时见神昏谵语。

初诊：患者14天前已持续高热3天，体温达40℃，疲乏身重而来本院治疗，经化验检查：肥达氏反应：O：1：640，H：1：1280，副甲1：40，副乙1：80，副丙1：40，HGB10g%，WBC4600/mm^3，GRA46%，GRA70%，LYM30%，诊为伤寒（湿温），曾用氯霉素、氨苄青霉素、葡萄糖酸钙、地塞米松、扑尔敏等治疗12天，高热持续不退，全身发斑已5天，邀中医会诊。刻见：壮热，出汗不解，肌肤发斑，暗红紫色，灼热瘙痒，口渴烦躁纳差，二便尚调。

检查：高热不解，体温 39～40℃，神识朦胧，时有谵语，舌质红，舌苔黄燥中心夹灰，脉小弦数。

诊断：中医：湿温，西医：伤寒。

辨证：湿热化燥，气营两燔。

治法：清热凉血，养阴生津，透邪外出。

处方：羚羊角粉0.6g（分吞）、生地12g　玄参12g　赤芍12g　丹皮10g　紫草10g　石菖蒲10g　银花15g　连翘15g　石斛15g　芦根30g　甘草6g，两剂，水煎服。

二诊（1987－09－28日）　药后高热减，查T38℃，斑疹明显消退，胃纳渐进，精神转佳，上方再进2剂。

三诊（1987－09－30日）　药后发热已降，T37.3℃，斑疹消失，舌苔转白腻，脉濡缓。改用芳香化湿，醒脾健胃之剂，调理数日而愈出院。（蒋建明，湿温发斑治疗一得，浙江中医杂志，7：292：1988）

评鉴：据"高热持续……出汗不解，肌肤发斑，暗红紫色""口渴烦躁纳差""神识朦胧，时有谵语"及检查舌、脉等象。证属热重于湿，气营两燔，蒙扰心包。此乃由湿热困阻气分，久郁不解，侵入营血，热邪炽盛，酿蒸痰浊，蒙扰心神；热灼营阴，伤络动血所致。采用清热化湿，辟秽开窍，凉血解毒之法，方拟清营汤合菖蒲郁金汤化裁，方中羚羊角、生地、丹皮、紫草清营凉血解毒而透疹，玄参、石斛养阴清热以生津，银花、连翘、芦根、赤芍清热解毒，透营分之邪从气分而解。石菖蒲轻清芳化湿邪而开窍，甘草协调诸药，清热解毒，顾护脾胃，诸药共奏清热化湿，凉血解毒，透邪外出，佐以养阴生津，解郁开窍之功。

提示：温病发斑，多因阳明胃热，邪入营血所致，湿温亦属如此。一般讲，斑发则邪有透解之机，理应热势逐渐下降，如热势不退，则为胃津阴伤，热毒燔灼之故，急当用凉血解毒，清热之法，即透邪外出，方以犀角地黄汤化裁。

7. 夏季流行性感冒（湿温）病案

潘某　女　41岁　1978 - 05 - 21日诊。

身热不扬，头痛身重2周。

初诊：患者于12天前外出探亲，中途遇雨周身淋湿，返家后即感恶寒发热，头痛身重，开始高热，T39℃以上，经某医疗站注射西林数针，病未见效。现身热不扬，午后热甚，口渴，渴不多饮，胸闷不饥，微咳，小便短赤。

检查：体温39.2℃，面颊微红，舌苔黄腻而滑，脉弦细濡数。

诊断：中医：湿温，西医：夏季流行性感冒。

辨证：邪入气分，湿热并重。

治法：利湿透热，宣通气机。

处方：滑石9g　薏仁9g　连翘9g　黄芩9g　半夏6g　菊花6g　竹叶6g　蔻仁5g　厚朴5g　通草5g。服药3剂症状减轻，T37.5℃，5剂后痊愈。（付哲，谈谈湿邪致病的特点和治疗，眉县老中医经验选，5页；1979，陕西省眉县卫生局）

评鉴：据"身热不扬，午后热甚，口渴，渴不多饮，胸闷不饥"及检查舌、脉等象，证属邪入气分，湿热并重。此乃由湿热入于气分，湿热并重，遏伏阳明，正邪相争，热蒸于里，湿阻气机，升降失常所致。采用宣畅气机，清热利湿之法。方拟三仁汤化裁。方中银花、连翘、黄芩、菊花清热解毒，透解气分邪热；蔻仁、半夏、厚朴宣上运中，舒展气机，气化则湿亦化。薏苡仁、滑石、通草、竹叶淡渗利湿清热，共达宣气化湿，清热解毒，透解气分邪热之功。

提示：三仁汤是治湿温初起，湿重于热之方，临床可治疗肠伤寒、胃肠炎、肾盂肾炎、波状热等病，若湿温邪在中焦，湿热并重，可用《温病条辨》之黄芩滑石汤，或王氏连朴饮等，治疗水肿、淋证、痹证、霍乱吐泻等，均有一定疗效。

8. 急性细菌性痢疾（疫毒痢）病案

陈某　男　32 岁　1978 – 08 – 16 日诊。

壮热寒战，恶心呕吐，腹泻下痢 4 天。

初诊：于 4 天前食生冷果品，自感腹部不适，恶心呕吐，吐出胃内容物，壮热寒战，腹痛剧烈，便下鲜紫脓血，里急后重，每日 40 ~ 50 次，甚则自行流出，肛门灼热，呈急迫感，烦躁不安，不思饮食，渴喜冷饮，经当地医院治疗未见好转而急转我院。

检查：T40.2℃，P102 次/分，BP100/64mmHg，形体消瘦，呈急性病容，眼眶下陷，面色苍黄，唇红干燥，腹胀脐部压痛，唇舌红干，苔黄厚腻，脉滑数。大便镜检：白细胞（＋＋），红细胞（＋＋＋），脓细胞（＋＋），大便培养：有志贺氏Ⅰ型痢疾杆菌生长。血常规：WBC14600/mm^3，HGB5.8g％，NeU82％，LYM18％，CP – PO 27.4 容积％。

诊断：中医：痢疾；西医：（1）急性菌痢（志贺氏Ⅰ型）；（2）中度失水；（3）酸中毒。

辨证：热毒炽盛

治法：清热凉血止痢。

处方：葛根 15g　黄连 10g　黄芩 10g　丹皮 15g　地榆 20g　槐花 20g　木香 9g　赤芍 10g　甘草 6g，4 剂，每剂水煎 350ml 分两次服，每日 2 剂，上、下午各 1 剂。静脉补液 5％ GNS 及 5％ GS。静脉补碱：碳酸氢钠溶液 250ml，纠正酸中毒，并输血 300ml。

经上述治疗，第 3 日大便次数减少，第 8 日大便正常。大便常规检查阴性，痊愈出院。（黄东荣等，葛根地榆汤为主治疗 72

例志贺氏Ⅰ型细菌性痢疾，新中医，7：21；1981）

提示：据"壮热寒战，腹痛剧烈，便下鲜紫脓血，里急后重……肛门灼热""烦躁不安，不思饮食，渴喜冷饮"及检查舌、脉等象为辨证要点。诊为疫毒痢，证属热毒炽盛。此乃由饮食生冷不洁之物，疫毒侵伤肠胃，传导失职，郁蒸弥漫，气血阻滞，毒邪与气血搏结，腐败化为脓血所致。采用清热解毒，凉血止痢之法。方拟葛根地榆汤化裁，方中葛根解肌退热，生津止渴，水煎可抑制痢疾杆菌。黄连、黄芩清热燥湿，治湿热所致痢疾。槐花、丹皮清热凉血消瘀，地榆凉血止血，清热祛湿，木香行气止痛导滞，赤芍清热凉血，甘草清热解毒，调和诸药，诸药共奏清热解毒，凉血止血，坚阴止痢之功。

提示：痢疾以大便次数多，腹痛，里急后重，下痢赤白脓血为特征。痢下色赤，或见鲜血，热伤血分；痢下色白，脓多血少，或如粘冻，损伤气分；下痢脓血，赤白相兼，热伤气血；痢色紫黑为血瘀；紫暗稀淡为阳虚；焦黑浓厚臭秽为火盛；本病之患者，其大便为鲜红或暗红色脓血便为主，则为湿热疫毒损伤血分，采用上方治疗效果满意。治疗总以去滞，调气，行血为大法，并以顾护胃气为要。必要时配合西医静脉补液，保持水电解质平衡。有酸中毒者，静脉补碱，中西医综合治疗。

9. 慢性细菌性痢疾（疫毒痢）病案

胡某　男　58岁　1983-08-15日诊。

脓血粘液便1年，加重10天。

初诊：1年前因嗜食瓜果而出现腹泻、里急后重，便下粘液脓血，血色鲜紫，曾经大便化验诊为"菌痢"，虽然经多方治疗，疗效不显，时作时止，10天前无明显诱因症状加重，脘腹胀满，口苦烦闷，纳谷不香，大便日行3～4次，夹有赤白粘冻和脓血，肛门下坠，口渴尿黄，求治于余。

检查：面色萎黄，形体消瘦，舌红绛，苔薄黄，脉弦细数。

诊断：中医：慢性疫毒痢。西医：慢性细菌性痢疾。

辨证：热毒滞肠，正虚邪恋。

治法：清热解毒，滋阴养血。

方药：白头翁15g　黄连10g　秦皮10g　阿胶12g（烊化）当归15g　槟榔12g　木香6g　甘草6g. 4剂，水煎服。服上药后，泻次减少，饮食稍增，大便仍有少量粘冻脓血，守方加白芍20g，山楂炭15g。继服10余剂后，痛泻止，诸症消，改服香连丸，善调其后，随访半年未见复发。（张学安，医案三则，黑龙江中医药，6：32；1988）

评鉴：本例慢性菌痢，属祖国医学"肠澼""下痢""休息痢""时疫痢"等范畴。据"腹泻、里急后重，便下粘液脓血""脘腹胀满，口苦烦闷，纳谷不香，大便日行3~4次，夹有赤白粘冻和脓血"及检查舌、脉等象，证属热毒滞肠，正虚邪恋。此乃饮食不洁，感受疫毒，内侵肠胃，湿热郁积，气血阻滞，相互搏结，日久弥漫不散，正虚邪恋，腑气不通所致。采用清热解毒，理气导滞之法，方拟白头翁汤合芍药汤及黄连阿胶汤化裁，方中白头翁凉血解毒，黄连、黄柏、秦皮清热燥湿，当归、白芍调和营血，甘草缓急止痛，木香、槟榔行气导滞，配山楂炭止泻痢，阿胶佐以养血和营，共奏清热解毒，理气导滞，和血止血之功。

服用香连丸（黄连、木香）清热、化湿、行气止痢，巩固疗效。

提示：痢疾以腹痛，里急后重，下痢赤白脓血为主症。病因以外邪、饮食诱发。病机由邪气与气血搏结。壅滞肠间，传导失司，脂络受损，化为脓血而致。其证有虚实寒热，在气在血不同，并应注意危重症的辨认。治疗上总以去滞调气行血为法。暴痢多实证热证，治当祛邪为主。久痢多虚证寒证，以扶正为先，佐以收涩固脱。急性者治疗较易，预后较好。久痢病程缠绵，反复发作，注意顾护胃气。

第二节 肺系病症

1. 急性支气管炎（咳嗽）病案

李某　男　40岁　1979 - 07 - 24日诊。

咳嗽、痰多、胸闷5天。

初诊：患者5天前外出不慎偶遇风寒后咳嗽，咳声重浊，咳嗽频剧，痰多色白，粘腻稍稠，胸脘痞闷，腰膝困重，食少不饥。

检查：舌苔白腻，右脉濡滑，左脉弦滑。

诊断：中医：咳嗽。西医：急性支气管炎。

辨证：湿困太阴。

治法：健脾燥湿，化痰止咳，佐以芳化。

处方：半夏9g　茯苓9g　苍术9g　白术9g　桔梗9g　杏仁泥9g　枇杷叶9g　陈皮6g　藿梗6g，服上药3剂后，诸症减轻，上方继服3剂，诸症消失，病愈。（付哲，谈谈湿邪致病的特点和治疗，眉县老中医经验选，5页；1979，陕西省眉县卫生局）

评鉴：据"咳嗽频剧，痰多色白，粘腻稍稠，胸脘痞闷"及舌、脉等象，证属痰湿咳嗽。此乃由风寒袭肺，肺气闭郁不宣，脾虚失运，聚湿生痰。痰浊壅遏中阻，气机不利所致。治拟宣肺健脾，燥湿化痰。方以二陈汤化裁，方中半夏、茯苓、陈皮燥湿理气化痰，苍术、白术、藿梗健脾助运化湿，杏仁、桔梗、枇杷叶宣肺祛痰止咳，共奏健脾燥湿，宣肺化痰止咳之功。

提示：本病是肺系的主要证候，分外感、内伤。外感为六淫犯肺；内伤为脏腑功能失调，而致肺失宣肃，肺气上逆发病。因此，辨证当分清之，并据咳嗽声音与发作时间及其痰的色、质、量等辨其病性。在治疗上，外感邪实应祛邪宣肺，忌敛涩留邪；内伤久病属邪实正虚，则祛邪止咳，扶正补虚，忌宣散伤正，应当调护正气。并注意兼治脾、肝、肾等。本病若痰多胸闷加厚朴、薏米以增强燥湿化痰，痰白粘如沫，怕冷加干姜 6g，细辛 3g 温肺化痰；胸闷纳差加三子养亲汤，顺气化痰消食。

2. 支气管炎并肺气肿（喘证）病案

蔡某　男　81 岁　1979 - 01 - 25 日诊。

咳嗽、气喘 20 年，加重 15 天。

初诊：1959 年 1 月起患"慢性支气管炎"，咳嗽、咳痰时有发作，今年 1 月 25 日外出感受风寒后病情加重，咳嗽气喘，胸中满闷，痰多色黄，日渐加重，及至伏坐，喘不得卧，动则喘甚，纳差，大便三日未解。

检查：颜面四肢浮肿，舌质淡苔黄腻，脉弦滑而数，偶见结代。听诊：两肺呼吸音偏低，两肺底闻及干罗音。X 线透视：慢性支气管炎，肺气肿。

诊断：中医：喘证。西医：慢性支气管炎并肺气肿。

辨证：肺气壅塞，虚中夹实。

治法：先宜宣肺平喘治其标，兼以化痰。

处方：瓜蒌仁 15g　枳实 10g　橘红 10g　姜夏 6g　茯苓 10g　苏子 6g　白术 6g　杏仁 10g　防己 6g　泽泻 6g　甘草 6g，服 2 剂后，大便通，咳嗽减，浮肿消。再予下方温养肺肾，以治其本。党参 15g　山药 15g　五味子 15g　山茱萸 15g　茯苓 10g　枸杞子 21g　菟丝子 10g　泽泻 10g　白术 10g　冬花 10g　白芍 6g　甘草 6g，3 剂，水煎服。

二诊（1979 - 02 - 12 日）：服前方后浮肿全消，咳嗽、气喘、痰量均已减少，饮食大增。服后方已能下床活动，惟时间稍久，可见呼多吸少，微喘，舌红嫩，苔薄白，脉细而结。调方：山茱萸 21g　枸杞子 21g　麦冬 15g　五味子 10g　菟丝子 10g　百合 10g　山药 21g　紫菀 10g　冬花 10g　甘草 6g　茯苓 10g；嘱其多服，以益肺养阴，补肾纳气。5 月后随访，病愈未见复发。（薛淑娟，喘证，眉县老中医经验选，31 页；1979，陕西省眉县卫生局）

评鉴：据"咳嗽气喘，胸中满闷，痰多色黄""动则喘甚，纳差，大便三日未解"及检查舌、脉等象，证属痰热壅肺，虚实夹杂。此乃久患虚喘，复感寒邪。入里化热，邪热郁肺，蒸液为痰，痰热交结于肺，肺气壅塞，肃降无权所致。先拟清热化痰，下气平喘之法，以治其标。

前方拟清气化痰丸加味，方中瓜蒌清热化痰为主药，配枳实、橘红下气消痰，佐茯苓、白术健脾渗湿，杏仁、苏子肃肺化痰，下气平喘，半夏燥湿化痰，防己、泽泻渗湿泄热，利水消肿，甘草和中，诸药共起清泄痰热，平喘利水消肿之功。再予温养肺肾，纳气平喘之法，后方拟七味都气丸化裁，方中党参、白术、山药益气健脾，补肾固精，五味子、白芍、山茱萸、枸杞子、菟丝子补肾敛肺，助阳纳气，冬花、甘草止咳化痰，佐泽泻以泻肾火，精固得秘。

二诊继用百合、麦冬、冬花、紫菀润肺止咳养阴，山茱萸、枸杞子、山药、菟丝子、五味子补阳益阴，纳气固精，甘草、茯苓健脾补中，诸药合用，补肾益肺，滋阴纳气，健脾和中，以固根本。

提示：喘证以呼吸困难，甚至张口抬肩，鼻翼煽动，不能平卧为主，由外感六淫，内伤饮食，情志及久病体虚所致。病位在肺肾，涉及肝脾。病机为邪气壅肺，肺失宣降，或精气内虚，不能纳气归元。病理性质分虚实。实证为外邪、痰浊、肝郁气逆，壅阻于肺。治疗当祛邪利气，按邪气不同，予以温宣、清泄、化痰、降气；虚证为肺肾亏虚，治当补肺纳肾，或兼养心、健脾。临证时，当注意寒热的转化互见，虚实的兼夹。外寒里热者，应解表清里；反复发作，出现肺实肾虚的"上盛下虚"证，治当疏泄其上，补益其下。虚喘有补益肺、肾、心、脾的不同。当以治肾为重。尚须辨清阴虚、阳虚或阴阳两虚，采取相应治法。

本案患者年迈肾衰，摄纳无权，本虚在肾，复感寒邪，标实在肺，治疗亦可选用麻杏石甘汤加苡米、冬瓜仁、地龙等，清热化痰，宣肺平喘。标去再补益肺肾，方选补肺汤和金匮肾气丸化裁。

3. 喘息性支气管炎发作（喘证）病案

邹某　女　56岁　1979 - 05 - 23日急诊。

咳嗽，气喘40年，加剧并汗出淋漓3天。

初诊：久患咳嗽，渐至咳而作喘，反复发作，以往冬季较重，今年夏经常发，近3天前偶感寒邪，咳喘加剧，经某医院诊为喘息性支气管炎，肺部感染，给服强的松、四环素、静脉推高渗葡萄糖，氨茶碱、氧气吸入等仍未缓解，家人抬来就诊。刻见：倚息而喘不得卧，张口抬肩，大汗淋漓，以手示意口不能言。

检查：口唇面色均紫绀，脉象沉伏。

诊断：中医：喘证。西医：急性喘息性支气管炎。

辨证：邪伏蕴蒸，痰热壅肺。

治法：清肺化痰，止咳平喘。

针灸：气喘急针内关穴，并以雷火灸，中府穴。片刻，喘息缓解，汗止，脉转滑数，口渴思饮，舌红苔黄。窃思此证，乃寒邪引动宿疾，邪束肺络，热甚于内，上凌于心，心肺失和，以致虚脱。针灸通经救脱后，拟宣肺清热，止咳平喘。

处方：麻黄绒 5g　杏仁 10g　石膏 20g　桑皮 10g　甘草 6g　前胡 10g　麦冬 20g　冬花 10g　细茶 10g（浓煎兑入药内）水煎服。2 剂后喘咳减轻，口不渴。继服 6 剂咳喘止，纳谷转香，为巩固疗效，于大杼、风门、肺俞、心俞埋线 1 次，三年后追访，未见复发。（曾立昆，内科急症治疗举隅，北京中医，6：27；1988）

评鉴：据"久患咳嗽，渐至咳而作喘""倚息而喘不得卧，张口抬肩""口渴思饮"及检查舌、脉等象。证属邪伏蕴蒸，痰热壅肺。此乃由风寒入里，伏肺化热，蒸液为痰，痰热交结于肺，肺气壅塞，肃降无权所致。急针内关穴，清疏三焦，宽胸理气，喘息穴宣肺气以平喘，中府穴清宣上焦，疏调肺气。喘息缓解后，采用清泄痰热，宣肺平喘之法，方拟《景岳全书》五虎汤加味，方中麻黄、杏仁、生石膏、细茶、甘草清宣肺热，平喘止咳，桑白皮、前胡、冬花清肺化痰止咳，麦冬滋阴生津，清养肺胃以防虚脱。后埋线于背部大杼、风门、肺俞、心俞穴祛风宣肺，通经和营，益气补虚，养心宁志之功，长效不再复发。

提示：虚脱之候，有气脱、血脱、汗脱之分，又有亡阴亡阳之别。前二者见于杂病之变，汗脱见于气血偏虚，元阳衰败之证，亦有寒束蕴热者，皆因正不胜邪，生命垂危，须当急救。

本案"喘脱"，乃肺火内积，寒邪外束，肺气不宣，郁火熏蒸于里，阴阳离和，累及于心，心气离乱所致，急针内关，配雷火灸，通经活络，回阳救急，继以宣肺平喘，清热止咳，标本同治，后以穴位埋线巩固疗效，喘息得止。

4. 矽肺合并结核（虚劳）病案

李某　男　38 岁　1973 - 09 - 20 日诊。

咳嗽、胸闷、气促 8 年，伴咳痰带血。

初诊：1965 年 9 月 16 日经本省矽肺诊断小组定为 Ⅱ 期矽

肺，2 年后又去复查，再次定为Ⅱ期矽肺合并右上浸润型结核，给服抗结核药治疗。症情未见好转，2 年之后，每逢秋分季节，均有 1~2 次咳血或痰中带血。前 2 天傍晚，突然咳嗽加剧，胸痛气促，右侧尤甚，当时咯血约 300ml，咽干口渴，五心烦热，夜寐不宁，盗汗，纳差消瘦，大便干。

检查：舌质红干而少苔，脉沉细数。

诊断：中医：喘咳，虚痨。西医：矽肺合并结核。

辨证：石尘积肺，气阴耗损。

治法：养阴清热，佐以润肺化痰，活血止血。

处方：天麦冬 13g 沙参 16g 生地 16g 花粉 16g 川贝末 12g（冲） 杏仁 10g 百部 10g 三七粉 3g（冲） 白芨粉 6g（冲） 藕节 16g 大小蓟 30g 阿胶 16（烊化）9 剂，水煎服。

复诊：服药后，咳嗽减少，仍痰中带血，体倦乏力，心悸气短。面色苍白，脉沉细无力。调方：黄芪 15g 党参 15g 首乌 15g 花粉 15g 生地 13g 远志 6g 杏仁 10g 川贝末 6g（冲）白芍 30g 龙牡各 30g，20 剂，每日 1 剂，以增加补养气血，清热润肺之功。

三诊：服药后，咳血已止，诸症大部分消除，体重增加，神色如常，随访 3 年未见咳血。（范展仁，中医治疗矽肺病，新中医，2：33：1981）

评鉴：据"咳血或痰中带血""胸痛气促……咯血约 300ml""咽干口渴，五心烦热，夜寐不宁，盗汗"及检查舌、脉等象，证属石尘积肺，气阴耗损。此乃由石尘积肺日久，肺体受损，累及脾肾，阴虚气耗，肺失滋润，燥热伤津，灼伤脉络所致。治以滋阴润肺，化痰止咳，补气摄血，方拟月华丸化裁。方中二冬、沙参、生地、花粉滋阴清热润肺；杏仁、川贝母润肺化痰止咳；阿胶、三七止血；百部润肺止咳杀虫；白芨、藕节、大小蓟收敛凉血止血，诸药合用，共奏滋阴清热润肺，化痰止咳杀虫，收敛凉血止血之功。

提示：肺痨传染，以咳嗽，咳血，潮热，盗汗，消瘦为特征。病因为感染痨虫，但发病与否与正气强弱有关。病位在肺，与脾肾等脏有关。病理特点阴虚为主。并多以此进行辨证论治。

本病治疗，凡症见干咳少痰，痰中带血，潮热盗汗，脉细数者，属肺阴虚证，治以养阴清热，润肺化痰，方用月华丸；症见心区胸痛，喘息心悸，脉结代之胸痹证，治以温阳益气，活血祛痰，方用瓜蒌薤白半夏汤、生脉散、四物汤；症见咳喘气促，呼多吸少。耳鸣遗精，少寐盗汗，脉沉细之肺肾虚证，治以潜纳肾气，补气除痰，方拟附桂八味丸；症见胸闷，咳痰清稀，气短纳差，呕恶便溏，脉细弱之脾肺虚之水湿内停证，方用参苓白术散，陈夏六君汤合四苓汤；体壮早期症不显，采用活血祛瘀，软坚消积，方拟二陈汤加赤芍、藕节、昆布、海藻、丹参、牡蛎、三棱，莪术、白芥子等。

第三节　脾胃病症

1. 萎缩性胃炎（胃脘痛）病案

案1：赵某　女　52岁　1978 – 10 – 20日初诊。

胃脘隐痛5年，加重3天。

初诊：患有"萎缩性胃炎"5年，时常出现胃脘隐痛不适，不可名状，似饥而不欲食，心烦，恶食纳少，腹中有灼热感，口干喜冷饮，每於夜间不寐时饮水数次，便干。

检查：身体消瘦，舌红少津有裂纹，苔少，脉弦细数，胃镜检查报告："萎缩性胃炎"。

诊断：中医：胃脘痛。西医：萎缩性胃炎。

辨证：胃阴不足。

治法：酸甘化阴，益胃生津。

处方：乌梅12g　山茱萸12g　蜂房12g　五味子12g　白
芍12g　麦冬12g　山楂20g　丹参20g　马齿苋20g　甘草6g
黄连10g　栀子12g，6剂。

复诊：胃痛减轻，灼热消失，饥饿时食而不多，舌红有津，
舌面仍有裂纹，上方去栀子，加砂仁10g，继服6剂。

三诊：上述症状均除，舌红苔薄，仍有裂纹，再进10剂。

四诊：舌象恢复正常，原方去马齿苋，麦冬加郁金12g，山
甲6g，皂角刺10g，连服20剂。胃镜检查：胃粘膜正常，再以
六味地黄丸善后。随访至今，未见复发。（李德俭等，舌诊结合
辨证治疗萎缩性胃炎四十例，浙江中医杂志，9：395：1987）

评鉴：据"胃脘隐痛不适""恶食纳少，腹中有灼热感，口
干喜冷饮"及检查舌、脉等象，证属胃阴亏虚，此乃由胃痛久
郁，化火炽盛，灼伤胃阴，阴津不足，胃失润降，气机阻滞所
致。采用养阴益胃之法，方拟《温病条辨》连梅汤化裁，方中
山楂、乌梅、五味子、山茱萸酸甘化阴，补助胃酸，促进消化，
白芍、甘草缓急止痛，麦冬益胃养阴生津，蜂房散肿止痛，马齿
苋解毒消肿，黄连、栀子清热健胃除烦，诸药共奏酸甘化阴，益
胃生津，缓急止痛，解毒消肿之功。配加砂仁醒脾消食，行气止
痛，郁金、炮山甲、皂角刺行气祛瘀，软坚消肿。

提示：萎缩性胃炎属慢性胃炎的一种类型。临床以食减、腹
痛、饱胀、泻便及贫血、消瘦、疲倦等。胃镜下胃粘膜呈苍白或
灰白色，皱襞变细或平坦，粘膜下血管透见，但粘膜颜色常受到
血红蛋白水平等因素影响。活组织检查可见炎性细胞浸润，腺体
减少，严重者有幽门腺化生或肠腺化生。

本案胃火内郁，为病之标，胃阴不足，乃病之本，证属本虚
标实，方亦可选用益胃汤治疗，此病者若误诊或失治，易于恶

变，应以舌、脉证为依据，辨证施治可获效，对气阴两虚者，症见少气乏力，胃部隐痛，脉细无力，药选黄芪、黄精、山药各15g，蜂房、乌梅、麦冬、白芍各12g，丹参20g，甘草6g以益气养阴，气虚挟湿者，症见体困乏力，胸脘痞闷，呕恶缓气，脉弦细，选二陈汤加白术、白蔻仁、蜂房、皂刺各12g，马齿苋15g，山楂20g。

案2：张某　男　48岁　1980-05-27日初诊。

胃痛半年余，加重2天。

初诊：半年前天气寒冷，夜间外出未归，此后时常胃脘处疼痛。前10天又自感胃脘隐痛。痛时泛吐清水，喜暖喜按，或进热食痛减，空腹或稍进冷食则痛剧，精神倦怠，四肢乏力，时有便溏，未曾医治。2天前自食饺子后，胃脘胀闷，烦恶欲呕，不思饮食。

检查：舌瘦中裂，边有齿印，苔薄白中带黄，脉细滑，腹软，上腹压痛明显，无反跳。3月前纤维胃镜报告：局限性萎缩性胃炎。病理检查：慢性炎症并固有腺体减少。

诊断：中医：胃脘痛。西医：局限性萎缩性胃炎。

辨证：脾胃虚寒，食滞化热。

治法：先宜滋阴养胃。

处方：徐长卿4g　麦冬（或北沙参）3g　青橘叶3g　白芍3g　甘草2g　玫瑰花1.5g　绿茶末1.5g，加工成粗末为1包×30，每日2包，沸水冲饮代茶。胃脘胀痛，烦恶欲呕大减，舌苔薄白，调方治本。上方去青橘叶、白芍、玫瑰花、绿茶，减徐长卿1g，加黄芪4.5g，当归3g，乌梅肉1.5g，红茶末1.5g，加工成粗末1g×90，沸水冲泡代茶饮。服完后，胃脘无不适，纳香，大便日行1次成形，停服1月，症未反复。10月16日纤维胃镜复查：浅表性胃炎，病理报告：慢性炎症。病情好转，继续调治。（高树俊等，健胃茶治疗胃窦炎122例，新中医，9：

33：1981）

评鉴：据"胃脘隐痛。痛时泛吐清水，喜暖喜按，或进热食痛减，空腹或稍进冷食则痛剧""胃脘胀闷，烦恶欲呕，不思饮食"及检查舌、脉等象，诊为胃脘痛，证属脾胃虚寒，食滞化热。此乃胃脘受寒后，失于温养，脾胃阳虚，中气不振，健运失司，寒从内生，络脉拘急；中虚求食，饮食不节，食滞胃脘，气机阻滞。积滞化热所致。治宜和胃滋阴，理气止痛。先以健胃茶治虚热型，方中徐长卿行气止痛，祛风化湿，麦冬、沙参滋养胃阴，橘叶疏肝解郁，行气散结，甘草、白芍柔肝缓急止痛，玫瑰花行气解郁，活血止痛，绿茶下气消宿食收敛胃肠，诸药共奏和胃养阴，理气止痛之功。后采用调方治本，选黄芪补脾益气，当归补血活血，乌梅酸敛生津，麦冬，沙参益阴养胃，丹参活血祛瘀，绿茶温胃散寒，诸药共奏益气活血，养胃生津之功。

提示：本案采用西医检查与中医辨证相结合方法，组成健胃茶治疗胃窦炎的基本方（徐长卿 9g　麦冬 9g　甘草 6g　橘红4.5g　玫瑰花 1.5g），浅表性胃炎选徐长卿 4g　麦冬（沙参）3g　橘红 3g　白芍 3g　甘草 2g　玫瑰花 1.5g　红茶 1.5g适用虚寒型，徐长卿 4g　麦冬（沙参）3g　橘叶 3g　白芍 3g甘草 2g　玫瑰花 1.5g　绿茶末 1.5g，适用虚热型。萎缩性胃炎选徐长卿 3g　麦冬（沙参）3g　黄芪 4.5g　当归 3g　乌梅肉1.5g　甘草 1.5g　红茶末 1.5g，适用虚寒型。徐长卿 3g　麦冬（沙参）3g　黄芩 4.5g　丹参 3g　乌梅肉 1.5g　甘草 1.5g绿茶末 1.5g，适用虚热型。

注意事项：停用中西治胃药，单服健胃茶 1~2 包／日，沸水冲饮代茶。连服 3 日为 1 疗程。

2. 胃肠功能紊乱（腹痛）病案

赖某　男　43 岁　1979 – 08 – 24 日入院。

右侧中下腹疼痛 3 个月，加重 4 天。

初诊：3 月前不慎扑倒伏地，自感右侧腹痛不适。某医诊为"阑尾炎"，肌注青、链毒素 100 余支，并服"清热凉血解毒"中药数剂，腹痛不减，痛甚时辗转呼喊，注射止痛针可缓解片刻，故入住我院治疗。经各项检查化验均未查出病理改变，以腹痛待查，口服中药"大黄牡丹皮汤"及"颅痛定""普鲁苯辛"片，静脉滴注抗生素等，未见显效，4 天来腹痛固定在脐旁右侧 2～3cm 处，痛如针刺，夜间加剧，通过会诊，排除了"阑尾炎"。检查：T36.5℃，P84 次/分，BP94/60mmHg，面色黯，腹软，脐部右侧有压痛，无反跳痛及腹肌紧张，肠鸣音正常，舌暗红，苔白稍腻，脉弦滑。

诊断：中医：腹痛。西医：胃肠功能紊乱。

辨证：瘀血阻络，气血失运。

治法：活血化瘀，理气止痛。

处方：生蒲黄 5g　五灵脂 10g　柴胡 5g　白芍 15g　枳壳 5g　川楝子 10g　木香 5g　黄连 5g　炙甘草 5g，6 剂水煎服（停用西药）

二诊（1979 – 08 – 31 日）：服药后腹痛减轻，发作次数少，上方再进 6 剂，腹痛大减，偶有微痛，纳差，舌转嫩红，脉弦细数，上方选加当归、何首乌、石斛、白术、山药、鸡内金等养血、滋阴、健脾之品调之。

三诊（1979 – 09 – 24 日）：腹痛已除，胃纳增进，舌嫩红，苔薄白，脉缓有力，痊愈出院。二个月后追访，未见复发。（黄安邦，血瘀腹痛，新中医，12：20；1981）

评鉴：据"右侧中下腹疼痛""腹痛固定在脐旁右侧 2～3

厘米处，痛如针刺，夜间加剧"及检查舌、脉等象，证属瘀血内停，气滞受阻。此乃扑倒伏地，气机运行受碍，日久导致血瘀，血行不畅，血属有形，瘀结不散，脉络阻滞引发。治以活血化瘀，行气止痛，方拟失笑散合四逆散化裁，方中蒲黄、灵脂通利血脉，祛瘀止痛，柴胡、川楝子疏肝解郁止痛，枳壳、木香理气破结止痛，黄连泄火和胃，白芍、甘草益阴养血，缓急止痛，诸药合用，共奏行气解郁，活血祛瘀，缓急止痛之功。

提示：腹痛乃指胃脘以下，耻骨毛际以上之位出现疼痛的病变。并根据病因、疼痛部位与性质而辨证。临床以寒、热、虚、实、在气、在血为纲，其间也可互相转化与兼夹。临证时必须结合具体情况审慎辨别。本案是据"久痛入络""久痛必瘀"之理，以疼痛日久，痛有定处，痛如针刺，夜间加剧及舌、脉象等血瘀见症而进行诊治，药证合拍，故腹痛得以迅速缓解。后又据舌、脉增入养血健脾之品，瘀去正复，病告痊愈，显示了辨证施治的优越性。

总之，腹痛的治疗，实证宜祛邪疏导，虚证应温阳益气，使气血调和，经络通畅，通则不痛。同时要注意精神饮食的调摄，以利提高疗效。

3. 贲门痉挛（噎膈）病案

李某　女　53 岁　1985 - 05 - 13 日初诊。

吞咽障碍半年，加重 5 天。

初诊：半年前因家务纠纷，抑郁不乐，初起胃脘痞满，继而出现吞咽障碍，进食则胸骨后有梗塞感，隐痛不适，进干食则感不顺，须用温水送入。日渐加重，喝稀粥及饮水也吞咽困难，有时食入少量之物即可吐出，到某医院诊为"贲门痉挛"。服中西药罔效，近 5 天来，泛恶呕吐粘液痰涎，嗳气频繁，甚为痛苦，邀余诊治。

检查：形体羸瘦，面色萎黄，舌质红，苔薄黄微腻，脉弦细而滑。

诊断：中医：噎膈。西医：贲门痉挛。

辨证：痰气交阻，郁热内结。

治法：清热化痰，开郁和胃降逆。

处方：半夏12g　陈皮12g　枳实12g　竹茹10g　郁金10g　茯苓15g　瓜蒌15g　黄连6g　砂仁6g　甘草6g　生姜3片　大枣5枚。6剂水服。

复诊：药后诸症锐减，吞咽较前顺畅，饮食增加，情绪舒快，守方加木香6g，厚朴12g，增其行气解郁，健胃降逆之力，继服12剂获愈，随访一年未见复发。（张学安，医案三则，黑龙江中医药，6：32；1988）

评鉴：据"吞咽障碍，进食则胸骨后有梗塞感，隐痛不适""泛恶呕吐粘液痰涎，嗳气频繁"及检查舌、脉等象，证属痰气交阻，郁热内结，此乃由郁怒忧思，脾伤失运，津液不能输布，遂聚为痰，胃气上逆，郁结化热，痰气交阻，痰凝热结，闭塞胸膈，阻于食道所致。采用清热化痰，理气开郁之法。方宗黄连温胆汤化裁，方中温胆汤（半夏、竹茹、枳实、陈皮、甘草、茯苓）理气化痰，清胆和胃，瓜蒌清热化痰宽中散结，下气导滞，黄连除烦消痞，清泄胆胃之火。诸药共奏清热化痰，理气降逆，和胃润燥之功。

提示：噎膈中年男性居多，凡有吞咽困难，梗塞，纳差者，尽早检查确诊。本病是由情志内伤、饮食不节等因素，形成痰、气、瘀、火阻于食道，使食道狭窄所致。辨证当分清标本虚实。初期以标实为主，久则转为本虚而兼邪实。治疗上，据病证立法遣方，顾护津液和胃气。若误伤津液，会致病情更趋恶化；若过用滋腻，碍其中土，胃气重伤，则诸药罔效。

本案对于"口燥咽干"一症。若以"痰气交阻，郁久化热"

辨之，当以清热化痰，开郁和胃之法，采用上方治之。若"口燥咽干"乃由气结津液不能输布上承所致，并不存在痰热之象，当以理气开郁，化痰润燥之法，方用启膈散治之为佳，读者当思考分辨之。

4. 食道及十二指肠憩室（噎膈）病案

黄某　女　39 岁　1973 - 10 - 31 日初诊。

吞咽困难 2 日。

初诊：患者素有偏头痛，后脑麻木，喉似有核，吞咽不利，饮食受碍，嗳气时呕，胸膈痞满，腹胀胁痛，足软，每食流汁较舒，大便溏泄 2 月。

检查：精神疲乏，面黄体瘦，舌淡苔少，脉弦细而迟，钡餐透视：食道中段憩室，冗长十二指肠及双憩室。

诊断：中医：噎膈。西医：食道及十二肠憩室。

辨证：胃气虚亏，寒饮上逆。

治法：温中化饮，补虚降逆。

处方：吴茱萸 12g　党参 18g　生姜 18g　大枣 12 枚（去核）。2 剂水煎温服。

二诊（1973 - 11 - 02 日）：胸闷、头痛麻木已减，稍进半流汁过多仍呕吐，舌红苔微黄，脉弦细。调方：当归 9g　白芍 15g　炙甘草 6g　柴胡 9g　茯苓 15g　白术 12g　党参 12g　佛手 9g　郁金 9g　栀子 9g，3 剂，水煎服。

三诊（1973 - 11 - 04 日）：药后胃纳趋佳，呕吐减少，腹中微痛，脉细数。上方去佛手、郁金加法夏 12g，橘红 3g，丹皮 9g，川芎 9g，2 剂，水煎服。

四诊（1973 - 11 - 07 日）：经来色淡、量少。仍有嗳气，饮食难下，舌淡苔少，脉细弱迟，调方：吴茱萸 9g　当归 9g　川芎 9g　阿胶（烊化）9g　白芍 9g　丹皮 9g　党参 9g　桂枝

9g　生姜 9g　法夏 12g　麦冬 12g　炙甘草 6g，2 剂，水煎服。

五诊（1973 - 11 - 11 日）：月经停，诸症好转，有时过劳则气喘，肢冷，嗳气欲吐，今吐出粘液约小半碗。便下稀水带白色粘液数次，舌淡、脉细弱。调方：当归 12g　炙甘草 6g　木通 9g　细辛 3g　桂枝 12g　白芍 12g　吴茱萸 9g　法夏 12g　大枣 5 枚　生姜 9g，3 剂，水煎服。

六诊（1973 - 11 - 13 日）：诸症消失，喜进饮食无障碍，精神佳，舌淡苔白脉细弱。上方去法夏，3 剂。服后胃纳佳，大便畅，腹无胀，嘱用朝鲜参 30g，分 4 次炖服，数日后已上班工作，一年后随访，饮食如常，未见复发。（刘赤选，噎膈，新中医，1：26；1975）

评鉴：据"吞咽不利，饮食受碍，嗳气时呕，胸膈痞满，腹胀胁痛，足软……大便溏泄"及检查舌、脉等象，证属寒饮上逆，中气不足。此乃初由肝气郁滞，阻隔胃气，日久不愈，胃津亏耗，阴液不足，阴损及阳，脾肾阳虚，精气告竭，生化源微，食道枯涸所致。采用温中补虚，降逆止呕之法。初诊首方采用吴茱萸汤温中补虚，消阴扶阳。

二诊寒饮消减，气血尚虚，津亏未复，似有化热之势，方用四君子汤合加味逍遥散，以补气养血，疏肝健胃。

三诊仍气血未足，方用六君子汤加味，以补气养血，调肝健胃。

四诊因经来动血，血虚气逆，前症又发，方用温经汤以温中降逆，活血化瘀。

五诊仍属气血虚亏未复，方用当归四逆汤合吴茱萸生姜汤以温胃补虚，祛寒调经。

六诊继用上方后，又重用朝鲜参大补元气，温中健脾，生津安神，增强体质，恢复健康。

提示：本案噎膈，证属脾肾阳虚，中气衰微，治以补益脾肾，益气回阳之法，方以补气运脾汤合右归丸化裁治之。

今刘医按胃气虚亏，寒饮上逆，气血不足，治宜温中化饮，补虚降逆。故先用吴茱萸汤，四君子汤治之，后用温经汤、当归四逆汤温补气血，调经善后，脉证方药合拍，可以借鉴。

5. 食道癌（噎膈）病案

徐某　女　73岁　1986 - 03 - 17日诊。

吞咽梗塞，胸膈疼痛2月余。

初诊：2个月前无明显原因出现吞咽梗塞，进行性消瘦，2月25日经某医院钡餐检查，食道下端三分之一处恶性病变，食入即返出，呕吐粘涎，饮进流汁食物亦感困难，脘腹痞满，胸骨后痞痛，时有呃逆，体倦乏力，便干口渴。

检查：形体消瘦，肌肤枯燥，舌质黯红，苔黄滑腻，脉弦滑数。

诊断：中医：噎膈。西医：食道癌。

辨证：痰热互结，气滞血瘀。

治法：泻热开结，和胃化痰，消瘀涤垢。

处方：姜川连10g　黄芩10g　大黄10g　苦参10g　姜半夏10g　瓜蒌30g　吴茱萸7g，5剂，水煎服。

复诊：服药后，症状大减，10剂后能食普通较软的食物，间断服药53剂，停药4个月，未见反复。远期疗效尚待观察。（殷士杰，辛开苦降治噎膈，浙江中医杂志，9：424：1987）

评鉴：据"吞咽梗塞，进行性消瘦……食入即返出，呕吐粘涎""脘腹痞满，胸骨后疼痛，时有呃逆……便干口渴"及检查舌、脉等象。证属痰热交阻，瘀血内结。此乃由气郁痰阻，热毒内结，闭塞胸膈，瘀血留着，阻滞食道所致，采用开郁化痰，泻热散结，佐以活血祛瘀。方拟小陷胸汤、大黄黄连泻心汤、左金丸化裁。方中黄连、黄芩、半夏、瓜蒌清热化痰，宽胸散结，大黄软坚润燥，泻热通下，吴茱萸辛热，从热药反佐以制芩、连之寒，且入肝降逆，调和肝胃，苦参清热燥湿，沉降下行，诸药合用，共奏清热化痰、宽胸散结，调和肝胃之功。

提示：食道癌是指发生于食管粘膜的恶性肿瘤，常以进食梗塞，随病情发展而发生进行性吞咽困难，滴水不入，吐泡沫状粘液，胸背疼痛，胸骨后有烧灼感，晚期可见出血、声哑。依据症状，X线钡剂造影，食道镜活检组织病理检查可确诊。

本案证属标实本虚，故以祛邪为主，然瘀血内结已显，当加当归、丹参、桃仁、三七等，以增其祛瘀通络之力，同时还应顾护津液和胃气，否则会使病情恶化，亦不可过服滋腻之物，以免碍其中土，胃气重伤，则诸药罔效。

6. 慢性肠炎（泄泻）病案

案1：吕某　男　27岁　1979 – 03 – 20日初诊。

腹胀腹泻4个月，加重5天。

初诊：2年来身体经常淋雨，工作环境也较潮湿，近4个月来出现腹胀肠鸣，脘闷纳少，少腹隐痛，大便稀溏，每日4~5次，时轻时重，5天前又外遇风寒，腹痛腹泻加剧，大便增多，稀溏如水，周身困倦，腰膝酸软，四肢沉重而冷。

检查：面色萎黄无华，舌质淡满布白苔而滑，脉沉细无力。

诊断：中医：泄泻。西医：慢性肠炎。

辨证：寒湿困脾，肾阳不足，运化失职。

治法：温肾健脾，利湿止泻。

处方：黄芪60g　当归15g　附子15g　苍术12g　干姜12g　肉桂12g　炒小茴9g　肉果2g（研冲）。4剂，水煎服。

服药后，腹泻减少，诸症好转，原方加减调理，月余而愈。（付哲，谈谈湿邪致病的特点和治疗，眉县老中医经验选，5页；1979，陕西省眉县卫生局）。

评鉴：据"腹胀肠鸣，脘闷纳少，少腹隐痛，大便稀溏""周身困倦，腰膝酸软，四肢沉重而冷"及舌、脉等象，证属脾肾阳虚、寒湿困滞。此乃长期感受寒湿，气机困阻，升降失司，日久伤及脾肾，肾阳虚亏，命门火衰，不能温煦脾土，腐熟水谷，脾运失司，清浊不分，水谷并走大肠所致。采用温补脾肾，散寒化湿之法，方拟桂苓丸化裁，方中附子、干姜温补脾肾，祛寒湿之邪，肉桂补火助阳，以治脾胃虚寒之久泻，黄芪、当归益气升阳补血，小茴香祛寒止痛，肉果涩肠止泻，苍术燥湿健脾止泻，诸药调配，共奏温补脾肾，散寒祛湿，以治腹痛泄泻而快捷。

提示：泄泻有暴泄和久泄。暴泄属实证，病理以湿盛为主，可分为寒湿泄，伤食泄，湿热泄。久泄多虚证，病理以脾虚为主，可分为脾虚泄、肾虚泄、肝脾泄，二者间又相互影响，互为因果。治法以运脾化湿为原则，实证祛邪化湿，结合运脾，再分别予以温化寒湿、清热化湿、消食导滞等；久泄扶正健脾，再分别予以健脾益气、温肾固涩、抑肝扶脾等。若虚实相兼，则扶正祛邪并施，若寒热错杂，当温清并用。但暴泄切忌骤用补涩，分泄不宜多予分利，清热不可过赖苦寒，补虚不可纯投甘温。本病"腹胀""隐痛""便溏""困倦""肢沉"属虚寒证，治疗以温阳、健脾、燥湿、固涩为基本原则，上方药证合拍。临证亦可采用参苓白术散合四神丸化裁。

案2：吴某　男　34岁　1978-08-03日初诊。

泄泻腹痛半月。

初诊：患者半月前过食油腻生冷之物，开始腹痛泄泻，泻下急迫，每日3~4次，泻后不爽，粪便色黄而臭，如鸭粪溏样，肛门灼热，小便短赤，烦热口渴欲饮。

检查：舌红苔黄腻，脉弦滑稍数。

诊断：中医：泄泻。西医：慢性肠炎。

辨证：湿热中阻，脾失健运，肠胃积滞。

治法：芳香化浊，清热利湿，兼以调气导滞。

处方：苏梗5g 苍术9g 陈皮9g 茯苓9g 白芍9g 防风3g 厚朴3g 白扁豆15g 马齿苋12g 泽泻7g 生姜2片。服药2剂后泄泻，少腹疼痛均止，上方加减调理数日而安。（付哲，谈谈湿邪致病的特点和治疗，眉县老中医经验选，5页；1979，陕西省眉县卫生局）。

评鉴：据"腹痛泄泻，泻下急迫，每日3～4次""粪便色黄而臭……肛门灼热，小便短赤，烦热口渴"及舌、脉等象，证属湿热中阻，肠失传导。此乃夏令感受油腻生冷之物，湿热内蕴，伤及肠道，传化失司，湿热互结，郁蒸不散，腑气不畅所致。采用健脾化湿，清热理肠之法，方拟六和汤化裁。方中苍术、厚朴、苏梗、扁豆、陈皮燥湿健脾，行气理肠，茯苓、泽泻利湿止泻，防风升清止泻，白芍柔肝止痛，马齿苋清热解毒止泻。共奏健脾行气化湿，清热理肠止泻之功。

提示：凡夏秋感受暑湿致泻，属湿热证为多，症以大便泄泻，粪色黄褐而臭，泻下急迫，肛门灼热，小便短赤为特征，治疗应以清热利湿为主，方常选葛根芩连汤化裁。兼风热表证加双花、连翘以清热疏表，湿重脘满用平胃散加车前子以利湿，腹痛甚加木香以行气止痛，暑热夹湿，泻下如水、自汗烦渴加香薷、扁豆衣、荷叶以清暑化湿，或选用新加香薷饮。

7. 习惯性便秘（冷秘）病案

庄某 男 50岁。

大便艰难干涩6年余，加重7天。

初诊：患者6年多来排便间隔延长，少则3日，多则5日，便质稍干，排便时艰涩难出，常因而至肛门破裂，延至现在，屡治未效。7日前食橘子后至今未排便，腹中冷痛，欲便不得，伴小便清长,腰脊冷重,四肢不温。

检查:面色少华,舌质淡,苔薄白,脉沉迟无力。

诊断:中医:便秘(冷秘);西医:习惯性便秘。

辨证:脾肾阳虚,阴寒内生。

治法:温补脾肾,润肠通便。

处方:熟附片 10g 肉桂 6g 干姜 4g 苁蓉 10g 当归 10g 天冬 10g 郁李仁 12g 白术 10g 木香 10g 陈皮 10g 甘草 3g,服 5 剂大便艰难干涩改善,余证亦减,少腹时有胀痛,上方加青皮 10g 以助疏肝行气,又服 5 剂大便通畅,余证均除,1 年后随访未见复发。(沈士荫,温补脾肾法在临床上的应用,黑龙江中医药,3:42;1987)。

评鉴:据"大便艰难干涩……少则 3 日,多则 5 日""腹中冷痛,欲便不得,伴小便清长,腰脊冷重,四肢不温"及舌、脉等象,为辨证要点。诊为便秘(冷秘),证属脾肾阳衰,阴寒内生。此乃由便秘久年,脾肾阳衰,温煦无权,寒自内生,凝滞固结,阳气不通,津液不行,肠道传送无力所致。采用温补脾肾,润肠通便之法,方拟附子理中汤化裁,方中附子、肉桂、干姜温补脾肾之阳,白术、甘草补脾益气,肉苁蓉温肾润肠通便,当归养血润肠,木香、青陈皮健胃通肠,理气止痛,天冬、郁李仁润燥通便,诸药合用,共奏温补脾肾,健胃理气,润肠通便之功。

提示:便秘临证应辨虚实。实证有热秘、气秘。虚证有气虚、血虚、阳虚之分。本案乃阳虚便秘,采用上方治之,药证合拍,故脾肾得温,阳气得复,运化有权,津液自生,阴邪散去,大便通畅。

本病亦可选用济川煎,若腹冷痛甚,加良姜、肉桂、木香以温阳理气止痛。兼气虚者,加黄芪以补气。

便秘日久,肠道气阻,有腹胀痛,脘闷嗳气,恶心呕吐等症，并引起肛裂，诱发痔疮；排便用力努挣，可诱发疝气。因此，要多加注意，重视对本病的防治。

第四节　心系病症

1. 冠状动脉粥样硬化性心脏病（胸痹）病案

孟某　男　63 岁　住院号 134428　1984 – 11 – 06 日会诊。

间断胸闷作痛，放射性左臂内侧痛 8 年，气短憋闷 10 小时。

初诊：患者素患有"冠心病""心绞痛"史。平日常感胸闷隐痛，心悸，气短而喘，近 10 天来，心前区闷痛加重，左臂内有放射性疼痛，乏力气短，呼多吸少而入院治疗。昨晚 12 时突然胸闷作痛，呈阵发性加剧，时有昏厥，大汗淋漓，畏寒肢冷，立即给予止痛、吸氧、扩冠等治疗，稍有好转，遂请中医会诊。

检查：面色苍白，口唇发绀，舌黯有紫斑，苔薄白，脉右弦细，左寸弦细，尺细弱。

诊断：中医：真心痛（胸痹）；西医：冠心病、心绞痛。

辨证：心阳不振，肾不纳气，瘀血痹阻。

治法：活血化瘀，补肾纳气，佐温心阳。

处方：丹参 30g　山楂 25g　红花 15g　三棱、莪术各 30g　姜黄 20g　地鳖虫 6g　水蛭 6g　炒五灵脂 10g　炒蒲黄 12g　赤白芍各 30g　桂枝 6g　甘草 6g　山茱萸 15g　紫石英 30g（先煎），5 剂。

二诊（1984 – 11 – 11 日）：药后胸痛减，发作次数减少，上方减紫石英加延胡 30g，继服 10 剂。

三诊（1984 – 11 – 22 日）：胸痛及臂内侧痛，但有胸阳不振，心悸气短。调方：太子参 30g　麦冬 15g　五味子 12g　赤白芍各 30g　丹参 30g　山楂 25g　玉竹 15g　当归 30g　薤白 10g　瓜蒌 15g　姜黄 30g　炒灵脂 15g　炒蒲黄 12g，10 剂。以增加养心活血益气之功。以后据症加减共服 135 剂，随访至今，心绞痛未再发作。（陈林才，老年疾病验案三则，黑龙江中医药，6：30；1988）。

评鉴： 据"心前区闷痛加重，左臂内有放射性疼痛，乏力气短""时有昏厥，大汗淋漓，畏寒肢冷"及舌、脉等象。证属心肾阳虚、瘀血痹阻。此乃由平素心肾阳虚，胸阳不振，气机痹阻，血行瘀滞，心脉不利所致。采用益气温阳，活血通络之法。自拟方中桂枝通阳开痹，温经止痛，白芍、甘草缓急止痛，山茱萸补益肝肾，敛汗防脱，紫石英温肾养肝，镇心定惊，丹参、山楂活血化瘀，扩张冠状动脉，红花、三棱、莪术、姜黄、地鳖虫、水蛭、灵脂、蒲黄、赤芍活血化瘀，通利血脉，行气止痛，诸药合用，共起温通胸阳，行气活血通脉之功。

二诊去石英加延胡以增强活血理气止痛之功。三诊改调生脉饮、瓜蒌薤白汤、失笑散配丹参、山楂、赤白芍、当归、玉竹、姜黄等，随证加减，长期服用，以养心益气，活血养血，理气止痛为主，病未再发。

提示： 冠心病指心脏心肌供血的冠状动脉发生粥样硬化，管腔狭窄，甚或堵塞，心血供应不足，使心肌营养缺如乃致坏死。

心绞痛在胸骨后，可向左肩背、上臂放射，痛以压迫、沉重、紧张、烧灼感为主，时间约持续 2～3 分钟。治疗要改进冠状循环与神经精神功能状态。心绞痛采用扩血管药物。本病总属本虚标实之证，但本虚与标实可相互转化，以致虚实夹杂，错综变换，只有辨证准确，治疗及时，病情才能得到控制和缓解，临证一般选用参附汤合右归饮。阳气虚衰，鼓动无力，气血瘀滞者加沉香、香附、玄胡、丹参、桃仁等，理气活血通络，面色唇甲青紫，汗出肢厥加红参、龙骨、牡蛎以回阳救逆固脱。肾阳虚衰，心悸喘促，尿少浮肿者可用真武汤加味。若心胸剧痛，持续不解，伴见气短喘息，肢厥青紫，烦躁神昏，尿少水肿，脉象细微，此为危重症候，须当防脱之变，以免贻误病情。

2. 病态窦房结综合征（胸痹）病案

周某　女　46岁　1977－04－07日入院。

心悸胸闷作痛3年，加重4天。

初诊：1974年起，经常心悸胸闷作痛，劳累太过则加剧，经医院确诊为"冠心病""高血压"，含服硝酸甘油片而缓解。近4天来病情又发作，自感心悸气短，胸闷作痛频发，神疲乏力，口淡无味，腰膝酸软，畏寒肢冷，夜尿频数。

检查：舌淡，苔薄白，脉迟无力。血压138/100mmHg，心率42次/分。心电图示：窦性心动过缓兼不齐。X线胸透：心脏各房室未见增大。血象：总胆固醇225mg/100ml，β－脂蛋白336mg/100ml。

诊断：中医：胸痹。西医：高血压、冠心病，病窦综合征。

辨证：脾肾阳虚，心脉不利。

治法：温补脾肾，宣痹通脉。

处方：熟附子12g　补骨脂15g　党参15g　黄芪15g　当归12g　干姜9g　桂枝9g　麦冬12g　炙草15g，每日煎服1剂，淫羊藿注射液4ml，每日2次肌注。住院第10日心率60次/分，胃纳增加，心悸、胸闷减轻，血压正常，依上方加减治疗1月，疗效巩固，出院后继续观察1年，心率稳定在60～65次/分。（冠心病小组，病态窦房结综合征的中医辨证治疗，中医临床，广东省中医院，4：35；1978内部资料）

评鉴：据"心悸气短，胸闷作痛频发""腰膝酸软，畏寒肢冷，夜尿频数"及检查舌、脉等象。证属阳气虚衰，心脉不利。此乃平素胸阳不振，肾气渐衰，心失所养，气机不畅，血行瘀滞，心脉痹阻所致。采用温补脾肾，宣痹通脉之法，方拟四逆汤化裁，方中附子温壮真阳，祛寒破阴，补骨脂补肾壮阳，固精缩尿，二者均可强心，干姜温中散寒，能反射性兴奋交感神经，党参、黄芪益气升阳，桂枝通阳开痹，提高心率，当归养血活血通络，麦冬养阴，甘草缓急，诸药合用，共奏温补心肾，益气通脉之功。淫羊藿注射液增强心率。

提示：本案由窦房结起搏功能障碍或衰竭，产生心律失常，并引起脑、心、肾供血不足出现虚证、虚寒证，且以心、肾、脾阳虚为多，因此，治疗多用温补方药，根据标本兼证不同，佐配行气、除痰、活血祛瘀之品，标本兼治。

3. 大动脉炎（脉痹）病案

李某 男 56 岁 1982 - 07 - 01 日诊。

头、颈、胸痛，左半身麻木 16 年，加重 2 年。

初诊：1964 年曾在矿井下干活，遭到流沙水击后，出现左半身麻木，感觉迟钝，左侧头、颈、胸痛，遇冷尤甚，迁延日久。近 2 年来，病情加重，左半身疼痛剧烈，夜间难以入睡，语声低沉，畏寒身冷，头晕，视力减退，曾到多家大医院检查，诊为"大动脉炎"，经治疗未效。

检查：面红而生痤疮，身体消瘦，双目充血且无神，左眼视力 0.1，右眼视力 0.5，左臂血压 60/10mmHg，右颈动脉闻及杂音，苔薄白而腻，右脉沉弦，左脉沉细无力。

诊断：中医：胸痹（脉痹）；西医：大动脉炎。

辨证：心脉痹阻，气血不足，肝肾亏虚。

治法：益气补血，活血通脉，宽胸散结。

处方：丹参 15g 当归 10g 枳壳 10g 郁金 10g 党参 10g 熟地 15g 豨莶草 20g 桑寄生 15g 炒杜仲 15g，6 剂，水煎服。

二诊（1982 – 07 – 07 日）：药后左半身痛减，身疲乏力，上方加黄芪 10g，再服 6 剂。

三诊（1982 – 07 – 12 日）：身痛大减，左血压 150/50mmHg，宗前法略调方：当归 15g　川芎 10g　丹皮 10g　党参 10g　熟地 15g　连翘 15g　稀莶草 20g　桑寄生 15g　郁金 15g，12 剂，水煎服。

四诊（1982 – 07 – 24 日）：身疼已得控制，阴雨天亦不感胸闷，左 BP90/60mmHg，右 BP140/64mmHg，继服上方。

五诊（1982 – 08 – 05 日）：左半身疼痛消失，左 BP100/60mmHg，右 BP130/80mmHg，服药治疗共 33 天，病情好转平稳，后经 4 个月继续服药治疗，左 BP100 – 90/90 – 60mmHg，已趋稳定。（李超，大动脉炎，河南中医，1：40；1984）

评鉴：据"左半身麻木，感觉迟钝，左侧头、颈、胸痛，遇冷尤甚""左半身疼痛剧烈……语声低沉，畏寒身冷，头晕"及检查舌、脉等象。证属心脉痹阻，气血不足，肝肾亏虚。此乃受寒邪内侵，寒凝气滞日久，留注经络，痹阻胸阳，气机不畅，血行受阻，损伤肝肾，气血俱虚，脉道失养所致。采用益气补血，活血通脉，宽胸散结之法。方用丹参四物汤化裁，方中党参、黄芪、当归、熟地益气补血，丹参、稀莶草活血祛瘀、祛风逐湿，枳壳、郁金行气祛瘀除痹，桑寄生、炒杜仲补益肝肾，祛风通络，诸药共奏益气血，补肝肾，通经脉，除胸痹之功。三诊守前法，继用此方治疗，增加益气通络之品，方法药物合拍，长期服之，故此病得以痊愈。

提示：本案胸痹证，按其部位在脉，按脏腑在心（胸），病程日久，寒凝阻络，气血亏虚，肝肾不足，治疗应以扶正祛邪，标本兼治为大法，可用独活寄生汤合血府逐瘀汤化裁，更为合适。此病少佐温阳通经之品，如附子、桂枝等，则奏效更捷。

4. 无脉症（心痹）病案

案1：余某 男 24岁 1971-04-10日初诊。

关节酸痛，指趾冷麻2年，心悸气短，六脉俱息4个月。

初诊：患者2年来，时常关节酸痛，手足抽搐，指趾冷麻，劳作减缓，休息反剧，周身倦怠，面色少华，四个月前，某夜间受凉，早晨醒后，乍感左侧颜面麻木，腰膝冷痛，左侧肢体屈伸不利，活动失灵，动则心悸气短，胸中窒闷，曾服民间验方及中成药，注射VitB$_1$、B$_{12}$等治疗数月，未见好转。

检查：X线胸透：左心室轻度增大。心电图：窦性心律，左心室传导阻滞及肥厚劳累。血象：WBC11000/mm^3，Neu48% Lym50% 伊红4%，血色素12g%，抗"O"500单位（本院标准333单位），双臂测无血压，舌红苔白厚，桡脉无脉动。

诊断：中医：脉痹。西医：无脉症。

辨证：气血不足，瘀阻脉络。

治法：补气活血，破瘀通络，佐以祛湿。

处方：黄芪30g 当归30g 桂枝10g 赤芍10g 茯苓皮10g 川芎10g 丹皮10g 三棱10g 桃仁12g 玄参12g 红花6g 鹿茸3g（冲），3剂。

复诊（1971-04-13日）：药后周身舒畅力增，颜面及左侧麻痛减轻，精神稍振，脉伏应指，BP80/46mmHg，瘀滞开通，血脉初畅，继守前方3剂，水煎服。

三诊（1971-04-16日）：头面、肢体麻痹疼痛仍在减缓，步履有力，左臂BP110/98mmHg，右臂BP110/90mmHg，脉见细结，上方加党参12g，继服4剂。

四诊（1971-04-20日）：左手已能上举过肩，并能握拳，左臂BP105/85mmHg，右臂BP115/90mmHg，左脉弦细，右脉弦滑，头晕肢麻大减，上方去鹿茸，又连服40余剂，诸恙悉平，

随访9年未见复发。［沈宗国，血脉痹阻（无脉症），新中医，5：34；1981］

评鉴：据"腰膝冷痛，左侧肢体屈伸不利，活动失灵""心悸气短，胸中窒闷""六脉俱息"及检查舌、脉等象，诊为无脉症，证属气血不足，瘀阻脉络。此乃由痹证日久，气血不足，卫外不固，又感受外邪，内犯于心，气机痹阻，肌肤肢体失养，脉道瘀痹所致，采用补益气血，祛瘀通脉，方拟补阳还五汤化裁。方中黄芪、当归补气养血，桃仁、三棱、川芎、桂枝活血祛瘀，通脉开塞，赤芍、丹皮、玄参活血破瘀，行气散结，茯苓皮清涤肌腠脉络之湿，鹿茸补肾阳，益精血。诸药合用，共奏补益气血，祛瘀通脉之功。

提示：无脉症，多见心痹之疾，出自《内经》痹论等篇，临床可见于冠心病或其它一些心脏病，治宜养心祛邪，活血通脉。选用赤茯苓汤（《圣济总录》：赤茯苓、人参、半夏、柴胡、前胡、桂、桃仁、甘草）、加味五痹汤（《证治准绳》：人参、茯苓、当归、白芍、川芎、五味子、白术、细辛、甘草），归脾汤，补心丹等。

案2：王某　女　67岁　1985－07－01日诊。

胸闷气短，畏寒、脉无半年，加重1个月。

初诊：患者半年来每于劳累后自感胸闷气短，畏寒肢冷，脘腹隐隐作痛，虽值暑天，多着衣衫，大便稀溏，日行2次。近1个月来，病情加重。心悸头晕，胸痛时作，不思纳谷，乏力肢冷，两手无脉。

检查：面色萎黄，舌质淡红，苔薄白。左、右手脉浮中沉取均无搏动。

诊断：中医：心痹；西医：无脉症。

辨证：寒凝心脉，脾肾阳虚。

治法：温补脾肾，理气通络。

处方：熟附片 10g　干姜 5g　桂枝 10g　炒白术 10g　党参 10g　茯苓 12g　白芍 10g　木香 10g　青皮 10g　陈皮 10g　焦山楂 20g　甘草 3g，服 3 剂后，畏寒肢冷大减，脘腹隐痛得缓，仍有胸闷，舌淡红苔薄，两脉见沉细，上方去附片，加枳壳 10g，以助宽胸理气，继服 5 剂，两脉细缓，余症悉除。（沈士荫，温补脾肾法在临床上的应用。黑龙江中医药，3：42；1987）

评鉴： 据"胸闷气短，畏寒肢冷……大便稀溏""心悸头晕，胸痛时作，不思纳谷，乏力肢冷，两手无脉"及检查舌、脉等象。证属寒凝心脉，脾肾阳虚。此乃由年迈体劳，脾肾阳虚，日久则寒自内生，胸阳不展，气机痹阻，气血运行不畅，脉道瘀塞所致。采用温补脾肾、宣痹通脉。方拟参附汤合桂枝汤及异功散加减，方中党参、附子温补脾肾之阳，桂枝、甘草宣痹通脉，白术、茯苓、陈皮健脾益气和胃，木香、青皮行气止痛，白芍酸敛补血，焦山楂消食化瘀止泻，诸药合用，共奏温补脾肾，益气和胃，宣痹通脉之功。

提示： 肾阳主人体一身阳气，阳虚则寒自内生，寒凝则气不通，血难行，故脉道受阻无脉搏动，本案所用之方药温补脾肾，兼以宣痹通络，使阳气得复，阴寒得散，运化有权，气行血畅，脉道通达，脉动自复出矣。

5. 神经官能症（失眠）病案

姜某　男　45 岁　1965 - 03 - 18 日诊。

失眠健忘 6 年，头晕目眩 1 月。

初诊：1959 年 2 月起失眠健忘，梦多易醒，逐渐加重，近 1 个月每晚睡 3～4 小时，之后再难入睡，自感头晕脑空，心悸，烦躁，嗳气，饮食无味，每餐仅食 1 两，腰膝酸软，体倦乏力畏冷，思想不易集中，目眩视物不清，大便稀溏，每日 2～3 次。

检查：表情淡漠，精神疲惫，面色不泽，舌淡，苔薄白，脉细弱。

诊断：中医：失眠（不寐），西医：神经官能症。

辨证：心脾两虚，气血不足。

治法：养心补血，健脾益气。

处方：党参24g　白术15g　茯神15g　黄芪24g　炮姜9g　龙眼肉15g　炒故纸12g　焦三仙各9g　远志9g　炒枣仁24g　土炒当归12g　木香9g　炙甘草6g　大枣3枚，10剂，水煎服。

二诊（1965－04－05日）：药后大便日1次，成形，体倦神疲好转，纳食亦增，睡眠改善，面稍红润，舌淡苔薄白，脉细弱。上方去炮姜、破故纸，加焦山栀9g　淡豆豉12g，12剂，另加朱砂7.2g　琥珀10.8g，共研细粉，分12次冲服，每次1.5g。

三诊（1965－04－20日）：药后睡眠转佳，梦亦不多，心悸烦躁已减，唯记忆力稍差，继服12剂，诸症消失，嘱再服人参归脾丸，每次1丸，日2次，以资巩固。（陆永昌，归脾汤治失眠症临床心得，新中医，10：35；1981）。

评鉴：据"失眠健忘、梦多易醒""头晕脑空，心悸、烦躁、嗳气，饮食无味""腰膝酸软，体倦乏力畏冷……大便稀溏"及舌、脉等象，证属血不养心，脾虚及肾。此乃由心脾亏虚，气血衰少，血不养心，神不守舍，脑失濡养，清阳不升，累及于肾，火不温土所致。采用养血安神，温补脾肾之法，方拟归脾汤化裁，方中党参、黄芪、炙草、大枣补心脾之气，当归、龙眼肉养心脾之血，当归土炒去滑肠之性，润燥相济，取长截短之妙。茯神、远志、枣仁养心安神。白术、木香健脾和胃理气，炮姜、炒故纸温命火而生脾土，诸药共奏益气补血，健脾以资化源，养血以益心神，温肾以助脾土之功。

提示：失眠之症各有不同，与病因、症候轻重、久暂有关；

累及脏腑较多，其兼症各异，当辨别脏腑病变的特点而治之。实者泻之，祛邪以安心神；虚者补之，扶正以养心神，虚实夹杂者，当予兼顾。无论何种治法，均加入宁心安神之品为佳，重视精神调摄，参加体质锻炼，养成良好生活习惯。

6. 小脑性共济失调（痴呆）病案

陈某　男　29 岁　1984 - 11 - 29 日诊。

心烦意乱，四肢颤动，履步艰难 7 个月。

初诊：（家人代述）7 个月前因与他人争吵生气，沉默数日后，发现目光呆凝，神思迟钝，站立时手足颤动，走路不稳，曾到多家医院化验检查，诊为急性小脑（干脑）炎（小脑性共济失调）住院治疗多次，病情未能控制，今来我院诊治。症见神志模糊，不识亲疏，心烦意乱，语謇善怒，履步艰难，欲行则坠倒，颤动不停，时有抽搐，喉中痰鸣，大便十余日一次，干黑如羊矢。

检查：舌绛尖红，苔黄厚，中间干黑，脉细滑疾。

诊断：中医：痴呆。西医：小脑性共济失调。

辨证：痰浊闭窍，心肝郁火。

治法：豁痰开窍，安神宁心，镇惊熄风。

处方：猪牙皂角 6g　天竺黄 9g　胆南星 9g　黄连 9g　生石膏 30g　石菖蒲 9g　远志 9g　大黄 9g　茯神 9g　竹茹 9g　朱砂 6g（另冲）　琥珀 6g（另冲）　牛黄 0.5g（另冲）　雄黄 0.3g（另冲）　生铁落 30~50g（先煎）5 剂，水煎早晚一次服。

服药后心烦意乱，语謇善怒减缓，夜寐 2~3 小时，神志较前清醒，有时示后脑痛，大便两次，初为黑粘杂块，量多，腥臭。二次如酱色粘臭污秽。上方加减服 15 剂后，生活自理，参加少量劳动，又拟下方巩固疗效：木香 120g　琥珀 30g　雄黄 3g　朱砂 30g　薏米仁 30g　龙齿 120g，共为细末分服 20 天，

白水送下，1日3次。服至6月底病愈。（侯士林，治验一则，北京中医，6：50；1988）

评鉴： 据"目光呆凝，神思迟钝，站立时手足颤动，走路不稳""心烦意乱，语謇善怒，履步艰难""时有抽搐，喉中痰鸣，大便十余日一次，干黑如羊矢"及检查舌、脉等象，证属痰浊闭窍，心肝郁火。此乃由怒火伤肝，肝气郁结，克土生痰，痰随气升，闭塞脑窍，郁闭日久，伤及肝肾之阴，水不涵木，木火过亢所致。采用豁痰开窍，清心泻火之法，方拟牙皂竺黄汤（师承方）化裁，方中皂角、天竺黄、胆南星、竹茹清热豁痰，通窍开闭，祛风解痉，生石膏、黄连清热泻火除烦，菖蒲、远志、茯神开窍除痰，醒脑养心宁神，大黄清肠通便，朱砂、琥珀、生铁落镇惊安神平肝，牛黄清心开窍豁痰，凉肝熄风定惊，雄黄解毒祛痰，共奏清心豁痰开窍，祛风解痉平肝，醒脑安神宁志之功。

后用薏苡仁、木香、琥珀、朱砂、龙齿、雄黄以健脾益胃，理气祛痰、镇惊安神以调其后。

提示： 本案以水湿不运，聚痰上蒙清窍，又以心肝火旺，上冲扰乱元神所致，治疗亦可用大黄黄连泻心汤合六味地黄汤加减。郁热不退加郁金清热开窍，大便秘结加芦荟加强通腑泻热，平抑心肝之热后，应以六味地黄汤为主，合用天麦冬、柏子仁、太子参等滋补心之气阴。

7. 躁狂性精神病（狂证）案

谢某　女　18岁　1986 – 06 – 07 日诊。

精神错乱，举止失常半个月。

初诊：（家人代述）患者平素性情急躁，半月前与人发生口角而起病，当时精神错乱，骂詈喧扰，不避亲疏，不食不眠，昼夜无休，经服多种中西药物治疗，未见效果，病情逐渐加重，邀

48

余诊治，刻见目赤怒视，打闹不停，头痛眩晕，大便 10 日未行，小便黄赤。

检查：颜面潮红，口舌干燥，舌红苔黄燥，脉沉实。

辨证：郁火内炽，扰乱神明。

诊断：中医：癫狂（狂证）；西医：躁狂性精神病。

治法：泄火镇痉。

挖取活地龙 10 余条，盐水漂洗干净，剖除内脏，合白糖捣为泥，撬开患者牙关，一次灌下。1 小时后，泻下大量燥屎，神志转为安静。

下采用清泄肝胆，宁心定志之中药：当归 10g　龙胆草 10g　黄连 10g　黄芩 10g　枳实 10g　大黄 10g　郁金 10g　栀子 10g　生地 20g　甘草 3g，3 剂后，言行正常，眠食均佳，病告痊愈，随访 13 年，未见复发。（吴汉兴，地龙治狂症有良效，浙江中医杂志，9：423；1987）。

评鉴：据"精神错乱，骂詈喧扰，不避亲疏""目赤怒视，打闹不停，头痛眩晕，大便 10 日未行，小便黄赤"及舌、脉等象，证属痰火上扰，心神逆乱。此乃由暴怒伤肝，肝火暴张，鼓动阳明痰热之邪，上扰神明，蒙蔽清窍所致。采用清肝泻火，镇心涤痰之法，方拟丹溪龙荟丸化裁，方中黄连、黄芩、栀子清心降火，龙胆草清泻肝火，枳实、郁金理气解郁宽中，大黄通腑降浊，泻下痰火，生地、当归养阴补血而清热，本方重用地龙以清热止痉，利尿解毒，诸药合用，共奏清心降火，泻肝通腑，解郁止痉之功。

提示：《神农本草经》载地龙："化为水，疗伤寒伏热、狂谬、大腹、黄疸"。据报道，用蚯蚓糖浆治疗精神病 50 例，每斤活蚯蚓制成糖浆 1000ml，每次 100ml，每日 1～2 次，口服。痊愈 14 例，显效 6 例，好转 9 例，无效 21 例。（《烟台医药通讯》1973.1）

8. 精神分裂症 (癫证) 病案

案1：屠某　男　18岁　1985-05-21日初诊。

默默少语，时有幻觉幻听1年，加重2个月。

初诊：（家人代述）1年前因家事纠纷，心情怫郁，渐致精神失常，出现默默少语，常独处不愿见人，恶闻音响，羞与人言，时而喃喃自语，时而出现幻觉幻听，妄想不能自制。以往家族有精神病史。近2个月来，不欲饮食，夜不安眠，形体消瘦，神情呆滞，问非所答，烦躁不安，手足颤抖，大便6日未行，口干尿赤。

检查：面容憔悴，舌红起刺，舌苔薄黄，脉弦劲而数。

诊断：中医：癫狂。西医：精神分裂症。

辨证：痰气互结，化火蒙窍。

治法：理气解郁，涤痰开窍。

处方：龙虎丸（分吞）0.3g　粉葛根15g　牙皂5g　陈皮5g　茯苓12g　枳壳10g　半夏10g　远志10g　石菖蒲10g　姜川连3g　生甘草3g，2剂。水煎服。药后泻下粘液便数次，精神渐慧，夜能安卧。即将龙虎丸改为控涎丹3g，继服10余剂，诸症得以控制。后以归脾汤，神香苏合丸调治善后，月余告愈。（沈万生，龙虎丸治疗急症实例，浙江中医杂志，7：322；1988）。

评鉴：本例精神分裂症，祖国医学属"癫狂""癫证""文痴"范畴。据"默默少语……羞与人言，时而喃喃自语，时而出现幻觉幻听""神情呆滞，问非所答，烦躁不安……大便6日未行，口干尿赤"及舌、脉等象。诊为癫证，证属痰气郁结，蕴热迷窍。此乃由积忧日久，思虑太过，所求不得，肝气被郁，脾气不运，气滞津聚成痰，痰气郁结化热，上扰阻闭心窍所致。

采用清肝理气解郁，镇心涤痰开窍之法。方中龙虎丸（组方见下）镇心安神，豁痰开窍，泻积破结；半夏、枳实、陈皮、甘草、茯苓理气化痰，清胆和胃，石菖蒲、牙皂开窍祛痰，醒神健脑，远志养心安神，黄连泻心肝之实火。控涎丹（甘遂、大戟、白芥子）祛痰逐饮。诸药合用，共奏理气化痰，清心泻肝、开窍醒神之功。

提示：龙虎丹的组方与运用最早由郭培孝提出（详见《眉县老中医经验选》1979）。方中牛黄1g，巴豆霜1g，白砒石1g，朱砂0.3g，前三味共研细末，糯米粉打糊为丸，朱砂作衣，每次0.3g~0.6g，每日1~2次，温水或枣汤送下，中病即止。适用于癫狂痫证、中风实证、单纯性肠梗阻、胸膜积水，及一切怪疾奇症。药后偶见腹痛吐泻，呕吐清稀涎液，泻下粘稠稀便等，此属药后反应。对脾胃虚弱者，可用大枣汤调服药丸或粉，每日一次空腹送下，忌牛、羊、猪肉。

本案治疗，或可选用：百合15g　生地30g　炙草30g　小麦120g　红枣60g　磁石15g　生白芍15g　茯苓15g　生龙齿15g　生石膏15g　生牡蛎15g　铁落30g　陈皮20g（录自《眉县老中医经验选》赵育堃方）供参考。

案2：王某　男　28岁　1976－04－26日诊。

神志痴呆，语无伦次26天。

初诊：（家人代述）因家务之事，久思成疾，初见精神郁闷，情怀不畅，口中喋喋不休，喃喃自语，渐至彻夜不眠，常自责自罪，耳妄闻其声，或怒目而瞪，甚则呆若木鸡，近几天来，不思饮食，口中呕吐痰涎。

检查：表情淡漠，舌质淡红，苔白厚而腻，脉象弦滑。

诊断：中医：癫证。西医：精神分裂症。

辨证：情志抑郁，痰浊蒙窍。

治法：解郁逐痰，开窍安神。

处方：甘遂（研末）3g，鲜猪心一具，剖作二片，加药末于内，合之线捆缚，外用皮纸裹湿，慢火煨熟，勿令焦，取药末合朱砂3g共研均匀，分作4丸，先服用1丸，将所煨猪心煎汤化下。

二诊：服后半日，泻下3次痰涎恶物，服第2粒则泻下2次，后连服2粒又泻4次。经服1料后，吐痰涎少其半，语无伦次亦大减，睡眠可达3~4小时，嘱10余日后再服1剂。

三诊：如上法又服4粒，先后共泻出痰涎恶物10余次。尔后已不再吐痰，寐安、神清，言语有序，舌苔厚腻已化，脉转弦软，续服清心开窍，安神涤痰之品善后调理，已获痊愈。随访3年未见复发。（高振球，甘遂散治疗癫证，新中医，12：13；1981）。

评鉴：据"情怀不畅，口中喋喋不休，喃喃自语""耳妄闻其声，或怒目而瞪，甚则呆若木鸡""不思饮食，口中呕吐痰涎"及舌、脉等象，证属气郁痰结，心窍受阻。此乃由思虑太过，所愿不遂，肝气郁结，脾失健运，聚湿生痰，痰气上逆，阻闭心窍所致。采用解郁逐痰，开窍安神之法。方用《证治准绳》甘遂散治之，方中甘遂苦寒泻水，治痰浊内阻。朱砂入心，安神定志，配用猪心，乃血肉有情之品，有养心补血，安神宁志之妙，诸药合用，共奏解郁逐痰开窍，养心安神宁志之功。

提示：服用本方药以大便利下恶物为效。甘遂较峻，用之宜慎，对于心脾两虚，症见心悸、怔忡、食少、便溏禁忌，以免损伤正气。或配合顺气导痰汤，若痰迷心窍重者，治宜豁痰开窍，理气散结，先用"苏合香丸"芳香开窍，继用顺气导痰汤；若痰气郁结化热，痰热上迷心窍，治宜清热化痰，用黄连温胆汤加天竺黄、远志，或含服白金丸。

9. 原发性癫痫（痫症）病案

李某　男　40 岁　1976 - 03 - 05 日初诊。

发作性突然昏倒，口吐白沫，喉间痰鸣 11 年。

初诊：患者从 29 岁开始，出现突然昏倒，神志不清，四肢抽搐，口中吐涎如白沫，喉间痰鸣，每次发作约 15 ~ 30 分，清醒后如常人，发作无定时，每月 2 ~ 3 次。自感胸闷心烦，口苦而干，咯痰不爽，大便秘结，3 ~ 5 天 1 次，多年来多次寻医求药治疗无效，来我站求治。

检查：舌质红，苔黄腻而厚。六脉洪大有力。

诊断：中医：痫证。西医：原发性癫痫。

辨证：痰火内盛。

治法：泄热通便。

处方：当归 60g　大黄 15g　芒硝 15g　枳实 15g　炙草 10g，2 剂，每煎分 2 次内服。

二诊：服药后，大便色黑带粘液，量较多。精神好转，饮食增加，未曾给方，继续观察病情，1 月后病症又复发一次，但发作轻微，患者又自服上方 2 剂，三年后随访未见复发。（李明玉，痫症，眉县老中医经验选，37 页；1979，陕西省眉县卫生局）。

评鉴：据"发作性突然昏倒，口吐白沫，喉间痰鸣""胸闷心烦，口苦而干，咯痰不爽，大便秘结"及舌、脉等象，证属痰火内盛。此乃可由饮食不节，脾胃受损，易使精微不布，痰浊内聚，失调日久，气机不畅，肝郁化火生风，一遇诱因，痰浊随气而逆，随火上炎，或随风动，蒙闭心神清窍而发。治宜先泻下实热，釜底抽薪。方选当归承气汤，方中当归补血护津，活血通便，大黄攻积泻热，荡涤痰滞顽痰，芒硝配大黄，通便泻下以下积，枳实破结行，导滞消痰，甘草和中，使泻下之药减缓而不伤正。诸药合用，以奏泻热下积，釜底抽薪之功。

提示：原发性癫痫是一种发作性神志异常的疾病。祖国医学称"痫证"，俗称"羊痫风"。其临床特征为发作性精神恍惚，甚则突然仆倒，昏不知人。口吐涎沫，两目上视，四肢抽搐或如羊叫，移时苏醒。多由七情失调，先天因素，脑部外伤，饮食不节，劳累过度等，致脏腑失调，痰浊阻滞，气机逆乱，风阳内动。病理为肝脾肾损伤。治疗当分清标本缓急。发作时治标，间歇期治本，视其病机，予以养心、健脾、补肾，或佐以治标诸法，以标本兼治。

本案之证乃由饮食不节，情志失调所致，脾失运化，胃腑之气必壅塞不得下降，六脉洪大有力，痞、满、燥、实之兆已显，痰火内结肝经日久随时蒙蔽清窍而发。李氏已参解悟透其病机，施以承气汤而见奇效，自无弊端，尚若气阴俱亏，肠胃未见热盛壅结之象，而误用承气，则祸不旋踵，岂不危哉！学者当应慎之思之。

第五节　肝胆病证

1. 急性胆囊炎（胁痛）病案

案1：杜某　女　56岁　1985-06-12日初诊。

右上腹胀痛半月余，加重1天。

初诊：半月前因过食油条，自感心窝部胀满不适，当日晚间恶心、呕吐1次，近日来口苦咽干，不思饮食，昨日突然又出现右上腹部疼痛，阵发性加剧，并向肩背部放射伴发热畏寒，大便干结，3日未行，尿少色黄。

检查：体温37.8℃，血象：WBC12100，Neu85%，BOS2%，Lym13%。B超示：急性胆囊炎。右上腹硬满拒按压痛，墨菲氏征（＋），舌红苔黄厚而腻，脉滑数。

诊断：中医：胁痛；西医：急性胆囊炎。

辨证；湿热侵袭，膜原伏邪。

治法：清热利湿。

处方：柴胡12g 黄芩12g 槟榔12g 厚朴12g 草果9g 甘草9g 知母6g 金钱草15g 虎杖12g 葛根12g 大黄（后下）10g 枳实9g，3剂后，体温正常，胁痛腹胀减轻，大便转溏，舌、脉同前。原方去大黄，继服9剂，诸症除而获愈。（韩运琪等，达原饮治胆囊炎，浙江中医杂志，9：423；1987）。

评鉴：据"口苦咽干，不思饮食""右上腹部疼痛，阵发性加剧，并向肩背部放射伴发热畏寒，大便干结……尿少色黄"及检查舌、脉等象。证属肝胆湿热，胃失和降。此乃由饮食不节，胃肠失和，气机不畅，湿热蕴结，肝疏泄不利，胆液流行受阻所致。治宜清肝利胆，和胃化湿之法，方拟《瘟疫论》达原饮化裁。方中柴胡疏肝理气，透邪外出，黄芩清泄郁热，二者和解表里，葛根退热，枳实宽胸畅膈，和胃降逆，厚朴、草果辟秽燥湿，宣畅中焦之气，槟榔下气化积，疏利下焦之气，大黄泻热通便，金钱草、虎杖清热解毒，利胆化湿，诸药共奏透表清里，和解三焦，使湿化热清，积滞得去，膜原之邪得除。

提示：胆囊炎是指胆道内有细菌感染，出现以胁肋一侧或两侧疼痛为主的病症。辨证应结合兼症。分清气血虚实。实证多为气滞、血瘀、湿热；虚证为肝阴不足。各证又可转变兼夹，如气滞日久，可致血瘀；血瘀或湿热，可兼气滞；湿热可伤阴，阴虚可兼气郁，因此辨证应全面分析，明确主次。治疗以疏通为主，实证应理气、化瘀、清热、利湿等，虚证当滋阴柔肝。

本案用《瘟疫论》中的达原饮加柴胡为基本方治疗。原方乃治瘟疫或疟疾，邪伏膜原，症见憎寒壮热，发无定时，胸闷呕恶等，其功开达膜原，辟秽化浊。膜原居身之半表半里之处，外通肌腠，内近肠胃，为三焦门户，易受湿热秽浊侵袭，湿温入伏，聚湿为痰，则表里不和，三焦气阻，故见本案病症而治之。便结加大黄、芒硝，头痛加川芎，胁痛加姜黄、郁金、香附，呕吐加代赭石、竹茹、吴茱萸、黄连，刺痛舌暗加丹参、三棱、莪术，目黄、尿黄加茵陈、虎杖，纳呆加砂仁、焦三仙。

案2：豆某　女　50岁　1967-03-15日初诊。

右上腹阵发性剧烈疼痛，发冷，呕吐3天。

初诊：3天前与邻里因事争吵后心情不畅，出现右胁胀痛，心口窝下阵发性剧痛，痛时牵引右肩及背，发冷头痛，时时欲吐，胸腹胀满，饮食不入，小便黄短，经当地医院治疗无效而来县医院，经外科诊断为急性胆囊炎，建议手术治疗，患者拒绝手术而要求转中医科治疗。

检查：急性病容，皮肤巩膜未见黄染，心肺未见异常，右上腹部硬满拒按，舌质红，苔黄腻。

诊断：中医：胁痛。西医：急性胆囊炎。

辨证：湿热蕴结，阻滞肝胆。

治法：清热化湿，疏肝利胆。

处方：竹茹6g　茯苓10g　陈皮10g　枳实10g　半夏10g　黄连5g　大黄10g　赤芍10g　郁金6g　广木香5g　川楝子15g，3剂，水煎服。药后心窝口及右胁下疼痛豁然而去。半月后随访，虽偶有所犯，但按原方服1剂即痛止而安。（严志力，谈谈"温胆汤"的临床运用）。

评鉴：据"心口窝下阵发性剧痛，痛时牵引右肩及背，发冷头痛，时时欲吐，胸腹胀满，饮食不入"及检查舌、脉等象，证属肝胆湿热。此乃由湿热蕴结于肝胆，肝络失和，胆气失疏，中焦气机受阻，升降失常所致。采用清热利湿之法。方中竹茹、半夏、陈皮健脾燥湿，和胃止呕，茯苓甘淡渗湿，配黄连、大黄清热泻火，通便解毒，枳实、木香消积行气以除腹胀，赤芍、郁金、川楝子清肝利胆，祛瘀止痛。诸药合用，共奏清肝利胆，健脾行气，祛瘀止痛之功。

提示：本病由湿热内盛于中焦，少阳与阳明经合病所发，故以黄连温胆汤合大柴胡汤为主治之，由于患者往来寒热、胸胁苦满的少阳表证不显，故本方未用柴胡、黄芩之药。

本病治疗，临床治疗以疏通为要，采用清热、利湿、行气、化瘀、止痛等法，方选龙胆泻肝汤、柴胡疏肝散、血府逐瘀汤辨证施药。

2. 胆道感染并结石（胁痛）病案

案1：杨某　女　42岁　1976 - 03 - 04日初诊。

脘胁胀满绞痛伴畏寒壮热5天，加重1天。

初诊：患者素有胃痛史，前5天前因家庭纠纷，郁怒不快，饮食失调，开始出现胃脘胀痛，渐及两胁处，家人认为胃痛病发作，给服良附丸、香砂养胃丸等药未效，又频揉心窝部，症状加重，绞痛难忍，伴畏寒壮热，今日呕恶不食，疼痛持续不减，并有加剧之势，痛苦不堪，大便秘结，两日未行，尿少色黄。

检查：体温39.5℃，急性病容，面黄兼青，按其两胁胀痛不舒，脐上腹部坚硬，绷急如板状，拒按压痛，肤热灼手，舌红苔黄腻，脉弦滑数。

诊断：中医：胁痛，西医：胆道感染并结石。

辨证：肝胆湿热，蕴结内阻。

治法：清肝利胆，泻火解毒，消肿散结为主。

处方：茵陈30g　栀子12g　大黄9g（后下）　芒硝9g（冲服）　丹皮12g　桃仁12g　花粉15g　败酱草30g，4剂，水煎服。

复诊（1976 - 03 - 09日）：服药后，呕止便通，脘胁疼痛得缓，按之变柔软，药已中病，守原方加减继服20剂，诸症消失，患者自行停药。

三诊（1976－06－03 日）：右胁疼痛再作，绞痛拒按，痛连肩背，呈阵发性，寒热往来，口苦而渴，便结溲赤，纳呆，经某医院诊为"胆道结石"，建议手术，因惮其痛苦，复求治于余，查诸症如前，舌红苔黄腻，脉弦数有力。证属少阳与阳明并病，治宜和解攻下齐施。处方：柴胡12g　枳实12g　黄芩15g　赤芍15g　玄胡15g　川楝子12g　金钱草60g　大黄10g（后下），8 剂，水煎服。

四诊（1976－06－12 日）：药后胁痛锐减，大便畅行，饮食有增，虑其结石未必尽化，原方去黄芩、赤芍，加郁金21g、琥珀1g（冲服），内金12g，以助祛邪之力。

五诊（1976－06－30 日）：上方服至28 日晚9 时许，倏觉右胁攻撑作胀，顷刻痛如锥刺，急往入厕，便讫复解，如是凡3行，胁痛若失，余症亦消。为防再发，拟舒肝健胃之剂，善理其后。处方：柴胡6g　白芍12g　枳壳10g　陈皮10g　厚朴10g　内金10g　石斛15g　甘草3g，10 剂，随访至今，未再发作。（石惠欣，血痹、胁痛，河南中医，1：38；1984）。

评鉴： 本例胆道感染并结石症，祖国医学属"胁痛""癥积""黄疸""结胸发黄"范畴。据"胃脘胀痛，渐及两胁""绞痛难忍，伴畏寒壮热……呕恶不食，疼痛持续不减""大便秘结，两日未行，尿少色黄"及检查舌、脉等象，证属肝胆湿热，瘀阻胃肠。此乃由情志不畅，饮食失调，肝郁化热，脾伤湿聚，湿热蕴结于肝胆，疏泄不利，血行停着，久积成癥，气结胃肠，升降失常所致。采用清热利湿，破瘀散结之法。方拟茵陈蒿汤合大黄牡丹皮汤化裁，方中茵陈、栀子清热利湿，大黄、丹皮、桃仁、芒硝泻热破瘀，散结消肿，花粉、败酱草清热解毒，行瘀消肿。

6月3日确诊为胆道结石，方用大柴胡汤（柴胡、枳实、黄芩、赤芍、大黄、法半夏）和解少阳，内泻热结，配玄胡、川楝子活血散瘀，理气止痛，金钱草清热解毒，利胆排石，诸方药配合，共奏清热解毒，疏肝利胆，软坚排石之功。

提示：本案之证，临床以肝郁气滞型为多，然脾虚湿盛，肝郁化火所致的湿热蕴结肝胆亦非鲜见。属于湿热蕴结型的胁痛患者，临证不可因疼痛而过分揉按，免致湿热之邪（炎症）弥漫扩散，治之棘手，而病延既久且反复发作者，也不可忽略湿热蕴阻胆腑，煎熬胆液而成砂石之可能，本案可以借鉴。在治疗上，由于患者病因复杂，湿热、砂石、瘀血等相兼挟，恐非一法所能分解，可采用综合方法相机用药。

案2：俞某 男 43岁 1985-08-03日初诊。

目黄并两胁疼痛1周。

初诊：患者素有右胁隐痛不适病史。1周前始觉两侧胁肋疼痛，右侧较剧，呈持续性绞痛，伴寒战高热，胸闷脘胀，纳食恶心欲吐，进食油腻之物更为明显，口中干苦，大便秘结难下，小便短少黄赤。渐至两目黄染，曾去某医院诊治，经B超提示：胆囊内有直径3cm结石1枚。诊为"胆囊炎""胆石症"，经服西药症状稍有好转，今求服中药治疗前来就诊。

检查：体温39.2℃，两目黄染，色泽鲜明，舌质红，苔黄腻，脉弦滑。肝区叩击痛明显，肝脾不肿大，墨菲征阳性。

诊断：中医：胁痛。西医：急性胆囊炎、胆石症。

辨证：肝胆气滞，湿热蕴结，久成结石。

治法：疏肝利胆，化湿排石。

处方：柴胡10g　炒赤白芍10g　郁金10g　枳壳10g　炙甘草10g　焦山栀10g　金钱草20g　茵陈15g　对座草15g　平地木15g　炙鸡内金（研末吞）6g　制大黄（后下）6g，每日1剂。本方加减服至月余，目黄减退，胁痛消除，二便通利。大便中可见绿豆或芝麻大小、咖啡色、外形不规则砂石沉淀。经

B超复查，提示胆囊结石已排出。（孙卫平、盛循卿治疗胆石症30例临床观察，浙江中医杂志，9：392；1987）。

评鉴： 据"胁肋疼痛，右侧较剧，呈持续性绞痛，伴寒战高热""恶心欲吐……口中干苦，大便秘结难下，小便短少黄赤，渐至两目黄染"及检查舌、脉等象，证属肝胆湿热，蕴结成石。此乃由湿热之邪，壅遏中焦，肝失疏泄，脾失运化，胆失通降，胆汁滞留，久则蕴结成石。采用疏肝利胆，化石排石之法，方拟四逆散合茵陈蒿汤化裁，方中柴胡疏肝，枳壳理气，白芍、甘草缓急止痛；茵陈、栀子清热利湿除黄，赤芍、郁金等理气活血止痛，鸡内金、金钱草健胃消石，利胆排石，诸药配合，共奏疏肝利胆，健脾和胃，化石排石之功。

提示： 结石主要由胆汁淤滞，细菌感染和胆汁化学成分的改变，三者相互影响，互为因果形成的。临床以胁脘疼痛，寒战高热，黄疸等为特征。其发病机理，多因饮食不节，寒暖失常，情志不畅，外邪内侵而诱发，而致肝失疏泄，化热酿湿，煎熬胆液而成。

本病治疗，总以疏肝利胆，化石排石为要，肝郁气滞型治拟疏肝理气，利胆排石，方拟大柴胡汤合金铃子散化裁；肝胆湿热型拟本例方药进行，皆酌配金钱草、鸡内金、郁金、琥珀、海金砂等，高血脂者加山楂化脂消石。

治疗后期，体虚及偏于气滞或偏于湿热的施治，不可过用苦寒、香燥之品，不明病情，不可滥用攻下克伐之品，以免伤正败胃，要时时顾护脾胃之气。本病治疗中，可配合针灸、耳穴压药等疗法，以求更佳疗效。

3. 细菌性肝脓肿（肝痈）病案

窦某　女　8岁　1986 – 01 – 30日初诊。

无规则发热20天，右胁疼痛4天。

初诊：20天前上学时因天冷风大而感寒，回家后自感恶寒、鼻塞流涕，发热头痛，在当地医院对症处理未见好转，近半月来，出现高热，时有寒战，泛恶呕吐，食量减少。4天前又出现胁痛腹胀。右侧胁肋肿胀痛重，触摸加剧，神疲少语，思卧懒动，溲黄短少。

检查：体温39.4℃，双肺呼吸音减弱，右侧明显，腹软，肝肋下3cm，压痛，叩击痛，脾未及。血检：WBC13500，GRA85％，LYM14％，EO1％。B超：肝内腋中线第7肋间见液平0.8格，提示肝脓肿。舌红苔薄黄腻，脉弦细数。

诊断：中医：肝痈。西医：细菌性肝脓肿。

辨证：肝胆湿热，气血痰结。

治法：清肝和胃。

处方：青蒿12g　滑石12g　黄芩8g　竹茹8g　丹参8g　茯苓10g　法半夏6g　青黛4g　白芷4g　甘草4g　陈皮5g　公英15g，4剂，水煎服。

复诊：药后诸症减轻，近又见咳嗽，舌苔黄腻，脉数，上方加瓜蒌皮8g，桑白皮8g，继服8剂。

三诊：发热退，咳嗽除，右胁疼痛减，上方青黛、滑石、瓜蒌皮、桑白皮、加丹皮8g，赤芍8g再服8剂。诸症瘥，B超复查，肝脏未见异常。（姚公树，细菌性肝脓肿辨治五法，浙江中医杂志，9：389；1987）

评鉴：据"高热，时有寒战，泛恶呕吐，食量减少""胁痛腹胀，右侧胁肋肿胀痛重，触摸加剧……溲黄短少"及检查舌、脉等象，证属肝胆湿热，气血痰结。此乃由毒邪侵渍肝胆，郁滞失疏，气机阻遏，血行不畅，脾运失司，聚湿酿痰，蕴久化热，热壅血瘀，化毒成脓而致。采用清热解毒，化瘀消痈治法，方拟蒿芩清胆汤化裁，方中青蒿清透少阳邪热，公英、黄芩清热解毒泻火，竹茹、半夏清化痰热，陈皮和胃降逆，茯苓、碧玉散

（滑石、甘草、青黛）清利湿热，导邪从小便而出，丹参活血祛瘀，消肿止痛，白芷解毒化湿以治痈肿，量少反佳。瓜蒌、桑白皮止咳清化热痰，丹皮、赤芍清热凉血。活血消瘀止痛。诸药配合，以奏清热解毒，化瘀消痈止痛之功。

提示：肝痈是肝内形成痈肿脓疡的病症，以胁痛、发热、泛恶、纳差或咳出腥臭、脓血痰为特征，一般肝火内盛的实证、热证者，可选龙胆泻肝汤合黄连解毒汤以清肝泻火，肝风内动加羚羊角、钩藤、全蝎、地龙、昏迷加安宫牛黄丸以清心开窍。热毒蕴结肝胆成脓着，方选仙方活命饮以清胆和胃，久虚邪恋浓不收者，方选托里消毒散以扶正达邪；热毒壅于肝胆伤阴者，方选青蒿鳖甲汤或秦艽鳖甲汤以滋阴清热解毒。

4. 急性肝坏死（急黄）病案

张某　男　16 岁　1969 - 12 - 19 日住院。

目黄、身黄、溲黄 2 天，神识不清半天。

初诊：患者 5 日前从学校返家后即感精神疲困，纳食不香，时有恶心，稍进油腻食物急欲呕吐，大便至今未解，尿浊而黄。近 2 天来，发现身、目发黄加重加深，其色如金，精神躁扰不宁而住院治疗，入院后半日见神识恍惚，时而烦躁不安，时而神昏谵语，脘腹胀满。大便已 7 日未行。小便深黄色，经化验肝功：黄疸指数 120 单位，麝浊 108 单位，麝絮（＋＋），芦戈氏碘（＋＋），谷丙酶 680 单位。西医诊为急性肝坏死，经用葡萄糖、谷氨酸钠等药治疗病势不减，当日下午病情恶化，出现深度昏迷，急邀中医会诊。

检查：面色秽垢，巩膜及皮肤黄染，瞳孔散大，对光反应迟钝，肝浊音界小。舌红苔黄厚腻，脉濡数不清。

诊断：中医：黄疸（急黄），西医：急性肝坏死。

辨证：湿热炽盛，内陷心包。

治法：芳香开窍，辟秽化湿。

处方：（1）安宫牛黄丸 3 丸，1 丸化汁鼻饲，8 小时 1 次。（2）猪苓 15g　茯苓 15g　寒水石 18g　晚蚕砂 12g　皂角子 9g，1 剂。水煎 2 次去渣，分 2 次鼻饲。

二诊（1969 – 12 – 22 日）：服药后呕吐减，尿畅量增，但仍神昏便闭，继用安宫牛黄丸用量由 3 丸改为 2 丸。

三诊（1969 – 12 – 23 日）：神识渐醒，言语无序，呕吐已止，已下少量大便，小便通利，脉濡数，停用安宫牛黄丸，方（2）1 剂口服。

四诊（1969 – 12 – 24 日）：今晨泻便 1 次，量多色黑稠粘，腹胀大减，神清尿畅，身目黄染变浅，肝功化验明显好转，苔薄微黄，脉濡缓。调方：茵陈 30g　双花 30g　丝瓜络 30g　节菖蒲 10g　郁金 6g　茯神 15g　生苡米 15g　佩兰 10g　滑石 12g　通草 9g　荷叶 9g，2 剂，水煎早晚分服。

五诊（1969 – 12 – 27 日）：食增神爽，腹软二便畅，睡眠安逸，苔白略黄，脉缓。上方去菖蒲、丝瓜络、郁金、加生谷芽 15g，藿香 10g，3 剂。

六诊（1969 – 12 – 30 日）：黄疸尽退，诸症悉除，病已向愈，肝功化验正常，嘱其饮食调养。1970 – 01 – 10 肝功化验无异常，随访病未复发。（蔡浩然，急黄，新中医，1：29；1981）

评鉴：据"身、目发黄加重加深，其色如金，精神躁扰不宁""神识恍惚，时而烦躁不安，时而神昏谵语，脘腹胀满。大便已 7 日未行"及检查舌、脉等象，证属疫毒炽盛，内陷心包。此乃由湿热挟时邪疫毒，熏蒸肝胆，胆汁外溢，热毒内炽，陷入心包，扰乱心神，灼伤津液，热郁气壅，腑气不通所致。采用清心开窍，化湿解毒之法。（1）安宫牛黄丸清热开窍，豁痰解毒，（2）宣清导浊汤方中猪苓、茯苓利水渗湿，健脾宁心，寒水石清热泻火，晚蚕砂辟秽化浊，皂角子滑润大肠，祛痰散结，以后配用茵陈、双花清热利湿退黄，丝瓜络解毒泻热，凉血通经，菖蒲、郁金醒神开窍，化湿除痰，茯神健脾宁心，生苡米、荷叶、佩兰清热化湿辟浊，滑石、通草清热渗湿利水，诸药合用，共奏清化湿热，醒神开窍，辟浊除痰，健脾宁心之功。

提示： 急性肝坏死，亦称急性坏死型肝炎。发病骤起高热，黄疸加深，肝迅速缩小，谷丙转氨酶升高后迅速下降，总胆红素与谷丙转氨酶分离，凝血酶元时间延长，血浆总蛋白和胆固醇降低，并有出血、腹水、下肢浮肿、蛋白尿等，并见嗜睡、烦躁、狂躁等。

本案乃阳黄重症，来势急骤，病情凶险，多由湿热时邪疫毒，热毒炽盛，邪入心营，迫使胆汁外溢而成。《圣济总录》指出："疗不及时，则伤害至速。"治疗应清热解毒，凉血救阴，开窍退黄为主，方选茵陈蒿汤合黄连解毒汤，配合犀角散、安宫牛黄丸或至宝丹等，衄血、便血或肌肤瘀斑者加丹皮、赤芍、地榆炭、柏叶炭等凉血止血，小便不利或腹水加木通、白茅根、车前子、大腹皮等清热利尿。

5. 重症黄疸型肝炎（急黄）病案

王某 男 8 岁 1978 - 09 - 20 日诊。

发热、身黄、腹胀、水肿 3 天，加重 7 天。

初诊：家人代述，患者 10 天前突然头痛，恶寒发热无汗，神倦乏力，心烦纳差，恶心欲吐，在本村卫生室拟"感冒"治疗 3 日，症未减。又见全身黄染，胸背皮肤有散在红点，即转院治疗，诊为"重症黄疸型肝炎"7 天后病情加重，出院邀余求治。症见：高热无汗，全身黄染如橘色，嗜睡，醒时躁扰，目闭口张，唇干色紫，喉中痰鸣，脘腹膨隆，青筋露而脐突，全身水肿，四肢为甚，尿黄短少，大便 6 日未解。

检查：T39.6℃，神志恍惚，舌红绛，苔黄厚，脉沉弦而数。

诊断：中医：黄疸（急黄）；西医：急性坏死型肝炎。

辨证：热毒炽盛。

治法：清热解毒泻下，利胆祛湿宣窍。

处方：黄连 3g　炒山栀 9g　黄柏 9g　大黄 8g　龙胆草 4g　双花 20g　板蓝根 15g　茵陈 20g　六一散 12g　郁金 5g　川贝母 6g　石菖蒲 6g　炒枳实 6g　竹茹 12g　犀角 5g（先煎），2剂。

二诊（1978 – 09 – 22 日）：服药后，排出黑稀样粪便，高热退半，神清思食，痰鸣消失，余症未减。上方去大黄、川贝母、石菖蒲、竹茹、枳实，加茯苓 9g，炒枳壳 6g，2剂。

三诊（1978 – 09 – 24 日）：发热除，黄染减，苔薄黄，脉浮弦数，按 22 日方去枳壳，加泽泻 8g　大腹皮 9g　银柴胡 6g　炙鳖甲 9g　香薷 6g　青陈皮各 5g　郁金 5g　丹参 9g，3剂。旨在清热解毒透表，疏肝利胆祛湿，兼以活血化瘀。

四诊（1978 – 09 – 27 日）：额见微汗出，黄染又减，水肿、腹膨胀略消，上方加香薷 20g，服 3 剂。

五诊（1978 – 10 – 01 日）：头身大汗淡黄色，尿黄、身黄，水肿退尽，腹膨胀减其大半，去香薷，原方 5 剂。

六诊（1978 – 10 – 06 日）：巩膜黄染退尽，腹稍微胀，自感身倦乏力，舌淡苔薄，脉弦，调方：党参 12g　炒白术 8g　山药 10g　茯苓 9g　甘草 5g　炒山楂 7g　陈皮 6g　银柴胡 6g　五味子 8g　茵陈 12g　双花 10g，3剂，以扶正健脾和胃，佐以疏肝理气，兼清余热。

七诊（1978 – 10 – 09 日）：神爽食增，腹平软大便通，可下床活动，上方继服 5 剂。以后随访数次，康复上学。（余章平，中医辨证治愈重症肝炎一例报告，新中医，1：45；1981）。

评鉴：本例重症黄疸型肝炎，祖国医学属"黄疸""急黄"范畴，据"全身黄染，胸背皮肤有散在红点""高热无汗……嗜睡，醒时躁扰，目闭口张，唇干色紫""脘腹膨隆，青筋露而脐突，全身水肿⋯⋯尿黄短少，大便6日未解"。及检查舌、脉等象。证属热毒内陷，迫血动风。此乃感受疫毒，热毒蒸迫，胆汁外溢，邪毒入营，内陷心包，引动肝风，迫血妄行，伤津竭液所致。采用清热解毒，凉血救阴之法，方拟犀角散合六一散化裁。方中犀角清热凉血解毒，黄连、山栀、双花、板蓝根清热解毒，茵陈、黄柏、龙胆草、六一散清热利湿退黄，大黄通便泄降瘀血，郁金、枳壳疏肝理气，竹茹和胃降逆，川贝母、石菖蒲开窍醒神化痰，诸药合用，共奏清热解毒，利湿退黄，凉血祛瘀，开窍化痰之功。

提示：本案乃危重之急黄症，来势迅猛，治疗采用辨证施治之旨，一用清热解毒泻下，里清而祛邪于外；二则清热透表，汗出而退黄疸水肿；三以清热利湿，疏肝理气消瘀，腹膨可消；四要扶正健脾和胃，神清食增而痊愈。

6. 急性梗阻性化脓性胆管炎（急黄）病案

李某　女　25岁　1977－07－02日诊。

心窝部绞痛伴寒热，黄疸8年，加重7天。

初诊：于1969年因反复上腹心窝部疼痛伴寒热，在外院诊为"胆囊炎胆石病"，行胆囊切除术。7天前又出现类似发作，症见上腹部绞痛，痛时寒战高热，身目俱黄染，鲜如橘色，口干烦渴，脘闷腹胀，呕吐频作而急症入院。

检查：体温39.7℃，P165次/分，R56次/分，BP60/40mmHg，急性病容，右上腹压痛，肌紧张。肝于剑突下10cm，肋下6cm，质硬。白细胞10,400/mm^3，中性92%，血色素6g%，黄疸指数22单位，胆红质2.5mg%，血二氧化碳结合力23.52容积%。舌质红，苔黄燥，脉细弱而数疾。

诊断：中医：黄疸（急黄）；西医：（1）急性梗阻性化脓性

胆管炎；（2）肝胆管胆总管结石。

辨证：热毒炽盛，内陷于里。（住院后经 12 个小时急性期非手术治疗，病情好转，BP106/70mmHg，P88 次/分。）制定总攻方法：清热利湿，通里攻下。

处方：虎杖 50g　木香 25g　枳壳 25g　大黄 25g（后下）茵陈 50g　栀子 20g　玄胡 25g　芒硝 15g（冲），水煎200ml，首次 1 剂服下，病情稳定，改 1 剂 2 次分服，先后 4 次共排出 1.9cm×1.7cm×1.7cm 和 1.2cm×1.2cm×1.0cm 结石 50枚，症状缓解，黄疸消退，住院 32 天痊愈出院。随访 2 年情况良好，未见复发。（李淑叶等，急性梗阻性化脓性胆管炎辨证论治体会——附 92 例临床分析，新中医，12：23；1981）。

评鉴：本例急性梗阻性化脓性胆管炎，肝胆管胆总管结石，中医属"黄疸""急黄""癥积"范畴。据"上腹部绞痛，痛时寒战高热，身目俱黄染，鲜如橘色……腹胀，呕吐频作"及检查舌、脉等象，证属热毒炽盛，癥积内结。此乃由疫毒内侵，湿热炽盛，蒸迫肝胆，胆汁外溢，胆道受阻，久郁结石，邪毒入营，迫血妄行，伤津竭液，内陷于里，气血逆乱所致。治宜清热利湿，通里攻下之法，方拟胆道排石汤 6 号（《中西医结合治疗急腹症》）化裁，方中虎杖清热解毒，活血通经，木香、枳壳理气止痛，宽胸除痞，大黄通利大便，泄降瘀血，茵陈清热利湿退黄，栀子清泄三焦湿热，玄胡活血理气止痛，芒硝泻下燥结，诸药合用，共奏清热利湿，行气止痛，利胆排石之功。

提示：本案乃胆系之重症，发病迅猛，死亡率高。临床以绞痛、高热寒战、黄疸、休克为特征。诸多因素可致胆道失调，出现郁、结、热、瘀、厥病理变化。治疗时中西医互补配合，高热、剧呕伤津及时足量输液，纠正水、电解质及酸碱平衡失调后，再服用排石汤 6 号方为安全有效，若见气虚津亏瘀重，配加人参 15g，麦冬 50g，五味子 25g，或用当归、红花等，高热神昏服犀角粉（羚羊角粉）或用白虎汤等。排除粪便以疏通肠道，开放奥狄氏括约肌，以达胆系内引流之功效，抢救休克应补足血容量，恰当选用血管活性药，控制感染，选用抗菌素或激素治疗。经过非手术综合治疗 12～24 小时，脉微欲绝，血压升而又降病情恶化者，以及弥漫性腹膜炎疑似胆囊坏疽或胆道穿孔者，应予急症手术。

7. 慢性乙型肝炎活动期（胁痛）病案

夏某　女　41 岁　1986 - 04 - 14 日初诊。

右胁部隐痛 6 年，加重 8 天。

初诊：患者 6 年前患乙型肝炎，病情常有发作，曾先后服用联苯双酯、五仁醇等，疗效不佳。8 天前又出现右胁部隐痛且重，痛时按之则减，伴见眩晕耳鸣，神疲乏力，腰酸足跟痛，月经先期量少。急到医院查肝功：谷丙转氨酶 58 单位，麝香草酚浊度 12 单位，硫酸锌浊度 16 单位，$HB_S Ag1 : 512$，抗 - HB_C 阳性。诊为慢性乙型肝炎活动期。

检查：面色少华，肝肋下 2cm，剑突下 3.5cm，质软，脾可及 1cm，舌质淡，苔薄白，脉沉细。

诊断：中医：胁痛。西医：慢性乙型肝炎活动期。

辨证：肾气不足。

治法：温补肾气，清肝解毒。

处方：炙黄芪 30g　白花蛇舌草 30g　土茯苓 30g　丹参 15g　炙升麻 15g　柴胡 10g　郁金 10g　黄芩 10g　炙甘草 5g　巴戟天 12g　仙茅 12g　肉苁蓉 12g　仙灵脾 18g　太子参 15g　紫河车 10g，每日 1 剂，服药调治 3 个月，症状明显好转，查 HBsAg 为 1：32，谷丙转氨酶 115 单位，上方加鹿角胶、枸杞子，又调治 3 个月，诸症消失，复查 3 次，肝功能正常，HB_S Ag，抗 - HB_C 转阴性。（徐加辛，自拟清肝汤治疗乙型肝炎 100

例，浙江中医杂志，9：390；1987）。

评鉴：本例乙型肝炎，祖国医学属"胁痛""黄疸""虚损""癥积"范畴。据"右胁部隐痛且重""眩晕耳鸣，神疲乏力，腰酸足跟痛"及检查舌、脉等象，证属肝郁积毒，肾气不足。此乃由邪毒伤肝，疏泄不利，脾运失司，精血亏耗，累及于肾，腰脊失养所致。采用疏肝补肾，清热利湿之法，方用自拟清肝汤加味，方中柴胡、郁金、丹参疏肝解郁，活血止痛，炙升麻升举脾胃清阳之气，黄芪、太子参、炙甘草益气健脾，黄芩、土茯苓、白花蛇舌草清血解毒，散瘀灭菌，巴戟天、仙茅、肉苁蓉、仙灵脾补肾壮阳强筋骨，紫河车温肾填精，补血益气，诸药配合，共奏疏肝解郁，益气健脾，补肾填精，解毒灭菌之功。

提示：乙型肝炎乃感染乙肝病毒，经血清检测 HBsAg 阳性方能确诊。根据症状辨证，均可拟清肝汤化裁，正虚邪恋以原方（黄芪、白花蛇舌草、土茯苓、丹参、升麻、柴胡、郁金、黄芩、甘草）为主，脾虚湿滞原方加苍术、半夏、白术各 9g，厚朴 6g，陈皮 4.5g，太子参 15g；肝肾阴虚原方加当归 6g，太子参、枸杞子各 15g，麦冬、熟地各 12g，肾气不足按上方；肝郁血瘀原方加炙鳖甲、川楝子各 15g，仙鹤草 30g，茜草 9g，炮山甲、失笑散各 9g。45 天为一个疗程，每一疗程结束复查肝功能。

8. 瘀胆型肝炎（黄疸）病案

张某　女　35岁　1976 - 10 - 07 日诊。

目黄、身黄、溲黄1月，加重1周。

初诊：患者起病1月前间有与肝炎病人密切接触史，初时发现小便色黄，未曾介意，半月后自觉体倦乏力，不思饮食，近1周来小便深黄如浓茶，双目白睛及皮肤黄染，皮肤奇痒，食量明显减少，脘腹胀满，胸闷烦躁，恶心欲吐，大便如黏土状，经在当地口服中、西药治疗未效（诊断及药物不详），病情加重，特来诊治。

检查：精神疲乏，巩膜及皮肤重度黄染，色近黄绿色。肝大右肋下1cm，质中等硬，触痛、叩痛（+），脾未触及。腹部柔软，未触及其他肿物。凡登白试验直接反应阳性，尿胆红素（+）、尿胆原、尿胆素均阴性。肝功能：黄疸指数80单位，麝香草酚浊度试验6单位，麝香草酚絮状试验阴性，转氨酶300单位（正常值100单位以下）。超声波：肝大右肋下1cm，肝稀疏微波。舌红苔黄，脉弦数。

诊断：中医：黄疸（阳黄）。西医：瘀胆型肝炎。

辨证：湿热蕴滞，胆腑不通。

治法：清热通腑，利湿退黄。

处方：茵陈40（后煎）　金钱草30g　板蓝根30g　大黄15g　蒲公英20g　栀子13g　甘草9g　皂矾6g（装胶囊服）芒硝12g（冲服），2剂，水煎服。

复诊：服药后大便日3～4次，又服20剂后，黄疸指数降至20单位，转氨酶134单位。上方减芒硝，加丹参30g，郁金15g，白术20g，服至40剂黄疸消退，症状消失，肝功能正常，追访1年未见复发。（蒋森，清热通腑利胆汤治疗瘀胆型肝炎25例临床观察，新中医，7：23；1981）。

评鉴：本例瘀胆型肝炎，祖国医学属"黄疸""黄瘅""急黄"范畴。据"小便深黄如浓茶，双目白睛及皮肤黄染""脘腹胀满，胸闷烦躁，恶心欲吐，大便如黏土状"及检查舌、脉等象。诊为黄疸（阳黄），证属热重于湿，蕴结肝胆。此乃由感受疫毒，湿热蕴结，熏蒸肝胆，胆汁不循常道，外溢肌肤，壅结三焦，浊气上逆，胃失和降，下注膀胱，气化不利所致。治拟清热利湿，通腑泻下。自拟清热通腑利胆汤化裁，方中板蓝根、公英、甘草清热解毒，茵陈、金钱草、皂矾利湿退黄，大黄、芒硝、栀子通腑利胆，丹参、郁金、白术活血疏肝健脾，诸药合用直折病所，使火邪去而热毒解。

提示：本病是以肝细胞分泌胆汁过程发生障碍为主要病变的一种病毒性肝炎，本方可抑制肝炎病毒，又可促进胆汁分泌，因此，上方适宜阳黄、急黄之黄疸深重时用之，仍须遵循辨证施治的原则，如转氨酶高加连翘、龙胆草；恶心加藿香，腹胀加厚朴、炒莱菔子，超过3个月加丹参、郁金、桃仁、白术，属阴黄去芒硝、栀子、公英，加制附子、白术、干姜等。

服用本方后大便转黑，皂矾所染，不必介意，对用量用法，0.3~1.5g/次，入丸、散剂内服，引起呕吐、腹泻、腹痛、头晕可暂停，凡有胃病及三个月内呕吐史不宜用，孕妇禁用，服药忌茶。

9. 肝昏迷（急黄）病案

陈某 女 23岁 1975-05-12日。

发热、胁痛、腹胀3天，黄疸、昏睡1天。

初诊：患者病起3日，初时发热，但热度不高，全身乏力，胁痛腹胀，纳差恶心，时有呕吐，曾用解痉药治疗未效，3日后出现身目发黄，鲜如橘色，神呆，烦躁不安，渐入昏睡，尿色深黄，大便4日未行，住入某院治疗。诊为肝昏迷，治疗采用补钾、谷氨酸制剂、甘露醇推注，输血、多巴胺滴注等，住院2日后病未见明显好转，邀中医会诊。

检查：巩膜及皮肤黄色鲜明，瞳孔较散大，对光反应不良。肝浊音界缩小。肝功化验：黄疸指数80单位，谷丙酶100单位，麝浊13单位，麝絮（+++），血钾2.6毫当量/升，血钠126毫当量/升，血氯93毫当量/升，舌苔黄厚而燥，挟有黑苔，脉弦数。

诊断：中医：黄疸（急黄）。西医：急性肝炎，肝昏迷。

辨证：疫毒炽盛，内陷心包。

治法：清热解毒，通腑泻下。

处方：茵陈 30g　黄芩 15g　黄连 15g　栀子 15g　黄柏 15g　生军 21g（冲入）　金钱草 30g　甘草 3g，每 6 小时 1 煎，每日 2 剂鼻饲，安宫牛黄丸 6 小时 1 丸。

复诊（1975 - 05 - 18 日）：神识稍清，尿畅，仍便秘，舌质绛，苔脉同前，此乃热毒伤津，腑实未通，上方去金钱草，加茅根 60g，公英 30g，龙胆草 9g，玄参 9g，石斛 30g，每日 2 剂，鼻饲，加服安宫牛黄丸。

三诊（1975 - 05 - 20 日）：大便已通，神识清醒，厚苔退净，目黄尚存，困倦乏力，原方减量继服，病退痊愈，身体渐渐康复，随访 3 年未见复发。（俞荣青，肝昏迷临床治疗点滴体会，中西医结合研究资料 15 集，内部刊物，山西省中医研究所，1980，24 页）。

评鉴：据"胁痛腹胀，纳差恶心，时有呕吐""身目发黄，鲜如橘色，神呆、烦躁……昏睡"及检查舌、脉等象，证属疫毒炽盛，内陷心包，此乃由疫毒内侵，湿热炽盛，熏蒸肝胆，胆汁外溢，热郁气壅，结聚阳明，灼伤津液，腑气不通，热毒内陷心包，扰乱心神所致。采用清热解毒，凉血开窍之法，方拟茵陈蒿汤合黄连解毒汤化裁。方中茵陈、山栀、大黄清热退黄，黄连、黄芩、黄柏、金钱草、甘草泻火解毒，（其中黄连泻心火，兼泄中焦之火，黄芩泻上焦之火，黄柏泻下焦之火，金钱草利胆利尿退黄）诸药合用，苦寒直折，使火邪去而热毒解，佐加安宫牛黄丸增强清热解毒，宁心安神，芳香化浊开窍之功。

复诊加茅根清热利尿生津，公英、龙胆草清热解毒，泻肝利湿，玄参、石斛降火解毒，滋养胃阴以生津。

提示：肝昏迷又称肝性脑病，是重症肝病终末期表现，多数可致死亡，部分治疗可苏醒，预后欠佳，病易反复，应中西医结合治疗，重在清热解毒，通腑攻下，兼以凉血滋阴，配合清心、化痰、开窍诸法。黄疸消退后，仍须清化湿热，健脾疏肝或理气活血以作善后调理，防止余邪留恋。

10. 高血压脑病（眩晕）病案

案1：姚某　男　60 岁　1977 - 05 - 23 日诊。

眩晕、耳鸣、腰酸 14 年，加重 1 月。

初诊：患"高血压病"14 年，常发生头晕脑胀，耳鸣，口干，近 1 个月来加重，伴有失眠多梦，两目干涩，视物不清，腰膝酸软，手足心热，心悸，失眠多梦，气短乏力，每遇气候稍冷，自觉周身畏寒不适，两下肢麻木，时有浮肿。经常服降压片维持，近来血压无明显下降，症状亦不消，故来就诊。

检查：BP180/110mmHg，舌质暗，苔白腻，脉弦滑。心电图：左室高电压，偶见室性早搏。眼底：动脉硬化 1 期，左眼视神经萎缩，晶体混浊。血脂：胆固醇 129mg%，甘油三脂 103mg%。

诊断：中医：眩晕；西医：高血压脑病（高血压二期）。

辨证：肝阳偏亢，阴阳两虚。

治法：熄风潜阳，调补肝肾。

处方：野菊花 12g　钩藤 24g　桑寄生 12g　怀牛膝 30g　生山楂 30g　玄参 12g　白芍 12g　生龙骨 30g　生牡蛎 30g　丹参 12g　夏枯草 12g　仙灵脾 12g　生黄芪 24g　首乌 12g，27 剂，每日 1 剂，水煎 2 次，混合后早、晚分服。

复诊（1977 - 06 - 20 日）：BP114/80mmHg，症状消失大半，仍有下肢麻木，气短乏力，间有浮肿，上方加桑枝 12g，杜仲 12g，再间断服药 10 个月，BP114～150/80～90mmHg 之间，症状消失。（刘子文等，65 例高血压病辨证分型与疗效观察，中西医结合资料汇编，53 页，1979.9，兰州医学院）。

评鉴：本例高血压脑病，祖国医学属"眩晕""目眩""痰厥"范畴。据"头晕脑胀，耳鸣，口干""两目干涩，视物不清，腰膝酸软，手足心热""心悸、失眠多梦、气短乏力""胃寒不适，两下肢麻木，时有浮肿"及检查舌、脉等象，证属肝阳上亢，阴阳两虚。此乃由肝阳亢旺，升动化风，上冒巅顶，久则伤肾，精髓不足，外府失荣，偏于阴虚，则生内热；偏阳虚时，则生外寒。采用平肝熄风，调补阴阳之法，方拟天麻钩藤饮化裁，方中菊花、钩藤平肝熄风，夏枯草清肝火而降压，牛膝、山楂、丹参活血，引血下行；白芍、桑寄生、何首乌补益肝肾，玄参滋阴降火，龙骨、牡蛎平肝潜阳，镇心安神，仙灵脾、黄芪益气补肾壮阳，降压利水消肿。本方共起平肝潜阳熄风，镇静安神益气，调补阴阳降压。

提示： 本案高血压病，其因与肝肾、阴阳有关，临床主要分肝火、阳亢、阴虚、阴阳俱虚型。治疗基础方剂由上方去仙灵脾、黄芪、首乌组成。肝火型：基础方加龙胆草 6g，黄芩 12g，大黄 12g；阳亢型：基础方加石决明 30g，代赭石 30g；阴虚型：基础方加生地 24g，首乌 12g，知母 12g，黄柏 6g，阴阳两虚型用本案之方。

随症化裁： 肢麻加桑枝 12g，手抖加天麻 12g，腿软加杜仲，失眠加枣仁 12g，痰多加竹沥膏，胆南星、菖蒲，心悸加琥珀 3g。

案 2： 何某　男　68 岁　1986 – 02 – 06 日入院。

头晕、脑胀、肢麻 16 年，加重 1 月。

初诊：患"高血压病"16 年，每因烦劳或情绪激动则发生眩晕，头脑胀痛，心烦少寐多梦，近 1 个多月来而加剧，早轻暮重，泛泛欲呕，口苦而干，时觉四肢麻木，昏仆欲倒，饮食无味，大便溏薄，每日 1～2 次，多年来寻医求药，已选进平熄潜降之品数剂，迄今未见寸效。

检查：BP190/110mmHg，面色少华，神疲乏力，舌质淡白，苔薄白，脉象虽弦，按之乏力。

74

诊断：中医：眩晕；西医：高血压。

辨证：土痹木摇。

治法：法取培土宁风。

处方：潞党参 12g　车前子（包）12g　炒白术 10g　茯苓 20g　生甘草 1g　白芍 6g　炒陈皮 6g　姜半夏 6g　煅牡蛎（先煎）30g。3 剂后眩晕减，恶心消失，大便仍不实。血压 140/90mmHg，守方继服 5 剂，诸症消失，血压为 140/80mmHg 而出院。（顾国龙，土痹木摇证治心得，浙江中医杂志，9：423；1987）。

评鉴：据"眩晕，头脑胀痛，心烦少寐多梦""口苦而干，时觉四肢麻木，昏仆欲倒，饮食无味，大便溏薄"及检查舌、脉等象，证属脾肾亏虚，肝阳偏亢。此乃由脾虚失运日久，气血亏虚，不能化生肾精阴质，水不涵木，木少滋荣，可使肝阴不足，肝阳偏亢，上扰头目所致。采用健脾和胃，潜阳熄风之法，方拟六君子汤化裁，方中党参、白术、茯苓、甘草补气健脾养胃，半夏、陈皮理气和胃止呕，白芍、牡蛎益阴潜阳，平肝熄风，车前子渗湿止泻，清肝明目，诸药合用，共起健脾和胃，益阴潜阳，平肝熄风之功。

提示：本案之证，肝阳偏旺为主，脾虚失运同时存在，故见"土痹木摇"。然水乏精亏因素亦不可忽略。症见"四肢麻木，昏仆欲倒""泛泛欲呕"，宜加龙骨、牡蛎、珍珠母、代赭石、羚羊角以镇肝熄风。或用羚羊角汤。若肝肾阴亏，水不涵木，症见腰膝酸软，遗精疲乏，宜育阳潜阳熄风，用大定风珠。药后证减，可服杞菊地黄丸以滋肾养肝，巩固疗效。

案 3：林某　男　46 岁　1964 - 12 - 12 日诊。

头晕胀痛，时发潮热半年，加重 20 天。

初诊：患"高血压病"半年多，经常头晕耳鸣，两侧头痛，陈发性潮热，近 20 天来，又因工作劳累加重。伴有情绪急躁，易发脾气，胸腹胀闷，心烦口苦而干，少寐多梦，大便秘结，2～3天1次，小便短赤。

检查：舌质红绛，苔薄黄，脉象弦数。BP185/120mmHg。

诊断：中医：眩晕；西医：高血压。

辨证：肝胆郁热，血气上冲。

治法：滋阴凉血，平肝泄火。

处方：生地24g　黄芩9g　菊花12g　石决明15g 钩藤18g 丹皮9g　赤白芍12g　龙胆草9g　代赭石15g　磁石15g　甘草6g。5剂，水煎服。

复诊：服药后头晕头痛大减，口干苦瘥，大便已不干，测血压150/100mmHg，但不欲进食，上方减黄芩、龙胆草、代赭石、加石斛15g，陈皮9g，木蝴蝶12g，又服8剂，食欲增进，诸症消失，血压128/86mmHg，又服3剂停药，随访半年血压无改变。（李庭玉，对高血压症候的初步研究，新中医，1：23；1975）

评鉴：本例高血压病，祖国医学属"眩晕""头痛"范畴，据"头晕耳鸣，两侧头痛，阵发性潮热""心烦口苦而干，少寐多梦，大便秘结"及检查舌、脉等象。证属肝胆火旺，阳亢升动，此乃由忧郁恼怒，气郁化火，肝阴暗耗，肝阳偏旺。阳亢升动，上扰清空所致，采用平肝潜阳，清热熄风之法。方拟凉血地黄汤合龙胆泻肝汤化裁，方中生地、黄芩、龙胆草凉血滋阴，清肝泻火，钩藤、白芍、菊花平肝熄风，石决明、代赭石、磁石镇肝潜阳，泻热降逆，丹皮、赤芍活血散瘀。清肝凉血，甘草调和诸药，共奏清肝滋阴，潜阳熄风，凉血散瘀之功。复诊上方加石斛滋阴养胃，陈皮、木蝴蝶疏肝和胃，理气健脾，以达疏肝健脾养胃之功。

提示：本例高血压（肝阳上亢）属本虚标实之证，肾阴不足为本虚，肝阳上亢为标实，治以先平肝潜阳，治其标实，方宜天麻钩藤饮化裁，待血压调理正常，再滋肾养肝，服杞菊地黄丸以善其后。

案4：吴某　男　60岁　1962-04-24日诊。

头痛、目眩，胸闷4年，加重20天。

初诊：1958年以来患"高血压病"，常发生头痛沉重如裹带，目眩昏蒙站不稳，近20天来加重，伴胸脘痞闷，泛恶欲吐，咳嗽痰多，色白而粘，食少多寐，肢体酸楚，倦怠乏力，平素饮食偏嗜，姿食肥甘之物。

检查：BP185/115mmHg，舌苔白腻，脉弦滑。

诊断：中医：眩晕；西医：高血压、脑动脉硬化。

辨证：痰阻脉络，破血上涌。

治法：化痰通络，引血下行。

处方：钩藤18g　陈皮12g　半夏12g　代赭石12g　磁石15g　苏子12g　前胡12g　当归12g　牛膝15g　白芥子9g　白术12g　茯苓15g，5剂，水煎服。

复诊：服药后，血压150/100mmHg，头痛眩晕减轻，恶心已止，仍吐黏痰，上方加瓜蒌24g，连服10剂，诸症消失，血压124/80mmHg，为巩固疗效，又继服3剂而停药，3月后随访血压无改变。（李庭玉，对高血压症候的初步研究，新中医，1：24；1975）。

评鉴：据"头痛沉重如裹带，目眩昏蒙站不稳""胸脘痞闷，泛恶欲吐，咳嗽痰多，色白而黏，食少多寐，肢体酸楚"及检查舌、脉等象，证属痰湿内阻，上蒙清阳。此乃因恣食肥甘，伤及脾胃，健运失司，聚湿生痰，阻遏中焦，气机不利，血气上涌，浊阴不降，清阳受蒙所致。采用化痰降逆，健脾和胃之法，方拟半夏白术天麻汤化裁，方中半夏、陈皮燥湿化痰，茯苓、白术健脾化湿，钩藤平肝熄风解痉，代赭石、磁石镇肝潜阳、降逆止呕，白芥子、苏子、前胡降气消痰止咳，当归、牛膝通经活血，引血下行，白芥子、瓜蒌理气宽中、散结化痰，共奏健脾和胃、燥湿化痰、平肝熄风、引血下行之功。

提示： 痰湿（浊）乃标实之证，"苔白腻，脉弦滑"在本病辨证中具有重要参考依据，治以祛湿、化痰、降逆之法，方拟半夏白术天麻汤化裁，眩晕、呕吐甚加旋复花、竹茹、代赭石以镇逆止呕，胸闷不食加白蔻、砂仁醒脾和胃，兼耳鸣重听加葱白、菖蒲以通阳开窍。

案5： 白某 女 40岁 1971－05－20日初诊。

头晕胸痛，腰酸3年，加重1月。

初诊： 患"高血压病"已3年，平时头晕时发，胸痛憋闷，心烦少寐，睡时噩梦纷纭、惊恐不安，近1个月来加重，伴乏力气短，左胸隐痛不已，心悸自汗出，口干不欲饮，腰膝酸软无力，小便短黄而有热感。

检查： 舌质红绛欠润，脉沉细而弦，偶见结象。心电图示：冠状动脉供血不足、心律不齐，偶见室性早搏，BP200/100mmHg。

诊断： 中医：眩晕、心悸、胸痹。西医：冠心病，动脉硬化，高血压三期。

治法： 交通心肾，疏通脉络。

处方： 首乌24g 生熟地各15g 山药12g 当归12g 酸枣仁24g 柏子仁15g 莲子心9g 枸杞子15g 丹皮9g 茯苓18g 菊花12g 鸡血藤24g，5剂，水煎服。

复诊： 药后头晕，胸痛、心悸、失眠好转，血压150/100mmHg，上方加代赭石15g，龙胆草10g，黄芩10g，牛膝15g，继服5剂。

三诊： 服药后，又见心慌气短，白带多，腰痛，BP165/108mmHg，考虑复诊加用清肝活血降逆之品，耗气伤阳所致，原方去生地、丹皮，加冬虫夏草9g，苍白术各15g，苡米30g，益气健脾、利湿止带之品，继服 5 剂。

四诊：服药后白带减少，腰膝酸痛瘥，再服 8 剂。

五诊：服药后血压 120/85mmHg，诸症消退，为巩固疗效，继服上方 5 剂，随访半年均正常。（李庭玉，对高血压症候的初步研究，新中医，1：24；1975）

评鉴：据"头晕时发，胸痛憋闷，心烦少寐……恶梦纷纭，惊恐不安""心悸自汗出，口干不欲饮，腰膝酸软"及检查舌、脉等象，证属心肾阴亏，心火亢盛。此乃由肾阴亏少，虚火内炽，阴液耗伤，水不上济，心阳偏亢，阴不敛阳所致。采用补肾宁心，滋阴降火之法，方拟杞菊地黄丸合补心丹化裁，方中生地、丹皮滋阴清热凉血，枣仁、柏子仁养心安神，山药、茯苓补益心气，熟地、枸杞子、首乌、当归滋肾育阴，养心补血，菊花平肝益阴泄热，莲子心清心安神降压，鸡血藤行血补血，舒筋活络。诸药合用，共奏滋阴清热，养心补肾，行血通络降压之功。

提示：本案病证较复杂，累及脏腑较多，辨证施治，应从整体出发，综合分析，治疗方法才有效果，临床亦可用河车大造丸、左归丸加龙骨、牡蛎，或用黄连清心饮合三才封髓丹化裁。

案 6：孙某　女　38 岁　1970 - 11 - 04 日初诊。

头痛、心悸、胸闷 1 年，加重半月。

初诊：1 年前因遇车祸头部流血过多，且突然受到惊吓，感到心慌心悸，一年来时有头痛目眩，发作时心悸失眠，惊惕不安。近半月来，病情加重，伴胸闷气短，畏寒怕风，腰膝冷痛，四肢不温。

检查：BP180/120mmHg，舌淡红，苔薄白，脉沉细弦迟，伴见结代。心电图示：冠状动脉供血不足、心律不齐、频发室性早搏。

诊断：中医：心悸，头痛，胸痹。西医：冠心病，动脉硬化，高血压。

辨证：心肾阳虚，寒滞经络。

治法：温通脉络，活血养心。

处方：冬虫夏草9g　当归15g　川芎9g　酸枣仁30g　远志12g　夜交藤24g　川断18g　牛膝12g　桂枝12g　附子12g　红花9g　甘草6g，5剂，水煎服。

复诊：服药后头痛目眩、心悸、腰膝冷痛见轻，血压160/110mmHg，上方继服10剂。

三诊：服药后，诸症已减其半，血压135/90mmHg，昨日因感冒，服用龙胆草、生地、黄芩等药，又见血压150/100mmHg，伴白带多，腰痛，头痛目眩，胸闷心悸，按初诊方加白术15g，紫石英24g，继服5剂。

四诊：服药后白带已停止。上方去白术、紫石英，再服8剂，诸症消失，血压120/80mmHg，停药观察，至今三年均正常。　（李庭玉，对高血压症候的初步研究，新中医，1：24；1975）。

评鉴：据"头痛目眩……心悸失眠，惊惕不安""胸闷气短，畏寒怕风，腰膝冷痛，四肢不温"及检查舌、脉等象，证属心肾阳虚，血行瘀阻。此乃外伤失血，营阴亏损，血行瘀阻，络脉不通，气机痹阻，血逆上冲于脑，胸阳失运，久则阳气虚衰，累及心肾所致。采用温补心肾，活血通络之法。方拟桂枝附子汤合远志饮化裁，方中当归、红花、川芎补血活血，枣仁、远志、夜交藤养心安神，交通心肾，冬虫夏草、川断温补肾阳，活络止痛，牛膝活血通经，引血下行，桂枝、附子温经通经止痛，甘草益气复脉，调和诸药，诸药合用，共奏温补心肾，补血安神，通阳复脉，活血止痛之功。

提示：本案发病机理错综复杂，诸症应进行详细检查，具体分析，辨证求因，审因论治。本证心肾阳虚，气血瘀滞，方可用参附汤合右归饮化裁，以益气温阳，活血通络，阳虚鼓动无力，气血瘀滞者，加沉香 6g　香附 10g　玄胡 10g　丹参 15g　桃仁 10g　鸡血藤 20g　以理气活血通络，血压不降，重用龙骨 20g，牡蛎 20g，代赭石 8g，平肝潜阳降压。

11. 美尼尔氏病（眩晕）病案

雷某　男　49 岁　1979 - 08 - 04 日诊。

眩晕、胸满、气短 7 日。

初诊：7 日前右耳突然失聪，次日始感头晕不适，心悸气短，视物模糊，眼前周围即感房屋旋转，似欲倒地，胸胁胀满，不思饮食，耳门内时觉鼓胀，耳鸣耳聋，嗜睡倦怠，卧床不起，小便频数，大便不实，今日来院就诊。

检查：闭目懒言，舌苔薄白而滑，脉弦滑，血压正常。

诊断：中医：眩晕；西医：美尼尔氏综合症。

辨证：水饮内停，上泛于脑。

治法：温化水饮。

处方：桂枝 6g　白术 6g　甘草 6g　茯苓 12g　白蒺藜 12g　磁朱丸 6g（吞服），8 剂，水煎早、晚 2 次分服。服药后，眩晕头重，耳鸣鼓胀大减，基本痊愈。（付哲，谈谈湿邪致病的特点和治疗，眉县老中医经验选，5 页，1979，陕西省眉县卫生局）。

评鉴：本病耳源性眩晕（美尼尔氏病），祖国医学属"眩晕""痰饮"范畴。据"头晕不适，心悸气短""胸胁胀满泛恶，不思饮食，耳门内时觉鼓胀，耳鸣耳聋，嗜睡倦怠"及检查舌、脉等象，证属痰饮内停，中阳不足。此乃由中焦阳虚，脾失健运，气化不利，聚湿停饮成痰，停于胸胁，上凌心肺，阻遏上升之清阳所致。治宜健脾渗湿，温化痰饮之法。方拟茯苓桂枝白术甘草汤化裁，方中桂枝、甘草通阳化饮，白术、茯苓健脾行水，白蒺藜祛风疏肝止晕；磁朱丸交通心肾，诸药合用，共奏饮去脾和，湿不复聚，肝疏风除，心肾交通之功。

提示：本案乃痰饮之为病，法当以温化治之，兼以渗湿。《金匮要略》云："病痰饮者，当以温药和之"。苓桂术甘汤是治痰饮的主方，有鼓舞脾阳，逐饮利水之功。或用五苓散化裁亦可。若眩晕证属痰浊（湿）中阻，兼见头重如蒙，胸脘痞闷，恶心欲吐，少食多寐，苔白腻，脉濡滑者，法当健脾燥湿，化痰和胃，方用半夏白术天麻汤。此方属治风化痰剂，用于脾为湿困，肝气不调，肝风兼痰湿上扰所致之眩晕。故"痰湿"与"痰饮"证有别，治法用药不同，临床当细辨之。

12. 脑缺血性眩晕（眩晕）病案

张某　男　46岁　1976－11－18日入院。

间歇发作性头晕1年余。

初诊：患者头晕时发，每遇情绪激动，睡眠欠佳或头急速左转或前屈时加剧。自觉周围物体旋转，有时如坐舟船在浮动，目闭不睁，每次发作一般持续1~2小时，缓解后仍头重如蒙，胸脘痞闷，恶心欲呕，少食不饥，腰膝酸软，倦怠欲寐，耳鸣，诊断为"椎－基底动脉供血不全"，曾先后三次住院治疗未见改善。

检查：BP126/80mmHg，体温37℃，心率60次/分，舌淡红，苔白腻，脉沉缓。心电图：窦性心律，P－R间期延长。颈椎片：3、4颈椎增生性颈椎炎；脑血流图：左右颈椎血管紧张度增高……搏动性血流减少。血化验：胆固醇216mg%，β－脂蛋白400mg%。住院1个月，采用西药镇静、血管扩张剂，中药养血祛风，育阴潜阳之品，眩晕仍反复发作，改用化痰开窍方药。

处方：竹茹9g　枳实9g　法夏9g　陈皮9g　石菖蒲9g　胆南星9g　钩藤9g　甘草5g，每日1剂，水煎服。进服3剂后，症状明显好转。按上方继服14剂，未再发生头重如蒙、眩晕、胸脘痞闷等症，后加用归脾丸以巩固疗效，诸症消除而出院。（内一区等，化痰浊治疗脑缺血性眩晕，中医临床4：41；1978，广东省中医院）。

评鉴：本例脑缺血性眩晕，祖国医学属"眩晕""痰厥""痰病"范畴。据"头晕时发……如坐舟船在浮动，目闭不睁""头重如蒙，胸脘痞闷，恶心欲呕，不思饮食"及检查舌、脉等象，证属痰浊（湿）中阻。此乃由痰浊内蕴，停阻中焦，脾阳不振，气机不利，胃失和降，清阳受蒙所致。采用健脾燥湿，化痰和胃之法，方拟温胆汤化裁，方中半夏降逆和胃，燥湿化痰，竹茹清热化痰，除烦止呕，枳实行气消痰，痰随气下，陈皮理气燥湿，胆星、钩藤熄风化痰定惊，石菖蒲开窍除痰，醒神健脑，甘草调和诸药，共奏健脾和胃，燥湿化痰，开窍醒神，清脑止晕之功。

提示：本案眩晕，发作时乃痰浊中阻（标实），治应化痰开窍为主，方选温胆汤、导痰汤、半夏白术天麻汤等，缓解时多脾肾亏虚（本虚），应以健脾补肾为主，佐化痰浊，以除痰浊内生之源。药选白术、制附子、淫羊藿、菟丝子、党参、黄芪、法夏、海藻等，方选归脾汤、补中益气汤、左归丸、右归丸等。

13. 脑外伤后综合症（眩晕）病案

霍某 男 46岁 1974－10－05日诊。

头晕，健忘，腰酸5个月。

初诊：爱人代诉，本月4月1日，患者乘坐之小汽车与卡车相撞，当即昏迷约半小时，醒后即感头晕头痛难支，心悸烦躁，失眠多梦，耳鸣健忘。5个月来，经两家大医院采用对症和支持疗法治疗不效，上症日渐增剧，伴腰膝酸软，纳差恶心。

检查：舌质淡，苔薄白，脉细弱。神志清醒，精神萎靡。

诊断：中医：眩晕。西医：脑外伤后综合症。

辨证：髓海受损，心肾亏虚。

治法：补肾养髓，养心安神。

处方：枸杞子15g　制首乌18g　熟地15g　黄芪12g　党参15g　炙甘草6g　枣仁9g　夜交藤15g　石决明15g　怀牛膝9g　赤芍9g　延胡9g，3剂，浓煎，少量频服。

复诊：服药后，头晕头痛、失眠、恶心等症均有好转，原方再进3剂。

三诊：药后诸症进一步减轻，能够稍读些书刊，上方去延胡，加菟丝子9g以补肾益精，并加服鸽子汤，每次用鸽1只，小火熬成浓汁，药后服2~3匙，以增补肾养髓之力。

上方连服10剂，用鸽10只，诸症消失，身体逐渐康复，现已能正常阅读文件及书刊，追访5年，未见复发。（朱曾柏，用补肾法为主治脑外伤后综合症，新中医，6：45；1981）

评鉴：据"头晕头痛难支，心悸烦躁，失眠多梦，耳鸣健忘""腰膝酸软，纳差恶心"及检查舌、脉等象，证属脑髓受损，心肾失养。此乃由脑受外伤后，损伤气血，累及于心，血不养心，病久及肾，肾精不足，精血亏虚不能上充于脑，脑髓失养所致。采用养心补肾，填精益髓之法，方拟左归丸化裁，方中枸杞子、制首乌、菟丝子、熟地补肾生精养脑，炙甘草、黄芪、党参益气健脾，化生阴血，枣仁、夜交藤养心安神，石决明、怀牛膝清热镇肝，强壮筋骨，赤芍、延胡活血通经止痛，鸽子汤温养精血，诸药共起补肾养心安神，生精益髓化血之功。

提示：本案是一种常见的脑外伤综合性疾病，病初多有气滞血瘀症候，可采用活血化瘀之法，方以通窍活血汤化裁，重者气血亏虚可用八珍汤化裁，日久精血受损，脑髓失养，应以补养气血、益肾养阴，佐以清热潜阳之法，方拟大补元煎或杞菊地黄丸化裁。

14. 脑栓塞（中风失语）病案

刘某 男 27岁 1979-02-28日入某卫生院住院治疗。
突然偏瘫失语20小时。

初诊：（其妻代诉）素有风湿性心脏病史，长期服用"强心灵"等药，昨日晚间突然失语偏瘫而入院。西医诊为：（1）风湿性心脏病，二尖瓣狭窄闭锁不全，心律不整，心功能三级；（2）脑栓塞。住院11天，曾用青霉素、强心灵、氨茶碱、双氢克尿噻，强的松等药治疗，未见显效，转中医治疗。症见气短息促，头晕胸闷，心悸失眠，口干烦渴，口苦纳差。

检查：口唇发绀，呼吸30次/分，面瘫，伸舌偏右，口角偏左，右鼻唇沟变浅，舌紫暗，苔黄腻，脉结代。

诊断：中医：中风失语。西医：脑栓塞。

辨证：心阴不足，气滞血瘀。

治法：养血化瘀，通阳镇潜。

处方：党参18g 麦冬15g 五味子9g 桂枝9g 炙甘草15g 茯苓30g 桃仁15g 水蛭9g 珍珠母30g，每日2剂，水煎服。

复诊（1979-03-10日）：能自语单音，呼吸平顺，心悸心烦，面瘫有所改善，上方去水蛭加红花15g，每日2剂，连服3日。

三诊（1979-03-13日）：对答清楚，口唇发绀，面瘫、右侧偏瘫好转，能起床慢步行走，舌暗苔薄黄，脉结代。上方加生地18g，丹参24g，田七粉3g（冲），珍珠母30g（先煎），2剂，早、晚各1剂，水煎服。

以后按上方加减，共治疗9天，呼吸平顺，心率90次/分，语言流利，右上、下肢活动自如，仍感心悸，按13日方继服，以巩固疗效。（罗茂云，中风失语，新中医，7：32；1981）。

评鉴：本例脑栓塞，祖国医学属"偏枯""卒中""风痱""中风"等范畴。据"偏瘫失语""气短息促，头晕胸闷，心悸失眠，口干烦渴"及检查舌、脉等象。证属气阴亏虚，风痰瘀阻，此乃由心脏之疾而致气血不足，阴津亏泛，脉络空虚，风邪乘虚入中经络，引动内在痰湿，风痰入络留着不去，血瘀阻闭所发。治宜搜风化痰，行瘀通络，方拟四君子汤合生脉散化裁，方中党参、茯苓、炙甘草益气健脾，麦冬、生地、五味子养阴生津，桂枝通阳化气，田七、丹参、桃仁、水蛭活血化瘀，珍珠母平肝清热化痰，诸药合用，共奏益气养阴，通阳活血，清热化痰之功。

提示：中风的病死率与病残率均高，预后转归与邪中浅深、发病轻重有关。中经络无神志障碍，以半身不遂为主，病轻3～5日稳定，半月可痊愈；病重如调治得当1～2周进入恢复期，预后较好；重证3～7天恶化，出现神昏而成中脏腑证。

本案治疗，亦可用生脉散合解语丹化裁，若痰阻络脉，偏瘫难复者，可加丹参10g，红花10g，豨莶草10g，鸡血藤15g以祛风活血通络，兼有风阳，头痛头晕，脉弦有力者，去白附子、羌活、木香，加钩藤10g，夏枯草10g，石决明30g以平肝熄风潜阳。

15. 脑溢血（中风）病案

案1：张某　男　65岁　1986－11－21日初诊。

突然昏倒、神志不清，左肢偏瘫6小时。

初诊：患有"高血压病"史数年，常服降压药，平素急躁，间有头晕、头痛、失眠。约6小时前突然昏倒在地，不省人事，呕吐2次，肢体抽搐，左侧肢体偏瘫失灵，口眼歪斜，喉间痰声如曳锯，小便失禁。

检查：血压210/140mmHg，面红目赤，舌体紧缩，质暗红，苔黄腻，脉弦有力。左侧鼻唇沟变浅，两侧瞳孔等大，对光反射迟钝，病理反射阳性，颈有对抗感。

诊断：中医：中风（中脏腑）；西医：脑溢血。

辨证：肝阳暴张，风火相煽。

治法：通腑泄浊，引邪下行。

处方：（1）先以羚羊角3g（另炖），安宫牛黄丸1粒（化开），猴枣散2支，鼻饲灌服。（2）生大黄15g（后下）　玄明粉10g　胆星10g　滚痰丸12g（包）　全蝎5g　蜈蚣4条　钩藤30g（后入）　参三七6g　水蛭粉（冲）1.5g，水煎服。

复诊：药后数小时得下柏油样大便1次，抽搐渐止，伸舌较前灵活。至第4日神志清晰，以后语言、运动功能逐渐恢复。服药第14日基本痊愈。改投益气活血，化痰通络剂以善其后。（常青，通下法治疗中风实证三十五例，浙江中医杂志，9：398；1987）。

评鉴：本例脑溢血昏迷者，祖国医学属中风（中脏腑）阳闭范畴。据"突然昏倒在地，不省人事，呕吐""肢体抽搐，左侧肢体偏瘫失灵，口眼歪斜，喉间痰声"，及检查舌、脉等象，此属风中脏腑，阳闭实证。此乃平素血压过高，肝阳暴张，阳亢风动，气血上逆，痰火壅盛，上蒙清窍而闭塞，神明不用所致。采用开窍化痰，清肝熄风之法。先用羚羊角清肝熄风，安宫牛黄丸辛凉清窍，猴枣散豁痰镇痉。后以羚角钩藤汤化裁，方中大黄、玄明粉通腑导滞，胆南星豁痰定惊，清化热痰，滚痰丸（大黄、黄芩、礞石）泻火逐痰，全蝎、蜈蚣、钩藤平肝熄风止痉，三七、水蛭化瘀止血，活血逐瘀，诸药合用，共奏清肝熄风开窍，泻火导滞逐痰，活血止痛祛瘀之功。

提示：本案为本虚标实之证，风火痰瘀壅闭清窍为主要病理改变，昏仆、偏瘫、抽搐、脉弦为辨证要点，通腑泻浊，痰瘀速下为主要治疗大法。吴又可曰："一窍通而诸窍皆通，大关通而百关尽通"，短期内采用通下法可以尝试，临床适以腑实热结，腹胀便秘，苔黄厚者为宜，可运用上方治之。一般采用羚角钩藤汤即可，火盛伤津，舌红苔黄燥加沙参 10g，麦冬 5g，石斛 10g 以养阴生津。

案 2：周某　男　69 岁　1980－07－09 日初诊。

昏迷不醒，肢体瘫痪 2 小时。

初诊：平素嗜酒醴肥甘，形体丰肥，生性急躁，常感头晕，本月 2 日中午突然昏倒，神志模糊，不省人事，牙关紧闭，呼吸急促，喉中痰声漉漉，两手紧握，躁动不安，右侧肢体偏瘫，口干口臭，大便 7 日未解，小便短赤。

检查：血压 200/120mmHg，体温 38.5℃，舌深绛，苔黄焦，生芒刺，脉弦数。右侧鼻唇沟变浅。

诊断：中医：中风（中脏腑）；西医：脑溢血。

辨证：阳明腑实，风痰上扰。

治法：通腑泄热，豁痰开窍。

处方：生大黄（冲）15g　芒硝（冲）15g　菖蒲 15g　枳壳 10g　厚朴 10g　胆南星 10g，2 剂，水煎服。安宫牛黄丸 2 粒，分 2 次灌下。

复诊：药后泻下燥屎 10 余枚，神志转清，言语謇涩好转，热退，BP180/105mmHg，右侧肢体活动仍不灵活，改用平肝熄风，活血通络之法。

处方：天麻 10g　菖蒲 10g　远志 10g　钩藤 15g　牛膝 15g　地龙 15g　当归 15g　石决明 20g　牡蛎 20g　桑枝 20g　寄生 20g，配合针刺，治疗 2 个月，可扶持行走，续以补阳还五汤调理善后。（付春池，通腑泻下法治疗中风一得，浙江中医杂志，9：399；1987）。

评鉴：据"突然昏倒，神志模糊，不省人事，牙关紧闭，呼吸急促，喉中痰声""右侧肢体偏瘫，口干口臭，大便 7 日未解"及检查舌、脉等象,证属中风阳闭,痰热腑实。此乃由嗜酒肥甘,形盛气弱,脾虚聚湿,蕴痰化热,郁阻于肝,肝阳暴动,痰火上扰,壅塞脉道,腑气不通所致。采用通腑涤痰、熄风开窍之法,先以大承气汤化裁,方中大黄、芒硝通腑泄热,枳壳、厚朴导痰降火,胆南星、菖蒲、安宫牛黄丸清热豁痰开窍。后拟天麻钩藤汤化裁,方中天麻、钩藤、石决明平肝熄风,菖蒲、远志醒神开窍除痰,牛膝引血下行,牡蛎益阴潜阳,地龙、当归活血通络,桑枝、寄生祛风通络,诸药共起平肝熄风、除痰开窍、益阴潜阳、清热通络之功。

提示:中风属于痰热腑实,风阳上扰,又兼中脏阳闭者,乃用通腑泻下之法为主,导痰火下泄,浊气无以上犯之忧,肝阳自可下潜而降。若兼肝阳暴张,阳亢风动,气血上逆,痰火上蒙清窍,合以开窍化痰治之,当以此案为例。

案3:吴某　男　64岁　1973-01-23日初诊。

昏迷不醒,四肢瘫痪28天。

初诊:去年12月25日患"脑溢血病"急诊入院,住院治疗28天,仍然昏迷不醒,全身瘫软,右半身重,两手撒开,目闭不睁,口张不合,鼻出鼾声,四肢厥冷,二便失禁,今日邀余会诊。

检查:舌体萎缩右偏,无苔干红,脉细欲绝。

诊断:中医:中风脱证;西医:脑溢血。

辨证:元阳衰微,阴津欲绝。

治法:大补气阴,佐温元阳,固脱开窍,活血止血。

处方:太子参30g　麦冬15g　五味子12g　西洋参(另煎兑服)6g　山茱萸15g　生地12g　花龙骨、煅牡蛎各30g(先煎)　制附片3g　肉桂1.5g　怀牛膝12g　郁金15g　天竺黄15g　菖蒲12g　羚羊角(磨冲服)6g　炒丹皮12g　茜草炭12g　甘草6g,1剂,煎3汁,日3次。安宫牛黄丸1粒,日服

2 次；云南白药 0.6g，日服 3 次，上药鼻饲。

复诊：服药 5 日，神志开始清醒，四肢转温，舌体转活红润，脉细数而弱。上方加代赭石（先煎）30g　地龙 15g　丝瓜络 6g　三七粉 6g（冲服），再服 15 剂，每日 1 剂。

三诊：神志清醒，右半身不遂明显，调方：炒丹皮 12g　茜草炭 12g　血余炭 12g　炒蒲黄 12g　丹参 30g　当归 15g　焦山楂 15g　制地龙 15g　代赭石 30g　珍珠母 30g　石决明 30g（先煎）　白术 15g　七瓜红 12g　天竺黄 12g　甘草 6g，每日 1 剂，水煎服。

四诊：服药后，病情平稳，上方加水蛭 9g，地鳖虫 6g 连续服至 124 剂，可以下床行走。出院回家后，又服 150 剂，平时用六味地黄丸、杞菊地黄丸交替服，天麻丸长期服，现已生活自理。（陈林才，老年疾病验案三则，黑龙江中医药，6：30；1988）。

评鉴：据"昏迷不醒，全身瘫软，右半身重，两手撒开，目闭不睁，口张不合，鼻出鼾声，四肢厥冷，二便失禁"及检查舌、脉等象，属中风脱证，元神衰微。此乃由元气衰微，阳浮于上，阴竭于下，阴阳欲绝，正气虚脱，脏气将散所致。采用益气回阳，救阴固脱之法，方拟生脉散合参附汤化裁，方中太子参、麦冬、五味子益气养阴，西洋参、附子、肉桂益气回阳救逆，龙骨、牡蛎、山茱萸敛阴固脱，郁金、天竺黄、菖蒲清心解郁，豁痰降逆，牛膝引血下行，折其亢盛之风阳，羚羊角凉肝熄风，散血解毒，炒丹皮、茜草炭凉血止血，行血化瘀，甘草调和诸药，共奏益气回阳，敛阴固脱，豁痰熄风，凉血止血之功。

安宫牛黄丸清热开窍，豁痰解毒，云南白药、三七止血散瘀，消肿止痛。三诊治疗半身不遂服用茜草炭、丹参、地龙、石决明、七爪红、水蛭等药，以活血止血、养血通络、滋阴潜阳、健脾化痰为主，进行调治，故身体逐渐得以康复。

提示：中风脱证，是病情恶化之象，尤其在出现呃逆、抽搐、戴阳、四肢厥逆、呕血、便血等变证时，预后较差，如脱证经急救而转为闭证，则病有转佳之兆，可采用本案原则的方药进行治疗，若阴不敛阳，津不内守，汗泄过多，可加龙、牡各30g，山茱萸10g以固涩阴液。阴精亏耗，舌干红，加石斛10g，玉竹10g以救阴护津。肾阴大亏，虚阳浮越，足冷面赤，宜选地黄饮子滋阴补阳，引火归元。

案4：陆某 男 64岁 1985－08－23日诊。

突然昏迷不醒，语言不清1小时。

初诊：患有"高血压病"10余年，昨日傍晚饮酒后1小时突然跌倒在地，昏迷不醒，言语不清，舌强口粘，气味秽臭，喉中痰声咯咯，腹胀满闷，大便5日未解，遂急诊入院。

检查：BP210/106mmHg，形体肥壮，面色潮红，神昏不语，呼吸气粗，舌苔黄腻，脉象弦细。

诊断：中医：中风昏迷（中脏腑）；西医：脑溢血。

辨证：痰瘀交结，痹阻脉络，血溢脑窍，神明废用。

治法：开窍通腑，逐痰通络。

处方：亟投龙虎丸0.3g（详见"癫狂"节）羚羊角片3g煎汤徐徐灌服。药后得下酱状粘液便数行，神志转清，能饮水浆，病有转机，法不更张。生半夏（先煎）10g 生南星（先煎）10g 天竺黄10g 怀牛膝10g 滚痰丸（包煎）12g 制大黄15g 羚羊角粉（吞）0.6g 代赭石（先煎）30g，3剂，水煎服。

复诊：药后症入坦途，日渐向愈，前方稍事加减，先后调治半年余，基本康复，至今健在。（沈万生，龙虎丸治疗急症实例，浙江中医杂志，7：322；1988）。

评鉴：据"昏迷不醒，言语不清，舌强口粘""喉中痰声咯咯，腹胀满闷，大便5日未解"及检查舌、脉等象，证属阳闭在脏，痰火上扰。此乃由饮酒饱食，内生痰热，化火生风，气血上逆，阳亢风动，痰火蒙蔽清窍所致。采用豁痰开窍，清肝熄风之法，急投龙虎丸清心豁痰开窍，羚羊角凉肝熄风，清热醒脑，散血解毒。生半夏、生南星祛痰降逆，祛风解痉，天竺黄清热豁痰，凉心定惊，怀牛膝引血下行，消肿止痛，滚痰丸逐痰镇惊，降火泻热，制大黄活血逐瘀通经，代赭石平肝清火，重镇降逆，凉血止血，诸药合用，共奏清热豁痰，平肝熄风，开窍醒神之功。

提示：中风急发期，以有无神志改变而分中经络、中脏腑两类，中经络病轻位浅，无神志改变，限于血脉经络，治以平肝熄风、化痰通络；中脏腑病重位深，神志不清，其中又分闭证与脱证。脱险后，留有后遗症，闭证治以熄风清火，豁痰开窍，脱证救阴回阳固脱。后遗症标本同治，在平肝、熄风、清热、化痰、祛瘀同时，配以补肝肾益气血之品。

16. 面肌痉挛（颜面抽搐）病案

岳某　男　45岁　1979-11-20日诊。

左侧面肌痉挛10天。

初诊：2月前不幸丧妻，忧伤苦闷，思虑过度，精神恍惚，夜寐不安，渐至头痛，左侧尤甚，目眩，心烦易怒，两胁窜痛，10日前又出现左侧面肌痉挛前来就诊。给予针刺下关、太阳、颊车、合谷穴，瞤动停止，翌日复作，较前为甚，发作时面肌痉挛不停，视力受碍，左颞侧至颊部、耳上下抽动，神志抑郁，心中烦闷，即针刺前次穴位，留针30分，针后又发。

检查：表情痛苦，舌淡红，苔黄，脉弦数。

诊断：中医：颜面抽搐（左）。西医：面肌痉挛。

辨证：肝郁化火，生风上扰。

治法：平肝潜阳，熄风通络。

处方：天麻 12g　钩藤 12g　丹参 12g　石决明 12g　龙、牡各 15g　白芍 15g　地龙 12g　牛膝 10g，3 剂，水煎服。

复诊：服药后，面肌瞤动不显，睡眠较佳，头痛、眩晕、胁痛减轻，左侧面肌有强硬感，上方酌加红花 5g，鸡血藤 12g，丝瓜络 12g，全蝎 3g。5 剂继服，诸症消失，追访 2 年未见复发。（胡润森，面肌痉挛治验，黑龙江中医药，3：34；1987）。

评鉴：本例面肌痉挛，祖国医学属"痉病""瘛瘲""颜面抽搐"范畴。据"头痛……目眩，心烦易怒，两胁窜痛""左侧面肌痉挛……左颞侧至颊部，耳上下抽动"及检查舌、脉等象。证属肝阳化风，上扰头面。此乃由忧虑日久，肝郁化火，火升阳亢，上窜化风，循经上扰头面络脉所致。治以平肝潜阳，熄风通络之法，方拟天麻钩藤饮化裁，方中天麻、钩藤平肝熄风，石决明、龙骨、牡蛎重镇潜阳，白芍柔肝缓急，鸡血藤、红花、丝瓜络、丹参活血通络，牛膝引血下行，折其亢盛之风阳，地龙、全蝎清热熄风止痉。诸药相合，共奏清热平肝潜阳，活血熄风止痉之功。

提示：本案以"面肌痉挛"为主要表现，临证宜详辨外感与内伤，外感引发多属实证，为外邪壅阻经络，或热盛动风而致；内伤引发多数虚证，是由阴血亏损，虚风内动，筋脉失养所致，治疗时应审证求因，标本同治，才能收效，切勿滥用镇潜熄风之品，治标而忽视其本。由于津伤血少是本病形成的主要病理变化，故治疗应重视滋养营阴，使阴血得复，筋脉得养，其症自可缓解。

17. 手足搐搦症（痉证）病案

周某　女　50 岁　住院号 03578　1985 - 09 - 20 日诊。

阵发性四肢搐搦 40 天，伴头晕恶心。

初诊：患者于 1 个多月前因患胆囊炎行胆囊切除手术。术后次日，即感胸闷短气，心悸神疲，对症治疗，未见好转，术后第3天，突然两手紧握，四肢抽搐，即刻注射葡萄糖酸钙，病情缓解。但过3~4小时后，其症又作。再对症治疗，疗效不佳，反复发作至今，不能自持，伴头晕恶心，泛吐白痰，口渴不欲饮，五心烦热，邀余会诊。

检查：心电图：心肌受损。形体较胖，面色潮红，舌质红苔薄微黄，脉弦细略数。

诊断：中医：痉证。西医：手足搐搦症。

辨证：肝阴亏虚，痰蕴动风。

治法：养阴柔肝，化痰熄风。

处方：川楝子10g 当归10g 生白芍20g 沙参12g 麦冬10g 枸杞子10g 陈皮10g 半夏10g 茯苓12g 竹茹10g 代赭石30g 钩藤15g（后下） 甘草6g，3剂，水煎服。

复诊：服药次日，手足搐搦停发，烦热减轻。唯感肢麻不适，咽中发痒，仍有白痰。守前方加胆星6g，连服12剂，病愈出院。（徐浩然，胆囊切除术后继发手足搐搦症一例治验，山西中医，4卷4：42；1988）。

评鉴：据"胸闷短气，心悸神疲""两手紧握，四肢抽搐""头晕恶心，口渴不欲饮，五心烦热"及检查舌、脉等象，证属肝阴损伤，蕴痰动风，此乃由术后损伤肝阴，脾虚失运，蕴痰阻经，气血不足，筋脉失养，拘急动风所致。采用养阴柔肝，化痰熄风之法，方拟一贯煎合温胆汤化裁。方中沙参、麦冬、当归、枸杞子滋阴养血生津以柔肝，配川楝子疏泄肝气而不伤阴，重加白芍补血敛阴，平肝缓急止痉，半夏、陈皮、茯苓、甘草燥湿化痰，理气和中，竹茹涤痰开郁以除烦，赭石、钩藤平肝熄风解痉，胆南星熄风化痰定惊止痉，诸药合用，共奏养阴柔肝，涤痰通络，熄风止痉之功。

提示：患者术前，蕴郁痰热，肝胆失调；术中，忧郁惊恐，肝用过极；术后，气阴受损，筋脉失养，是时痰热因虚而动，致发手足搐搦。综观本案，肝阴亏损，筋脉失养是病之本；内蕴痰热，动而生风是病之标，选用上方，标本同治，养阴柔肝，化痰熄风，终获显效。

18. 手足徐动症（颤证）病案

董某　女　72 岁　1982 - 09 - 26 日诊。

四肢震颤，头摇不止 3 天。

初诊：2 个月前因饮食不节出现泄泻，每日大便 2 ~ 5 次，经治疗后泻止，惟感纳差，心悸失眠，头晕耳鸣，久治罔效。3 日前突然四肢不自主颤抖，不能持物和行走，头摇动不止，语音声颤，经某医院诊治，给予镇静剂及中药治疗后，症状未见好转，邀余诊治，现症见形体消瘦，神疲体倦，气短懒言。

检查：面色无华，舌淡有齿痕，脉沉细而弱。

诊断：中医：震颤；西医：手足徐动症。

辨证：脾气不足，血虚生风。

治法：养血、祛风、止痉。

处方：当归 15g　熟地 12g　白芍 30g　红参 6g（另炖）天麻 10g　钩藤 15g　乌梢蛇 15g　炙甘草 10g，3 剂，水煎服。

复诊：服药后，头摇及四肢抖动稍减，尚有头晕耳鸣，睡眠欠安，守方加远志 12g，柏子仁 12g，酸枣仁 12g，6 剂，水煎服。

三诊：服药后，头摇及四肢抖动、头晕耳鸣诸症消失，睡眠佳，饮食增，病渐愈，嘱服白芍地黄丸调理善后，随访 1 年未见复发。（张学安，医案三则，黑龙江中医药，6：32；1988）。

评鉴： 本例手足徐动症，祖国医学称"颤证"，又有"脑风""颤振""振掉""震颤"等名称。包括"头摇""手颤""足颤""身动摇"等范畴。据"纳差，心悸失眠，头晕耳鸣"

"四肢不自主颤抖，不能持物和行走，头摇动""消瘦，神疲体倦，气短懒言"及检查舌、脉等象，证属脾气不足，血虚动风，此乃由久泻脾虚，运化失权，心肝血虚，筋脉失养，木气太过上冲动风所致。采用益气养血、熄风止颤之法，方拟四物汤化裁，方中当归、熟地、白芍补血调血，充养百脉，红参大补元气，益脾生津，天麻、钩藤、乌梢蛇平肝熄风，止颤定惊，通络止痛，甘草益气复脉，缓急止痛，配加远志、柏子仁、酸枣仁以养血安神，补肝益脾。共奏补血益气，健脾养肝，复脉通络，熄风止颤之效。

提示：《素问、至真要大论》曰："诸风掉眩，皆属于肝"。掉，震颤也，示为颤动、振动。《证治准绳、颤振》云："肝主风，风为阳气，阳主动，此木气太过而克脾土，脾主四肢，四肢者诸阳之末，木气鼓之，故动"。本案有"四肢震颤""头摇""声颤"等症，治则益气养血，熄风和络，方选人参荣汤，兼夹瘀血加丹参10g，川芎5g，牛膝10g以活血通络；血虚生风加钩藤10g，天麻10g以熄风和络；兼阳虚有寒选用十全大补汤。

第六节　肾系病证

1. 阴囊乳糜液症（膏淋）病案

案1：徐某　男　45岁　1985 - 08 - 09日入院。

右侧阴囊肿大1年。

初诊：患者于1年前因见右侧阴囊肿大，经某医院诊为右侧鞘膜积液，而行手术治疗，术中见积液呈乳白色，似豆浆状。术后1年阴囊又复肿大，在某医院穿刺出乳白色液体，化验蛋白＋＋，白细胞＋＋，红细胞＋，乳糜试验阳性，诊断为右侧阴囊乳糜液症。患者拒绝再手术治疗，转求余诊治。刻见小便乳白色，纳少口苦。

检查：右侧阴囊肿胀，宛如拳大，微发亮，扪压微痛，不热。神疲，舌红苔薄黄，脉滑数。

诊断：中医：淋证（膏淋）；西医：阴囊乳糜液症。

辨证：湿热下注，脂液渗漏。

治法：清肝利胆，化湿和络。

处方：龙胆草6g 山栀10g 柴胡10g 川楝子15g 橘核15g 生地30g 土茯苓30g 车前草30g 泽泻30g 苦参30g 地龙20g 萆薢20g，5剂，水煎服。

复诊：服药后，右侧阴囊肿胀明显缩小，小便渐清，宗原方加水陆二仙丹30g，荔枝核15g，10剂继服。

三诊：两侧阴囊外观如常，右侧阴囊触诊无明显囊样感，小便色清，尿检（－）。改用益气养阴，健脾固肾之品，调理善后，近访1年未见复发。（吴洪龄，阴囊乳糜液症治验二则，浙江中医杂志，12：539页；1988）。

评鉴：本例阴囊乳糜液症，祖国医学属"淋证""膏淋"范畴。据"右侧阴囊肿胀，宛如拳大""穿刺出乳白色液体""小便乳白色，纳少，口苦"及检查舌、脉等象。证属下焦湿热，脂液失调。此乃由湿热蕴阻下焦，阴囊气化不利，脂液约束不利，失其常道所致。采用清热除湿，分清泌浊之法。方拟龙胆泻肝汤合程氏萆薢分清饮化裁，方中龙胆草，山栀清热通淋，生地滋阴凉血，泄热而不伤阴，配柴胡、川楝子、地龙疏泄肝郁，清热消肿通经，苦参、萆薢、土茯苓、车前草利湿祛浊，泄热解毒。配水陆二仙丹（芡实、金樱子）补肾涩精而消白浊，加荔枝核入肝经血分，配橘核以行气散结，消肿止痛，专治睾丸肿胀疼痛，诸药为伍，阴囊肿消复平，脂液重归其道而愈。

提示：本案之病，在辨证时，要辨明其种类，审查证候虚实，实证治疗原则以清利湿热为主，以上方案药证合拍，故疗效显著，若腹胀尿涩不畅者，上方加乌药 5g，青皮 5g，小便有血者，加小蓟 10g，藕节 10g，白茅根 30g 以凉血止血。

案 2：卢某 男 52 岁 1986 - 09 - 02 日入院。

左侧阴囊肿大 1 年余。

初诊：宿患乳糜尿已 10 余载，时作时辍。近 1 年来感左侧阴囊胀大，曾到某医院检查，作阴囊穿刺，抽出乳白色液体如牛奶状。镜检：蛋白（＋＋），白细胞（＋＋），红细胞（＋），乳糜试验阳性，诊为左侧阴囊乳糜液症。建议手术治疗，患者拒绝，邀余诊治。症见面色萎黄，神疲乏力，纳减便溏，尿白浑浊，如脂汁色，偶见红色凝块，每食肉蛋或劳累后即加重。

检查：舌淡苔薄白，脉虚无力，左侧阴囊肿胀，如拳大，不红不热，囊内裹水，稍有波动，透光试验浑浊而发亮，右侧（－）。尿检：蛋白（＋＋），红细胞（＋＋），白细胞（＋＋），乳糜试验阳性。

诊断：中医：淋证（膏淋）；西医：阴囊乳糜液症。

辨证：脾虚气陷，脂液下渗。

治法：益气摄脂，疏肝化浊。

处方：黄芪 20g 党参 20g 金樱子 20g 芡实 20g 山药 30g 升麻 10g 益智仁 10g 炒白术 15g 茯苓 15g 川楝子 15g 橘核 15g 炮山甲 15g

乳糜散（檀香 5g 皂荚 5g 青黛 15g 海金砂 30g 明矾 2g）40g（布包），15 剂。每日 1 剂，水煎服。

复诊：服药半月后，左侧阴囊缩小，尿检：蛋白（＋），红、白细胞少量，乳糜试验阴性，原方加减调理月余，痊愈出院。一年后随访，未见复发。（吴洪龄，阴囊乳糜液症治验二则，浙江中医杂志，12：539 页，1988）。

评鉴：据"左侧阴囊肿胀，如拳大，不红不热，囊内裹水""神疲乏力，纳减便溏，尿白浑浊，如脂汁色，偶见红色凝块"

98

及检查舌、脉等象。证属脾肾亏损，下元不固。此乃由脾虚气陷，肾虚下元不固，不能摄约脂液，溢出常道所致。采用健脾益气，补肾固涩之法，方拟膏淋汤合补中益气汤化裁，方中金樱子、芡实、山药、益智仁收涩固精，健脾益肾，黄芪、党参、升麻、白术健脾益气升陷，茯苓甘淡渗利脾湿，川楝子、橘核行气散结止痛，善治睾丸肿痛，炮山甲通经活络，散瘀化滞，排毒消肿，诸药合用，共奏健脾益肾固涩之功。

提示：本案夙患尿浊，复染此症，病程日久，耗气损阴，伤及脾肾，乃为虚候，治以重点举陷摄脂，佐入疏肝、通络、化浊之品。

乳糜散具有分清泌浊，通络化滞之功，适用邪实正盛之人，若久虚体弱患者，不宜久服多服，以免损伤心肺、骨骼，出现体虚乏力等症。

2. 急性肾盂肾炎（淋证）病案

案1：蒲某　女　33岁　住院号24227　1974-06-03日入院。

尿急、短涩、腰痛3个月。

初诊：半年前因小便急频、短涩、刺痛来我院检查尿异常，以"尿系感染"而口服磺胺异恶唑，注射青、链霉素40余针，培养5次为大肠杆菌，除对呋喃类药物轻度敏感外，对抗菌素均不敏感，治疗过程病情反复发作。近三个月来，因工作劳累过度，上述病症加重，晨起眼睑浮肿，伴头痛目眩，失眠多梦，腰膝酸痛，门诊以急性肾盂肾炎收住中医科。

检查：BP120/80mmHg，形体消瘦，左肾区叩击痛，舌质红，苔薄黄，脉沉细。

诊断：中医：淋证（热淋）；西医：急性肾盂肾炎。

辨证：膀胱湿热，肾阴不足。

治法：清热利湿，滋补肾阴。

处方：生地 15g　山药 15g　五味子 10g　泽泻 10g　茯苓 12g　丹皮 10g　赤芍 10g　连翘 12g　黄柏 10g　地榆 12g　川断 12g　陈皮 6g，30 剂，每日 1 剂，水煎服。

复诊：服药 1 月后，诸症消失，尿检查正常，尿菌培养 4 次均阴性，痊愈出院。（许自诚等，中西医结合治疗肾盂肾炎规律的初步探讨－附 60 例临床分析，中西医结合资料汇编，11 页，1979，9，兰州医学院）。

评鉴：本例肾盂肾炎，祖国医学属"淋症""下焦湿热""膀胱湿热""湿热下注"等范畴。据"小便急频、短涩、刺痛""晨起眼睑浮肿，伴头痛目眩，失眠多梦，腰膝酸痛"及检查舌、脉等象，证属湿热伤阴，此乃由湿热蕴结下焦日久，蒸迫膀胱，气化不利，伤及肾阴所致。采用清热利湿，滋补肾阴之法，方以六味地黄汤化裁，方中生地入肾，清热滋阴，山药健脾补肾涩精，五味子滋肾阴，涩精气；泽泻、黄柏泻肾火，引火下行，配连翘、地榆清热凉血以防出血之弊；丹皮清退虚热，配川断、赤芍活血消瘀而止肾区痛；茯苓渗利脾湿；陈皮理气健脾，诸药合用，共奏滋阴降火之功。

提示：同一疾病表现出症候与检查结果不同，可采用同病异治方法进行分型施治，较重病症，必要时中西医结合治疗，对尿系感染细菌敏感药物如双花、黄芩、黄柏、知母等尽量选用，或选用广谱抗菌（对大肠杆菌、变形杆菌）药物效果更佳。

本病后期阶段湿热伤及肾阴，症见：手足心热、腰痛咽干、便秘者，应酌加生地、知母、白茅根以养阴清热；脾肾两虚，脉沉细，加用当归补血汤，或用无比山药丸化裁，以滋阴健脾，益肾固涩，亦可选用知柏地黄丸化裁。

案 2：杨某　男　32 岁　住院号 24900　1974－08－06 日入院。

小便频急、涩痛、尿色发红 1 个月。

初诊：患者 1 月前因感受外邪，开始发热，1 天后出现小便频急，热涩刺痛，尿色红赤，晨起眼睑浮肿，急到我院求治，以急性肾盂肾炎住院。尿检查：蛋白（＋－），红细胞 4～40，白细胞 0～50，脓细胞 0～25，用青霉素、呋喃坦啶、双氢克尿噻等药效果不著，尿呈深红色，常将内裤染红，今转中医病房治疗。

检查：腹平软，右肾区有明显叩击痛。舌质偏红，苔黄，脉弦数。

诊断：中医：淋证（热淋、血淋）。西医：急性肾盂肾炎。

辨证：膀胱湿热，热盛伤络。

治法：清热利湿，通淋止血。

处方：（1）先以八正散加黄柏、地榆、白茅根服 3 剂后，再用（2）侧柏叶 12g　焦栀子 12g　炒黄柏 9g　茜草 10g　白茅根 30g　牛膝 12g　滑石 25g　甘草 12g，20 剂，每日 1 剂，水煎服。

复诊：1 周后肉眼血尿消失，2 周后镜下血尿还存在，3 周后消失，后期酌加黄芪，继续服用，共住院 50 天痊愈出院。（许自诚等，中西医结合治疗肾盂肾炎规律的初步探讨——附 60 例临床分析，中西医结合资料汇编，7 页，1979.9，兰州医学院）

评鉴：据"小便频急，热涩刺痛，尿色红赤，晨起眼睑浮肿"及检查舌、脉等象，证属膀胱湿热，热盛伤络。此乃由湿热蕴结下焦日久，膀胱气化不利，热盛伤络，迫血妄行，渗入膀胱所致。采用清热利湿，通淋止血之法。

（1）八正散治热淋之方，方中萹蓄、瞿麦、木通、车前子、滑石利湿通淋；山栀、甘草清热泻火；大黄通腑泄热，黄柏、地榆、白茅根清热凉血止血。（2）侧柏叶、茜草、白茅根清热凉

101

血止血，焦栀子、黄柏、甘草清热泻火，配滑石、牛膝、甘草利尿通淋，佐以化瘀止血，配黄芪以增强健脾益气之功。

提示：本病确诊，有赖于西医学的检查，然后采用中医辨证分型，以"同病异治"之法进行治疗，较为全面而有益，对于单用和合用中西药，要有明确的选择，不可堆积使用。

本病发作期，以"膀胱湿热"为主症，兼见热郁少阳证或后期出现肾阴不足证，因此在治疗时，前者和解少阳，清利湿热，方以小柴胡汤和导赤散化裁，尿中有脓细胞加双花 30g，红细胞多加白茅根 30 ~ 60g，腰痛加川断、牛膝各 12g，肾阴虚者，方用知柏地黄丸，兼气阴两虚加黄芪 15 ~ 30g。

3. 慢性肾盂肾炎（淋证）病症

曹某　女　62 岁　1986 – 11 – 05 日诊。

反复小便频急、刺痛、腰痛 10 年，加重 3 天。

初诊：患者 10 年前患肾盂肾炎，经常反复出现尿频、尿急、尿刺痛，每年发作数次，经治疗病情得到控制。3 天前因忙家务，劳作过度，上症又复发，小便淋沥不已，溺痛不著，腰痛绵绵，膝部酸楚无力，伴口苦烦热。

检查：尿检脓球（ + ），红细胞少许，白细胞（ + + ），血肌酐 0.8 毫克%，内生肌酐清除率 81.3 毫升/分。舌红苔根微腻边剥，脉细。右肾区叩痛。

诊断：中医：淋证（热淋兼血淋）；西医：慢性肾盂肾炎。

辨证：湿热内蕴，肾阴不足。

治法：清热通淋，养阴益肾。

处方：忍冬藤 20g　土茯苓 20g　知母 10g　黄柏 10g　焦山栀 10g　萹蓄 10g　瞿麦 10g　赤芍 10g　枸杞子 10g　苦参 12g　六一散（包）10g　六味地黄丸（包）20g，5 剂，水煎服。

复诊：服药后，小便淋沥已除，苔净，肾区轻微叩痛，尿中白细胞（＋），此再予知柏地黄丸加紫花地丁、蒲公英、忍冬藤等，治疗2月而愈，未再复发。（吕宏，老年慢性肾盂肾炎的治疗体会，浙江中医杂志，12：535页；1988）。

评鉴：据"尿频、尿急、刺痛""小便淋沥不已……腰痛绵绵，膝部酸楚无力"及检查舌、脉等象，证属湿热久蕴，肾阴亏损。此乃由湿热蕴结下焦日久，蒸迫膀胱，耗气伤阴，累及于肾，虚火扰络，络伤血溢所致。采用清热利湿，滋阴止血之法，方拟八正散合知柏地黄丸化裁，方中忍冬藤、土茯苓清热利湿，解毒凉血，配赤芍凉血活血散瘀，萹蓄、瞿麦通淋利湿，栀子清热泻火，六一散利尿而不伤津液，苦参清热燥湿，又兼通利小便；配六味地黄丸、枸杞子滋补肝肾，强壮腰脊，诸药合用，共奏清热利湿、解毒凉血、补肾滋阴之功。

提示：老年慢性肾盂肾炎，病症复杂，可因尿路梗阻、畸形或尿路结构异常而诱发，常合并他病，形成虚实挟杂，本虚标实之证，因此，治疗总以清热通淋，活血化瘀为主。药选双花、土茯苓、黄柏、山栀；丹参、坤草、丹皮等。临床见肾阴虚型，用知柏地黄丸；脾肾气虚型用参苓白术散加黄芪、当归、花粉；脾肾阳虚型用温脾汤（脾阳虚）、真武汤、右归饮（肾阳虚），阴阳两虚型选温脾汤合二仙汤、六味地黄丸加白芍、牛膝、羚角，出血加仙鹤草等。

4. 泌尿系结石（石淋）病症

豆某　男　26岁　1972－03－04日诊。

突然右腰部绞痛半小时。

初诊：患者今晨起床后，手拿农具到田间劳动，突然右侧腰区剧烈疼痛，绞痛难忍，少腹拘急，尿道窘迫刺痛，小便滞涩不畅，尿色红赤，急来我医疗站求治，问其病史，以往健康，无此类似病状出现。

检查：颜面苍白，冷汗淋漓，但不发热，呈急性病容，舌苔薄白，脉象细数。

诊断：中医：淋病（石淋）；西医：泌尿系结石。

辨证：湿热蕴蒸，煎熬成石。

治法：清热利湿，排石通淋。

处方：（1）先予阿托品，安痛定各1支肌注。

（2）金钱草30g　石苇15g　瞿麦30g　冬葵子30g　蓄蓄15g　海金砂20g　滑石20g　川楝子10g　木通10g　王不留行10g，8剂，每剂水煎二次合1处，分2次服，6小时1次。

复诊：服药后，一日腰痛止，2日后疼痛消失。（汤敬铭，石淋＜泌尿系结石＞，眉县老中医经验选，42页；1979，陕西省眉县卫生局）

评鉴：本例泌尿系结石，祖国医学属"淋证""石淋"范畴。据"右侧腰区剧烈疼痛，绞痛难忍，少腹拘急，尿道窘迫刺痛，小便滞涩不畅"及检查舌、脉等象。证属湿热蕴蒸，砂石内积。此乃由湿热蕴蒸下焦，煎熬尿液，聚结成石，随尿不能排出，气滞络伤，尿道失畅所致。采用清热利湿、排石化石之法。自拟排石汤治疗，方中金钱草、海金砂清热利尿、攻坚排石为主药，石苇、冬葵子通淋排石，瞿麦、滑石、蓄蓄、木通清热利湿通淋，川楝子理气止痛，解郁消滞，治湿热下注之腹痛。王不留行活血通利，诸药相配，共起清热利尿、化石排石之功。

提示：泌尿系结石，多发于男性，女性少见，常以尿有砂石，小便艰涩，排尿突然中断，尿道窘迫疼痛，腰腹疼痛为特点，临床首要明确诊断，并与阑尾炎或肠道疾患加以鉴别，治疗上除特大嵌顿性结石需手术外，一般均可用中药排石汤排出。亦可用石苇散加味，腰腹绞痛加芍药、甘草以缓急止痛；尿血加小蓟、生地、白茅根以凉血止血；发热、便干加黄芩、黄柏、大黄、元明粉通腑泻火，阴虚者宜合六味地黄丸滋阴补肾；气虚者合补中益气汤益气补中。

5. 慢性泌尿系感染（劳淋）病症

智某　女　44岁　1970 - 04 - 25 日初诊。

小便淋漓、腰酸膝冷5年。

初诊：淋病五载，年必三、四发，经月方罢，今持家务，劳碌过甚，痼疾复作，小便淋漓不净，频而不痛，腰府酸楚，神情疲惫，迄来届时"立夏"，尚呼膝冷。产育七胎，询知未及不惑之年，齿堕其六，迨至"六七"，天癸先竭，月经早闭，前年仲春经潮后，迄今未至。刻下两鬓颁白，俨然老妇之状。

检查：面色萎黄，舌淡，苔薄，脉细。尿常规（-）。

诊断：中医：淋病（劳淋）；西医：慢性泌尿系感染。

辨证：脾肾双亏。

治法：健脾益肾。

处方：淡附子9g　肉桂3g　菟丝子12g　川断12g　熟地12g　山萸肉9g　山药12g　黄芪9g　泽泻9g　茯苓12g　益智仁9g，5剂。

复诊（1970 - 04 - 30 日）：足膝转温，溲频减半，溺出较畅，惟腰痛依旧，前方去泽泻，茯苓，加鹿角胶9g（烊化冲）杜仲12g，继服5剂。

三诊（1970 - 05 - 05 日）：小便已如常人，劳淋半月已罢，膝凉消除，腰酸减缓，上方加巴戟天、狗脊，再服10剂。

四诊（1970 - 05 - 15 日）：待汤药服尽，改服丸剂，补中益气丸120g，晨服6g，八味肾气丸120g，晚服6g，以善其后。（王少华等，淋病医案讨论，黑龙江中医药，3：31；1987）。

评鉴：本例慢性泌尿系感染，祖国医学属"淋病""劳淋"范畴。据"小便淋漓不净，频而不痛，腰府酸楚"及检查舌、脉等象。证属脾肾两虚，膀胱失固。此乃由多育劳伤，淋病日久，正气亏损，脾肾两虚，正虚邪恋不退，膀胱气化无权所致。采用健脾益肾，温阳化湿之法，方拟八味肾气丸化裁，方中附子、肉桂温补肾阳，熟地、菟丝子、山萸肉、益智仁益肾固涩，山药、泽泻、茯苓健脾利湿，黄芪健脾益气，配加鹿角胶、杜仲、巴戟天、狗脊以补肾壮阳，填精补血，诸药合用，共奏补肾温阳，健脾祛湿之功。

提示： 诸淋日久，正气受伤，或劳伤过度，以致正气亏损，脾肾两虚，治法应健脾益肾，方拟无比山药丸化裁，若小腹坠胀，小便点滴而出，可合补中益气汤益气升陷；面色潮红，头晕腰酸，可合六味地黄丸滋补肾阴，若面色㿠白，神疲肢冷，配合右归丸以温补肾阳。

6. 尿潴留（癃闭）病案

李某　女　80岁　1979 - 07 - 25日诊。

小便点滴不下，小腹胀痛2天。

初诊： 患者2天来，小便困难，完全不能自解，小腹胀痛，呻吟不止，急诊入院，经检查诊为：（1）尿潴留；（2）肺部感染；（3）肺性心。住院治疗：抗感染、抗心律不齐、利尿消炎、导尿、静脉输液等处理。第3日仍腹胀无二便，肠腔充气，经肥皂水灌肠，未见粪便排出，第9日会诊：症见神疲唇干，大便多日未解。

检查： 腹胀且柔软，左下腹触有粪块移动，舌苔黄厚，中心淡黄灰色，脉滑数，重按细弱。

诊断： 中医：癃闭；西医：尿潴留。

辨证： 湿热蕴结，腑气不通。

治法： 泻热通便，健脾益气。

处方： 大黄15g　枳实12g　厚朴12g　元明粉15g　黄芪

40g　白术 15g　升麻 10g　党参 20g，1 剂，水煎服。

复诊（1979 - 08 - 04 日）：服药 3 小时后，出现阵阵腹痛，大便 1 次，排下粪便甚多，土黄色，至晚排泄水样便多次，未见排尿，小腹胀坠，再插管导尿。

三诊（1979 - 08 - 05 日）：翌日小腹胀无小便，舌苔淡黄而润，脉细数而弱，试用金匮肾气丸改汤 1 剂，药后至黄昏，尿意频，夜 8 时排尿通畅。

四诊（1979 - 08 - 06 日）：上方再进 1 剂，加入润肠通便之品，服药后，二便通畅，食欲增进，精神爽快。

8 日后痊愈出院，半月后随访身体复健。1980 年 9 月家访仍健在。（黎新源，癃闭，便秘，新中医，5：32；1981）。

评鉴： 本例尿潴留，祖国医学属"癃闭""关格"范畴。据"小便困难，完全不能自解，小腹胀痛""腹胀无二便"及检查舌、脉等象。证属湿热蕴结，腑气不通。此乃由老年体弱，气津亏耗，腑气不通，糟粕不下，湿热蕴结，浊阴不降，清气不升，脾肾亏虚，元气衰惫，膀胱气化不利所致。治疗先以泻热通便，佐以健脾益气，方拟大承气汤合补中益气汤化裁。方中大黄清热泻下；厚朴、枳实行气除满，助大黄泻热通下，元明粉软坚散结，泻热通便；黄芪峻补肺脾之气，党参、白术、升麻补中益气，诸药合用，攻补兼施，防峻泻后而气虚下陷之虞。

三诊后用金匮肾气丸，以温补肾阳，以助膀胱气化之力，得以排尿通畅。

提示： 癃闭以尿少、点滴而出，或尿闭不通为特征，位在膀胱，但其功能则与三焦、肺、脾、肾、肝有关，病机常由湿热、肺热、肝郁、脾虚、肾亏、尿道阻塞引发。因此，辨证首要分清虚实，权衡轻重缓急，治疗以通利为主，实证宜清利湿热、散瘀结、清肺热、利气机以通水道，虚证宜补脾肾、助气化，达到气化得行，小便自通之目的。本病辨证得当，用药合理，故奏效快捷。

7. 心衰合并胸腔积液无尿（癃闭）病案

王某　女　53 岁　1987 – 03 – 05 日诊。

浮肿、腹胀半月，无尿 3 天。

初诊：患者素有痰饮宿疾（肺心病）于半月前不慎感受风寒，又加操持家务过劳，渐至出现周身浮肿，脘腹胀满，纳差，呕吐频频，大便秘结，迄今 3 日无小便，伴咳嗽痰白，动则心悸气喘，呻吟不已，前来医院求治。

检查：面色晦滞，唇绀，舌尖偏红，舌下紫滞，苔白腻，脉沉细。血象：WBC12000，GRA80%，LYM20%；肾功能：血液尿素氮 41mg%，肌酐 1.5mg%；心电图：窦性心律，电轴右偏 130°，高度顺时针向转位；右室肥厚伴劳损。X 胸片：心力衰竭（右心衰为主），双肺充血伴右侧胸腔少量积液。

诊断：中医：关格；西医：（1）心力衰竭，（2）胸腔积液，（3）尿潴留。

辨证：肺气不宣，心脾两虚。

治法：宣肺泻浊，开上通下。

处方：西医治疗：50% G. N. S40ml 加入速尿 20ml，静脉注射，10% G. N. S250ml 加入青霉素 240 万单位静脉滴注，10% G. S250ml 加入复方丹参液 16ml 静脉滴注。

中医处方：炙麻黄 5g　甘草 5g　杏仁 10g　葶苈子 10g　姜半夏 10g　炒苏子 10g　茯苓皮 10g　车前子 10g　桑白皮 10g　大腹皮 10g　生大黄 10g　厚朴 6g　丹参 18g，2 剂，水煎，上午服药至晚 10 时许，排尿 300ml 大便亦行。

复诊（1987 – 03 – 07 日）：二便通畅，浮肿消退七八，唇绀、咳嗽、气喘、腹胀均减，呕止食增，已能起床活动，脉细滑。上方去麻黄、半夏、厚朴、甘草，加黄连 5g，地骨皮 10g，白豆蔻 3g，瓜蒌皮 6g，地骷髅 12g，丹参 24g，2 剂；西药用葡萄糖盐水加青霉素、复方丹参液如前法。

三诊（1987 – 03 – 10 日）：周身浮肿消退，二便如常，诸症大减，已能外出散步，舌苔薄，脉细滑，上方去黄连、白豆蔻、地骷髅、茯苓皮，加入黄芪 15g，半枝莲 15g，生薏米 30g，服 3 剂以善其后。（胡斌，宣肺泻浊话关格，浙江中医杂志，9：424；1987）。

评鉴：本例心衰合并胸腔积液无尿症，祖国医学属"癃闭""关格"范畴，据"周身浮肿，脘腹胀满，纳差，呕吐频频，大便秘……无小便""咳嗽……心悸气喘"及检查舌、脉等象，证属肺气壅塞，心脾衰惫。此乃由心阳虚衰，肺失肃降，津液不布，水道受阻，又因久病体虚，脾虚气陷，中气不足，升运无力，膀胱气化无权所致。采用宣肺平喘，化气行水之法，方拟三拗汤、三子养亲汤、小承气汤、五皮饮、丹参饮、葶苈大枣泻肺汤化裁。方中麻黄、杏仁、甘草宣肺平喘，葶苈子下气逐水，强心利尿，苏子止咳平喘，下气消痰，半夏和胃降逆止呕，茯苓皮、桑白皮、大腹皮补脾助运，肃肺消胀行水，大黄、厚朴通腑泻便，行气散结，车前子分清浊，利水道，丹参活血祛瘀，通经消肿，配加黄连清心健胃助消化，地骨皮清降肺热，白豆蔻理气化浊，瓜蒌宽中散结消肿，地骷髅利水消肿，黄芪、半枝莲、生薏米以增益气健脾，清热化湿，诸药合用，共奏宣肺止咳平喘，补脾助运消胀，行气散结利尿之功。

提示：本案标实本虚，虚实夹杂，在无尿或小便不通危急情况下，中西医结合治疗，标本兼治，以解其急，小便通利，再调治其本，以防复发。《证治汇补、癃闭》云："一身之气关于肺，肺清则气行，肺浊则气壅，故小便不通，由肺气不能宣布者居多，宣清金降气为主，并参他症治之。若肺燥不能生水，当滋肾涤热。夫滋肾涤热名为正治，清金润燥，名为膈二之治；燥脾健胃，名为膈三之治。又有水液只渗大肠，小肠因而燥竭者，分利而已；有气滞不通，水道因而闭塞者，顺气为急。实热者，非咸寒则阳无以化；虚寒者，非温补则阳无以生；痰闭者，吐提可法；瘀血者，疏导兼行；脾虚气陷者，升提中气；下焦阳虚者，温补命门"。

8. 左侧阴囊肿大溃烂并尿闭（癃闭）病案

王某 男 60岁 1958-06-15日诊。

小便闭塞，左阴囊肿大溃烂2个月。

初诊：患者于农历四月中旬由家去县城办事，早晚两次往返，途中都须赤脚过河，回家次日出现小便不利，滴沥不畅，渐至尿闭不出，急到当地医院及某市大医院诊治。诊为"膀胱结石""膀胱肿瘤"须手术治疗。因年老体弱，畏惧手术，故住院采取保守治疗，同时行膀胱造瘘术以引流尿液，住院2个多月，病情无好转，改用中药配合治疗。症见语声低微，痛苦呻吟，饮食少进，小腹疼痛，仰卧不能转侧。

检查：左侧阴囊肿大溃烂流出似米汤样浊水，舌体柔软，舌苔薄白，脉浮无力。

诊断：中医：癃闭、石淋。西医：左侧阴囊肿大溃烂并尿潴留。

辨证：脾肾阳虚，膀胱失约。

治法：温阳益气，补肾利尿。

处方：人参15g 椒目15g 怀牛膝15g 附子10g 肉桂10g 当归10g 干姜6g 小茴香6g 威灵仙6g 没药6g 甘草6g，1剂，水煎先服1半，4小时后，自感腹内灼热，小腹内急，于次日早，下腹阵痛，尿道刺痛，约过10分钟，豁然尿道畅通，排出约500ml淡红色尿液，去其尿管，缝合刀口，随后阴囊肿胀溃烂治愈而出院。后随访未见复发。（赵育堃，尿闭，眉县老中医经验选，41页，1979，陕西省眉县卫生局）。

评鉴：据"小便不利，滴沥不畅，渐至尿闭不出""语声低微……饮食少进，小腹疼痛"及检查舌、脉等象，证属脾肾阳虚，膀胱失约，此乃由寒水侵体，老年体弱，寒水浸泡过久，寒凝瘀阻，损伤脾肾，致肾元亏虚，命门火衰，气化不及州都，脾阳失温，中气不足，升运无力，膀胱气化无权所致。采用温补脾肾、气化排尿之法。据张寿甫原案注："人参、威灵仙并用可治气虚小便不利；椒目、肉桂、附子、干姜并用可治因寒而小便不利；又佐以当归、牛膝、小茴香、没药、甘草诸药或润而滑之，或引而下之，或麝香以开窍，或温通以开郁，或和中以止痛，众药相济为功，所以奏效甚速也"。

提示：癃闭之证，首当分清虚实，次辨轻重，初"癃"转"闭"，病势加重；初"闭"转"癃"，由重转轻。治疗虚证，辨明何脏，脾气虚者，当用补中益气汤合春泽汤；肾阳虚者，则以济生肾气丸治之。本案赵医辨证慎思，借鉴张锡纯之医案：吾细思之，此受冷水后，寒气凝结膀胱与张寿甫治疗石玉和尿闭医案有相同之处，（见《医学衷中参西录》）改用原案方而治愈。

9. 神经性尿潴留（癃闭）病案

孔某　男　61 岁　1986－09－01 日诊。

小便不利，小腹坠胀 8 年，加重 1 年。

初诊：患者 8 年来，每因劳累后则出现小便量少，滴沥不畅，自 1980 年开始排尿困难，常欲解不得，贮尿过大，自溢流出，并感头晕心悸、恶心欲吐，纳减，小便坠胀疼痛，且逐年加重，去年 10 月 22 日贮尿过多，出现尿闭而昏倒，急诊住院 40 余日，虽经治疗，仍不排尿，经多家医院检查，诊为"神经性尿潴留"。经测压、膀胱镜检，贮量 700～800ml 以上有尿感，但不能自行排出，曾用西药未见好转而来就诊。症见精神疲惫，少气懒言，胸闷气短，腰背冷困，酸软无力，少腹胀痛。

检查：面色㿠白，颜面及下肢浮肿，舌淡而胖嫩，苔白，脉沉细而迟，两尺细弱。

诊断：中医：癃闭。西医：神经性尿潴留。

辨证：中气不足，肺失肃降，命门火衰。

治法：补中益气，温阳化气，升清降浊，通调水道。针药并施。

处方：1组：（1）针刺：肺俞、脾俞、三焦俞、肾俞、膀胱俞、气海俞、次髎、秩边、委阳，平补平泻，留针30分。（2）梅花针扣刺，头部督脉，膀胱经循行线。（3）中药：人参10g 黄芪15g 白术10g 陈皮6g 柴胡4.5g 升麻4.5g 当归10g 炙甘草6g 肉桂3g 白通草6g 车前子10g，10剂，水煎服，1日2次。

经治10余次，服药10剂，尿意可随意控制，小腹肿消变软，诸症已减。

2组：（1）针刺；上脘、中脘、下脘、气海、天枢、中极、关元、四海、水道、足三里、三阴交、列缺、外关，平补平泻，留针30分钟。（2）火针刺：天枢、气海、中极、关元、曲骨、水道、归来（浅刺）。（3）中药：干地黄24g 山茱萸12g 山药12g 茯苓9g 泽泻9g 肉桂3g 附子3g 牛膝6g 车前子9g（包）10剂，水煎服，1日2次。(4)外敷药：食盐250g，炒热布包熨小腹，隔日1次。两组穴交替使用，隔日1次，共治20次（40日），诸症悉平，已恢复工作，随访至今未发。（王宝生，针药并施治愈顽固神经性尿潴留一例，山西中医，4卷4：40；1988）

评鉴：据"小便量少，滴沥不畅""排尿困难，常欲解不得""恶心欲吐，纳减，小便坠胀疼痛""胸闷气短，腰背冷困，酸软无力"及检查舌、脉等象，证属脾虚气陷，肾阳衰惫。此乃由脾肾阳虚，中气不足，升运无力，膀胱气化无权所致，采用健脾益气，补肾利尿之法，治疗针药并施。1组针刺膀胱经穴为主，以振奋膀胱气化，调理肺、脾、肾、三焦气机升降，通调水道，促进膀胱排尿。梅花针扣刺头部督脉，膀胱经络线，调节大脑皮质功能，兴奋低级中枢，诱导排尿反射。

药以补中益气汤补中气，升清气，脾气升运则浊阴自降，配肉桂补火助阳，温通经脉，引火归元。白通草、车前子滑利通导，消肿排尿。

2组针刺任脉，胃经穴为主，以调脾胃气机，开通水道之关以排尿。火针刺这二经穴，使下焦虚寒得以温化，加速腹肌收缩，增强膀胱内压以排尿。

药以金匮肾气丸温补肾阳气化排尿，配牛膝活血通经利尿，补肾壮骨。车前子清热利尿以消肿。

炒盐熨腹，温阳通经，消肿散结，气化排尿之功。

提示：尿潴留是膀胱内尿液大量潴留不能随意排出的一种临床常见证候，采用针、药并施之法，要此使用单一的方法效果要好，医者可鉴。

10. 急性肾功能衰竭、尿毒症（癃闭）病案

狄某 女 21岁 1973－06－10日会诊。

尿少不畅，头晕恶心，身肿腹胀2月，神昏抽搐1天。

初诊：患者今年4月份因尿少不畅，恶心呕吐等症，确诊为"尿毒症"，住某医院服西药治疗2月余未见好转，病情逐渐加重，今日上午突然昏迷抽搐，急邀中医会诊，症见神志不清，四肢抽搐，呕恶不食，大便秘结，小便不通，周身浮肿，小腹坠胀。

检查：舌苔黄腻，脉象弦数。血化验：非蛋白氮96mg%，二氧化碳结合力35.2容积%，血色素40%，红血球160万/mm^3。尿常规：蛋白（＋＋＋），白细胞（＋＋）红细胞（＋）

脓球（＋＋）。

诊断：中医：关格症。西医：急性肾功能衰竭，尿毒症。

辨证：脾肾两虚，木郁化火生风，扰乱神明。

治法：先清肝熄风，攻泻二便。

处方：柴胡 10g　半夏 10g　党参 30g　枳实 10g　大黄 10g　厚朴 10g　芒硝 30g　甘草 15　生姜 10g　大枣 10g　茯苓 30g，2 剂，水煎鼻饲。

复诊（1973－06－12 日）：服药后大便通，腹胀呕吐减，神志稍清，仍然小便不利，腹胀食少，脉弦少力，舌苔白厚而腻，此乃脾虚湿滞，调方：苍术 10g　厚朴 10g　陈皮 10g　甘草 15g　猪苓 15g　茯苓 30g　泽泻 15g　白术 15g　党参 30g　生姜 15g　大枣 10g，5 剂，水煎服。

三诊（1973－06－19 日）：腹胀减，食欲增，尿量多，神志清，继服上方 10 剂。

四诊（1973－07－02 日）：身肿渐消，恶心呕吐止，但仍头晕，四肢乏力，面色无华，舌淡苔薄白，脉象细弱，此乃气血两虚。调方：熟地 30g　当归 15g　杭芍 15g　川芎 10g　党参 30g　白术 15g　茯苓 30g　炙甘草 30g　生姜 10g　大枣 10g　黄芪 30g，15 剂，继服。

五诊（1973－08－05 日）：服药后浮肿消失，面起红润，舌苔薄白，脉缓，改用气阴双补，健脾补肾之法，处方：熟地 30g　山萸肉 15g　山药 30g　茯苓 30g　丹皮 10g　泽泻 15g　太子参 30g　黄芪 20g　荷叶 15g　甘草 15g，20 剂水煎，每日 1 次。

六诊（1973－09－25 日）：服药后，诸症消失，脉象和缓，血检：非蛋白氮 54.2mg%，二氧化碳结合力 48.2 容积%，血色素 79%，红细胞 381 万/mm^3，白细胞 8300/mm^3，中性 75%，淋巴 22%，尿常规（－）。

出院（1973－09－30 日），嘱常服六味地黄丸巩固疗效。

1981 年随访未曾复发。(祁廷瑞等，治疗尿毒症的临床体会，河南中医，1：34；1984 年)

评鉴：本例急性肾功能衰竭，尿毒症，属祖国医学"关格""癃闭"范畴。据"尿少不畅，头晕恶心""神志不清，四肢抽搐，呕恶不食，大便秘结，小便不通，周身浮肿，小腹坠胀"及检查舌、脉等象，证属脾肾阳衰，湿热蕴结，肝风内动。此乃由脾肾阳虚日久，肾亏命门火衰，膀胱气化失权；脾虚日久，中气不足，升运无力，湿热蕴结，壅塞三焦，气机受阻，肝郁化火生风，上扰神明所致。先采用急下热结，通利二便，方以小柴胡汤合大承气汤化裁，方中柴胡疏肝解郁，清生散邪，半夏和胃降逆，散结消痞，党参、甘草、生姜、大枣扶正祛邪，益胃生津，茯苓淡渗利水，大黄、芒硝泻热通便，软坚润燥，以去热盛上扰之昏迷，厚朴、枳实行气散结，消痞除满以通大便，诸药合用，扶正祛邪，益气生津，急下热结，存阴救阴之功。

二诊知证"脾虚湿滞"未除，故拟平胃散燥湿运脾，行气和胃，加四苓散以渗湿利水，配党参、生姜、大枣益气健脾和胃。

四诊证属"气血两虚"，方拟十全大补汤（去肉桂）温补气血。

五诊之后，标实已去，以调脾肾之本虚。方拟六味地黄丸滋补肝肾，配太子参、黄芪、甘草健脾益气生津，荷叶生清化湿，共奏补肾养肝滋阴，益气健脾化湿之功。

提示：本案症以尿少，尿闭，恶心呕吐，头晕目眩，神昏抽搐为主症，多由慢性肾病，久治不愈，脾肾阳衰，日久太甚，膀胱气化不行所致。属本虚标实之危症，按"急则治其标，缓则治其本"的原则，采用攻补并施之法，祛邪不伤正，扶正不留邪，使体内积滞从二便排出，以达邪去正复之目的。

11. 尿毒症（水肿）病案

何某　男　50岁　1973-02-03日诊。

反复周身浮肿1年，少腹胀急，二便不通2天。

初诊：患者因反复周身浮肿1年余，曾在某医院诊为"慢性肾炎"后又诊为"尿毒症"，屡治未愈，今来我院求治，留医2日，病情日趋恶化，余往会诊。症见语声低微，呼吸深长，周身及颜面浮肿，五心俱平（心窝、手心、足心皆浮肿）皮色萎黄而黯，二便不通，少腹急迫而胀。

检查：全身浮肿，按之没指。舌质淡红，苔薄白而润，脉沉细。BP170/110mmHg。尿常规：蛋白（++）红细胞（0-4），透明管型（++）。

诊断：中医：水肿（阴水），西医：慢性肾炎，尿毒症。

辨证：脾肾虚衰，水湿泛滥（属本虚标实，危在旦夕）。

治法：峻下逐水。（补肾健脾利水已嫌不及，解表利尿亦不中肯。

处方：急用甘遂末4分（约1.3克）分装4个胶囊，一次开水吞服。

复诊：服药6小时后，通下大便3次，先下黑色如羊屎粒状便，继下稀粪如泥浆，小便随之亦通。翌日再如上法用甘遂末4分服之，二便从此通畅，病情转危为安，嗣以济生肾气丸，以固其本，并采用中西医结合治疗8个月，病症基本消失而出院。3年后随访。1976年因病情复发，死于县医院。（林文彦，谈谈临床运用甘遂之经验，新中医，8：6；1981）

评鉴：尿毒症是进行性慢性肾功能衰竭终末阶段，祖国医学属"水肿""关格""癃闭""腰痛""虚劳""肾风等范畴，据"周身及颜面浮肿，五心俱平……二便不通，少腹急迫而胀。"及检查舌、脉等象，证属脾肾衰败，此乃肾病日久，肾气已衰，脾虚失运，水谷不化，气血亏损，湿毒壅塞三焦，肾失开阖，气化无权所致。治法先宜利水消肿为主，单用甘遂泻水饮，消肿散结。"甘遂可以通水，而其气直透达所结处"。（《汤液本草》）、"泻肾经及隧道水湿。"（《本草纲目》）、"退面目浮肿，祛胃中水结，尤能利水。"（《本草新编》）故取得满意效果。

提示： 甘遂临证可治疗水肿胀满，留饮，结胸、癫痫、噎膈、症瘕积聚、二便不通等。本品有效成分难溶于水，不宜入煎剂，研末冲服为佳，将甘遂末装入胶囊内，每粒胶囊 1 分（0.3g），成人每次服 4 粒，如不能进食，可用甘遂末冲水鼻饲，1～2 次即可见效。

按此法服用，可攻逐胸腹积水，如渗出性胸膜炎所致胸水，急、慢性肾炎水肿，肠梗阻等，但对肝硬化腹水疗效欠佳。

甘遂峻下有毒，内服不可过量，中病即止，对体虚、孕妇忌用，反甘草。

12. 神经衰弱（滑精）病案

田某　男　25 岁　未婚　1978 - 10 - 11 日初诊。

遗精频作，伴身热汗出 4 年，加重 1 年。

初诊：患遗精已 4 年有余，屡经服药未见好转，初时夜间入梦即遗精，继则无梦自滑，近 1 年来，遗精较频，有时白日时常有精液泄出，自觉身体乏力，食少便溏，失眠健忘。精神萎靡，动则身热汗出。

检查：面色萎黄无华，形体羸瘦，舌质淡红，脉细弱。

诊断：中医：滑精。西医：精神衰弱症。

辨证：脾虚气弱，升降失职。

治法：健脾益气，升阳举陷。

处方：红参9g　白术15g　炙黄芪12g　炙升麻5g　炙柴胡9g　炙甘草6g　陈皮9g　五味子3g　煅龙骨20g　山药

117

15g 大枣6枚，12剂，水煎服。

复诊：服药后，精液遗滑停止，精神转佳，遂改汤为丸剂，每日以熟地15g煎汁吞服补中益气丸1粒，连服2周则诸恙悉除而告痊愈。半年后追访未见复发。（黎远征，临床治验三则，黑龙江中医药，3：29；1987）

评鉴：本例滑精，可见于西医学中的神经衰弱症，据"初时夜间如梦即遗精，继则无梦自滑""乏力，食少便溏，失眠健忘……动则身热汗出"及检查舌、脉等象，证属脾肾两虚，气不摄精。此乃由劳思过度。伤及脾肾，脾失健运，化源不足，气虚下陷，不能摄精；肾虚火衰，肾失封藏，下元虚惫，精关不固所致，采用健脾益气，补肾固精之法，方拟补中益气汤化裁，方中红参、黄芪、白术、甘草、陈皮、大枣补脾益气，升麻、柴胡升阳举陷，山药、五味子益肾固精，煅龙骨敛气涩精，且制升、柴之药升发不致太过。诸药合用，共达健脾补肾，益气固精之功。

提示：遗精不因性生活而自行泄精，有梦而遗谓之"梦遗"，无梦而遗，或清醒时精自出谓之"滑精"，凡遗精过频，每周2次以上或1日几次，在睡眠中出现，或清醒时精自滑出，伴有头晕、耳鸣、心悸、失眠、精神萎靡、腰膝酸软等症。

本案诊断明确，辨证得当，用药合理，切中病机。本案亦可采用归脾汤或右归丸化裁；滑精者加金樱子10g，芡实10g以固肾涩精，便溏者加山药10g，薏苡仁10g以健脾化湿。

13. 男性性功能障碍（射精不能）病案

王某 男 26岁 1983-08-06日初诊。

婚后同房不射精4个月。

初诊：结婚4个多月，同房不射精，或性交后约一时许，精液自流出，未婚前有遗精史。经某医院诊为"射精不能症"。曾用补肾益精之品，治疗 2 月未效，情绪紧张恐惧，求余诊治。症见体壮，精神抑郁，自诉性交后头晕，口干乏味，余无所苦。

检查：面晦少华，舌质淡红苔薄白腻，脉弦细。

诊断：中医：不育症（射精不能），西医：男性性功能障碍。

辨证：肝气不舒，气机阻滞。

治法：疏肝解郁，和营通窍。

处方：当归 15g　白芍 25g（酒炒）　炒白术 10g　柴胡 10g（醋炒）　制香附 15g　茯苓 15g　薄荷 5g（后下）　路路通 10g　留行子 15g　生甘草 6g，5 剂，水煎服。

复诊：服药后同房有射精感，但精液量极少，按上方又服 3 剂，口干头晕减轻，纳谷知味，舌红苔薄，脉弦细。继服 3 剂。

信访：自 2 次诊疗共服 11 剂药后，同房已能射精，精量渐多，停药 2 月，爱人停经怀孕，1984 年 9 月生一男婴。（王雨田，射精不能治验，山西中医，4 卷 4：41；1988）

评鉴：本例因婚后同房不射精所致不育症。据"同房不射精……情绪紧张恐惧""精神抑郁……性交后头晕，口干乏味"及舌、脉等象，证属肝郁气滞。此乃由精神抑郁，肝气郁滞，木失条达，疏泄不及，胆虚精却，惊恐伤肾，精关瘀闭所致，采用疏肝壮胆，通关开窍之法，方拟逍遥丸化裁，方中柴胡、香附疏肝解郁，理气和胆，当归、白芍养血柔肝壮胆，白术、茯苓健脾补中，化生气血以养胆，薄荷助柴胡疏肝条达，路路通、留行子活血通利关窍以排精，甘草调和诸药，共奏疏肝壮胆，健脾益气，活血通窍之功。

提示：本案射精不能是男性性功能障碍症之一，也是导致不育症最常见原因。其病多指性交不能达到性欲高潮而不能射精。多由精神因素，性知识缺乏及性生活方法不当引起，并且与社会因素（性知识教育）和环境条件（住房拥挤）有关的功能性原因。治疗方法西医常用激素如睾丸酮，绒毛膜促性腺激素（HCG）、士的宁、左旋多巴，中医治疗以辨证从温肾壮阳，滋阴补肾，补益心脾，疏肝理气，清热化湿等着手。

14. 前列腺炎（不育症）病案

万某　男　29岁　1982 - 03 - 09日初诊。

尿频涩痛，会阴坠胀3年。

初诊：结婚3年未育（配偶健康），患者年少时有手淫史。近3年来，时常出现尿频、涩痛，排尿未有时出现白色或浑浊分泌物滴出，会阴及腰骶部隐痛，睾丸坠胀疼痛，伴头晕、精神抑郁等症，经某医院泌尿外科诊为慢性前列腺炎。

检查：前列腺液：脓细胞（＋），卵磷脂小体（＋＋）。精液：呈灰白色，粘稠度（＋＋），量约2ml，精子活力尚可，形态正常，计数0.56亿/ml。舌质红赤，苔薄微黄，脉弦滑。

诊断：中医：淋证（气淋），西医：前列腺炎。

辨证：湿热下注。

治法：清利湿热。

处方：生地30g　赤芍15g　茯苓20g　木通10g　竹叶10g　丹皮10g　泽泻10g　丹参20g　甘草4g　黄柏8g　续断15g，25剂，每日1剂，水煎服。

复诊：服药后，诸症消失，精液检查正常，后以六味地黄丸早、晚各服1丸，1月后其妻即孕。（张鲁余，导赤散加味治疗男性不育症，浙江中医杂志，12：532；1988）

评鉴：本例前列腺炎，祖国医学属"淋""浊""遗精""早泄""白淫"等范畴。据"尿频、涩痛，排尿未有时出现白色或浑浊分泌物滴出，会阴及腰骶部隐痛，睾丸坠胀疼痛"及检查舌、脉等象。证属湿热下注，关窍瘀滞。此乃由湿热蕴结下焦，损伤尿道与肾。湿热郁蒸日久，气机不利，气血瘀滞窍道所致。采用清热利湿，活血通络之法，方拟导赤散加味，方中生地清热凉血，入肾养阴护液，配赤芍、丹参、丹皮活血祛瘀，木通、黄柏、竹叶利水痛经，下清腺道，甘草稍直达腺体与茎中而止痛。茯苓、泽泻渗湿利尿而泄热，续断补益肝肾，活络止痛，配黄柏以泻肾火。诸药合用，清热利水通经而不伤其阴，诸症除，腺道通，精子行，则生育可恢复矣。

提示： 慢性前列腺炎现代医学认为细菌感染（大肠杆菌、葡萄球菌、链球菌、变形杆菌等），发病因素常与嗜酒，骑自行车致瘀血内阻，或手淫，房室不节致下元虚惫，湿热入肾，下注膀胱，气化无权所致。

临床以实证多见，气血瘀滞，湿热阻遏贯穿病程之始末，即使虚证也兼有下焦湿热瘀阻。故治疗以清利湿热，理气化瘀为主，兼以补肾为大法。

15. 神经官能症（奔豚气）病案

案1：隋某　男　23岁　1984 – 08 – 10日初诊。

阵发性脐下冷气上冲逆至胸中1周。

初诊：患者1周前因扁桃体炎化脓输液治疗，当时出现过热源反应，经治疗好转。1周后，忽觉脐下悸动，不能自持，有一股冷气从少腹向上冲逆至胸中，日发10余次，过后心悸胸闷，腹肌上下起伏如波浪状，每日痛苦不堪，经多方寻药求治，未见有效。

检查：面色㿠白，表情痛苦，精神紧张，舌质淡嫩，苔白而润，脉弦，两尺无力。

诊断：中医：奔豚气。西医：神经官能症。

辨证：心肾阳虚，寒水上逆。

治法：温阳散寒。

处方：桂枝 15g　　白芍 10g　　沉香 10g　　榔片 10g　　茯苓

10g　炙草 15g　生姜 2.5g，2 剂，水煎至 300ml，温服 100ml，日 3 次。

复诊：服药后，发作次数减少，2～3 次/日，其势减缓，原方加大枣 10 枚（劈），桂枝加至 20g，2 剂煎服。

三诊：偶感脐下气上冲，小便清长，此乃阴冷之气虽降，肾间水寒未化，遂改服金匮肾气汤 3 剂调理而愈。随访六月未发。（刘永铭，奔豚治验，黑龙江中医药，3：46；1987）

评鉴：本例奔豚气，西医学多属"神经官能症"范畴。据"脐下悸动，不能自持，有一股冷气从少腹向上冲逆至胸中""心悸胸闷，腹肌上下起伏"。及舌、脉等象，证属心肾阳虚，寒水上逆。此乃由阳虚之体，下焦寒水偏盛，寒水无制，水饮内动，有时寒水之气挟冲脉之气上逆所致。采用温阳行水，理气降逆之法。方拟桂枝加桂汤加味，方中重用桂枝温阳化饮，平冲降逆，大枣、甘草培土制水，使寒水不能上凌，茯苓利水宁心，白芍配甘草和中缓急，生姜辛温，发散开胃，沉香、槟片温阳行水，直折冲逆之势，共奏和血温通降逆之功。

三诊冲逆之势得缓，而下焦水寒未能尽化，改服金匮肾气汤以温补肾阳，化气行水而收功。

提示：奔豚气是自觉气从少腹上冲胸咽为主症的一种发作性慢性疾患。本案病因乃由素体下焦虚寒，寒水之气循经上冲所致。其治疗以温阳降逆为主要方法，采用桂枝加桂汤化裁，药证合拍，故得以痊愈。必要时本方可加肉桂、沉香、五味子、代赭石、旋复花之类温阳降逆，亦可用茯苓桂枝甘草大枣汤。

案 2：张某　女　37 岁　1982 - 10 - 03 日初诊。

发作性气从少腹上冲咽喉 3 个月，加重 5 天。

初诊：患者平素性情易于激动，烦躁易怒，3 个月前因小事与家人争吵后，自怒胁肋胀闷，嗳气，烦渴，自觉有一股气从少腹上冲咽喉，心中懊恼，悸惊不宁，面红潮热，视物模糊。待一会儿气返下行后，诸症渐渐消失。近 5 天来，发病频繁，恶闻人言，腹胀纳少，大便不畅，曾求医服药，未见好转。

检查：舌质红苔薄黄，脉弦滑。

诊断：中医：奔豚气；西医：喉神经官能症。

辨证：肝气郁结化热。

治法：清肝泻热，理气和胃。

处方：黑山栀 12g　天花粉 12g　石斛 12g　丹皮 9g　赤芍 9g　白芍 9g　淡子芩 9g　制半夏 9g　炙甘草 9g　桑白皮 20g　煅石决明 20g　小麦 30g　全瓜蒌 15g　红枣 5 枚，7 剂，水煎服。

复诊：服药后诸症好转，大便仍不畅，原方加制军 9g，继服 7 剂，奔豚气未见再发。（陈君，吴颂康治奔豚气经验，浙江中医杂志，12：530 页；1988）

评鉴：据"胁肋胀闷，嗳气，烦渴""气从少腹上冲咽喉，心中懊侬，悸惊不宁"及舌、脉等象，证属气郁化火。此乃由情志不畅，肝气郁结，日久化热，气逆循经上冲至咽所致。采用清肝泻火，平降逆气之法，方拟栀子清肝汤合甘麦大枣汤化裁，方中栀子、丹皮、黄芩泻三焦之火，导热下行，天花粉、石斛清胸胃之烦热，滋生阴液，配赤芍入血分，消瘀血而散结热，瓜蒌、半夏清热化痰，降逆下气，宽中散结，润肠通便，白芍、石决明平肝泄热止痛，桑白皮泻壅塞之肺气，小麦补益心气，炙甘草甘润缓急，大枣益脾养血以安心神。诸药共奏平肝清热降逆，和胃养心安神之功。

提示：《金匮要略》云："奔豚病，从少腹起，上冲咽喉，发作欲死，复还止，皆从惊恐得之。"可见本病发生与肝、肾二脏有关。故此病治疗，肝气上逆可用奔豚汤，肾阳虚寒气上冲者则以苓桂草枣汤。然肝发奔豚又有肝气郁结与气郁化火两种证型，后者治疗用栀子清肝汤为主，同时对各证型治疗，皆可配加甘麦大枣汤以甘润缓急。

案3：董某　男　42岁　1972 - 04 - 15日诊。

发作性少腹绞痛，有一股气从少腹上冲逆至心胸半年。

初诊：患者半年前患少腹病，重时绞痛如拳头大，有一股气从少腹上冲逆至心胸，难以忍受，胸闷胁胀，恶心欲吐，精神紧张，有欲死之恐惧感，经当地医师治疗无效，5月份又送县某医院，疑为尿路结石。8月份复转某市医院，经检查，专家会诊，仍无法确诊，外科认为"腹痛原因以肠痉挛或其他肠道疾患可能性大"，内科认为"肠系膜淋巴结核"，施用链霉素、雷米封等抗结核药治疗，仍然无效，今求中医诊治。

检查：舌质淡红，舌苔薄白，中心微黄，脉沉实。

诊断：中医：奔豚气；西医：神经官能症。

辨证：肝肾气逆。

治法：平肝降逆，理气和胃。

处方：当归10g　川芎5g　甘草6g　黄芩10g　粉葛15g　白芍10g　生姜6g　法夏10g　李根白皮12g，5剂，水煎服。

复诊：服上药后，为了巩固疗效，再拟原方加吴茱萸3g（以制黄芩之苦寒）党参12g，黄芪12g（以补久病气虚）4剂。随后不再发作，追访六载，健壮如常人。（黄又歧，奔豚气治验，湖南中医学院学报1：55，1981）

评鉴：据"少腹痛，重时绞痛，如拳头大，有一股气从少腹上冲逆至心胸"。"胸闷胁胀，恶心欲吐，精神紧张"及舌、脉等象。证属肝肾气逆，郁久化热，此乃肝之经脉，抵少腹，挟胃络胆，上膈布胁，循咽喉后；肾之经脉，上贯肝膈入肺中，循咽喉，忧思惊恐，损伤肝肾之气，气郁日久，可循经横逆上冲所致。采用清肝泻热，理气和胃之法，方拟奔豚汤化裁，方中当归、川芎调肝养血；甘草、芍药缓急止痛，黄芩、葛根清热平肝；生姜、半夏和胃降逆；李根白皮大寒，清肝泻热，止烦下气。《本草别录》认为："大寒无毒，治消渴，止心烦逆，奔豚气"。诸药合用，逆气平降，肝气条达，故病可去。

提示：《难经·五十六难》曰："肾之积曰奔豚，发于少腹，上至心下，若豚状，或上或下无时"。《金匮要略·奔豚气病》撰篇论述，症状类同，病因病理不同，故治法方药亦不同。

本案中不显或无"寒热往来"可去黄芩、李根白皮之品，加代赭石、旋复花降逆下气之药，或改用桑白皮、香橼皮代替之。

第七节　气血津液病证

1. 忧郁症（郁证）病案

高某　男　14 岁　1980 – 05 – 08 日诊。

胸中窒闷，肢麻抽搐 1 个月。

初诊：1 个月前因淘气被家长打后，抑郁不欢，自感胸闷憋气，重视气喘，张口抬肩，其父误为孩子不服，又进行殴打，此时即感胸闷欲厥，手足发麻，继而抽搐，昏不知人，视物模糊，行走不便，家人送往医院，西医以"癫痫"治疗 1 月无效，求中医来诊。

检查：两目色赤，舌质淡红，苔白微黄，脉沉细稍弦数。

诊断：中医：郁证；西医：忧郁症。

辨证：肝气犯肺，气机不畅，郁结胸中。

治法：和肝理气，肃肺宽胸。

处方：郁金 10g　合欢皮 10g　桔梗 10g　荷梗 10g　生杷叶 24g　丝瓜络 10g　炒莱菔子 10g，6 剂，水煎服。

复诊：上药服 1 剂后，矢气甚多，味臭秽，胸闷减轻，服 2 剂症又减，3 剂后病未再发，患儿面有笑容，状如常态，此病已解矣，嘱余 3 剂，隔日服 1 剂。6 剂尽，胸中已畅，病未见发，按上方又服 3 剂告愈。（吉良晨，气郁结胸，新中医，8：14；1981）。

评鉴：本例郁证，西医学属忧郁症范畴，据"胸闷欲厥，手足发麻……抽搐、昏不知人，视物模糊"。及检查舌、脉等象。证属肝气郁结，惑乱心神。此乃由情志不畅，肝郁乘脾，脾失健运，气滞津停，凝聚成痰，气滞痰郁交阻于胸膈之上，气血逆乱，惑乱心神所致。采用疏肝解郁，清心安神之法。方中郁金、合欢皮行气解郁，清心安神，桔梗宣肺理膈，荷梗宽胸通气，杷叶、莱菔子和胃降逆，丝瓜络通行经络，诸药合用，共达疏肝解郁，清心安神，宽胸通络之功。

提示：郁证是由情志所伤，气分郁结所致，初起多属实证，治疗以疏通气机为要，兼有痰、湿、火、食、血的不同，分别配合化痰、祛湿、清火、消食、活血、温阳、补虚等法治之，日久导致气血阴阳亏虚，出现虚证，如心神失养、脾失健运、肝阴不足等，应施以补益之法，本案亦可采用柴胡疏肝散改汤加减，病症日久，肝脾损耗，心神惑乱，可选用逍遥散、甘麦大枣汤化裁。

2. 癔病（郁证）病案

王某　女　30 岁　1972 - 07 - 03 日诊。

阵发性多疑心惊、叫骂哭笑 8 天。

初诊：患者 8 天前因情志怫郁，渐渐不思饮食，昼夜不眠，恐惧多疑，心烦发惊，喃喃自语，或哭或笑，高歌不停，忽又叫骂，或忽起外出，似有所失，家人急随同来院，告知发病后 3 日曾在本市精神病院诊为癔病，屡服镇静等西药未效，今转本院中医科求治。

检查：表情呆滞，精神恍惚，舌质淡，苔薄白，脉弦细。

诊断：中医：郁证（脏躁）。西医：癔病。

辨证：忧郁伤神。

治法：养心安神。

处方：（1）当即针刺双侧安静穴，留针20分钟，起针后即不言语。（2）香蜜膏：麻油、冰糖、核桃、鲜牛奶各120g，大茴香12g，小茴香12g。先将芝麻、核桃、大茴、小茴研细末，然后加入麻油、冰糖、蜂蜜、鲜奶置于文火上，炖约2小时成膏，冷后收藏，每服核桃大1团，每日3次（无禁忌），服1料后，不再叫骂，神情安定，唯思睡不醒，再服1料而愈。迄今未见复发。（郭绍汾，"香蜜膏"治疗癔病，新中医，10：6；1981）。

评鉴：本例癔病，祖国医学属"郁证""脏躁"等范畴。据"昼夜不眠，恐惧多疑，心烦发惊，喃喃自语，或哭或笑，高歌不停，忽又叫骂"及检查舌、脉等象。证属心神惑乱。此乃由忧郁不解，肝脾气结，心气耗伤，营血暗亏，心神失养，脏腑失和，躁乱迷惑所致。治拟清心润肺，除烦安神。以香蜜膏治之，膏中麻油凉血解毒，清理三焦，芝麻润养五脏，添补精髓，安神定惊，冰糖平肝助脾，清热润肺；蜂蜜除烦和中，清热解毒，润燥安脏；核桃补气养血，鲜牛乳和阴阳，调七情，补虚劳；大、小茴香疏肝理气，和胃进食，诸药合用，共起润脏安神定志，疏肝理气之功。

提示：本病预后良好，情志因素消除可以治愈；若难以解除者，病情可出现反复，其症由实转虚，久郁化火，扰乱心神，蒙蔽心窍，可导致癫狂。

本案之病与《金匮要略》中论述"脏躁"类同，如热象明显，可去大、小茴香，配加大枣、百合、合欢花、茯神、白芍、柏子仁、知母等，以增强健脾补血，养心安神，清热除烦之功。

3. 排尿性晕厥（厥证）病案

周某　男　31 岁　1986 - 07 - 04 日初诊。

反复排尿后突然昏倒 8 年。

初诊：患者平素体弱畏冷，手足欠温。近 8 年来，经常在排尿结束时，突然出现心中烦乱，头晕汗出，目视模糊，昏倒在地，不省人事，随即又清醒过来，一如常人。曾先后多次跌破口唇、耳朵及面部等处，小便清长，大便溏泻，每日一次。

检查：面色㿠白，表情淡漠，舌淡苔白，脉沉细无力。

诊断：中医：厥证；西医：排尿性昏厥。

辨证：气虚阳弱。

治法：补气温阳。

处方：红参 6g（另煎兑服）　炙黄芪 30g　制附片 12g（先煎）　炒白术 15g　干姜 10g　肉桂 10g　升麻 10g　巴戟天 10g　肉苁蓉 10g　补骨脂 10g　淮山药 20g　炙甘草 6g，5 剂，水煎服。

复诊（1986 - 07 - 10 日）：服药期间未曾发作，原方继服 10 剂。

三诊（1986 - 07 - 25 日）：晕厥至今未见发作，改为间隔 3 日服 1 剂，连续服 2 个月后停药观察至今未发。（丁学成，排尿晕厥症治验，北京中医，6：49；1988）。

评鉴：本例排尿性晕厥，祖国医学属"厥证"范畴。据"体弱畏冷，手足欠温""排尿结束时……心中烦乱，头晕汗出，目视模糊，昏倒在地""小便清长，大便溏泻"，及舌、脉等象，证属阳虚气陷。此乃由元气素虚，排尿之际，一时气机不相顺接，气陷于下，阳虚失固，脑髓失养所致，采用益气升提，回阳固脱之法，方以补中益气汤合人参四逆汤化裁，方中黄芪、人参、白术、炙甘草健脾益气，升麻升举下陷阳气，干姜、肉桂、附子温阳，巴戟天、肉苁蓉、补骨脂、山药补肾壮阳，温脾摄精，共奏温阳益气固脱，补肾温脾升提之功。

提示：厥证是以突然昏倒，不省人事，或伴有四肢厥冷为主的一种病证，发病后一般在短时间内即可苏醒，醒后无偏瘫、失语和口眼歪斜等后遗症。重者昏厥时间较长，甚至一厥不复而死亡。

本案属气厥之虚证，症见气息微弱，张口自汗，肤冷肢凉，脉沉细微，治以扶正为要，可针刺人中，艾灸神阙、百会等穴，或用生脉液静脉注射，或急用独参汤、参附汤等灌服，以益气固脱，复苏后，辨证论治以治其本。

4. 慢性肾小球肾炎（水肿）病案

案1：王某　男　23岁　1975－11－19日诊。

面浮身肿，腰痛肢冷半年。

初诊：半年前因外感风寒，出现尿少，小便每日约200ml，面浮身肿，腰以下尤甚，背脊冷痛，四肢不温，不思饮食，时见恶心，呕吐清水，伴见喘促胸闷，经当地医院诊断为"急性肾小球肾炎"，服用中药合并抗菌素及激素治疗，病情反复，查尿蛋白持续在（＋＋＋）至（＋＋＋＋）之间未能消除。

检查：面色少华，精神萎靡，结膜苍白，全身浮肿，按之没指，BP150/100mmHg，舌淡，苔白，脉沉细无力，尿常规：蛋白（＋＋＋），红细胞（＋＋＋），白细胞（＋），颗粒管型（2~3个）。

诊断：中医：水肿（阴水）。西医：慢性肾小球肾炎。

辨证：肾阳衰微，水气不化。

治法：温阳利水。

处方：白芍30g　白术30g　茯苓30g　炮附片30g　生姜30g　桂枝15g　干姜15g　腹皮30g　半夏15g　葫芦30g，水煎服，每日1剂。

复诊：服药后呕吐减轻，肢冷转温，小便通利，服10剂后全身浮肿消退，30剂后检查尿蛋白（－），尿量每日2000ml以上，BP120/80mmHg，继而出现口渴、脉大等热象，酌加清热药物而临床治愈，随访2年未见复发。（唐祖宣，真武汤临床运用探讨，新中医，5：33；1980）。

评鉴：本例慢性肾小球肾炎水肿，祖国医学属"水肿""肾水""阴水"等范畴。据"尿少，小便每日约200ml，面浮身肿，腰以下尤甚，背脊冷痛，四肢不温，不思饮食"及检查舌、脉等象，证属肾阳虚衰。此乃由肾阳虚损，命门火衰，形体失去温养，阳不化气，水湿潴留，脾不制水，膀胱气化不利，水湿泛滥所致。采用温肾助阳，化气行水之法，方拟真武汤化裁，方中附子、桂枝温肾壮阳，以助气化为主药，配以白芍入阴破结，敛阴和阳，辅以生姜温散水气；白术、茯苓健脾渗湿利水，腹皮、葫芦行气利水消肿，干姜温运脾阳，半夏和胃降逆止呕，诸药合用，共奏温肾扶脾利水消肿之功。

提示：附子辛热有毒，一般用量3~12克，本方则用30克，且持续服至30剂，已出现"脉大口渴等热象"。虽本文告诫"大剂量运用时应嘱其先煎以减其毒（乌头碱水解），分次频服……无中毒之虞了"。但附子辛热燥烈之性未变，久用则耗津伤液，以变他证，当以中病，阳衰得复即止，不宜再服，恐致阴虚内热，大非所宜。

另外，本案方中半夏与附子配伍，大量久服，实属不当，十八反中已有明示，本案用之，虽无大碍，总非适宜，临证总须谨慎，读者思之。

案2：岳某　男　30岁　1979－05－10初诊。

恶寒头痛引起颜面及下肢浮肿3天。

初诊：10天外出打工，居住潮湿之处，加以过劳，不慎外感，出现恶寒、头痛、咳嗽、胸痛、大便稀，每日 2～3 次，3 天后，颜面及下肢浮肿，唇中水肿，口角起疱疹，溲赤量少而短，伴双膝关节疼痛，急到当地医院诊治，诊断为急性肾炎。

检查：舌苔薄白，脉沉滑。尿常规：尿蛋白（＋＋），肉眼血尿，红细胞满视野，颗粒管型（0～1 个）。

诊断：中医：水肿（阳水）。西医：急性肾小球肾炎。

辨证：风水泛滥。

治法：宣通肺气，发汗利水。

处方：炙麻黄 4g　杏仁 6g　防己 6g　生石膏 9g　官桂 3g　白术 9g　大腹皮 9g　车前子 9g　贝母 9g，6 剂，水煎服。

复诊：服药 1 剂浮肿开始减轻，6 剂后颜面及下肢浮肿尽消，后改用培补脾肾之法治之，尿检查正常。（付哲，谈谈湿邪致病的特点和治疗，眉县老中医经验选，5 页；1979，陕西省眉县卫生局）。

评鉴：据"恶寒、头痛、咳嗽、胸痛""颜面及下肢浮肿，唇中水肿，口角起疱疹，溲赤量少而短。"证属风水泛滥（阳水），此乃由风邪外袭，肺失宣降，不能通调水道，下输膀胱，风遏水阻，泛滥肌肤而发。采用疏风宣肺行水之法，方拟越婢加术汤化裁。方中炙麻黄疏风宣肺止咳，解表通利水道，石膏清里泄热，白术利水渗湿，杏仁、川贝母止咳降气散结，大腹皮、车前子、防己、官桂通阳化气，利水消肿，诸药共奏疏风宣肺止咳，清热渗湿利水之功。

提示：本案是以发汗的方法宣通肺气，调整皮肤腠理开阖机能以达到利湿消肿的目的。常用越婢汤化裁，若肿甚，酌加茯苓皮 15g，泽泻 15g 以利小便；风热偏盛，咽喉肿痛，加银花 30g，连翘 15g，桔梗 5g 以清热解毒利咽，兼尿黄量少加鲜茅根 30～60g 以清热利水。风寒偏盛，去石膏，加桂枝 5g，苏叶 5g，防风 10g 以助麻黄辛温解表。汗出恶风，一身悉肿，卫阳已虚者，可用防己黄芪汤加减。

5. 肺包裹性积液（悬饮）病案

庞某　男　36岁　1978 - 07 - 24日初诊。

发热胸痛，咳嗽气急9天。

初诊：患者于9天前开始发热恶寒，胸痛咳嗽，气急息促，痰咯难出，头晕食少，大便秘结，小便黄赤，当地医院从"流感"诊治，注射青霉素及服中药未效，来我院求治。

检查：T38.9℃，X线胸透：右肺包裹性积液，舌质红，苔黄垢，脉滑数。

诊断：中医：湿温、痰饮（悬饮）。西医：右肺包裹性积液。

辨证：湿温犯肺，痰热结胸。

治法：芳香化浊，清热祛湿，开胸豁痰。

处方：黄芩10g　法半夏10g　瓜蒌仁10g　杏仁10g　苇茎15g　苡仁15g　鱼腥草15g　冬瓜仁30g，2剂，水煎服。

复诊（1978 - 07 - 26日）：药后热退，精神好转，但仍胸痛，可食稀粥，药已中病，原方继服2剂。

三诊（1978 - 07 - 28日）：仍有胸痛咳嗽。调方：黄芩10g　法夏10g　瓜蒌仁10g　海浮石10g　桑白皮15g　葶苈子3g　大枣6枚，8剂，水煎服。

四诊（1978 - 08 - 04日）：胸透复查，肺中积液吸收好转，乃以千金苇茎汤合麦门冬汤加减，调理善后，随访至今，未见复发。（劳天远，痰热结胸，新中医，6：21；1981）。

评鉴：本例肺包裹性积液，祖国医学属"痰饮""悬饮"范畴。据"胸痛咳嗽、气急息促、痰咯难出、头晕食少、大便秘结"及检查舌、脉等象，证属饮邪停胸，痰热互结。此乃由感受湿温之邪，损伤肺脾，水液失运，停留胸内，气机不利，化热积饮，上迫于肺所致。采用泻肺逐饮，开胸化痰之法。方拟小陷胸汤合《千金》苇茎汤化裁。方中黄芩清泻肺热，瓜蒌、半夏宽胸化痰开结，杏仁宣肺降气止咳，苇茎清解肺热，苡仁、冬瓜仁化浊行瘀散结，鱼腥草清热解毒逐饮，酌加海浮石、桑白皮、葶苈子以泻肺逐饮。下气行水消肿，诸药合用，共奏宣肺止咳，解毒逐饮之功。

提示：悬饮是体内水液运化输布失常水饮流于胸胁，引起发热、胸胁疼痛、咳嗽、气急，甚则呼吸困难为主的病证。本案治疗，药证合拍，效果明显。亦可用椒目瓜蒌汤以泻肺行水利气之剂，对积饮量大，正气不足，体弱者最为合适。若胸闷加薤白4g，枳壳6g以宽胸顺气降逆，积饮多加泽泻15g，车前子15g以导水下行，通利小便，体虚加桂枝3g，白术10g以助阳化气，健脾化饮。

6. 糖尿病（消渴）病案

案1：王某　男　49岁　1986-01-17日诊。

多饮、尿频、易饥、消瘦3个月。

初诊：近3个月来，饮水无度，小便频数量多，夜间尤甚，每夜尿量约8000ml，进食超过正常时3倍，饭后不久又感饥饿，体重由130斤降至97斤，周身疲乏无力，明显消瘦，大便干燥难解。

检查：舌红少津，舌苔薄白，右脉弦紧，左脉弦细。空腹血糖179mg%，尿糖（＋＋＋＋）。

诊断：中医：消渴。西医：糖尿病。

辨证：气阴两伤，肺胃虚亏。

治法：滋养五脏之元阴。

处方：党参15g　丹参30g　玄参10g　玉竹参12g　沙参10g　乌梅15~20g　何首乌10g　麦冬10g　花粉10g　桔梗

10g 甘草6g，10剂，间日1剂，每剂煎3次，分3次服。

复诊（1986－02－07日）：服药20余天后，饮水、进食、尿量如常，体重增加6斤，化验尿糖（＋），血糖115mg%。

三诊（1986－04－03日）：上药间日1剂未中断，检查血糖、尿糖正常，身体无不适感，共服药33剂告愈。为巩固疗效，继服胰脾丸1料，即生胰脾（猪胰）240g，青海盐30g，五参梅子汤3剂药量，共为细末，捣如泥，为丸，如小豆粒，晒干，每服10粒，日3次口服。随访至今未复发。（王文翰，五参梅子汤治消渴，山西中医，4：18；1988）。

评鉴：本例糖尿病，祖国医学属"消渴""膈消""肺消""消中"等范畴。据"小便频数量多""进食超过正常时3倍""周身疲乏无力……消瘦"及检查舌、脉等象，证属气阴不足，肺胃两虚。此乃由病久燥热渐减，肺、胃、肾之阴津亏虚，"三多"之症虽存，而内热渐轻，阴伤及气，脾失健运，精血俱耗所致。采用益气养阴，润燥生津，自拟五参梅子汤加味，方中党参补中益气，养血生津，配丹参以活血活瘀、沙参、玄参、麦冬、天花粉养胃生津，滋阴增液，配玉竹、乌梅生津止渴、且乌梅敛肺养阴，固下缩尿；何首乌补肝肾，益精血，强筋骨。配桔梗开提肺气，宣降气机；甘草补脾润肺，调和诸药。青盐引药入肾走血，且能润下，生胰脾（低温干燥，与药同研为末）为血肉有情之品，补脾降糖，诸药合用，共起益气养阴，生津止渴，活血降糖，补养五脏之功。

提示：消渴是以多饮、多食、多尿、形体消瘦乏力，或尿有甜味为特征的病证。与肺、胃（脾）、肾有关。本案辨证确切，方药得当，疗效显著。临证时亦可应用玉液汤合生脉散治疗，多饮加北沙参20g生津止渴，多食加生石膏30g，石斛10g清胃滋阴，多尿加山茱萸10g，枸杞子10g滋阴敛精；气虚加白术10g，茯苓10g健脾益气。大便不实加莲子肉10g，芡实10g，薏苡仁

15g 健脾固涩。

案2：余某　男　48岁　1986-12-06日初诊。

尿频量多，头晕失眠1年。

初诊：患糖尿病1年之久，尿糖保持（+~++），口渴欲饮，尿频量多，头晕耳鸣，少寐多梦，腰膝酸软，神疲乏力，形体消瘦，大便秘结，2~3天/次，平时情志易于激动。

检查：舌质红，苔薄黄，脉细弦数。

诊断：中医：消渴。西医：糖尿病。

辨证：胃热津耗，肾阴不足。

治法：清热泻火，养阴生津。

处方：黄连5g　五味子5g　生地15g　麦冬15g　天花粉15g　阿胶10g　丹皮10g　知母10g，10剂，水煎服。

复诊：服药后，口渴、尿频大减，大便通畅，精神转佳，舌红苔微黄，脉细弦。原方加北沙参15g，制首乌15g，继服20剂后，小便化验：尿糖（-），为巩固疗效。继用上方增减，调治2月，尿检3次均正常。（岳泽民，连梅汤临床运用举隅，浙江中医杂志，9：417；1987）。

评鉴：据"口渴欲饮，尿频量多，头晕耳鸣，少寐多梦，腰膝酸软……大便秘结"及检查舌、脉等象。证属胃热津亏、心肾不交。此乃由消渴日久，肺胃燥热，损伤津液，累及于肾，真阴亏耗，肾失固摄，水不上济，心阳偏旺，虚火内炽所致。采用清热养胃，交通心肾之法，方以连梅汤化裁，方中黄连清胃泻火，生地滋养肾阴，清热生津，麦冬、阿胶、五味子滋阴生津，养心安神，天花粉、丹皮、知母清热泻火、生津止渴，配加沙参、制首乌养胃生津，补肾益精，诸药合用，共奏滋阴补肾，养心安神，和胃生津之功。

提示：连梅汤出自吴鞠通《温病条辨》一书，由黄连、乌梅、麦冬、生地、阿胶组成，此方为温病"暑邪深入少阴消渴"

"心热烦躁神迷"之症而设，具有清心泻火，滋肾养阴之功。运用本方化裁，治疗此案心肾阴亏，心火上亢，胃热津耗之消渴病，药证合拍，故获良效。

7. 胃肠功能紊乱（痞块）病案

汪某　女　47岁　1984－09－20日初诊。

脘腹胀闷有痞块3月余。

初诊：3个月前餐后与人发生口角后，经常感到腹胀脘痛不适，按之腹内似有痞块状物，大如鹅卵，嗳嗳后即消失，时而又作，肠间雷鸣，又常似块状物转动，大便时坚，饮食少进，又常呕泛腹胀。

检查：精神痛苦，形体消瘦，苔微黄，脉弦急。X线钡餐透视诊断为胃肠功能紊乱。

诊断：中医：积聚（痞块）；西医：胃肠功能紊乱。

辨证：食滞气阻。

治法：行气导滞，散结消痞。

处方：姜半夏9g　黄芩9g　厚朴9g　党参9g　黄连3g干姜6g　炙甘草6g，7剂，水煎服。

复诊（1984－10－05日）：服药后脘腹胀痛渐瘥，神情舒畅，平素每餐食半碗稀粥，现渐增每餐1碗软米饭，大便日下，呕泛已解，心下痞块已无，苔薄，脉微弦，上方去黄芩，加白术6g，茯苓12g，砂仁3g，红枣7枚，7剂。服药后，胀满消，饮食增，精神爽，形体渐复矣。（何任，症瘕尽而营卫昌，浙江中医杂志，9：412；1987）。

评鉴：本例胃肠功能紊乱，祖国医学可概括"积聚""痞块""痃癖""肠覃"等范畴内。据"腹胀脘痛不适，按之腹内似有痞块状物……嗳嗳后即消失""大便时坚，饮食少进……呕泛"及检查舌、脉等象，证属食滞气阻，胃肠失和。此乃由情志不调，肝脾失和，食滞胃肠，停积日久，湿痰内生，气机不畅，聚气不散所致，采用和胃降逆，开结除痞之法，方拟半夏泻心汤化裁，方中黄芩、黄连苦寒降泄，清解胃肠，干姜、半夏温胃开结，燥湿祛痰。党参、白术、茯苓、砂仁、厚朴、红枣、甘草健脾益气，温胃消滞，诸药合用，共奏温胃和肠，祛痰除痞，开结降逆之功。

提示：本案痞块，属聚证范畴，腹内无实质性积块，腹中胀气时聚时散，时作时止，发作时病变部位有气聚胀痛征象，缓解时气散则胀痛消失，无任何痞块，痛无定处，病程较短，多属气分。如肝脾气结，可用木香顺气散化裁，行气散结消痞；食滞痰阻者，可用六磨汤，导滞通便，散结消痞。

8. 脾机能亢进（癥积）病案

夏某　女　26岁　1974 - 04 - 13日初诊。

持续低热、脾大、鼻衄5个月。

初诊：去岁作输卵管结扎术，5个月来出现齿痛、牙龈溢血、鼻衄，持续低热，经省某大医院骨髓穿刺，诊为脾机能亢进，病因不明。以往曾患过疟疾。

检查：T37.5℃，面色苍白，形体消瘦，舌脉无特殊。肝肋下3公分，质中，脾大平脐，肝功能（-），直肠镜检未见吸血虫卵。血常规：血色素8克%；白细胞2400/mm^3，中性76%，嗜酸3%，淋巴21%；血小板3.8万/mm^3。

诊断：中医：胁下癥积；西医：脾机能亢进。

辨证：血瘀气聚。

治法：活血化瘀，软坚破结。

处方：炙山甲30g　炙鳖甲30g　红花25g　丹参25g　三棱10g　莪术10g　黄芪25g　陈皮25g，共为细粉，每次7g，日服2次。

复诊（1974 - 04 - 21 日）：服药 1 周，鼻、齿流血得止，精神转佳，嘱原方药粉继服半月。

三诊（1974 - 05 - 10 日）：脾缩减半，嘱停药 1 周，然后按原方再服半月。肝脾缩小，脾已不能触及，全血细胞恢复正常范围，身体康复，已能参加劳动。（陈加东，治疗"脾亢"两例的报告，新中医，5：46；1981）。

评鉴：本例脾机能亢进症，祖国医学属"癥积""积证""痞块"范畴。据"齿痛、牙龈溢血、鼻衄，持续低热""肝肋下 3 公分，质中，脾大平脐"等征象，证属血瘀气结。此乃由手术或疟疾等因，气血运行受阻，气结不行，血瘀日甚，络脉痹塞，积块增大，血溢脉外，化源日少，肌肤失养所致。采用理气活血，消积攻瘀之法。方拟莪术丸合穿甲散化裁，方中山甲、鳖甲软坚散结，滋阴退热，红花、丹参活血凉血，三棱、莪术化瘀软坚消肿，黄芪、陈皮健脾和胃理气，诸药合用，共奏软坚攻积，散结消肿之功。

提示：本案积证，积是有形，积块明显，固定不移，在腹部可扪及大小不同的实质性肿块，痛有定处，病程较长，多属血分，病情较重，初期积块软小者，可采用四逆散合三棱汤，以理气活血，通络消积，中期积块较硬，可用膈下逐瘀汤合四君子汤，以祛瘀软坚，益气健脾；晚期积块坚硬，可用人参养营汤合化积丸，以大补气血，化瘀软坚。

9. 坏疽型胆囊炎、胆囊周围炎、肝膈脓肿术后（虚痨）病案

申某　男　50 岁　1977 - 05 - 13 日诊。

术后咳喘，汗出，便血 14 天。

初诊：患者因"坏疽型胆囊炎合并胆囊周围炎，肝下积脓，右膈下脓疡"行两次剖腹手术后，出现咳嗽气喘，喉中痰鸣，咳痰色白带泡沫，倦怠乏力，汗出如淋，夜间盗汗，衣被浸湿，

实感气短心悸，纳少便黑，此时用中、西药均未控制，邀余会诊。

检查：神倦乏力，舌苔薄白，脉象细数（104 次／分），大便隐血试验阳性。

诊断：中医：虚痨。西医：坏疽型胆囊炎、胆囊周围炎、肝膈脓肿术后。

辨证：阳虚及阴，土不生金，气不摄血。

治法：扶阳毓阴，健脾化痰，补气摄血。

处方：冬虫夏草 15g　　东北人参 9g　　黄芪 18g　　炒山药 15g　炮姜 1.2g　　苍术炭 1.2g　　炒白芍 9g　　五味子 3g　　糯根须 9g　炙甘草 3g　　百合 15g　　川贝粉 3g（冲），1 剂，水煎服。

复诊（1977 - 05 - 15 日）：服药后咳减，平卧无痰鸣声，汗出亦少，脉数。上方去百合、川贝，继服 5 剂。

三诊（1977 - 05 - 20 日）：痰少咳宁，神怡微汗，纳食增加，大便质稀色黄，1 日 2 行，大便隐血试验弱阳性，原方加地榆炭 6g，炒扁豆衣 9g，10 剂，水煎服。

四诊（1977 - 05 - 31 日）：精神渐复，胃纳增进，大便成形，睡眠欠佳，脉细，以养血归脾安神之品调治巩固之。（邹云翔，虚痨，新中医，3：23；1981）

评鉴：本例虚痨是因诸多疾患及手术后引发，据"咳嗽气喘，喉中痰鸣，咳痰色白带泡沫""汗出如淋，夜间盗汗""气短心悸，纳少便黑"及检查舌、脉等象，证属心气不足，肺脾两虚。此乃由大病术后，正气虚亏不复，损伤脏腑，脾虚失运，土不生金，阳虚及阴，气不摄血所致。采用健脾益肺，补气摄血之法。方用薯蓣丸化裁，方中冬虫夏草、人参、黄芪、山药、炙甘草健脾益肺，补肾纳气，白芍养血柔肝，炮姜、苍术炭温中健脾止血，五味子、糯根须敛肺滋肾，养心止汗，百合、川贝润肺止咳，清心安神，共奏健脾益肺，止咳化痰，养心滋肾，补气摄血之功。

提示：患者术后"咳嗽气喘，汗出如淋，大便色黑"，须求治疗，"汗出如淋，日夜皆出"，阳虚及阴，应扶阳育阴，兼养心敛液，故用虫草、参、芪、白芍、五味、炙草补气滋阴，养心敛液。"咳嗽气喘"属脾伤，土不生金，肺气不敛，胃津不足，生痰作咳，须培土生金，用上药补气健脾，温阳敛肺。百合养肺，贝母化痰；"便血"属气不摄血，乃用补中益气之法，配炮姜炭温经摄血。辨证得当，用药合拍而见速效。

10. 成年人前腺脑垂体机能减退症（虚劳）病案

安某　女　28岁　1973－06－04日入院。

畏冷、便溏，毛脱，闭经1年余。

初诊：去岁3月生2胎出血休克，经抢救脱离危险后，时常呕吐，食欲不振，大便溏泄，腰膝酸软，畏寒肢冷，性欲减退，经闭未潮，眉、发、腋毛脱落稀疏，伴倦怠乏力，皮松肉削，曾以"三少""慢性肝炎"治疗无效，今收治入院。

检查：面色苍白，精神萎靡，乳房萎缩，肝肋下2cm，舌淡苔薄白，脉细弱。心电图：窦性心动过缓，心肌受损，心率56次/分。查血：HGB10g，RBC340万/mm^3，WBC4400/mm^3，GRA68%，LYM32%。

诊断：中医虚损（虚劳）；西医：成年人前腺脑垂体机能减退症。

辨证：脾肾阳虚。

治法：温补脾肾。

处方：熟地10g　大云10g　淫羊藿12g　黄芪15g　山药10g　菟丝子10g　故纸10g　附片6g　肉桂3g　党参15g　当归10g　白术10g。随证加减：便溏重时去熟地，加莲子肉，腹胀加陈皮、砂仁，前后服药40剂。经闭另以四物汤加泽兰

10g，牛膝 10g，川断 10g，枸杞子 10g，旱莲草 10g，服药 10 剂，（精血虚亏加鹿角胶 8g），月经按期来潮。

上 2 方交替服用，脾肾阳复，气血得充，毛发生长，精神转佳，身体康复，步履自如出院。（刘琼，成年人前腺脑垂体机能减退症的中医治疗与体会，中西医结合临床资料汇编，武汉市第一医院，8：37；1981）。

评鉴： 本例成年人前腺脑垂体机能减退症，祖国医学属"虚劳"范畴。据"呕吐，食欲不振，大便溏泄""腰膝酸软，畏寒肢冷……经闭未潮，眉、发、腋毛脱落"及检查舌、脉等象，证属脾肾阳虚，胃气失和。此乃由出血昏厥，失于调理，脏腑损伤，肾阳虚衰，火不生土；脾阳虚馁，运化失职，累及于肾，而致脾肾阳虚不复之势，采用温补脾肾，佐调胃气之法。方拟右归丸化裁，方中附片、肉桂、鹿角胶温补肾阳，填精补髓，熟地、山药、菟丝子、枸杞子滋阴益肾，养肝补脾，当归补血养肝，黄芪、白术、党参健脾益气，淫羊藿、大云、故纸温补肾阳，止泻固精，陈皮、砂仁和胃理气，共奏温补脾肾、填精补血，和胃畅中之功。

提示： 虚劳是由脏腑亏损，气血阴阳虚耗所致的多种慢性虚弱性疾病发展严重阶段，范围甚广，涉及到各个脏腑的病证。

本案产后大出血，气随血脱，气虚而致脾肾阳虚，治疗温补脾肾为要，如纳差先用附子理中汤合四君子汤温脾益气，待脾阳复甦，继以右归丸加参、芪等药，若饮食佳，即以温肾益气并用，佐配养阴补血之品，如胎盘、鹿角胶等，则有"气中生精""精中生气"之妙，人体精气渐充，则虚损可除。

11. 亚急性阑尾炎术后低热（内伤发热）病案

王某　女　20 岁　1980 - 11 - 11 日诊。

持续低热、食少、乏力 2 年余。

初诊：1978 年 9 月因转移性右下腹疼痛、发热，查血白细胞增高，在当地医院诊为"亚急性阑尾炎"而行手术治疗，术中顺利，10 天后出院。3 日后出现低热，午后为甚，无汗，胸脘痞闷，纳差呕恶，渴不欲饮，头晕乏力，大便秘结，7～10 日 1 行，经多次检查，均未发现异常，经中西医药治疗，未有显效。

检查：T37.2℃～38℃，面色㿠白，精神疲倦，舌质淡，苔薄干根黄腻，脉弦细无力。

诊断：中医：内伤发热。西医：亚急性阑尾炎术后低热。

辨证：湿热内伏，气津两伤。

治法：益气生津，除湿透邪。

处方：党参 15g　黄芪 15g　麦冬 12g　五味子 6g　葛根 15g　升麻 6g　黄柏 10g　青蒿 10g　白薇 15g　神曲 6g　甘草 3g，每日 1 剂，水煎服。

复诊（1980 - 12 - 23 日）：经服上药月余（据症变化略有加减），饮食稍增，午后 T37.6℃，午后恶寒 1 小时，随后低热至深夜，早晨热退，无汗，此乃热伏阴分，治宜扶正养阴透邪，调方：柴胡 10g　党参 20g　黄芩 10g　青蒿 6g　鳖甲 20g　生地 15g　知母 12g　丹皮 10g　花粉 15g　首乌 12g　炙甘草 6g，10 剂，于午后寒热症出现之前服药。

三诊（1981 - 01 - 10 日）：午后及晚间，T37℃～37.4℃，头晕，胁下隐痛，脉弦细。调方：党参 15g　茯苓 12g　白芍 12g　当归 6g　丹参 12g　郁金 6g　素馨花 6g　地骨皮 12g　白薇 12g　胡连 6g　炙甘草 3g，10 剂。随症加减服药后，不再发热，自觉精神舒畅，观察 10 余日，症无反复，嘱加强锻炼，合理饮食，以巩固疗效。（刘什昌，低热两年余治验，新中医，9：29；1981）。

评鉴：本例长期低热，原因尚不明确，究其病因，起于夏秋之交，正值暑湿当令，术后体弱易感外邪，据"低热，午后为

甚""胸脘痞闷，纳差呕恶，渴不欲饮"。及检查舌、脉等象，
证属湿郁发热。此乃术后感受暑湿之邪，内伤于脾，气血生化不
足，津气失布，湿邪滞留阴分，日久自旺，阻遏气机，胃失和
降，肠道失畅所致。采用利湿健脾，益气生津之法，方拟李东垣
清暑益气汤化裁，益气生津，除湿透邪之法。

二诊属叶天士、王孟英所谓"时邪类疟"之证，夜热早凉，
邪热伏于阴分，此为正气渐复，欲与邪争，取上方与小柴胡汤、
青蒿鳖甲汤兼治，以扶正养阴，透邪外出而祛之。三诊以调养气
血，兼以调畅气机，退尽虚热，以善其后而治愈。

提示：内伤发热的预后，与引起发热的原因、患者的状况密
不可分。本案病情缠绵，术后体虚，兼杂多种证候，复杂多变，
难以速已，因此，需经较长时间的治疗方能取得明显效果，若体
质极度虚亏，则疗效及预后较差。

12. 结核性渗出性胸膜炎（内伤发热）病案

刘某　女　14 岁　1984 - 04 - 03 日诊。

午后发热、头晕、心悸、自汗 5 天。

初诊：患者 1 个月前，因发热、气喘、胸痛，经某医院诊为
结核渗出性胸膜炎，住院治疗月余，发热已平，X 线胸透见：右
胸膜稍显肥厚，胸水完全吸收，双肺未见结核灶。待次日出院。
但于当天下午 5 时许又开始发热，体温 38℃，经注射、服药后
热退；第 2 天下午 4 时许，热又作，高热 39.3℃，连续 5 天如
是，自感头晕心悸，夜寐不安，少气懒言，神疲肢倦，食欲减
退，大便稍结，隔日 1 行。经输液、输血、抗炎等治疗后，发热
仍在 38℃ ~ 39℃。

检查：面色㿠白无华，精神不振，唇舌淡白，苔少，脉细数
无力。

诊断：中医：内伤发热。西医：右侧结核性胸膜炎。

辨证：气血两虚，营卫不和。

治法：大补气血，调和营卫。

处方：红人参6g　黄芪25g　炒白术9g　炒白芍9g　当归9g　茯苓9g　炙甘草3g　川芎5g　桂枝5g　熟地12g　鳖甲12g，3剂，水煎服。

复诊：服药后，发热渐退，诸症好转，原方去鳖甲，移桂枝为肉桂，再进5剂，余症悉除，持十全大补丸出院调理而安。（曾救凡，内伤发热治例，浙江中医杂志，7：300；1988）。

评鉴：本例结核性渗出性胸膜炎愈后发热，祖国医学属内伤发热范畴，据"下午5时……发热""头晕心悸，夜寐不安，少气懒言，神疲肢倦，食欲减退"及检查舌、脉等象。证属气血不足，阴虚阳盛。此乃由病延日久，抽放胸水，气血耗损，阴虚阳盛，水不制火，虚火内炽，循经上炎，津血失润，扰乱心神所致。采用益气养血，滋阴清热之法，方拟十全大补汤化裁，方中四君配黄芪培补脾胃，助生化之功能，四物补血，以滋生化营阴之源，桂枝引阳入阴，合白芍调和营卫，配鳖甲滋阴潜阳，清降制约偏旺之阳，诸药合用，气血资生，阴阳和配，营卫调畅，热退症除。

提示：内伤发热病情较为复杂，首先应据病史、症状、脉象来辨明发热的属虚属实。阴虚发热症见午后或夜间发热，手足心热，或骨蒸潮热，脉细数，此乃阴虚阳盛，水不制火，虚火内炽所致，治法滋阴清热，方拟清骨散；血虚发热症见低热、头晕倦怠、心悸面白、脉细弱等，此乃血虚失养，阴不配阳，阴血亏无以敛阳所致，治法益气养血，以除虚热，方拟归脾汤；气血发热症见劳累后发热，头晕乏力，气短懒言，自汗，脉细弱，此乃脾胃气衰，中气不足，气虚阳浮所致，治法益气健脾，甘温除热，方拟补中益气汤。

本案之症以上阳虚、血虚、气虚相兼。方以十全大补汤化裁而治之，气血资生，营卫得调，阴阳和合而愈。

13. 散发性脑炎（内伤发热）病案

黄某　男　13 岁　1984 - 02 - 02 日诊。

高热、抽搐、神昏 10 天。

初诊：1984 年 1 月初患"感冒"，10 日后突发高热抽搐，神志模糊，语言謇涩，目视不清，经某医院脊髓穿刺，脑电图等查，诊为散发性脑炎，住院给予"甘露醇""地塞米松""氨苄青霉素""氯霉素""醒脑静"等药物及输血治疗，效果不显，高热持续不退，T39.4℃，神昏烦躁，颧红口渴，少饮畏凉，手足抽搐，舌謇语涩，喉中痰鸣。

检查：舌淡津少，脉沉细。

诊断：中医：风温病（内伤发热）；西医：散发性脑炎。

辨证：热病伤阴，虚阳浮越，风痰上扰，蒙阻窍道。

治法：补益下元，摄纳虚阳，开窍化痰。

处方：生地 12g　石斛 12g　茯苓 12g　肉苁蓉 12g　山茱萸 20g　炙远志 10g　石菖蒲 10g　五味子 10g　巴戟天 10g　熟附子 8g　麦冬 6g　薄荷 4g　肉桂 3g　生姜 2 片　大枣 3 枚，6 剂，每日 1 剂，浓煎频服。

复诊：服药后发热渐退，抽搐，口渴止，喉间痰消，语言顺畅，神志转清，但乃目视模糊，原方再服 3 剂。药后视力复明，诸症消除，后以原方化裁，调理月余康复。（杨子仪，吴少清治疗内伤高热的经验，浙江中医杂志，7：301；1988）。

评鉴：本例散发性脑炎，祖国医学属"风温""内伤发热"范畴。据"高热抽搐、神志模糊、语言謇涩""烦躁，颧红口渴，少饮畏凉"及舌、脉等象。证属阴伤发热，虚风内动。此乃由热邪内蕴未解，灼液为痰，痰热阻窍，劫夺肾阴，阴亏邪热复炽，水不涵木，筋脉失养，虚风内动所致。采用滋阴清热，开窍化痰。方拟地黄饮子化裁，方中生地清热滋阴，生津补液，肉苁蓉、巴戟天温补肾阳，附子、肉桂引火归元，归于水火之宅，山茱萸补益肝肾，酸涩收敛，可续接真元之气，麦冬、石斛、五味子滋阴敛液，阴阳得配，菖蒲、远志、茯苓交通心肾，开窍化痰，薄荷轻清凉散，理气通窍，以疏上焦风热，诸药合用，水火相济，痰浊得除，则发热当退矣。

提示： 本案之证，属阴阳俱虚，阴伤发热，虚阳上越，虚风内动，四肢抽搐，其热实系假象，其"脉沉细"象可佐证也，故选用地黄饮子治之。《医贯》云："痰涎上涌者，水不归元也；面赤烦渴者，火不归元也。惟桂、附能引火归元，火归水中，则水能生木，木不生风，而风自熄矣"。重用山茱萸者，盖用张锡纯取其接续真元之气，益真阴而敛浮阳也。

本案病症复杂，若无丰富临证经验，此时运用大辛大热附子、肉桂，易并发它症，读者当思之慎之！

14. 恶性网状细胞增生症（内伤发热）病案

钟某　男　40 岁　1984 – 10 – 04 日诊。

不规则发热，恶寒、腹胀、自汗 1 月余。

初诊：1 月前因不规则发热，恶寒畏冷，咳嗽少痰，当地医院以"上感""疟疾"等治疗无效，旋住某医院，经查：T39.6°C，心率 165 次/分，律齐，肝肋下 1.5cm，剑突下 4cm，脾肋下 2.5cm。血象：血沉 65mm。谷丙转氨酶 91 单位。骨髓有疟原虫滋养体，呈增生性贫血，浆细胞增生。大便隐血试验（＋＋＋＋）。给予支持疗法，抗生素、抗疟、激素等治疗无效，并出现腹水。服中药清热解毒数剂，热势愈炽；冰水降温，寒战发热亦剧，经诸多专家会诊，确诊恶性网状细胞增生症，给予激素、输血等治疗，热退。但停药即升，口渴不饮、腹胀如鼓、神疲食少、自汗、腰膝酸软、畏冷喜温、语声低微、大便色黑。

检查：T39℃，面色萎黄晦暗，舌淡边有齿痕，苔白厚，脉浮大无力。

诊断：中医：血证（内伤发热）；西医：恶性网状细胞增生症。

辨证：脾阳不足，卫阳不固。

治法：温脾回阳，益气固表。

处方：熟附子20g　炙黄芪20g　红参12g　焦白术10g　炮姜6g　防风4g　炙甘草3g，4剂，每日1剂，文火浓煎，日夜分服，停用西药，忌生冷、荤腥食品。

复诊：服药后热退汗止，腹胀锐减，便黑转黄，胃饥进食，舌淡苔薄白，脉缓。上方去附子，加炒薏米30g，淮山药15g，继服4剂，诸恙全除，处六君子汤调理，随访未见复发，健康工作。（杨子仪，吴少清治疗内伤高热的经验，浙江中医杂志，7：301；1988）。

评鉴：本例恶性网状细胞增生症，祖国医学属"内伤发热""鼓胀""血证"等范畴。据"不规则发热，恶寒畏冷""口渴不饮，腹胀如鼓，神疲食少，自汗，腰膝酸软，畏冷喜温"及检查舌、脉等象。证属脾肾阳虚，卫气不固。此乃由脾肾阳虚，脾虚血气生化不足，中气不足，表卫不固，阴火内生；肾阳虚衰，虚阳浮越于外所致。采用温补脾肾，益气固表之法。方拟附子理中汤合玉屏风散化裁，方中附子、炮姜温脾回阳，红参、白术、炙甘草培土益气，黄芪、防风配白术益气固表止汗，诸药合用，共奏温肾健脾，益气固表止汗之功。

提示：本案采用甘温除热，温中助阳之法，脾阳一振，则虚阳内敛，肾阳归位，身热可退；摄血归经，便血自止；离照当空，腹胀顿除，更合玉屏风散以固卫阳，则诸恙自愈。

15. 外伤截瘫性发热（内伤发热）病案

王某　女　18岁　1976-10-21日初诊。

反复发热，胸膈满闷，纳差2月余。

初诊：3月前因地震房塌砸伤腰部而致截瘫。自入院始，每午饭后即感不适，微微身冷，少顷，肢体困顿，蒸蒸发热，体温渐达39℃～40℃，如不用药，傍晚汗出而热退，如此反复，已延2月余，经多次检查，热因不明，用药无效，来院后欲行"椎板减压术"再三推迟，近来神情忧虑，眩晕纳差，胸膈满闷，渴不欲饮，口腻不爽，便溏溲黄。

检查：精神萎靡，面色苍黄略肿，舌质淡，苔厚腻略黄，脉左濡右细。

诊断：中医：瘫痪（内伤发热）。西医：外伤性截瘫。

辨证：气虚脾弱，蕴湿化热。

治法：宣化中焦，利湿清热。

处方：柴胡12g　黄芩9g　清半夏12g　厚朴9g　白蔻仁6g　薏米30g　杏仁9g　菖蒲10g　滑石20g　竹叶3g　通草3g，3剂。

二诊（1976-10-24日）：进药后，精神转佳，口中粘腻，舌苔黄腻已减，午后发热，已无身冷，上方去柴胡、黄芩，加佩兰12g，佛手6g，3剂。

三诊（1976-10-28日）：眩晕、胸闷若失，神情爽朗，口粘、苔腻已退，午后热降至37.5℃～38.5℃，气短乏力，纳食无味，舌淡，脉虚大。乃脾虚中气虚损，遵"甘温除热"之旨，进补中益气汤3剂，发热逐退，药至6帖。未再发热。又进4剂，食增面色红润，停药半月，未见复发，随行手术治疗。（薛秦，顾兆农治脾虚挟湿热验案，山西中医，4：5；1988）。

评鉴：本例外伤截瘫后发热，据"发热，体温渐达39℃～

40℃……傍晚汗出而热退""胸膈满闷，渴不欲饮，口腻不爽，便溏溲黄"及检查舌、脉等象，证属脾虚生湿，郁久化热。此乃由外伤致虚，脾气虚弱，运化失权，湿邪内生，郁久化热，阻遏气机，湿热蕴蒸于外所致。先采用利湿清热，和解表里之法，方拟小柴胡汤合三仁汤化裁，方中柴胡、黄芩和解少阳枢机之邪，杏仁宣降肺气，善开上焦，蔻仁芳化湿浊，和畅中焦，薏仁健脾渗湿，疏导下焦，半夏、厚朴运脾燥湿，滑石、通草、竹叶清热利湿，菖蒲芳香化浊，共奏和解表里，宣化畅中，利湿清热之功。

二诊去柴胡、黄芩，加佩兰、佛手化湿醒脾，开胃理气，继上方以宣化、利湿、清热之功。

三诊湿热已解，出现"低热、气短、纳差、脉虚大"，乃由脾胃气衰，中气不足，气虚阳浮所致，采用益气健脾，甘温除热之法，拟补中益气汤调理而愈。

提示：本案乃外伤而致虚，由虚转实，湿热属实为标，气虚乃本。初诊证属虚实夹杂，急以治标，方选三仁汤宣化中焦，清热利湿，配小柴胡汤解少阳枢机之邪。二诊继以芳化清利，治至三诊，邪去正虚，取东垣补中益气汤健脾益气，甘温除热，而获显效。

16. 血小板减少性紫癜（血证）病案

张某　男　38岁　1974 - 08 - 03日诊。

发热、皮肤紫斑、烦渴7天。

初诊：患有血小板减少性紫癜病多年，7天前因炎夏烦劳，突然发病，入某军医院治疗，输血1200ml，病情渐重，壮热（T39.2℃）烦躁口渴，头痛骨楚，呻吟谵语，口秽，溲赤便结，周身皮肤紫斑，以臀下为甚，融合成片，色紫夹黑，四旁边赤，欲作脾切除术，邀余会诊。

检查：面黄颧赤，舌红少津，苔黄燥，中心黑，脉数，左弦右洪。查血色素 6.5 克%，血小板 2100/mm³。

诊断：中医：血证（肌衄）；西医：血小板减少性紫癜。

辨证：血热妄行。

治法：清热凉血。

处方：犀角（水牛角）9g　生石膏 60g　知母 15g　甘草 4.5g　生地 30g　玄参 24g　连翘 15g　银花 15g　黄连 12g　黄芩 12g　大黄 15g，3 剂，水煎服。

复诊：药后热净，神清，二便通畅，斑色转淡，舌苔灰黑已退，但仍黄燥，少寐口干，守前方去大黄，加阿胶 10g，白芍 20g，3 剂煎服。

三诊：睡眠安，口不干，苔化净，斑渐消，查血色素 7.2 克%，血小板 24000/mm³，此营血滋生之机，惟舌深红，脉数大。调方：玄参 24g　生地 30g　麦冬 15g　白芍 24g　阿胶 12g　黄芩 12g　女贞子 15g　旱莲草 15g　竹茹 15g　茅根 30g，4 剂。

四诊：查血色素 8.2 克%，血小板 35000/mm³，病情好转出院，继续到门诊治疗，嘱其饮食清淡，摒绝温补，恪守前方。8 个月后，血小板上升为 104000/mm³，信访 2 年，健康未见复发。（何炎燊，用静药治疗血小板减少性紫癜的临床体会，新中医，11：8；1981）。

评鉴：本例血小板减少性紫癜，祖国医学属"血证""肌衄"范畴。据"壮热，烦躁口渴……溲赤便结""皮肤紫斑……融合成片，色紫夹黑，四旁边赤"及检查舌、脉等象，证属热壅脉络，迫血妄行。此乃由炎夏，邪热壅盛，郁蒸于内，脉络受损，血不循经，流溢肌腠之间所致。采用清热解毒，凉血消瘀之法，方拟吴氏化斑汤合泻心汤化裁，方中犀角、玄参、甘草、生地解毒凉血育阴，知母、银花、黄芩、黄连、大黄清胃泻火；二诊加阿胶、白芍凉血益阴止血，三诊加麦冬养阴清热，竹茹清热除烦止呕，女贞子、旱莲草、茅根育阴清热凉血，诸药辨证而施，共奏清热解毒，益阴凉血，止血消斑之功。

提示：本案何氏提出"动者静之"之法治疗本病，急性期常见热证实证，多为阳热内盛，迫血妄行，或由温邪逗发，两阳相动，化火尤速，挟瘀者少，治宜"清"或"静"，法以凉血和阴，壮水制火为主，采用上方治之。慢性期多虚，虚性出血，从"脾不统血"而用归脾汤，若未效，可改用三甲复脉汤，滋补肝肾为主。

所谓"动者静之"治疗之法，急性期"宜'清'不宜'破'，宜'静'不宜'动'"，慢性期，将某些中药炮制"变'动'为'静'性药，此种提法，虽可从，但这种提法历来不多。毕竟与传统的中医理论不同，易使初学者产生一些模糊的认识。

17. 上消化道出血（血证）病案

李某　男　54岁　1987 - 06 - 18日诊。

阵发性胃脘痛9年，大便色黑2天。

初诊：患者9年来经常胃脘部隐痛，喜温喜按，食少纳呆，近2年疼痛渐重，曾出现柏油样黑色大便1次，在当地医院钡餐透视为十二指肠球部溃疡，经治疗血止，此后常感心窝部不适，1周前因暴食，胃脘处持续性闷痛，次日清晨排出黑色粪便1次，伴头晕目眩，口苦心悸，呕吐酸苦水，四肢乏力，小便短赤，近2日来，每日排2次柏油样黑便，腹胀腹痛加剧，粪检：大便潜血（＋＋＋＋），西医诊断为上消化道出血，治疗4日，全身症状好转，仍排黑便。

检查：大便潜血（＋＋＋），面色㿠白，舌质淡红，苔白带腻，脉缓而虚。

诊断：中医：便血（远血）；西医：上消化道出血。

辨证：脾胃气虚。

治法：敛泻止血。

处方：枯矾 30g　血余炭 20g　五味子 20g　诃子 20g　五倍子 50g　鹿角霜 80g　山药 80g，将明矾置锅内以火熔化，开沸 2 分钟即止；头发（健康无杂质）碱水洗净，清水透干，置瓷钵内，加盖密封，盖上放大米数粒，加火至盖上米黄，离火开盖取发炭研末，再诸药研末和匀，装瓶备用。取 10～30g，加开水 100ml，搅拌成糊，冷后空腹吞服，1 日 3 次，服后左右辗转侧卧，药达病灶止血。

复诊：服药后 3 天，大便转黄色，潜血转阴。药已中病，配合香砂六君子调治 2 月余，诸症悉除，经 X 线钡餐复查，十二指肠球部溃疡愈合，随访 1 年未见复发。（苟祯桃，加味玉关丸糊剂治疗远血，浙江中医杂志，12：541；1988）。

评鉴：本例上消化道出血，祖国医学属"便血""远血"范畴。据"胃脘部隐痛，喜温喜按，食少纳呆""排黑色粪便……头晕目眩，口苦心悸，呕吐酸苦水，四肢乏力""每日排 2 次柏油样黑便，腹胀腹痛"及检查舌、脉等象，证属脾胃虚弱，气不摄血。此乃由脾胃虚弱，中气不足，胃肠脉络受损，气不摄血，脾不统血，血溢肠道所致。采用敛肠止血，补脾摄血之法，方拟景岳玉关丸化裁，方中枯矾、诃子、五味子酸涩收敛，五倍子、血余炭止血散瘀，敛疡生肌；山药、鹿角霜益气和阴，补脾摄血，暖胃止痛，中和胃酸，诸药配合，共奏止血敛疡，补脾摄血之功。后配合香附六君汤以健脾和胃，理气止痛，善调其后。

提示：本案便血来源于十二指肠球部溃疡处出血，其部位偏上，出血一般在便后，故称为远血。苟氏遵景岳玉关丸之旨，先止血敛疡为要，配以山药、鹿角霜以益气和阳，补脾摄血而见效。若在危重期辅以补液增加有效血容量等支持疗法，取效更捷。后配香砂六君子汤以健脾和胃，理气止痛而收功。

注意：服用玉关丸糊剂期间，应忌辛燥刺激之品及温热饮料等。

18. 多囊肾性血尿（尿血）病案

雷某　男　49 岁　1983 - 06 - 24 日诊。

间歇性小便带血，紫暗有块 1 年余，加重 4 天。

初诊：自去年 3 月份起时常小便带血，每隔 10 余天出现 1 次。在当地医院经 B 超检查为两肾多囊肾，住院治疗年余，尿血稍有缓解，仍时有发作，今又持续尿血 4 天，全程血尿，血色紫暗，带有血块，自感头晕，烦闷欲狂，夜间噩梦纷扰惊叫，腰痛腹胀。

检查：肾区有叩击痛，舌质紫暗有瘀点，脉弦涩。

诊断：中医：血证（尿血）；西医：多囊肾性血尿。

辨证：久病伤肾，瘀阻下焦。

治法：逐瘀通下，稍佐补肾。

处方：生蒲黄 15g（包煎）　当归 15g　白茅根 20g　生茜草 10g　地榆 10g　泽兰 10g　山药 10g　陈皮 10g　郁金 10g　枸杞子 10g　琥珀 6g（吞服），5 剂，水煎服。

复诊：药后血尿止，夜间睡眠仍噩梦惊叫，头晕，四肢乏力，瘀未下尽，继续攻瘀，原方去茜草、地榆、白茅根、陈皮、郁金，加龙、牡各 15g　炮甲珠 10g　川芎 10g　红花 10g　桃仁 10g　合欢皮 10g　赤芍 15g，3 剂。服药 2 剂后，排出大量柱状血块，停药后血尿止诸症除。嘱服药其间忌食公鸡、鲤鱼、猪头、猪蹄等发物。随访 3 年未见复发。（杜涌，活血化瘀法治疗多囊肾性血尿，浙江中医杂志，12：541，1988）。

评鉴：本例多囊肾性血尿，祖国医学属"血证""尿血"范畴。据"持续血尿……血色紫暗，带有血块""头晕，烦闷欲狂……噩梦纷扰惊叫，腰痛腹胀"及检查舌、脉等象，证属瘀血结肾，血不循经。此乃由瘀血结于肾脏，久留不散，损伤脉络，血不循经，溢于脉外，渗入膀胱，混在尿中所致。采用补肾化瘀，凉血止血之法。杜氏自拟逐瘀通下汤，方中山药、枸杞子滋补肝肾，益气养阴，生蒲黄、白茅根、茜草、地榆、泽兰、郁金凉血行血，消瘀利水，止血且无留瘀之弊，当归补血活血，苦泄温通，琥珀镇惊安神而利窍，活血化瘀止血尿，共奏化瘀止血补肾之功。

瘀消未尽，改拟桃红四物汤化裁，桃红四物（去熟地）行血逐瘀，通经活络，龙骨、牡蛎、琥珀镇心安神，配合欢皮，益心脾，解抑郁，以治烦闷、头晕、恶梦惊叫等症。诸药配伍得当，经脉疏通，血循常道，血尿自止。

提示：尿血发病部位在肾与膀胱。本案发病原因多囊肾瘀结久留，损伤脉络，血渗水道，随尿而出。血尿呈周期性发作，缠绵难愈，病发前头晕、烦闷欲狂，夜间噩梦纷扰惊叫，系血阻下焦，循经上凌心包所致之实证，用活血化瘀为主，通因通用之法，离经之血从小便排出而愈。

19. 舌下出血（舌衄）病案

梅某　男　12 岁　1983 – 12 – 26 日初诊。

舌下出血、口干、便结 1 月余。

初诊：1 个月来，发现舌下脉络有一针尖样小孔，出血如溅，其色紫红，脘腹闷痛，口干口臭，大便秘结，数日一行，小便赤涩，多次医治无效。

检查：舌质红，苔黄，脉数。

诊断：中医：舌本出血（舌衄）；西医：舌下出血。

辨证：胃火内郁，迫血外溢。

治法：清散伏火，镇逆止血。

处方：藿香 10g 炒山栀 12g 防风 16g 生石膏 20g 生地炭 24g 银花炭 24g 大黄 8g（后下）肉桂 2g（泡服） 代赭石 30g（先煎），2 剂，水煎服后而愈。（余韵星，泻黄散加味治疗舌症经验，浙江中医杂志，12：545；1988）。

评鉴：舌本出血，亦称"舌衄"。据"舌下……出血如溅，其色紫红，脘腹闷痛，口干口臭，大便秘结"及舌、脉等象，证属胃火炽盛，迫血妄行。此乃由热壅于胃，火势循经上炎，蕴蒸于舌，迫血外溢所致。采用清胃泻火，凉血止血之法，方拟泻黄散合秘红丹化裁，方中藿香、山栀、防风、石膏泻脾胃中伏火，大黄、肉桂、生赭石凉血化瘀镇逆，血随气下而止，生地炭、银花炭清热止血，诸药合用，共奏清胃通腑，凉血止血之功。

提示：舌衄有如下证型：心火亢盛者，治以清心凉血，方用泻心汤或黄连解毒汤加白茅根、槐米；肝火上冲者，清泻肝火，凉血止血，方用当归龙荟丸或龙胆泻肝汤加代赭石、侧柏叶；阴虚火旺者，滋阴、降火、止血，方用六味地黄汤加牛膝、槐米；脾不统血者，益气摄血，方用归脾汤，外掺文蛤散以止血。

20. 感染性中毒性关节炎（风湿热痹）病案

某某 男 46 岁 1977 - 05 - 22 日入院。

发热、身痛、关节红肿 7 天。

初诊：患者 7 天前周身皮肤突然起风疹，继而发热恶风，周身疼痛，右掌指关节及右膝关节红肿热痛，不得屈伸，咽痛，口苦而干，烦闷口渴，大便 2 日未行，小便短黄，既往无风湿病史。

检查：T39.3℃，咽喉充血。舌红苔黄腻，脉浮大而数。血化验：WBC10650/mm^3，GRA80%，ESR76mm/小时，抗"O"500 单位，血培养无菌生长。

诊断：中医：痹证。西医：上呼吸道感染并感染性中毒性关节炎。

辨证：湿热蕴毒，阳明腑实。

治法：清热除湿，解毒通腑。

处方：生石膏 45g　土牛膝 30g　防己 24g　地骨皮 30g
老桑枝 60g　山栀 12g　大黄 12g　薏苡仁 30g，16 剂，每日煎服 2 剂。

复诊（1977－05－30 日）：服药后日泻 4～5 次，泻后轻松，诸症大减，黄腻苔净，遂去大黄。

三诊（1977－06－01 日）：关节肿痛消尽，诸症悉除，稍有疲倦，调理数日，各项检验正常出院。（陈宏珪，中医治疗感染性中毒性关节炎三例报告，新中医，2：44；1981）。

评鉴：本例感染性中毒性关节炎，祖国医学属风湿热痹范畴。据"发热恶风，周身疼痛，右掌指关节及右膝关节红肿热痛""口苦而干，烦闷口渴，大便 2 日未行"及检查舌、脉等象，证属风湿热毒。此乃由外感邪毒，风湿热邪壅阻于经络，流注关节，气血郁滞不通所致。采用清热解毒，疏风胜湿，方用胜湿汤合桑枝汤化裁，方中生石膏清热除烦止渴，土牛膝、大黄泻火解毒，活血通经，防己、桑枝、苡米、山栀清热除湿，祛风通络，地骨皮清热凉血，诸药合用，共奏清热解毒，凉血活血，祛风除湿之功。

提示：本病具有关节红肿热痛，屈伸不利，高热、口苦、咽干及原发感染病灶等特征，治疗原发病灶清热解毒，关节红肿热痛则舒筋活络及祛风除湿为主。治疗后热痛消失的时间，与体温降退呈一致。

本病发展迅速，治愈也快，关节红肿热痛消失的时间，与体温降退呈一致。其原发感染灶，与疔疮走黄所致化脓性关节炎不同，全身无多发性疔肿，关节腔无渗脓，愈后无关节活动障碍。

本证治疗以清热解毒，祛除原发病灶为主，舒筋活络，祛风除湿为辅，热邪退尽即可停药，不需长期服药。

21. 急性风湿性关节炎（风湿热痹）病案

顾某　女　49岁　1980－04－20日诊。

四肢关节酸痛、游走不定2个月，发热3天。

初诊：周身关节酸楚疼痛，游走不定，四肢关节处尤甚，踝关节微肿，近3天来，发热汗出，疼痛拒按，口干粘腻，渴不欲饮，小便色黄，大便不爽。

检查：T38℃，面色潮红，面部皮肤有环形红斑，舌质红，苔薄黄，脉滑数。血化验：WBC10300/mm^3，Neu83%，ESR105mm/小时。

诊断：中医：痹病；西医：急性风湿性关节炎。

辨证：风湿热痹。

治法：清热通络，祛风除湿。

处方：生地60g　丹皮9g　赤芍9g　水牛角30g　银花15g　连翘15g　紫草15g　防风12g　防己12g　羌活30g　升麻9g　野菊花30g　陈皮4.5g　甘草9g，12剂，每日水煎1剂，分2次服。

复诊：服药2日后皮肤红斑消退，第6日体温降至正常，关节酸痛减退，10日后复查血常规，白细胞6300/mm^3，Neu72%，22日复查血沉24mm/小时。（刘蔼韵，防己地黄汤加减治疗急性风湿性关节炎50例，新中医，2：36；1981）。

评鉴：本例急性风湿性关节炎，祖国医学属"历节风""走注""痛风""风湿热痹"等范畴。据"关节酸楚疼痛，游走不定……踝关节微肿""发热汗出，疼痛拒按……渴不欲饮"及检查舌、脉等象，证属风湿热痹，血瘀阻络。此乃感受风湿热邪，壅阻于经络关节。气化郁滞不通，热邪内炽，津液耗伤，营卫失和所致。采用清热凉血，活血通络，祛风除湿之法。方拟《金匮要略》防己地黄汤化裁，方中生地、丹皮、赤芍、水牛角、紫草凉血活血解毒，银花、连翘、升麻、菊花清热解毒，防己、防风、羌活祛风胜湿，通络止痛，陈皮健脾和胃，理气燥湿，甘草解毒和中，调和诸药，诸药合用，共奏清热解毒，活血凉血，祛风胜湿之功。

提示：风湿热痹以关节红肿灼痛、发热、脉数为特点，治疗以清热通络，配合祛风除湿为原则，方拟白虎加桂枝汤为主，关节肿痛甚者，加海桐皮 10g，姜黄 10g，威灵仙 10g，防己 10g，桑枝 15g 活血通络，祛风除湿。皮肤有红斑者，加丹皮 6g，生地 10g，赤芍 10g，地肤子 10g 以凉血解毒。

22. 风湿性关节炎（行痹）病案

张某　男　48 岁　1985 - 12 - 01 日诊。

肘膝冷痛，游走不定半年余。

初诊：患者半年前肢体关节受冷风侵袭，后渐感全身关节冷痛，时而肘腕，时而膝踝，呈游走性，畏风怕凉，每于天阴或触及冷水后症状加重，关节屈伸不利，前医投"防风汤"治之，效果甚微，今前来诊治。

检查：舌淡红，苔薄白，脉浮缓。

诊断：中医：痹病（行痹）；西医：风湿性关节炎。

辨证：风邪偏盛，痹阻经络。

治法：祛风除湿止痛。

处方：制川乌 6g（先煎）　北辛 6g（后下）　羌活 9g　牛膝 15g　威灵仙 15g　追地风 15g　制乳、没各 9g　穿山龙 15g，水煎 3 遍，白酒兑服。日服 1 剂，进 7 剂后疗效速捷，嘱再进 5 剂以防复发。（邓朝纲，"三消散"临证治验，北京中医，6：58；1988）。

评鉴：据"全身关节冷痛，时而肘腕，时而膝踝，呈游走性，畏风怕凉……关节屈伸不利"及检查舌、脉等象，证属风邪偏盛，痹阻经络。此乃由风寒湿邪留滞经络，痹阻筋脉，停着关节，气血不通，风邪偏胜，善行数变，邪行卫表，营卫失和所致。采用祛风通络，佐以散寒除湿之法，方拟岳美中"三消散"化裁，方中制川乌散在表风邪，逐里之寒湿，细辛、羌活祛风散寒，通痹止痛，威灵仙、追地风、穿山龙、乳香、没药、牛膝祛风湿，强筋骨，舒筋脉，通经络，止痹痛，共奏祛风、散寒、除湿之功。

提示：对痹病的治疗，临证治疗时，行痹选用防风散以祛风通络，痛痹选用乌头汤以温经散寒，着痹选用薏苡仁汤以除湿健脾，倘遇风寒湿三因并重时，则碍于取舍，本案邓氏采用已故名老中医岳美中氏创治痹病经验方"三消散"，该方由制川乌、细辛、苍术、牛膝、当归、威灵仙、追地风、千年健、乳香、没药、穿山龙等药物组成，临床治疗效果显著。

23. 关节肿大型类风湿性关节炎（痹病）病案

陈某　女　48岁　1985－03－28日诊。

肢体关节疼痛，反复发作2年余，肿胀，屈伸不利半年。

初诊：手足关节，双腕和左膝部疼痛2年，且逐日加重。近半年来，双腕关节肿胀疼痛，屈曲手呈钩状，不能握拳，得热痛减，左膝屈伸不利，活动局限在10～15°，僵硬、肿胀、剧痛，生活不能自理，先后曾用中西药、针灸、理疗等法，均无效果。

检查：舌淡边有齿痕，苔白，脉沉细，局部皮色不红，触之不热。血化验：血沉40mm/小时，类风湿因子阳性。X线拍片：双腕关节软组织肿胀，骨质脱钙，关节间隙不清，符合类风湿性关节炎改变。

诊断：中医：痹病（痛痹）；西医：类风湿性关节炎（关节

肿大）。

辨证：寒邪偏胜，痹阻经络。

治法：温经散寒，祛风除湿。

处方：甘遂 2g（研末清晨空腹米汤送服）　制川乌 10g 制草乌 10g　独活 15g　秦艽 15g　伸筋草 20g　汉防己 15g 乌梢蛇 20g　麻黄 10g　黄芪 30g　白芍 30g　鸡血藤 25g　大枣 5 枚　白芷 10g　桂枝 15g　苍术 15g　薏米 15g，6 剂，每日 1 剂。

复诊：服药后疼痛大减，肿胀明显好转，甘遂改服 0.5g，再进服 10 剂。

三诊：药后手指、腕部肿胀畸形基本消失，下肢关节可伸直，活动自如，减去甘遂，继用上方加减治疗，服 40 余剂后，查血沉 20mm/小时，类风湿因子阴性，X 线拍片复查，两腕关节骨质脱钙，软组织肿胀消失。3 个月后随访未再复发，操持家务。（李汉章等，重用甘遂治疗关节肿大型类风湿性关节炎 38 例的体会，北京中医，6：33；1988）。

评鉴：据"双腕关节肿胀疼痛，屈伸手呈钩状，不能握拳，得热痛减，左膝屈伸不利……僵硬、肿胀、剧痛"及检查舌、脉等象，证属痛痹。此乃感受风寒湿邪，寒邪偏盛，寒为阴邪，其性凝滞收引，以致气血瘀闭，痹阻经络，筋脉不利所致。采用温经止痛，祛风除湿之法，方拟乌头汤化裁，方中甘遂泻水逐饮，消肿散结，川乌、草乌祛寒逐湿定痛，麻黄通阳开痹，芍药、桂枝，开血痹，通经脉，黄芪益气固表，制约麻黄发汗太过，大枣和中调营，独活、防己通经活络，祛湿止痛，白芷、独活、秦艽、伸筋草、鸡血藤通经活血，苍术、薏米健脾利湿，乌梢蛇祛风通络，定痉止痛，诸药配伍，祛风散寒，除湿化瘀，气血得行，肿胀疼痛自消。

提示：本案治疗重用甘遂，取其驱逐痰涎，行经泄水，消肿散结之功，合用乌头汤以温经祛寒，除湿解痛，佐以补气活血。由于甘遂生用量大，虽未发现副作用，但应掌握治疗量与中毒量，服药后症状虽有明显改善，因甘遂终为苦寒有毒之品，药性峻猛，用时须慎，症状改善后相应减量或停用，继用乌头汤治疗，对气虚阴伤，脾胃虚者及孕妇慎勿滥用。

24. 类风湿性关节炎合并腕骨综合征（痹证）病案

官某　男　39 岁　1985 – 12 – 01 日诊。

周身关节肿胀疼痛 1 年余，加重半月。

初诊：一年前患"类风湿性关节炎"。既往有十二指肠球部溃疡病史，曾用阿司匹林、索密痛、布洛芬和激素等药物，效果不显，且出现上腹部疼痛、泛酸和黑便等症后停药 2 周，诸关节肿痛加重，痛如锥刺，麻木，屈伸不利，晨起双手僵硬，不能持物，遇冷或天气转阴更甚。经医院检查诊为类风湿性关节炎合并腕骨综合征。

检查：关节肿胀处皮色紫黯，舌质青紫，脉细涩。X 线片见四肢中、小诸关节软组织肿胀、骨质疏松，双侧近指、腕和踝关节软骨与骨端轻度破坏。血化验：血沉 230mm/h，类风湿因子（＋）。

诊断：中医：痹病；西医：类风湿性关节炎合并腕骨综合征。

辨证：痰滞血瘀，寒湿阻络。

治法：活血逐痰，散寒除湿。

处方：川牛膝 9g　桃仁 9g　制没药 9g　制香附 9g　地龙 9g　秦艽 9g　川芎 9g　炒灵脂 9g　羌活 9g　当归 12g　红花 12g　炙甘草 6g　桂枝 9g　干姜 9g　茯苓 15g，每日 1 剂，水煎 2 次对匀分服，治疗 2 个疗程（4 个月），症状与体征完全消失。3 个月、半年和 1 年后 3 次随访未见复发。（李军，身痛逐瘀汤加减治疗类风湿性关节炎46例，北京中医，6：35；1988）。

评鉴：据"周身关节肿胀疼痛""痛如锥刺，麻木，屈伸不利""双手僵硬，不能持物，遇冷或天气转阴更甚"。证属痰瘀内结，风湿痹阻。此乃由痹病日久，痰瘀内结，风湿偏胜，阻闭筋骨，留着关节，气血不通所致。采用化痰祛瘀，搜风通络之法，方用身痛逐瘀汤化裁，方中桃仁、红花、当归活血化瘀，川芎行血中之气，香附、灵脂、没药行气活血止痛，羌活、秦艽、牛膝、地龙祛风通络除湿，加桂枝、干姜、茯苓温经散寒，健脾渗湿，甘草调和诸药，诸药合用，共奏活血行气，祛瘀止痛，搜风除湿之功。

提示：对于顽固性的痹病关节肿胀疼痛，经久不愈，一般在祛风、散寒、除湿、通络之剂难以获效者。根据"痰瘀阻络"的理论，可在辨证用药的基础上，酌情加入化痰祛痰、活血化瘀之品，方用桃红饮加全蝎6g　乌梢蛇9g　白芥子10g　胆南星10g　麝香0.3g（冲服）祛痰散结。

25. 坐骨神经痛（筋痹）病案

梁某　男　48岁　1973－07－05日初诊。

右下肢萎缩疼痛，足背挛急4个月。

初诊：右下肢疼痛已4个月，臀部沿大腿后侧、小腿外侧至足背挛急作痛，足不能伸，夜不能寐，卧则痛剧，形瘦纳少，口苦咽干，大便秘结量少，小便深黄，曾先后经多家医院诊为坐骨神经痛，治疗未愈。

检查：舌边尖红，苔白而厚，脉弦滑，右下肢萎缩变细。

诊断：中医：痹病（筋痹）；西医：坐骨神经痛。

辨证：热滞肝脉。

治法：清热养肝。

处方：龙胆草9g　玄参24g　赤白芍各24g　甘草6g　生

薏仁30g 桑枝30g 豨莶草30g 地龙120g，2剂，每日1剂。

复诊（1973 - 07 - 08日）：服药后，口苦、溺黄，舌红苔薄白。腿痛如牵，夜不得平躺，上方去赤芍、薏仁、桑枝加丹皮9g，龙、牡各30g，4剂，每日1剂。

三诊（1973 - 07 - 12日）：服药后腿痛减，已能平卧，上方加生地30g，麦冬12g，8剂，每日1剂。

四诊（1973 - 07 - 22日）：上方服至8日后，疼痛大减，可独立行走，遂按上方连服半月，每日1剂，痊愈。（罗广荫，坐骨神经痛，新中医，1：29；1975）。

评鉴：据"右下肢疼痛……臀部沿大腿后侧、小腿外侧至足背挛急作痛""口苦咽干，大便秘结量少，小便深黄"及检查舌、脉等象，证属湿热阻络，筋脉失养。此乃由风湿热邪侵袭，痹阻筋骨关节，气血不通，筋脉失养所致。采用清热除湿，通络止痛之法，方拟芍药甘草汤合豨莶丸化裁。方中龙胆草、生薏仁、豨莶草、桑枝清热祛风化湿通络，玄参、赤芍清热养阴、活血凉血，白芍、甘草缓急止痛，地龙清热止痉，通络疗痹，诸药共起祛风清热除湿、通络止痛疗痹之功。

二诊加丹皮清热凉血，活血消瘀，龙骨、牡蛎平肝潜阳益阴之功。

提示：《素问·痹论》曰："痹……在于筋则屈不伸"《灵枢·经络第十》指出："肝者，筋之合也……脉弗荣则筋急"。本案患者"足背挛急作痛""足不能伸""右下肢萎缩"乃筋痹之特点，故采用清热除湿，柔肝止痛之法，方用芍药甘草汤化裁治之。《伤寒论·辨太阳病脉证并治上》说："脚挛急……芍药甘草汤与之，其脚即伸"。

案2：郭某 女 26岁 1980 - 10 - 29日诊。

右侧腰臀及下肢疼痛2个月，持续加重1个月。

初诊：患者产后3天到室外活动后，自感腰背困乏发冷，当晚右腰及臀、大小腿后外侧疼痛，难以屈伸，活动受限，动则痛剧，在当地医院诊为右侧坐骨神经痛，治疗6日，疼痛未减，站立行走须人搀扶，近一个月来，已卧床不起，急剧疼痛，持续不减，前来求治。

检查：表情痛苦，面色萎黄，舌淡苔白，脉弦细。右下肢外侧皮肤感觉迟钝，跟腱反射减弱，直腿抬高及背屈试验阳性，椎旁、臀、腘腓点压痛，四肢稍凉。

诊断：中医：痹病（痛痹）；西医：右侧坐骨神经痛。

辨证：气血亏虚，寒滞经脉。

处方：黄芪60g　桂枝12g　白芍24g　制附片7g　制川乌9g（先煎）　制草乌9g（先煎）　五加皮15g　川断15g　当归15g　川牛膝12g　威灵仙15g　甘草6g　生姜三片　大枣4枚，3剂，每日1剂。

复诊（1980－11－03日）：服药后，疼痛减轻，可持杖跛行，局部仍有凉感，上方再加附片2g，继服5剂。

三诊（1980－11－09日）：右下肢疼痛大减，离杖能走1里多路，凉感消退，腰臀部仍有酸沉感，效不更方，再进5剂。

四诊（1980－11－15日）：疼痛消失，活动自如，能够独自骑自行车来诊。前方减川、草乌各7克，继服3剂，巩固疗效。追访22月，未见复发。（许建功，黄芪桂枝五物汤合乌头汤化裁治疗坐骨神经痛54例临床观察，河南中医，1：27；1984）。

评鉴：据"产后……腰背困乏发冷""右腰及臀、大小腿后外侧疼痛，难以屈伸，活动受限，动则痛剧"及检查舌、脉等象，证属气血亏虚，感受寒邪。此乃由产后气血俱虚，卫外不固，复感风寒湿之邪，阻痹经脉，凝滞不通，气血运行失畅所致。采用补益气血，散寒止痛之法。方拟黄芪桂枝五物汤合乌头汤化裁。方中黄芪、桂枝益气通阳，当归、白芍养血柔肝，川草乌、威灵仙温经散寒，搜风通络而止痛，五加皮、川断强腰膝、壮筋骨、祛风湿，川牛膝活血祛瘀，引血下行，甘草缓急止痛，调和诸药，姜枣调和营卫，共奏益气血，祛风寒，通筋脉，止痹痛之功。

提示：坐骨神经痛为周围神经系统常见的疾病。依据如下几点可明确诊断。①阵发性或持续性沿坐骨神经通路及分布区，大腿后侧，小腿及足背外侧放散性疼痛，伴腰、臀部疼痛。②沿坐骨神经干有 3 个以上压痛点（椎旁、臀、腿、踝点等）。③直腿抬高试验阳性，跟腱反射减弱或消失。④小腿及足背外侧皮肤感觉异常。

治疗以上方为基本方药，下肢沉重、酸痛，湿邪胜加防己、川羌、木瓜，顽痛日久不已加全虫、蜈蚣、䗪虫，局部麻木重者重用当归、鸡血藤。

26. 植物神经功能紊乱（痛痹）病案

艾某　女　23 岁　1987 - 03 - 06 日诊。

右侧半身寒冷，皮肤发凉 3 年。

初诊：患者右侧半身从头至足，皮肤发凉，有似冷气刺骨一样，痛苦难忍，晨重暮轻，伴腰膝酸软，神疲乏力，关节运动尚自如，和畅尿清，曾到某医院经查，诊为"植物神经功能紊乱"。

检查：面色萎黄，舌质淡，苔白润，脉沉细而迟，右侧半身皮肤发凉，皮色不变。

诊断：中医：痹病（痛痹）；西医：植物神经功能紊乱。

辨证：气血偏衰，寒阻经络。

治法：温运阳气，养血通脉。

处方：熟地 18g　山药 15g　制附子 15g　枸杞子 12g　桂枝 12g　白芍 12g　山茱萸 10g　杜仲 10g　当归 6g　通草 6g　细辛 3g　炙甘草 3g，6 剂，水煎服。

复诊（1987 – 03 – 13 日）：服药后症情减轻，宗前方加黄芪18g，地龙 12g 益气通络之品，投 6 剂。

三诊（1987 – 03 – 21 日）：右半身冷气刺骨感消失，皮肤转温，余症已无，按上方继服 6 剂。随访半年未见复发。（阎俊杰，半身寒冷一例治验，北京中医，6：49；1988）。

评鉴：据"右侧半身从头至足，皮肤发凉，有似冷气刺骨一样""腰膝酸软，神疲乏力"及检查舌、脉等象，证属气血不足，寒邪阻络。此乃由平素体弱，气血不足，经脉空虚，寒邪乘虚内侵客于经脉之中，久则肾阳不足，温煦力弱所致。采用温经补肾，益气养血之法。方拟当归四逆汤合右归饮化裁，方中附子、桂枝温补肾阳，熟地、山药、山茱萸、枸杞子、杜仲益肾滋阴，养肝健脾，当归补血养肝，炙甘草益气温中，通草、白芍、细辛祛风散寒，通经止痛，二诊配黄芪、地龙以加强补气通络，诸药合用，共奏补肾填精，温经散寒，养血益气，通脉止痛之功。

提示：痹病日久，气血俱虚，卫外不固，易感外邪，又因精血同源，气血亏虚，肝肾不足，寒自内生，因此，治疗上应以祛风除湿散寒，补气血养肝肾为大法，方选右归饮温肾填精，当归四逆汤温经散寒，养血通脉。

27. 风湿性关节炎（痹病）病案

丘某　女　29 岁　1979 – 03 – 20 日初诊。

周身关节酸楚、麻木、疼痛 10 个月。

初诊：患者半年前产后感寒，加以家务过劳，致右大腿及右上肢麻木疼痛，重时出现抽搐，经在当地诊所诊为风湿性关节炎，治疗后稍有缓解，4 个月后又出现全身肌肉及手指关节酸麻胀痛，阴雨天重，活动后减轻，用针灸、激素等治疗不佳，转求中医治疗。

检查：舌淡苔薄白，脉沉缓无力，左细。各关节屈伸可，局部皮色不红，触之不热。

诊断：中医：痹病（风寒湿痹）；西医：风湿性关节炎。

辨证：寒湿阻络，气血不足。

治法：散寒祛湿，养血活血。

处方：桂枝9g　秦艽9g　丹参9g　威灵仙9g　络石藤9g　牛膝9g　党参9g　白芍12g　薏米24g　防风6g　细辛1.5g，3剂，水煎服。

复诊：经服上药后，肌肉及关节疼痛减轻，后改用药酒收功。（付哲，谈谈湿邪致病的特点和治疗，眉县老中医经验选，陕西省眉县卫生局，8页，1979）。

评鉴：据"产后感寒……右大腿及右上肢麻木疼痛，重时出现抽搐""全身肌肉及手指关节酸麻胀痛，阴雨天重"及检查舌、脉等象，证属风寒湿痹，气血不足，此乃由产后气血俱虚，卫外不固，复受风寒湿邪侵袭，正虚邪留，痹阻经脉，筋骨失养所致。采用祛风除湿散寒，益气养血通经之法，方选三痹汤化裁，方中桂枝、秦艽、防风、细辛、苡米祛风除湿，散寒止痛，络石藤、丹参、牛膝活血通络除痹，党参、白芍补气养血益阴，诸药合用，共奏祛风除湿，散寒止痛，益气养血之功。

提示：风寒湿痹日久不愈，正气受损，可出现气血不足，肝肾亏虚的证候，且因气血为邪气所阻，致痰瘀胶结，痹阻脉络，常见虚实夹杂，治疗应攻补兼施，气血不足者，可用黄芪桂枝五物汤加当归，益气补血，温阳行痹，肝肾亏虚者，选用独活寄生汤加减，虚寒甚者，可加入鹿角、枸杞、苁蓉、仙茅、巴戟、淫羊藿等药。

28. 类风湿性关节炎（热痹）病案

刘某　女　52岁　1978-09-12日诊。

关节肿痛、变形、灼热 16 年，加重 8 个月。

初诊：患类风湿性关节炎 16 年，双手掌指关节变形已 10 余年。近 8 个月来加重，双膝、髋关节剧痛、肿胀，局部灼热，夜间尤甚，彻夜呻吟，不能入睡，有时恶风发热，胸闷纳少，精神倦怠，现已卧床不起，生活不能自理，虽用多法治疗未效。

检查：舌质淡红，苔白厚腻，脉沉滑。双手腕、指掌关节肿胀变形，呈典型梭状指、鹰爪指，膝关节肿胀，灼热，压痛，屈伸不利，左髋关节压痛。X 线拍片：双膝关节间隙变窄，骨质边缘硬化欠光滑，关节边缘骨质增生肥大。双手腕关节间隙消失、指掌关节间隙变窄，关节头变大。符合类风湿性关节炎改变。血化验：ESR：100mm/H，抗"O"：1/100，RF（＋）。

诊断：中医：痹病；西医：类风湿性关节炎。

辨证：风湿热痹（湿气偏盛）。

治法：驱风化湿，清热通络。

处方：黄芪 12g　防己 15g　土茯苓 20g　海风藤 30g　薏苡仁 25g　羌独活各 10g　苍术 10g　路路通 12g　威灵仙 20g　木瓜 10g　川牛膝 10g　寻骨风 20g　杜仲 12g　山楂 15g，3 剂，水煎服。

复诊：服药后，膝关节肿痛明显减轻，服药 6 剂，关节肿胀疼痛大减，屈伸亦有好转，夜间可以安静入眠，亦不发热，饮食增加，可以坐起，苔白稍厚，继宗上法，加服龙蛇散（地龙 250g　白花蛇 4～6 条　乌梢蛇 60g　蜂房 60g　全蝎 20g，烘干研末，装入胶囊，每粒 25mg，成人服 4～6 粒/次，2～3 次/日，20～25 天为一疗程）8 粒，1 日 2 次。1 周后关节肿痛消失，能够自行转身，坐起，但不能站立。服龙蛇散 1 个疗程（25 天）后，可扶拐行走，生活自理，做一些家务活，治疗 2 月余，血化验：抗"O"、血沉正常，RF（－），现间断只服龙蛇散，病未见复发。（李志铭，辨证与辨病相结合治疗类风湿性关节炎 50

例，新中医，5：23；1980）。

评鉴：据"双手掌指关节变形""双膝、髋关节剧痛、肿胀、局部灼热""恶风发热，胸闷纳少"及检查舌、脉等象，证属风湿热痹，痰瘀阻络。此乃由风寒湿邪，郁滞日久，化热熏蒸津液，饮食积聚为痰，瘀阻于络，滞留关节，气血津液运行受阻所致。采用搜风除湿祛瘀，清热化痰通络之法。方拟防己黄芪汤合玉屏风散化裁，方中黄芪益气固表，利气通痹，薏苡仁、苍术健脾除湿，羌独活、防己、威灵仙祛风除湿，消肿止痛，路路通、寻骨风行气活血，利水通络，杜仲补肝肾，强筋骨，牛膝、木瓜、威灵仙祛风除湿，舒筋活络止痛，山楂消瘀化痰，散结消胀除满，诸药共奏攻补兼施，益气健脾，调和营卫，滋补肝肾之功。

龙蛇散中，地龙为君，蠕动善穿，通经活络，白花蛇、乌梢蛇祛风，攻毒通络止搐，以除血中风毒，全蝎攻毒散结，活络止痛，治关节痹痛尤效，蜂房祛风除痹，散毒止痛，诸药合用，共奏祛风通络，攻毒散结，除痹止痛之功。

提示：本病属自身免疫性疾病，其诊断依据：（1）慢性进行性或游走性多关节疼痛，病程在3个月以上。（2）关节肿胀，多对称小关节肿胀如梭形指。早晨关节僵硬。（3）关节功能受限或障碍。（4）关节畸形（如指、腕、趾等）。（5）类风湿因子阳性，血沉增快。（6）X线透视符合类风湿性关节炎改变。治疗上应辨证选方用药论治。

29. 风湿性皮下小结（痹病）病案

曾某　女　17岁　1978－04－04日诊。

踝关节肿胀酸痛起疙瘩1个月。

初诊：患者1个月前，上学路上，经常感受寒冷气候侵扰，开始时两踝关节周围起疙瘩，局部稍有肿胀酸痛，沉重麻木，遇寒痛增，自己误认为是冻疮，经常用热水袋外敷，不见好转，后几经检查，方确诊为风湿病合并皮下小结。经用青、链霉素、考的松等治疗，病情未效，近来下肢关节酸楚沉重明显，走路极度困难，求治于中医。

检查：舌淡苔白滑而腻，脉沉缓无力。双踝关节肿胀，皮下有小结，数个相连，形如玻璃球状，上肢亦有数个皮下小结，如豌豆大。色紫红而黯，高突皮肤，触之发凉疼痛，按之凹陷。

诊断：中医：痹病；西医：风湿性皮下小结。

辨证：风寒湿痹，经络受阻。

治法：祛风除湿，温经散寒。

处方：薏米24g　麻黄9g　茯苓15g　当归12g　木瓜9g 川乌头6g　黄芪18g　白术15g　赤芍9g　地龙15g，3剂，水煎每日3次服。

复诊（1978－04－07日）：药后关节疼痛大减，皮下小结见消，停用青、链霉素，加大上方药量（麻黄、木瓜、白术剂量不变）4剂。

三诊（1978－04－11日）：踝关节肿消大半，皮下小结变小，颜色变浅，脉沉滑稍数，宗04～07日方加牛膝9g，继服4剂。

四诊（1978－04－15日）：关节未见疼痛，皮下结节消退，行动自如，舌红苔白，脉滑数，继投04～11日方，4剂。

此后断续服药，直至踝关节肿消，皮下结节无，局部皮色正常，舌淡苔薄白，脉和缓，服29剂告愈。（杨淑琴，中药治疗风湿性皮下小节，新中医，5：41；1980）。

评鉴：据"两踝关节周围起疙瘩……肿胀酸痛，沉重麻木，遇寒痛增"及检查舌、脉等象，证属风寒湿痹，痰瘀阻络。此乃由风寒湿邪，留滞经络关节，气血津液运行受到阻碍，导致痰瘀形成滞留关节皮下所致。采用散寒除湿，祛瘀通络之法，方拟乌头汤合薏苡仁汤化裁。方中薏苡仁、白术、茯苓健脾利湿，麻黄、川乌散寒除湿，通阳开痹，温经止痛，黄芪益气固表，以制麻黄发汗太过，邪去不伤正。当归、赤芍、地龙养血活血，通络疗痹消结，木瓜、牛膝引血下行，舒筋利痹，诸药合用，共奏祛湿散寒，活血祛瘀，温经止痛之功。

提示： 风湿病是一种反复发作的全身性胶原组织疾病，是和溶血性链球菌感染有关的变态反应，本病中医认为由风寒湿之邪侵犯机体所致痛痹、着痹。合并有皮下小结，病情处于严重活动阶段。

皮下小结乃痰浊瘀血壅塞脉络所致，方中地龙、赤芍、当归能够起到通经活络、祛瘀散结的作用，但必须与除湿之法中的薏米、白术、茯苓等药同时应用，才能达到瘀祛湿除，消散皮下小结的目的。

30. 舞蹈病（痉证）病案

案1：戚某 女 16岁 1978－01－12日诊。

发热、眨眼、肢体舞动不停5天。

初诊：患者于6日上午，突然发热，体温38℃，不思饮食，卧床不起，言语失灵，次日四肢抖动，昼夜不眠，近3天大便未解，小便失禁，双目轮视，挤眉皱额，眨眼吐舌，四肢不时交替伸屈、扭转，拍床乱摸，5天来茶饭未进，在本地医治无效，今日下午来我院，以"感染性精神病"收入住院。经用葡萄糖、维生素、抗生素、激素等治疗，病情未能控制，今日中西医会诊。

检查：面颊潮红，舌质淡红苔白，脉滑数。T37℃。挤眉皱额，肢体舞动不停。血化验：白细胞16300/mm³，中性84%，淋巴16%，血沉120mm/小时。心电图：心率120～130次/分。P－R间期0.22秒。Q－T间期0.24秒，提示1°房室传导阻滞。

诊断：中医：痉证。西医：舞蹈病。

辨证：风痰壅盛，络窍受阻。

治法：平肝熄风，祛痰通络。

方药：天麻钩藤饮加减。秦艽 10g　杭菊 14g　钩藤 10g　白芍 15g　白附子 6g　天南星 6g　珍珠母 50g　石决明 24g　地龙 10g。3 剂，每剂 3 煎 3 服，4 小时 1 次，每次 250ml，自鼻胃管注入。

复诊：服药后，T36℃～37℃，脉率 100～110 次/分，面颊红色减退，眼能静视物体，右侧手足安稳不动，左侧时有舞动，取出胃管后，可进流汁，能简单语言，发音尚清，继服上方 3 剂。

三诊：自己能够起床穿衣，扶杖步行，饮食日增，二便如常。测 T36℃～36.5℃，心率 76～82 次/分。血化验：血沉 20mm/小时，白细胞 9800/mm^3，中性 60%，淋巴 40%。舌淡苔薄白，脉象和缓。上方继服 9 剂痊愈，随访未见复发。（消强水，中西医结合治疗舞蹈病一例，新中医，3：44；1981）。

评鉴：据"双目轮视，挤眉皱额，眨眼吐舌，身体扭转，四肢舞动"及检查舌、脉等象，证属邪壅经络，引动肝风。此乃由外感风寒湿邪，日久化热，壅滞经络，阻塞清窍，引动肝风，气血运行不利，营卫失和，筋脉失养所致，采用清热通络，平肝熄风之法。方中钩藤、石决明、珍珠母清热平肝、熄风潜阳，秦艽疏风通络舒筋，白芍滋阴柔肝，白附子、地龙、天南星祛风化痰通络，诸药合用，共奏祛风化痰，舒筋通络，平肝熄风潜阳之功。

提示：本病常为风湿病之并发症，临床特点为手足抽搐，动作增多，变化多端，不能自制，状似舞蹈，重则面部出现撅嘴、眨眼、伸舌等动作或半身扭动。常见证候有外感风邪，肝肾阴虚，气血亏虚，肝郁血虚，肝风内动，肾精不足，或妇女妊娠引发，应以辨证施治。

本案亦谓热甚动风，方用羚羊钩藤汤以凉肝熄风，清热止痉，若邪热羁留，灼伤真阴，以致虚风内动，筋脉拘急，手足瘈瘲，舌绛少苔，脉虚数，可用大定风珠以平肝熄风，养阴止痉。

案2：倪某　男　10岁　1983 - 07 - 06日初诊。

肢体及颜面不自主抖动3周。

初诊：患者3周来左侧肢体不自主抖动，渐及右侧肢体及颜面肌肉，挤眉弄眼，言语不清，自己不能进食穿衣，手持握困难，步履不便，坐立不得安宁，肢体抖动不能控制，曾服西药效果不显，前来求治。

检查：舌质微红，苔白满布于舌，脉弦微细。心电图（-）。抗"O"1：800，ESR3mm/1小时，6mm/2小时，免疫球蛋白：IgG121，IgA142，IgM152。

诊断：中医：痉病。西医：风湿舞蹈病。

辨证：湿热内蕴，肝风内动。

治法：清利湿热，镇肝熄风。

处方：石决明18g　珍珠母18g　滑石9g　僵蚕9g　钩藤9g　全蝎2枚　鸡血藤12g　胆草4g　菊花10g　海风藤15g　银花藤15g　寄生12g，牛黄镇惊丸2粒（分服）。3剂，水煎服。

复诊：服上方后肢体多动减少，可自行小便，穿衣，面部特殊表现减少，语言清晰，上方加白蒺藜12g，继服30剂，诸症尽除，痉愈。（裴学义，风湿舞蹈病治验二则，北京中医，6：48；1988）。

评鉴：本例风湿舞蹈病，祖国医学属"瘈瘲""颤振""痉证"范畴。据"左侧肢体不自主抖动，渐及右侧肢体及颜面肌肉，挤眉弄眼，言语不清""手持握困难，步履不便，坐立不得安宁"及检查舌、脉等象。证属风湿阻络，血虚动风。此乃由外受风寒湿邪，壅滞脉络，阴血受损，运行不畅，筋脉失养，虚风内动所致。采用清热祛湿，熄风定痉之法。自拟活血通络定痉汤。方中石决明、珍珠母重镇降逆，镇肝熄风，鸡血藤、海风藤、银花藤、桑寄生活血解毒，祛风通络，菊花、僵蚕、钩藤、全蝎平肝熄风解痉，滑石利水渗湿，龙胆草泻肝火，止抽搐，白蒺藜祛风疏肝，行气活血，诸药合用，共奏祛风清热化湿，活血通经，平肝风以止痉之功。

提示：本案据"舌质微红，苔白满布于舌"主寒主湿症，"脉弦微细"所示，主肝主气血虚，此乃风湿阻络，气血不足之征象，非湿热内蕴；就风而言，乃外风引动内风，即风寒湿邪损伤气血，气血虚而动风，筋脉失养所致。此与西医诊断颇为一致。在治疗上，虽然以熄风为主，本案采用清利湿热镇肝为主，笔者认为应补气养血定痉为法，方拟四物汤合大定风珠化裁，风寒湿邪阻滞经络，当以祛风散寒，和营燥湿，方拟羌活胜湿汤化裁为妥。

31. 重症肌无力（痿症）病案

李某　男　29 岁　1974－03－04 初诊。

眼睑下垂，四肢乏力，精神疲倦 5 年余。

初诊：患者 5 年前回乡探亲返部队时，自觉眼睑肿胀，开启不适，四肢乏力，体倦神疲，嗜睡，即在某医院治疗未效，渐感肩臂沉重，抬举困难，且伴头晕，腰膝酸痛，1970 年进住某大医院，诊为重症肌无力，采用针灸、中药及注射新斯的明，病情稍有改善。此后数年间，每因感冒、劳累，病情反复加重。近来手足不温，恶心，纳差便溏。

检查：面色苍白，两侧眼睑下垂，舌淡苔垢腻中根厚，脉濡缓，尺沉无力。血化验：WBC5100/mm^3　GRA55%　EO12%　LYM30%　MID2%　RBC409 万/mm^3。

诊断：中医：痿症；西医：重症肌无力。

辨证：湿浊中阻，脾肾阳虚。

治法：先予芳香化湿，后再健脾补肾。

处方：藿香 6g　佩兰 6g　茯苓 12g　白蔻仁 4.5g　炒白术 4.5g　陈皮 4.5g　泽泻 9g　竹茹 4.5g　神曲 9g　生姜 2 片　炙甘草 1.5g，3 剂，每日 1 剂。

复诊（1974-03-08 日）：服药后，恶心除，胃纳佳，大便成形，苔秽腻减。上方去佩兰、陈皮、泽泻、竹茹、炙甘草，加炒扁豆 12g　桂枝 4.5g　滑石 12g　焦内金 6g，5 剂。肌注鹿茸精 1 支，隔 3 日 1 次。

三诊（1974-03-14 日）：下肢力续增，中焦湿邪得化，标病已解，从本治之。调方：党参 9g　苍白术各 6g　茯苓 12g　炒扁豆 12g　白蔻仁 4.5g　桂枝 6g　淫羊藿 4.5g　仙茅 4.5g　巴戟天 6g　枸杞子 9g　焦内金 6g，3 剂。

四诊（1974-03-17 日）：腰痛减，手足转温，眼睑下垂减轻，脉和缓。上方去苍术，加杜仲 9g，熟地 9g，4 剂。

五诊（1974-03-22 日）：两臂举动有力，腰酸、头晕减轻。加服全鹿丸，早、晚 4.5g，配合新针疗法。

六诊（1974-04-08 日）：晨起跑步如常，背沉重感改善，全鹿丸停服，嘱四物汤炖山羊肉半斤，喝汤食肉，每周 1 次，汤药按上方继续服用。

七诊（1974-04-30 日）：头晕、眼睑下垂明显好转。携药出院，每日继续服药，坚持锻炼，基本治愈。（陈绍宗，治疗重症肌无力一例的体会，新中医；1：38；1975）。

评鉴：据"眼睑肿胀，开启不适，四肢乏力，体倦神疲，嗜睡""肩臂沉重，抬举困难……头晕，腰膝酸痛""手足不温，恶心纳差便溏"及检查舌、脉等象，证属湿浊内蕴，脾肾亏损。此乃初受湿邪侵扰，蕴留不去，阻遏经脉，损伤脾胃，脾失健运，累及于肾，肾阳虚惫，气血运行不畅，筋脉肌肉失养，弛纵不收所致。先采用芳香化湿，健脾和胃之法。方用辛苦香淡法（《时病论》）化裁。方中藿香、佩兰化湿止呕，醒脾和胃，白术、茯苓、白豆蔻、陈皮利湿扶脾，温胃理气，竹茹、神曲、生姜消食和胃，温中止呕，炙甘草益气补虚，调和诸药，诸药合用，共起化湿扶脾和胃，温中理气止呕之功。

二诊加扁豆化湿补脾止泻，桂枝通阳化气，振奋气血，滑石利水渗湿，内金健胃消食，鹿茸精补肾阳，益精血，强筋骨，共起补脾益肾，通阳化气之功。

三诊方以四君汤化裁，党参、炒扁豆益气健脾，苍白术、茯苓利湿扶脾，白蔻仁、内金温胃化湿行气，桂枝通阳化气，淫羊藿、仙茅、杜仲补肾壮阳强筋骨，熟地、枸杞子滋补肝肾，养血育阴，诸药共奏补益肾阳，健脾利湿，养血育阴，强壮筋骨之功。

提示： 本案由神经、肌肉间传递功能障碍发生的慢性疾患，据报导部分人有胸腺异常，亦有在病程中出现甲状腺功能紊乱，位在肢体肌肉、筋脉，病系肺脾（胃）、肝肾，病机为津液、气血、精髓不足，筋脉失养。证候分虚实。实证病急，因湿热毒邪熏灼肺胃，或湿热流注浸淫筋脉，治宜祛邪通经，清热润燥，或清热利湿。虚证起病慢，或久病后脾胃虚，肝肾亏，治予健脾益气，补养肝肾，虚实兼夹者，分主次而调治。如服药、针灸、推拿、锻炼相结合进行治疗。

32. 血管神经性头痛（头痛）病案

案1：吕某　女　63岁　1981-08-23日诊。

术后阵发性头痛，口渴汗出1个月。

初诊：患者7月间左耳奇痒，搔之不解，用强的松软膏，碘酒涂擦，瘙痒亦然。3日后，耳后生出3个小疖。肿胀突起，融合一块，胀痛难忍，经某医院诊为痈疮，行切开术。术后头痛，昼夜不止，用青霉素、祛痛片、中药等治疗未效，经 X 光拍片，排除乳突炎，诊为血管神经性头痛，服用四环素、苯妥英钠等，头痛暂缓，但每隔半小时或突然大发作 1 次，头痛如裂，高声呼叫，持续 2～3 分钟而停，伴口苦咽干，心烦失眠，潮热汗出，纳减不香，便调尿黄。

检查：体形丰腴，面红唇燥，舌小体薄，质红如杨梅，无苔，脉弦细而数。耳后疮疡未愈后，色红微肿。

诊断：中医：头痛（雷头风）；西医：血管神经性头痛。

辨证：内热伤阴，胆火上扰。

治法：清热养阴降火。

处方：生石膏 30g 知母 30g 生地 30g 玄参 30g 麦冬 15g 龙胆草 6g 夏枯草 30g 葛根 30g 白芷 3g 生甘草 6g，1 剂，急煎服。

复诊：服药后，当即入睡 4 个小时，头痛由昼夜发作 20 余次减至 6～7 次，持续时间缩短，诸症好转，宗原方并增加白芷 9 克。继服 10 剂。

三诊：服药后头痛渐止，食欲增加，杨梅舌渐生出薄白之苔，诸症悉除，后未复发。（樊文有，养阴清热法治愈血管神经性头痛，河南中医，1：40；1984）。

评鉴：本例血管神经性头痛，祖国医学属"头风""雷头风""头痛"等范畴。据"耳后生出 3 个小疖，肿胀突起，融合一块，胀痛难忍""头痛如裂……持续 2～3 分钟而停""口苦咽干，心烦失眠，潮热汗出"及检查舌、脉等象，证属风火上壅，损伤阴津。此乃由风温火毒，壅聚耳后成痈，致使营卫失和，经络阻塞，气血失畅，上扰于脑，久则损伤阴津所致。采用疏风泻火，滋阴生津之法。方拟白虎汤合增液汤化裁。方中生石膏、知母、夏枯草、龙胆草清热降火，除烦止渴，生地、玄参、麦冬清热滋阴润燥，白芷、葛根祛风升阳，透邪外出而痛止，甘草调和诸药，共奏清热泻火，散风止痛，滋阴生津之功。

提示：炎热夏日，暑热迫津，体阳偏盛，内热循经上扰，致耳痒、生疮、头痛，当以疏风清热，养阴止痛之法，方用桑菊饮化裁，头痛剧烈，可如蔓荆子、僵蚕以增强疏风清热，清利头目之力，加黄芩、山栀清肺胃之热，痛在额前，加生石膏、白芷；热盛伤津，口干舌红，加石斛、麦冬、花粉生津止渴；大便燥结，口鼻生疮，加大黄通腑泄热，或用黄连上清丸苦寒降火。

对头面部生疮痛之类疾患，早期未成脓的阶段，局部出现小疖，伴有红肿热痛，范围在 1～2 寸左右，根深坚硬，不宜针挑、挤压或过早切开，以免引起走黄（败血症）或产生其他症状，医者当忌。

案 2：路某　女　30 岁　1987－07－13 日住院。

头痛脑胀 2 天。

初诊：患者昨日下午头痛突然而作，有脑如裂开，眼球突出之感，服"正痛片""安定片"等药，痛势不减，手抓头发不放，晚 9 时许，不耐其苦，送我院急诊，遂予 10% 葡萄糖、地塞米松等，静脉滴入，其痛不解，翌日以神经性头痛，收住中医病房。刻见：3 夜未得眠，双目困乏微闭，头痛且胀，口苦而渴，大便秘结，3 日未行。

检查：面色黯然。舌质色暗少苔，脉缓滑，左寸稍弱。

诊断：中医：头痛；西医：神经性头痛。

辨证：风热上扰，脑络受阻。

治法：疏风清热，通络止痛。

处方：川芎 9g　黄连 2g　柴胡 9g　防风 14g　羌活 3g　甘草 10g　黄芩 6g　菊花 10g　川牛膝 12g，3 剂水煎，每日 1 剂，早晚温服。

复诊：服药后 20 分钟许，头痛脑胀顿觉减轻，安然入睡。

因大便素秘，上方加阿胶 10g（冲服）、柏子仁 10g，杏仁 10g，善后而愈。半年后随访未见复发。（张永功，头痛治验举隅，黑龙江中医药，6：37；1988）。

评鉴：据"头痛……脑如裂开，眼球突出之感""双目困乏微闭，头痛且胀，口苦而渴，大便秘结"及检查舌、脉等象，证属风热上攻，清窍受扰。此乃由风热之邪外袭，上犯巅顶，内扰于脑，稽留不去，耗伤津液所致。采用疏风清热之法。方拟清空膏加味。方中川芎、羌活、柴胡辛散上升，祛风除湿，专治诸阳经头痛。黄芩、黄连清热燥湿，与升散药合用，上巅顶，祛湿热。防风、菊花疏风清热胜湿，平肝熄风，为外感头痛之要药，牛膝引血下行，活血通络，配甘草和中益气，协调药性。配阿胶、柏子仁、杏仁滋阴润燥，润肠通便。诸药合用，而起祛风清热、胜湿润燥之功。

提示：清空膏来源《兰室秘藏》，其头痛门载有："治偏正头痛，年深不愈者，善疗风湿热上壅损目，及脑痛不止"。头脑者，阳气交会之所，此谓清空之处，本方专治风湿热上攻于头长期不愈的正偏头痛，故以清空膏为方名，若遇气虚体弱者，川芎用量宜少，以免因香燥走窜引起眩晕之弊。

33. 眶上神经痛（头痛）病案

刘某　男　27 岁　1986 – 01 – 10 日诊。

主诉：右侧头痛、眼眶疼痛 8 年，加重 1 周。

初诊：8 年前开始患偏头痛，右眼干涩疼痛，畏光流泪，视物不清，干呕欲吐，渐及左侧，时有发作，经医院确诊为眶上神经痛，曾服中西药、穴位注射，时有缓解，但未根治。近 1 周来，右眼眶处疼痛增剧，头痛如裂，延及巅顶，干呕纳少，四肢不温，痛苦异常。

检查：面色无华，舌淡胖大，苔白薄润，脉沉缓。

诊断：中医：头痛。西医：眶上神经痛。

辨证：脾胃虚寒，（肝）寒气上逆。

治法：温中补虚、降逆止痛。

处方：吴茱萸 15g　党参 10g　生姜 18g　大枣 5 枚，3 剂，水煎服。

复诊：服药后偏头痛、右眼眶痛止 2 日，第 3 日疼痛又作，效不更方，上方加白芷 6g，川芎 6g，继服 3 剂。

三诊：服药后疼痛停止 3 日，第 4 日疼痛又发，上方加蜈蚣 1 条，继服 3 剂。

四诊：服药后痛止未发，局部稍有不适，药已中病，上方继服 5 剂。

五诊：服药后目眶疼痛消失，局部亦无不适之感，脉转有力，舌体不胖，苔薄白，唯四肢无力，改服四君子汤 5 剂，以善其后，3 个月后随访，未见疼痛。（王继贤，吴茱萸汤治验一例，山西中医，4：33；1988）

评鉴：据"偏头痛，右眼干涩疼痛，畏光流泪""右眼眶处疼痛增剧，头痛如裂，延及巅顶，干呕纳少，四肢不温"及检查舌、脉等象。证属脾胃虚寒，寒凝肝脉。此乃由脾胃虚寒，胃失和降，肝气受滞，浊阴寒气，循经上冲，清阳络窍被扰阻滞所致，采用温胃暖肝，通经降逆之法，方拟吴茱萸汤加味，方中吴茱萸温胃暖肝、下气降逆，生姜散寒止呕，党参、大枣补虚益胃，白芷、川芎散寒祛风止痛，又是肝胃之引经药。蜈蚣通络熄风止痛，诸药合用，共奏温中暖肝、降逆止呕、通络止痛之功。

提示：吴茱萸汤乃治厥阴头痛之效方，具有温胃暖肝、降浊止呕之功。《伤寒论·厥阴篇》云："干呕吐涎沫，头痛者，吴茱萸汤主之"。

本案偏头痛日久，属虚寒之列，乃由寒邪凝滞，浊阴上乘所致，故用本方适宜，若寒邪入郁化热，当佐加清热解肌葛根、黄连、菊花之品；若肝血亦亏，当加养血润肠当归、玉竹、川芎之品。

34. 胆道蛔虫症并发胆囊炎（腹痛）病案

蔡某　男　11 岁　1985 – 07 – 14 日初诊。

右上腹阵发性疼痛 2 天。

初诊：患儿 2 天前突然发热，右上腹阵发性疼痛，经当地医院诊为胆道蛔虫症继发感染，经用抗生素治疗，发热略减，但右上腹疼痛未减，且呈阵发性加剧，拒按，痛时汗出，伴有恶心欲吐、口苦咽干、不思饮食，大便 3 日未解。

检查：体温 38.6℃，舌红苔黄，脉细数，右上腹压痛，腹肌紧张，胆囊区触痛明显。

诊断：中医：虫症腹痛。西医：胆道蛔虫症并发胆囊炎。

辨证：湿热内郁，蛔入胆道。

治法：通腑驱蛔。

处方：黄连 5g　乌梅 15g　生地 15g　苦楝根皮 10g　生大黄 10g，2 剂，水煎服。

复诊：服药后大便 2 次，排出蛔虫数条，腹痛消失，体温降至 37.5℃，舌红苔黄，脉弦细。上方去大黄、苦楝根皮，加蒲公英 30g，麦冬 15g，服 3 剂，诸羔悉平。（岳泽民，连梅汤临床运用举隅，浙江中医杂志，9：417；1987）

评鉴：本例胆道蛔虫症并发胆囊炎，祖国医学属"虫证""腹痛"范畴。据"发热，右上腹阵发性疼痛""拒按，痛时汗出……恶心欲吐，口苦咽干，不思饮食，大便 3 日未解"。证属蛔入胆道，湿热伤阴。此乃腹内有宿蛔，发热之时，胃热乱窜，蛔虫钻入胆道，气机受阻，时动时停，扰乱脾胃，胆胃失和，湿热内生，损伤阴津所致，采用清热驱蛔，燥湿养阴之法。方拟连梅汤化裁，方中黄连、公英苦寒，清热燥湿利胆，生地、麦冬清热滋阴，养胃生津，乌梅、苦楝根皮杀虫安蛔，和胃生津，大黄通腑清肠泻便，诸药相合，共奏杀虫安蛔，清热燥湿，养阴生津，和胃通腑之功。

提示：《伤寒论》所用乌梅丸，亦可治疗胆道蛔虫症，适应于脾胃虚弱，寒热错杂者；本案治疗采用连梅汤为主，适应蛔入胆道，热甚伤阴者，二者当有区别，对于胆道（胆囊）已受蛔虫感染者，应及时投以充足剂量药物杀虫驱蛔，否则，激惹蛔虫窜入胆道，引发胆囊炎及胆石症。

35. 绦虫病病案

关某　男　32 岁　1976 - 02 - 13 日初诊。

腹痛，便下白色虫体节片 2 年。

初诊：患者 2 年来，时常腹痛，肛门搔痒，腹胀或泄，头晕乏力，形体较壮，有时大便下有白色虫体节片，经医院确诊为绦虫病。

检查：舌质红苔薄微黄，脉沉数有力。

诊断：绦虫病。

辨证：虫积里实。

治法：驱虫化积。

处方：槟榔 30g（后下）　南瓜子 30g　乌梅 3 枚　黄柏 9g 胡连 6g　苦楝根皮 9g　大黄 6g　天花粉 3g　细辛 0.9g，2 剂，每日 1 剂，水煎服。

复诊（1976 - 02 - 18 日）：服药后大便排出 1 条 1 米长绦虫于肛门外，久久停留不下，蹲坑 1 小时多，内心烦乱，用手一揪，虫体折断，照方再进 2 剂，后又排出虫体及头节近 1 米长，诸症随而消失。（金宏达，绦虫病治验，新中医，4：36；1981）

评鉴：本例绦虫病，祖国医学称为"寸白虫""白虫"。据"腹痛，肛门搔痒，腹胀或泄""大便下有白色虫体节片"及检查舌、脉等象，证属虫积气滞。此乃由囊虫进入肠中，扰动不守，气机不畅，胃肠失和，脾失健运所致。采用泻下驱虫，化滞止痛之法，方以化虫丸加减。方中槟榔、南瓜子、苦楝根皮合力驱杀绦虫，黄柏、胡连苦能下蛔，乌梅酸能制虫，细辛辛能驱虫，大黄、元明粉导下通肠，有利虫体排出。

提示：绦虫病是由于生食或半生食含有牛或猪的囊虫的肉进入人体后，在小肠中受胆汁的作用，虫头伸出，吸附在肠粘膜上而成为人的终宿主。症见腹痛而胀、肛门作痒，便下白条状虫体等，治疗以驱虫为先，除用以上方药，还可辩证加用雷丸、鹤虱、榧子、川楝子、木香、使君子、川椒、干姜等，亦可用雷丸粉 1.5g，每日 2 次，凉开水加糖调服，连服 3 日，适宜小儿。

36. 肺包虫囊肿合并包囊周围炎（肺胀）病案

关某　男　50 岁　1978 – 06 – 09 日入院。

时常咳嗽咯痰 10 年，痰中带血丝 1 周。

初诊：患者 10 余年来，时常咳嗽咯痰，4 年前胸部 X 线检查发现右下肺有一圆形阴影，确诊为包虫囊肿，建议手术治疗，因畏惧手术未做，渐渐咳嗽加剧，喘急气粗，胸闷心悸，痰黄黏稠，不易咯出，近 1 周来，症状加剧，出现痰中带血丝，血色暗红，溲黄便干。

既往史：平素嗜吸烟，无明显牛羊狗等接触史。

检查：舌质暗红，苔黄腻，脉弦滑而数。胸部拍片：双肺透亮度增强，横隔下移，右下肺 5cm×5cm 球形阴影，密度较高，外下缘模糊。主动脉弓屈曲延长。心电图：窦性心律，左心室劳损。肺功能：显示中度阻塞性障碍。眼底：早期视网膜动脉硬化。血象：HGB14g，WBC9500/mm³，GRA65%，LYM30%，EO5%。包虫皮内试验（＋）。

诊断：中医：肺胀。西医：（1）右下肺包虫囊肿合并包裹周围炎症。（2）慢性支气管炎并发肺气肿。（3）主动脉硬化。（4）心肌劳损。

辨证：肺内瘢积，痰热瘀结。

治法：益气化瘀、化痰散结。先以抗菌素控制感染、止咳、止血等，暂缓手术。

处方：黄芪 15g　党参 9g　三棱 9g　莪术 9g　䗪虫 3g　瓜蒌 15g　蝉蜕 9g　槟榔 30g　龙牙草根 30g　苦楝根皮 30g　石榴皮 15g　川芎 9g　露蜂房 5g　生甘草 3g，8 剂，水煎服。

复诊（1978－07－13 日）：咳出血丝痰中带有白色组织碎片，疑为包虫囊壁碎屑。

三诊（1978－07－23 日）：晨起一阵剧咳，吐出 3cm×2cm 大小白色粉皮样物，确定为包虫囊壁。

四诊（1978－09－14 日）：一个多月中，先后 15 次咳出包虫囊壁碎片 22 小块，最多 1 次 6 块，此后未再咳出。

五诊（1978－09－17 日）：今日 X 线胸部透视显示：右下肺阴影消失，仅留小片硬结阴影。

10－24 日出院。随访 10 个月，除原有慢性支气管炎和肺气肿症状外，别无其他。（陈世谋等，一例肺包虫囊肿的中医治验，中西医结合资料汇编，96 页，1979.9，兰州医学院）

评鉴：本例肺包虫囊肿，祖国医学属"瘢""积""痞块""肺胀"范畴。据"咳嗽咯痰""喘息气粗、胸闷心悸、痰黄黏稠、不易咯出""痰中带血丝"及检查舌、脉等象，证属肺内虫积，痰热瘀结。此乃由牛肉或猪肉囊虫入人体，寄生肺内，与痰凝结，久郁化热，痰火互搏，脉络阻遏，气血运行不畅所致。采用杀虫消肿、化痰散瘀之法。方用驱囊虫合剂，方中槟榔、龙牙草根、苦楝根皮、石榴皮杀虫消肿，化解包虫头节，露蜂房攻毒杀虫，黄芪、党参补肺益气，川芎活血化瘀，三棱、莪术、䗪虫破瘢消积，瓜蒌清热化痰散瘀，诸药合用，共奏清热化痰，杀虫

184

消肿，软坚散结，活血化瘀之功。

提示：本例患者患有多种疾病，暂不宜采用手术治疗，而采用中药抗包虫囊肿化学免疫疗法，杀灭包虫头节，破坏囊壁生发膜，用补气药提高机体免疫功能，改善包虫囊壁渗透性，增强免疫球蛋白含量，容易从囊壁渗入囊腔内，从而达到了理想治疗效果。

37. 嗜食异物（盐）症病案

张某　女　50 岁　1974 – 03 – 01 日诊。

嗜食咸盐 10 余年，月经先期量多 3 年。

初诊：患者 10 年来，见盐不能控制，除饭菜多加盐外，劳动时也随身带盐，随时取食，睡眠前也将盐放在枕旁，醒后即食。近 3 年来，月经先期量多，色黑带有紫块，心悸乏力，食欲不振。

检查：形体消瘦，面色萎黄，舌淡无苔，脉沉细。粪检：未见钩虫卵。

诊断：中医：嗜盐症；西医：嗜食异物症。

辨证：血亏脾虚，胃湿不化。

治法：适逢经期，先补脾摄血，方用归脾汤加炮姜炭、棕榈炭、茜草炭，6 剂后，改投健脾燥湿，和胃消食。

处方：苍术 6g　茯苓 9g　厚朴 9g　陈皮 9g　白术 9g　泽泻 9g　炮姜 9g　栀子 9g　炙甘草 9g　党参 12g　苡米 12g　草豆蔻 12g　焦神曲 12g，3 剂。每日 1 剂，水煎分二次服。

复诊（1974 – 03 – 04 日）：服药后，食盐即能控制，上方继服 3 剂。

三诊（1974 – 03 – 08 日）：服药后不再嗜盐，为巩固疗效，并调月经，上方加柴胡 9g，香附 9g，继服 6 剂。

1 年后随访，半年中曾复发 1 次，照原方自配 6 剂煎服而

愈。3 年后追访，未再复发。（聂锡钧，嗜盐症，新中医，2：29；1981）

评鉴： 本例嗜盐症，属"嗜食""嗜食异物"范畴。据"见盐不能控制……随时取食""心悸乏力，食欲不振"，及检查舌、脉等象，证属脾虚失运，胃湿不化。此乃由饮食不节，饥饱无常，脾虚失运，胃内津液不行，聚湿成饮，生化之源亏乏所致。采用健脾和胃、行气化湿之法。方拟胃苓汤化裁，方中党参、白术、炙甘草，健脾益气助运，苍术、川朴、陈皮燥湿运脾，行气和胃，草豆蔻化湿行气宽中，薏米健脾渗湿，焦神曲消食化积，炮姜温中摄血，栀子通利三焦，导湿下行，诸药合用，共奏健脾益气，和胃化湿，温中消积之功。

提示： 本案之症较为少见，又未见钩虫感染，故排除虫积所扰。试从"嗜咸必口淡"推论而进行治疗。口淡一症，祖国医学认为脾胃有湿或虚寒所致。清《身经通考·问证》有"口中淡苦否？苦、热、咸、寒、淡、虚"之因，《中医临证备要》说："口淡无味……有见于病后胃虚的""口淡，多为胃有湿浊"。

治疗此症，应以健脾和胃，行气化湿为要，方用胃苓汤，以振奋已困之脾阳，温化中焦之寒湿。因此，施以此方而获愈。

第二章　外科病证

1. 颜面部急性化脓性感染（颜面疔疮）病案

李某　男　42岁　1963 – 03 – 06日初诊。

左眉处肿痛，发热恶寒2天。

初诊：2日前左眉梢处生一粟粒状疱，带帽时不慎碰破，第二日局部肿胀，麻木疼痛，且伴发热恶寒，头痛，周身不适，厌食恶心，溲赤便干，急请家父诊治。

检查：舌质红，苔黄腻，脉浮滑而数。左侧眉梢处有2cm×2cm左右肿块，疱尖色黑隆起，破溃流水，周围皮色焮红漫肿，触之坚硬根深，疼痛明显。

诊断：中医：颜面疔疮（眉棱疔）。西医：颜面部急性化脓性感染。

辨证：热毒凝聚（破溃有扩散攻心之势）

治法：清热解毒，表里双解。

处方：牛蒡子15g　薄荷10g　山栀15g　连翘15g　丹皮15g　双花25g　冬葵子15g　黄芩15g　大黄7.5g（后下）厚朴15g　甘草10g，2剂，水煎服。

另用梅花点舌丹1丸与葱白捣碎，温水服下，盖被取微汗，顶尖破溃处下七三丹药条，外服膏药。

复诊（1963 – 03 – 08日）：体温37.6℃，疱根收束，顶尖高突，流少量脓液，恶心厌食，便干，苔黄腻，脉滑数。此表证已解，里症尚实。上方去牛蒡子、薄荷、连翘、冬葵子、厚朴、甘草，加野菊花25g，公英25g，地丁25g，黄连10g，黄柏15g，生地 25g，芒硝 20g（冲），生石膏 50g，2 剂，以清热解毒，缓下热结。

三诊（1963 - 03 - 10 日）：服药后大便 5 ~ 6 次，先干色黑，后便稀臭秽，疮口脓液增多，疔根缩小变软，上方去大黄、芒硝、石膏，加橘红 15g，生草 10g，2 剂，以理气和胃，消食之功。

四诊（1963 - 03 - 12 日）：疔根如豆粒随脓流出，肿消明显，但局部皮肤硬肿，脓水未净，毒未消尽，按 03 - 10 日方去黄连，加焦三仙各 15g，2 剂。局部改用九一丹，以消余毒。

2 日后，改服外科养荣丸，局部疮口改用生肌散，疮口平复而愈。（王志新，王清文老中医治疗疔毒的经验，黑龙江中医药，3：7；1987）。

评鉴： 据"左眉梢处生一粟粒状疱""肿胀，麻木疼痛……发热恶寒，头痛""厌食恶心，溲赤便干"及检查舌、脉等象，证属热毒炽盛（成脓期）。此乃感受风热毒邪，又不慎碰破皮肌，感染毒邪，蕴蒸肌肤，以致气血凝滞，经络阻塞（局部），化热溃脓而成。采用疏风透邪、清热解毒之法，方拟牛蒡解肌汤合五味消毒饮化裁，方中牛蒡子、薄荷辛散头面之风热，丹皮、山栀泻火凉血、散血，配双花、连翘、冬葵子、黄芩清热解毒，散结消痈，大黄泻热通便，厚朴行气散结，甘草调和诸药，以达清热解毒，表里双解之功。

提示： 疔疮发病迅速而危险较大的急性感染性疾病，以其形小根深坚硬如"钉丁"之状，初期未成脓，热毒蕴结，治宜清热解毒，方用五味消毒饮加赤芍、丹皮等，或内服保灵丹或梅花点舌丹，醋调紫金锭外敷，切忌针挑挤压或过早切开；中期脓成，热毒炽盛，治宜清热泻火、解毒消肿，方用五味消毒饮合黄连解毒汤或疔痈百效丸；后期脓尽腐脱，热退肿消，可服外科养荣丸，外用生肌散掺于生肌玉红膏或生肌白玉膏敷贴。

2. 先天性腮裂瘘管（面腮瘘疮）病案

周某 女 16 岁 1974－08－06 日诊。

右腮部红肿破溃 11 年。

初诊：患右侧先天性腮裂瘘管 11 年，曾在当地医院切开排脓，做瘘管刮治等手术 3 次，未能治愈。近 3 年来，在本院及其他医院又作瘘管切除术 2 次，术后伤口不愈合，流脓性分泌物。经用自制小升丹换药 2 次，脓液增多，瘘管扩大；3 次后瘘管脱落；4 次腐肉已尽，新生肉芽组织，瘘创净洁而停药，4 天后肉芽充填管内，结痂痊愈。

附：（1）药物组成：水银 30g 白矾 24g 火硝 21g。

（2）炼制方法：将火硝、白矾分别研细、混匀，放生铁锅内铺平，用手指压出 10～20 个坑，将水银倒入坑内，上扣瓷碗。至火加热 20 分钟，锅有响声冒蒸气至尽，用泥将碗缘封固，上铺粗沙至碗高（露出碗底），武火加热 1 小时止，冷却去泥沙，见碗底炽结红霜之物（小升丹），刮下研末备用。

（3）用法：患处消毒，探明瘘管深度与走向，将小升丹至瘘口，顺瘘管走向用卷棉子裹一点棉花将药送至深处，或制药线插入瘘管中，涂入管壁即可，瘘管小或狭窄，可涂 1 段，腐蚀 1～2 次后，扩大通畅再深入，患处有脓，排脓并上药，隔日 1 次。若瘘管长，内有稀脓，用油纱条沾小升丹置入引流，2～3 次后，瘘管脱落，肉芽生长即停药后愈合。

（4）适应症：牙源性瘘管，颌骨骨髓炎并发瘘管、先天性耳前瘘管、先天性甲状腺舌瘘管、鼻正中瘘管等。（蔡航翔等，小升丹治疗头颈部瘘管，新中医，1：42；1975）

评鉴：本病可因先天性或炎症，外伤和手术后形成，由于异物和感染长久存在，局部血运不畅，纤维素破坏，管壁上皮衬履形成瘘管和窦道，组织细胞坏死，妨碍创缘血液循环和肉芽新生，瘘管难以愈合，瘘道存留腐败坏死物，疮孔流脓经久淋漓不断，即使闭合仍要复发。治疗应先"去腐"。《医宗金鉴》曰："腐者，坏肉也……腐不去则新肉不生。"《外科大成》云："腐不尽，不可以言生肌"。瘘中去腐，才能尽快生肌，产生出新的肉芽组织，愈合瘘口。

提示 本案采用祖国医学一千余年"炼丹术"，提炼出小升丹治疗瘘病。此法优于手术，据现代药理分析，"升丹"名目虽多，其成分大致相同，主要是氧化汞，由汞化合物使感染后的腐败坏死组织软化脱落（去腐），并能消炎排毒，炎症消退，脓液与渗出物吸收或排出，改善局部血运，组织再生，疮口愈合。《疡科心得集》云："红升药一名三仙丹（小升），治一切疮溃疡后，拔毒、去腐、生新、长肉、敛口，外科必用之药"。

3. 全身性化脓性感染（疔疮走黄）病案

高某 男 54 岁 1981 - 05 - 08 日初诊。

下颌焮热肿痛，伴恶寒发热 5 天。

初诊：患者 5 日前下颌部肿胀，发麻，口不能张大，伴恶寒发热，心中烦闷，时有谵语，口渴思饮，大便干结，特前来求治。

检查：体温 38.4℃，舌质紫暗，苔腻而黄，脉沉数。颌下高度肿胀，肤色紫暗，按之坚硬根深，并向周围扩散。

诊断：中医：虎髭疔（疔疮走黄）。西医：全身性化脓性感染。

辨证：疔毒走黄，毒邪入心。

治法：醒神开窍，解毒护心。

处方：截根方；回疔散；蟾梅治疔丸；敷药方以红药膏敷之，经治疗 1 周而愈。

附：（1）截根法（针刺）：取第 3、4 胸椎之间平肩胛骨最高点 1/2 偏外侧处，粗针直刺 0.5cm，快速捻针，针后拔罐 15 分钟。

（2）回疔散（薰药方）：麝香 0.05g（或冰片 0.1g）　巴豆 0.5g　信石 0.5g　紫皮蒜 1 瓣。上药共捣如泥，白纸卷药成条如鼻孔大，剪齐一侧插鼻内顶端，男左女右，留 1 小时，盖被微汗出。

（3）蟾梅治疔丸（内服）：蟾蜍 25g　血竭 25g　乳、没各 25g　铜绿 25g　寒水石 25g　穿山甲 25g　轻粉 15g　蜈蚣 10 条（去头）　珍珠 25g　麝香 0.15g　冰片 25g　熊胆 25g　胆矾 10g　朱砂 25g　牛黄 25g　枯矾 25g　炙马钱子 25g　蜗牛 25g，蟾酥人乳浸泡 1 月培干，共为细末，白面为丸，如赤豆粒，金箔为衣（大赤金），成人服 5 丸，日 2 次，急者日服 3 次，白开水送下。

（4）敷药方：独活 50g　黑矾 20g　南星 25g　大黄 25g　山栀子 25g　白芷 25g　苍术 25g　川乌 15g，共为细末，适量蜂蜜调敷。（孔宪华，孔昭林老中医治疗疔疮的经验，黑龙江中医药，6：4；1988）

评鉴：本例疔疮生于承浆穴处，称为"虎髭疔"，常易引起"走黄"。据"下颌部肿胀，发麻，口不能张""恶寒发热，心中烦闷，时有谵语，口渴思饮，大便干结"及检查舌、脉等象，证属疔疮走黄，毒邪入心。此乃由感受火热毒邪，热毒炽盛，蕴蒸肌肤，内功脏腑，蒙闭心包，扰乱神明，毒气入心形成"走黄"。采用清解毒邪，护心开窍之法，采用孔氏三代祖传秘方。

（1）截根法，采用针刺与拔罐以泄热开窍，通经活络，活血祛瘀，消肿止痛。适应疔疮初起及疔毒走黄。孕妇禁忌。

（2）回疔散，采用鼻腔吸入法，以发汗解毒，开窍醒神。适用疔疮初起，恶寒发热或疔毒走黄，神昏抽搐、牙关紧闭、高热。禁小米粥 3 天。

（3）蟾梅治疗丸内服，以解毒消肿，镇惊熄风，祛腐败毒，活血通络。

（4）外敷药具有解毒消肿化瘀，和营止痛。适用疔疮初起，已破溃疮口禁用。

提示：疔疮走黄，可出现高热、烦躁，甚或神昏谵语等毒气攻心危重症状，发于手足者，可损伤筋骨。本病为火热之毒所生，故清热解毒为治疗大法。临症时，应按发病部位和病因之不同，辨证施剂，方能取得良效。孔昭林认为："证之于临床，定要辨阴阳、顺逆、五善、十恶，则为其上工矣！"

4. 蜂窝组织炎（痈）病案

魏某　男　20岁　1980 – 07 – 06日诊。

左下肢焮红肿胀、灼热疼痛3天。

初诊：3天前自感左下肢皮肤瘙痒，自己用手抓搔，不慎伤破皮肌，第2日出现左侧大、小腿内前方皮肤红肿、灼热、疼痛，行走困难，伴发热恶寒，近2天前，表皮焮红热痛，逐渐扩大，急来诊治。

检查：体温38.5℃，舌质偏红，苔黄腻，脉濡数。左下肢上、下内前侧红肿，各有6cm×7cm范围左右，灼热触痛明显。

诊断：中医：痈（初期）。西医：蜂窝组织炎。

辨证：感受湿热，火毒蕴结。

治法：清热化湿，解毒散结。

处方：黄连15g　黄柏15g　黄芩15g　姜黄15g　大黄15g　蒲黄15g，1剂，共为细末，包装备用。取药粉适量，加50%酒精调匀外敷患处，每日2次，每次停留4~6小时。

复诊：用上药外敷7次后，诸症消退，查体温、血象恢复正常。（李顺发，六黄散治疗皮肤感染，新中医，1：14；1981）

评鉴：本例蜂窝组织炎，属祖国医学"疮疡""外痈"范畴。据"左侧大、小腿内前方皮肤红肿、灼热、疼痛……发热恶寒"及检查舌、脉等象。证属湿热毒聚，气血凝滞。此乃由感受湿热之毒，壅聚下部，营卫失和，经络阻塞，气血凝滞不通所致。采用清热燥湿，消肿止痛之法。方用六黄散治之，方中黄连、黄柏、黄芩、大黄清热燥湿，解毒消肿，姜黄活血行气，蒲黄行血消瘀止痛，诸药合用，共奏清热燥湿，解毒消肿，活血止痛之功。

提示：本案采用六黄散治疗皮肤创伤感染，局部红肿热痛。适用于多发性疖肿，蜂窝组织炎，伤口感染化脓等，用时以水、蜜、凡士林油调敷，药膏要紧贴患处，箍围药注意干湿度，以利药力透达。

5. 脓毒败血症（疽毒内陷）病案

古某　男　14 岁　1980 – 11 – 09 日诊。

右臀红肿热痛 1 周，感染流脓 3 天。

初诊：1 周前在右臀部肌注抗菌素后，出现红肿、灼热疼痛，伴发热头痛，在当地诊所切开引流，高热不退，头痛如劈，心烦不寐，急来我院住院治疗。入院检查确诊为脓毒败血症，经用抗生素、激素、氯化钾等药加 10% 葡萄糖输液治疗 2 天后，病情未减，又出现高热寒战，颈项强直，四肢抽搐，饮食不进，便稀臭秽，急邀中医治疗。

检查：体温 40℃，心率 116 次/分，舌红体肿大，苔黄厚而燥有糜点，脉洪数有力。面赤气粗，神识不清，颈项强直，四肢抽搐，右臀部红肿约手掌大，灼热触痛明显，刀口处流脓。血象：HGB5g%；WBC16900mm^3；GRA83%；LYM14%；MIDI1%；EO2%；非蛋白氮 63mg；尿检：LEU（＋）、BLD（＋）

诊断：中医：臀疽。西医：脓毒败血症。

辨证：火毒内攻，热极生风。

治法：清热解毒，镇肝熄风止痉。

处方：生石膏60g　知母10g　山药30g　黄芩12g　黄连6g　银花30g　连翘10g　公英30g　葛根30g　天竺黄10g　全虫10g　蜈蚣1条　犀角10g（磨汁2次冲服）　甘草6g，3剂，水煎服。

复诊（1980－11－14日）：服药后诸症减轻，舌面糜点渐退，身热汗出，入夜尤甚，脉数。上方加大青叶30g　麦冬30g　地丁15g以增强凉血解毒，清热消肿，清心生津之功，2剂。

三诊（1980－11－16日）：高热已退，今日上午出现发热恶寒，口苦咽干，体温37℃～38℃之间，调方用小柴胡汤化裁：柴胡10g　黄芩10g　半夏6g　银花30g　连翘15g　公英20g　葛根15g　栀子6g　青蒿15g　山药15g　大青叶15g　甘草2g，已达和解少阳，清热解毒，护阴生津之功。

四诊（1980－11－20日）：诸症已消，唯脉稍弦数，乃余热未清之故，上方去柴胡、黄芩、半夏，继服3剂，以善其后。

诸症退尽，手足掌脱皮，厚如铜钱，状似甲壳，露出新皮红润光泽，臀部创口亦愈合。（郑平　热毒内陷，河南中医，1：39；1984）

评鉴：本例脓毒败血症，祖国医学属"有头疽""臀疽""疽毒内陷"等范畴。据"右臀……红肿，灼热疼痛""高热寒战……颈项强直，四肢抽搐"及检查舌、脉等象，证属疽毒内陷，营热动风。此乃蕴毒感染，过早切开引流，火毒走散，内陷营血，攻入脏腑，火毒炽盛，热动肝风所致。采用凉血解毒，清心开窍，养阴熄风之法。方拟白虎汤合黄连解毒汤、止痉散合用，方中生石膏、知母、山药（代粳米）清阳明炽热而顾护阴津，黄芩、黄连、银花、连翘、公英清热解毒，透营分邪热从气分而解，犀角清营凉血，清心开窍，天竺黄清热豁痰定惊，全虫、蜈蚣息风止痉，葛根解肌散邪退热，缓解项背之挛急，甘草调和诸药，共奏清营解毒，开窍熄风，凉血护阴之功。

提示：本案是发生于肌肉间的急性化脓性疾患。由于病发于臀部，此处肌肉丰厚，血流缓慢的低位。又因治疗不当，以致正不胜邪，毒不外泄，反陷于里，客于营血，内犯脏腑，形成本病。治疗应以凉血解毒、养阴清热、清心开窍为大法，并根据叶天士《外感温热篇》提出"入营犹可透热转气"论述，方拟清营汤合黄连解毒汤、安宫牛黄丸或紫雪丹等化裁，临床可收到满意效果。

6. 颈淋巴结结核（瘰疬）病案

陈某　男　46岁　1983-07-25日初诊。

右侧耳后生蚕豆大结节1年余。

初诊：1年前右侧耳后生蚕豆大结节2枚，数月后增大如杏，推之不移，同时又出现2枚小结节，皮色不变，自觉微痛，伴手足心热，时有盗汗，饮食减少，消瘦，经某医院诊为颈淋巴结结核，并予抗痨治疗。时近半年，全身症状明显改善，但颈部肿块未消，故求中医治疗。

检查：右颈近耳处有1.5cm×2cm²枚结节，1cm×1.2cm²枚结石，舌质红苔薄白，脉弦细稍数。

诊断：中医：瘰疬。西医：右颈淋巴结结核。

辨证：气郁痰凝，化火伤阴。

治法：清肝散结，化痰养阴。

处方：玄参15g　夏枯草15g　皂角刺15g　牡蛎15g　昆布15g　海藻15g　浙贝母10g　南沙参10g　百部10g　连翘10g　陈皮10g　半夏10g　蒲公英30g，15剂。另用制川乌、黄柏各等分研末，醋调外敷，每日1换。

复诊：服药后精神转佳，痰核较前松动。由于天气炎热，外敷药停用，原方继进15剂。1月后，痰核明显缩小，有消散之势，原方去公英加当归 10g，赤芍 10g，服 1 个月。共治疗 3 个月而愈。（戴玉，洪子云运用自拟软坚散结汤治疗外科疑难症的经验，山西中医，4：3；1988）。

评鉴：据"耳后生蚕豆大结节 2 枚，数月后增大如杏，推之不移""皮色不变，自觉微痛……手足心热，时有盗汗"，证属气结痰凝，郁火伤阴。此乃由情志不舒，肝郁脾虚，酿湿生痰，肝郁化火，痰火上升，结于颈项，久则伤阴。采用清热化痰，散结益阴之法。方拟内消瘰疬丸合海藻玉壶汤化裁。方中夏枯草、公英、连翘清肝散结，宣泄郁火，皂角刺消肿托毒，海藻、昆布、牡蛎化痰软坚，辅以浙贝母苦泄散结消肿，半夏、陈皮行气解郁祛痰，沙参、玄参滋阴养胃，解毒降火，百部防治肺痨，抑制结核杆菌，诸药合用，共奏理气化痰，软坚散结，清热养阴，消疬抗痨之功。

提示：瘰疬是生于颈部淋巴结的慢性化脓性疾患。肿块小者为瘰，大者为疬，大小肿块串生如贯球之状称为"瘰疬"。在治疗上，初期应疏肝解郁，化痰散结，方用逍遥散合二陈汤，消瘰丸加夏枯草、皂角、昆布、海藻等，成脓期解郁化痰，托毒透脓上方合透脓散；溃后期应以益气养血，方以香贝养荣汤加减。

7. 破伤风（痉病）病案

胥某　男　16 岁　1960－06－26 日初诊。

口噤，不时抽搐 3 天。

初诊：20 日前夏收期间，不慎将手小指撞伤，指甲脱落，当时未经治疗，伤面结痂愈合。于 3 日前吃饭时，突然口张不大，项背强直，四肢抽搐，角弓反张，1～2 分钟发作 1 次，痛苦不堪（若他人说话或触碰患者衣服或听到声响，均可诱发）自汗出，但无发热。

检查：神志清楚，表情痛苦，苦笑面容，语言不清，舌红苔薄，脉数。颈项强直，腰背、脊柱强硬，不能前屈。腹肌紧张，右手小指撞伤，指甲脱落，呈结痂瘢痕。

诊断：中医：痉病。西医：破伤风。

辨证：风毒在表。

治法：祛风镇痉。

处方：（1）针灸：风池、风府、颊车、合谷、风门、大椎（主穴）、阳陵泉、百合、地仓、关元、中极、气海、足三里、中脘、天突、肾俞（配穴）。

刺法：强刺激，快进针，重捻转，留针 20～30 分钟，每日 1～2 次（先刺后灸或单灸）。

（2）西药：肌注息颠那，生理盐水 500ml，静脉滴入。

（3）中药：散剂：僵蚕 15g　蝉蜕 15g　白附子 15g　全蝎蚣 7 条　白芷 9g　天麻 15g，共为细末收瓶内，密封其口，另包牛黄 0.6g　朱砂 9g，待用。

汤剂：当归 10g　生白芍 12g　川芎 10g　生杜仲 10g　川牛膝 10g　伸筋草 10g　桂枝 10g　地龙 10g　秦艽 10g　木瓜 12g　黄芪 15g　防风 10g　僵蚕 10g　蝉蜕 10g　生乳、没各 10g　玄胡 10g　桃仁 12g　独活 10g　甘草 6g　黄酒 120ml，水煎 2 次，滤汁混合后入黄酒煮沸待用。成人 3 次/日，每次服汤剂冲服朱砂 1.5g，散剂 3g，牛黄 0.12g 早晨随药冲服，症减药亦减量，症消失停药。

复诊：经以上综合调治，第 2 日症略缓解，抽搐减少，隔时延长，第 3 日腹肌较前柔软，大便 1 次，量多硬黑，尚能入眠，第 4 日腹部柔软，四肢可以伸屈，精神清晰，轻微抽搐，出汗减少，第 5 日仅抽搐 1～2 次，可自行翻身。早晚用黄酒冲服中药粉 3g，温灸穴位，间日 1 次，调治 7 日，住院半月痉愈而出院。（赵育堃，破伤风，眉县老中医经验选，44 页，1979，陕西省眉县卫生局）

评鉴：据"手小指撞伤，指甲脱落""口张不大，项背强直，四肢抽搐，角弓反张"及检查舌、脉等象，证属风毒在表，邪壅经络，此乃由风邪之毒自创口而入，著于肌肤，传于经络，攻入脏腑，肝血失调，筋脉失养，拘急而发。《素问、至真要大论》曰："诸暴强直，皆属于风"。《金匮要略、痉湿暍病脉证》曰："卒口噤，背反张者，痉病也"。采用祛风镇痉，柔和筋脉为主。

（1）针灸取手足三阳、任督经穴为主，针刺风池、风府配百会，祛风醒神，清热泄火治语言不清，颊车配合谷、地仓开关通络，祛风调气治口噤，风门配大椎祛风疏经，通一身阳气而治项背强直，阳陵泉配足三里，疏经驱风，舒筋调气而治四肢抽搐，配肾俞补肾脏、强腰脊。配关元、中极、气海调元散邪，和营通经，疏理三焦，以治腹直肌强直，中脘配天突，和胃化滞，调畅升降气机。

（2）中药散剂是以五虎追风散化裁，方中僵蚕、蜈蚣、蝉蜕祛风止痉，天麻平肝熄风镇痉为佐药，白附子燥湿化痰，祛风止痉，善祛头风，白芷疏风散邪，配牛黄、朱砂护心定惊，清热解毒，开窍熄风以安神。

汤剂以补阳还五汤、大秦艽汤合小活络丹化裁，当归、白芍、川芎养血活血，通络祛风而不伤津，牛膝引血下行，配杜仲补益肝肾，伸筋草、桂枝、地龙、秦艽、木瓜、防风、独活祛风散邪而通行经络，配黄芪益气以促血行，祛邪而不伤正，僵蚕、蝉蜕祛风止痉，乳香、没药、玄胡、桃仁行气活血，以化络中瘀血，甘草缓急止痛，调和诸药，诸药配合，则气旺血行，祛邪络通，黄酒为引，活血脉，行药力，化瘀滞。

提示：本病是由破伤风杆菌自人体伤口侵入引起的一种急性特异性感染。临床以肌肉强直性痉挛和阵发性收缩为特点。《太平圣惠方》曰"身体强直，口噤不能开，四肢颤掉，骨体疼痛，面目歪斜，此皆损伤之处中于风邪，故名破伤风"。治疗应中西医结合控制病情。西医采用破伤风抗毒素、镇静安眠药、抗生素、局部病灶处理等。中医治疗以祛风、解毒、镇痉为主，方用玉真散、木萸散等。总以消除毒素来源，快速中和游离毒素，控制毒素引发的一系列症状。

8. 甲状腺机能亢进（气瘿）病案

马某　女　29岁　1982－03－09日初诊。

颈前甲状腺弥漫性肿大半年。

初诊：患者半年前发现两侧颈部肿大，伴急躁易怒，心悸头晕，善饥消瘦，乏力汗出，手指颤动，口干痰多，色黄而稠，在某医院检查，确诊为甲状腺机能亢进症，经西药治疗效果不显而前来求治。

检查：颈部甲状腺弥漫肿大，硬度一般，两眼稍突出，舌质红，苔黄腻，脉细数。

诊断：中医：气瘿。西医：甲状腺机能亢进。

辨证：痰气郁结，阴虚火旺。

治法：清热化痰，软坚散结。

处方：昆布15g　海藻15g　玄参15g　夏枯草15g　生牡蛎15g　黄药子15g　浙贝母10g　川郁金10g　丹参10g　炒枣仁10g　柏子仁10g　旱莲草10g　女贞子10g，连服1个月。

复诊：药后诸症明显好转，吸[131]碘率60%，基础代谢率＋30%，上方继服1个月。结喉肿块缩小过半，眼已不突，诸症消失，吸[131]碘率50%，基础代谢率基本正常。上方加橘核，荔枝核为丸，守服2月愈。（戴玉，洪子云运用自拟软坚散结汤治疗外科疑难证的经验，山西中医，4：4；1988）

评鉴：据"颈前甲状腺弥漫性肿大""急躁易怒，心悸头晕，善饥消瘦，乏力汗出，手指颤动，口干痰多"。及检查舌、脉等象，证属痰气郁结，心肝阴虚。此乃由情志郁结，肝郁气滞，脾失健运，湿痰凝聚，久则损伤心肝，引起阴虚火旺。采用解郁化痰，养阴清热之法。洪氏自拟消瘿丸治之。方中昆布、海藻、牡蛎、贝母化痰散结，软坚消肿，郁金、丹参清心除烦安神，解郁行气活血，玄参滋阴降火，炒枣仁、柏子仁养心安神，益阴止汗，女贞子、旱莲草滋肾水益肝阴，夏枯草、黄药子清肝泻火散结，软坚解毒消瘿。配加橘核、荔枝核理气散结止痛，诸药合用，共奏化痰散结，理气消瘿，清热解毒，滋阴安神之功。

提示：瘿分气瘿、肉瘿、石瘿。包括西医学的甲状腺机能亢进、单纯性甲状腺肿及甲状腺瘤等，均以颈结喉两侧漫肿或结块，皮色不变。皆由痰气凝结所致，治以软坚散结之法，方拟软坚散结汤（牡蛎、玄参、川贝、夏枯草、皂角刺、昆布、海藻）。"甲亢"证候复杂，除痰气郁结，颈部肿大，兼阴虚火旺，心神不宁之证，治疗以清热化痰，软坚散结，配滋阴降火，疏肝解郁，养心安神之品，待症状消失后，改服消瘿丸（软坚散结汤加柴胡、香附、橘核、荔枝核、川楝子、黄药子）以巩固疗效。其中黄药子为治瘿病专药。

9. 乳腺炎术后并发瘘管（乳痈）病案

卢某　女　23 岁　未婚　1977 – 12 – 04 日初诊。

左乳术后肿痛流脓 5 年。

初诊：患者 5 年前打篮球时左乳房被撞伤，伤后 3、4 天患处出现红肿疼痛，并于 3 周后行左乳房炎性肿块切除术，术后继发感染，经扩创引流，抗菌等治疗，左乳房外下方仍形成深约 3cm 瘘道，至今脓肿未消，时有红肿痛热，瘘道口脓性分泌物增多，经病理活检及 X 线片仍诊为术后皮下感染合并瘘管形成，又施瘘管加疤痕切除及清创和理疗及服中西药，仍未见效而来求治。

检查：左乳房外下瘘管流黄稠粘脓，周围皮肤焮红，闷胀疼痛。舌苔薄黄，脉沉涩。

诊断：中医：乳痈成瘘。西医：乳腺炎术后并发瘘管。

辨证：气郁热壅，溃脓不畅。

治法：疏肝理气，化痈散结。

处方：银柴胡9g　杭芍9g　当归9g　黑栀子9g　茯苓9g　瓜蒌实24g　丹皮6g　白术9g　公英18g　乳香4.5g　没药4.5g　炙甘草3g，2剂，水煎服。

复诊：服第1剂后，当晚脓液排出较多，2剂后脓液又增，且疼痛加重，守上方去丹皮加黄芪30g，继服5剂。

三诊：服5剂后，疼痛消失，瘘道口未见稠脓。但停药5日后，又流脓水，按上方继服10剂，诸症消失，瘘道口愈合。随访3年未见复发。（林鸿程，乳痈术后感染合并瘘管治验，新中医，8：8；1981）

评鉴：本例乳腺炎术后并发瘘管，祖国医学属"乳痈""乳漏"范畴，据"左乳房被撞伤……红肿痛热""瘘道口脓性分泌物增多"及检查舌、脉等象，证属气滞毒瘀，溃脓成瘘。此乃由外伤乳房，乳络阻塞，气血壅滞，郁久化热，酿脓成痈，术后染毒成漏，脓从瘘道溢出所致。采用疏肝理气，通乳解毒之法。方拟丹栀逍遥散合化痈汤加减，方中丹栀逍遥散去薄荷、柴胡改用银柴胡理厥阴、疏肝解郁散结；化痈汤中瓜蒌、公英、乳香、没药化瘀并清阳明经疮痈脓毒，二方合用疏肝解郁，清热解毒，通络散瘀之功。

提示：病者因治之不顺，心情忧虑，故厥阴肝经郁结，与阳明化火互结，致痈溃脓成漏，治疗可配合外治法。先用55丹药（熟石膏5份，升丹5份）掺于疮口中，或用药线蘸药或药捻插入窦道，以腐蚀管壁待脓净改用生肌散（制炉甘石15g　滴乳石9g　滑石30g　血珀9g　朱砂3g　冰片0.3g），红油膏盖贴直至愈合。

10. 乳腺增生症（乳癖）病案

案1：李某　女　49岁　1978－05－14日初诊。

左乳房胀大疼痛2个月。

初诊：患者2月前自感左乳房胀大疼痛不适，且每因情志不畅或生气之后胀疼明显，并感胸闷胁痛，善郁易怒，失眠多梦，心烦口苦。

检查：左乳房胀大，左乳晕周围有4cm×4cm×1cm硬块，边界清楚，质中等硬，光滑，移动，与表皮、胸壁无粘连，有触痛。舌质红苔薄黄，脉弦滑。

诊断：中医：乳癖。西医：乳腺增生症。

辨证：肝郁痰凝。

治法：疏肝解郁，化痰散结。

处方：当归15g　香附20g　柴胡10g　郁金20g　赤芍15g　青皮15g　王不留行20g　夏枯草20g　皂角刺15g　仙灵脾10g　五灵脂15g　公英15g　川楝子10g　枳壳10g，5剂，每日1剂，水煎1日两次服。

复诊：药后乳房肿物疼痛减轻，肿块变软，缩小至2cm×2cm×0.6cm，服至10剂，症状消失，肿物未触及，又继服10剂，以巩固疗效，经多次检查，未见复发。（吕桂琴，消结汤治疗乳腺增生病150例临床观察，黑龙江中医药，3：41；1987）。

评鉴：据"左乳房胀大，疼痛不适""胸闷胁痛，善郁易怒，失眠多梦，心烦口苦"及检查舌、脉等象。证属肝气郁结，痰凝血瘀。此乃由情志不畅，气滞郁结，肝气乘脾，脾虚失运，水湿聚凝成痰，血行不畅，乳络瘀阻所致。采用理气活血，化痰软坚之法。自拟消结汤化裁。方中柴胡、香附、川楝子、青皮、枳壳疏肝解郁，宽中行气，郁金、赤芍、王不留行、皂角刺、灵脂活血化瘀、通乳活络，消肿止痛，夏枯草、公英清肝散结，解毒消肿，仙灵脾补肾祛风除湿，舒张血管，诸药合用，共起疏肝行气，活血通络，消肿止痛之功。

提示：本病主要采用中医辨证论治等保守治疗，若治疗 3 个月以上无效或有恶变可疑时，应予手术切除并做快速病理检查。

临床辨证施治一般分为 2 型，肝郁痰凝者，以疏肝化瘀散结，方用逍遥蒌贝散加减；冲任失调者，方拟二仙汤合四物汤加减。

症状变化时加药，如乳房灼痛加龙胆草，刺痛加乳香、没药，胁痛加玄胡，肿块甚加三棱、橘核，癌变加山慈菇、半枝莲等。

案 2：郭某　女　29 岁　1984 - 10 - 12 日初诊。

双侧乳房胀痛 1 年余。

初诊：患者于 1 年前自感双侧乳房胀痛，情绪急躁或生气后加重，时有头晕，夜寐多梦，口干，食欲不振，脘腹胀满，月经如期，二便尚可。初疑为乳腺炎，曾多次口服抗菌素等药未效，今来我处诊治。

检查：舌质红，苔薄白，脉弦数。双侧乳房皮色如常。左乳内下方有核桃大椭圆形肿块，右侧乳房有数粒大小不等硬块，表面光滑、移动、质硬，触痛。

诊断：中医：乳癖。西医：乳腺增生症。

辨证：肝郁气结，血瘀阻络。

治法：行气解郁，化瘀散结。

处方：公英 24g　鹿角霜 15g　山慈菇 15g　青皮 10g　陈皮 10g　香附 10g　枳壳 10g　夏枯草 10g　川芎 10g　橘叶 9g　甘草 6g，9 剂，每日 1 剂，忌生气。

复诊：服药后肿块缩小，胀痛减轻，舌脉同前，继服 9 剂，胀痛大减，肿块消失。原方加夏枯草 24g，再进 13 剂，疼痛消失。后服逍遥丸 2 周，以巩固疗效，随访 2 年至今未见复发。（冯玉春，鹿蒲汤治疗乳腺增生，山西中医，4：20；1988）

评鉴：据"乳房胀痛，情绪急躁""夜寐多梦，口干，食欲不振，脘腹胀满"及检查舌、脉等象，证属肝郁化热，血瘀痰结。此乃由恼怒伤肝，气机不畅，气滞血瘀阻络；久郁化热，木乘脾土，聚湿成痰，痰热瘀结成核所致。采用清肝解郁，化痰散结之法。方拟鹿蒲汤化裁治之。方中蒲公英、山慈菇清热解毒，消肿散结，行滞通乳。鹿角霜补虚助阳，行血消肿，治乳癖显效，含雄性激素调节内分泌紊乱，夏枯草清肝散结，宣泄郁火，青皮、陈皮、香附、枳壳理气解郁，健脾化痰，行气除痞，川芎活血行气止痛，橘叶疏肝解郁，行气散结，最宜乳腺肿痛，甘草调和诸药，诸药合用，清肝解郁，行气活血，消肿散结。

提示：鹿蒲汤治疗乳腺增生症效果显著，该方乃老中医朱慎修先生所创，由蒲公英、鹿角霜、山慈菇等药组成，具有理气解郁、化痰除痞、消肿散结之功，适用于乳腺小叶增生，乳腺肿瘤等病症，可拟此方加减应用。

11. 乳腺纤维腺瘤（乳核）病案

张某　女　36 岁　1982 - 05 - 05 日初诊。

左乳房肿大胀痛 3 个月。

初诊：患者素有月经前乳房胀痛史，三个月前无意中发现左侧乳房有鸡卵大肿块，坚实木硬，推之可移，重坠不适，自觉胀痛，烦闷急躁，经期尚准，但经行不畅，色紫有块，经某医院确诊为乳腺纤维腺瘤，曾服中药以逍遥散加减近两月未愈。

检查：舌质淡红，脉弦细。左侧乳房外上有一椭圆形肿块 3cm×4cm×6cm，质地坚实，表面光滑，边界清楚可活动，与皮肤不粘连，有轻微胀痛。

诊断：中医：乳核。西医：乳腺纤维腺瘤。

辨证：肝气郁结，血瘀痰凝。

治法：疏肝活血，化痰散结。

处方：制香附 10g　郁金 10g　青皮 10g　浙贝母 10g　皂角刺 15g　夏枯草 15g　玄参 15g　生牡蛎 15g　昆布 15g　海藻 15g　丹参 15g　半枝莲 15g，20 剂，每日 1 剂。

复诊：药后乳房肿块缩小，可移动，乳房胀痛明显减轻，上方去半枝莲加当归 10g，服 1 个月愈。（戴玉，洪子云运用自拟软坚散结汤治疗外科疑难证的经验，陕西中医，4：4；1988）

评鉴： 据"左侧乳房有鸡卵大肿块，坚实木硬""胀痛，烦闷急躁""经行不畅，色紫有块"及检查舌、脉等象，证属气滞痰凝，血瘀阻络。此多有情志内伤，肝气郁结，忧思伤脾，脾失健运，痰湿内生，痰凝气滞血瘀，冲任失调，冲脉之气挟痰湿阻于乳络所致。采用理气活血，化痰散结之法，方拟消疬丸加味治之，方中香附、郁金、青皮理气散结，疏肝解郁，祛瘀止痛，贝母清热消痰散结，玄参滋阴降火，海藻、昆布、牡蛎化痰软坚散结，丹参、当归活血化瘀，皂角刺消肿托毒，夏枯草、半枝莲清肝泻火，解毒散结，共奏理气活血化瘀，化痰软坚散结，清热解毒消肿之功。

提示： 本病指乳房内出现硬结性肿块，形如丸卵，边界清楚，表面光滑，推之活动之良性肿瘤，癌变可能性很小，临床常分 2 型。肝气郁结型，治以疏肝、理气、散结，方选逍遥散加减，血瘀痰凝型，治以疏肝活血，化痰散结，方选逍遥散合桃红四物汤加减，月经不调者加仙茅、仙灵脾。连续治疗 1～3 个月无效，或肿块较大，或妊娠期突然增大者应手术切除，切除后，宜作常规病理切片检查。

12. 乳头皲裂症（奶头风）病案

郗某　女　23 岁　1985－07－23 日初诊。

产后乳头裂口疼痛 20 天。

初诊：两侧乳头自产后第 5 日开始裂口疼痛现已 20 余日，婴儿吸吮时更痛如刀割。曾在乡、县医院诊为"乳头皲裂症"。已停止哺乳，近几天来，头痛目赤，眩晕，口苦咽干，小便时黄，曾多次服中药和西药抗菌素等，病痛如故。

检查：舌边尖红，苔薄黄，脉弦略数。两侧乳头有明显大小不等裂口，左侧乳头表皮剥脱，裂口干燥，基部成环形裂口，裂口处有少量分泌物，乳头有欲脱之状。

诊断：中医：乳头破碎（乳头风）。西医：乳头皲裂症。

辨证：肝郁失疏，湿热内蕴。

治法：疏肝解郁，清热利湿。

处方：（1）龙胆草 9g　黄芩 6g　栀子 6g　泽泻 6g　木通 6g　车前子 6g　柴胡 6g　当归 6g　生地 6g　甘草 3g，3 帖，水煎服。

（2）硼砂 10g　生石膏 10g　青黛 6g　朱砂 1g　冰片 1.5g，共为细末，凡士林 70g，调成膏状，外敷。

复诊（1985 - 07 - 26 日）：药后诸症消失，乳头破裂愈合。（阎俊杰，乳头破裂治验，山西中医，4：41；1988）

评鉴：据"乳头自产后……裂口疼痛""头痛目赤，眩晕，口苦咽干，小便时黄"及检查舌、脉等象，证属肝气郁结，湿热内蕴，此乃由恚怒伤肝，肝郁化火而不得疏泄，与阳明湿热相结，蕴蒸肌肤，聚集乳头所致。采用清肝火，利湿热之法。方拟龙胆泻肝汤治之。方中龙胆草上泻肝胆实火，下清下焦湿热，黄芩、栀子苦寒清热，泽泻、木通、车前子清热利湿从水道排除，生地、当归滋阴养血，柴胡引诸药入肝胆，甘草调和诸药，以使火降热清，湿浊分清，邪退症消。

提示：本病是乳头和乳晕部皮肤发生大小不等的皲裂、糜烂，多见于哺乳期妇女或体肥湿盛之妇，可用上方治之。

另外，阴虚血热者，肝体阴而用阳，此证为素体阴虚，兼之产时失血，产后授乳，失血耗津，以致血虚生风，症见燥裂而疼，揩之出血，治宜滋阴清热，方用当归六黄汤化裁。

13. 脓疱疮（黄水疮）病案

张某　男　4 岁　1980 - 08 - 02 日诊。

全身起脓疱、糜烂、流黄水 20 余日。

初诊：患儿初起头面生粟米状小疱，迅即增大化脓，痒痛相兼，抓破流黄水，所到之处，浸淫成片，又发新疱，渐及全身四肢，经中西医治疗，注射多种抗菌素及内服，外敷诸药 20 余日，不但无效，反而头面、全身浮肿，眼睑闭而难开，敷药处结痂，其基底仍渗黄液，部分皮损糜烂，伴夜间盗汗，不思饮食，大便溏泄，小便清长。

检查：面色萎黄，口唇色淡，苔薄微腻，脉濡细。脓疱稀疏，色淡白，壁薄，周围红晕不显，破裂后糜烂，干燥后结黄色痂皮呈清漆状，不易剥去。

诊断：中医：黄水疮（天疱疮）。西医：脓疱疮。

辨证：脾虚湿蕴，热毒在表。

治法：清热解毒，培元渗湿。

处方：（1）党参 10g　茯苓 18g　苍白术各 6g　当归 6g　黄芪 6g　炙甘草 3g　防风 3g　半夏 3g　银花 4.5g　薏苡仁 10g，3 剂，水煎服。

（2）防风 18g　荆芥 18g　白芷 10g　苦参 30g　雄黄 30g　公英 30g，煎汤洗疮以解郁毒。

（3）松香粉 12g（用葱 1 把煮之去油研粉候用）　黄丹 6g　无名异 0.6g　水粉 0.3g，微炒，共为细末，香油调涂。

复诊：以上 3 方内外合用，内服药 3 剂后，头面糜烂渗出减轻，全身浮肿渐消，继服 3 剂。

三诊：药后皮损脓疮结痂，基底潮红浸淫消退，显露正常肤色，未见新生脓疮，盗汗、便溏已止，食欲恢复，共服10剂告愈。（叶华林，脓疱疮，新中医，3：25；1981）

评鉴：据"头面生粟状水疱……增大化脓，痒痛相兼，抓破流黄水""浸淫成片，又发新疱，渐及全身""夜间盗汗，不思饮食，大便溏泄"。证属湿热内蕴，脾气不足。此乃夏秋季节，感受暑湿热毒，侵袭肌表，气机不畅，疏泄障碍，熏蒸皮肤。又因小儿体虚，肌肤娇嫩，脾虚湿重，邪毒久羁所致。采用清热解毒，健脾利湿之法。方拟四君子汤合消风散化裁。方中党参、茯苓、白术、炙甘草健脾益气，黄芪、当归补气养血，苍术、苡米祛湿，半夏和胃，防风、双花解毒消风。

外洗方清解皮肤湿毒；松香、黄丹、香油等药外涂，以保护皮肤，防止疮毒浸淫，故内外合用，共起清热解毒、益气养血、健脾渗湿、消风止痒之功。

提示：本病是一种以脓疱为主要表现的化脓性皮肤病，有较强传染性，病原菌多为金黄色葡萄球菌，少数为链球菌，多见于小儿，常发夏秋季节，其位常在头、面、四肢部，多由皮肤不洁；脾经湿热内蕴，暑湿邪毒外侵，两气交感，熏蒸皮肤而成，其特征：丘疹、水疱、脓疱、糜烂、渗液、结痂。内治清暑解毒利湿，方以清暑汤合五味消毒饮加绿豆衣，外治用青黛散外搽或清热解毒药外洗。

14. 脑垂体腺瘤（脑瘤）病案

乔某　男　44岁　1974 - 10 - 06日诊。

头晕额痛，行走不稳3个月。

初诊：患者3个月来自感头晕目胀，视力减退，视野模糊，额顶疼痛，日趋严重，行走不稳，须人搀扶，经某医院脑血管造影检查诊为脑垂体腺瘤。

检查：体质尚佳，情绪低落，舌质红绛，边干黯紫，脉沉涩。

诊断：中医：脑瘤（痰核）。西医：脑垂体腺瘤。

辨证：肝气郁结，血瘀痰聚。

治法：行气活血，软坚散结。

处方：（1）先用当归 15g　丹参 24g　乳、没各 9g　桃仁 9g　莪术 3g　山甲珠 9g　三七粉 3g　炙甘草 3g，5 剂，水煎服。

（2）后用：白术 12g　半夏 9g　茯苓 15g　橘红 9g　甘草 6g　天麻 6g　生姜 9g　大枣 4 枚，5 剂，水煎饭前服。

（3）长期用：煅牡蛎 90g　玄参 120g　川贝母 60g　三七 15g　花蕊石 15g　两头尖 9g　元明粉 15g　海藻 30g　蜈蚣 5 条，共捣细末，与夏枯草浸膏 500g 制丸，每丸重 9g，早、晚饭前各服 1 丸。

复诊：服药 13 个月后，头晕目胀日渐消退，精神好转，行走自如。经检查瘤体缩小。上方加露蜂房 12g，丹参 60g，当归 30g，再服 1 疗（制丸），巩固疗效。1976 年复查，瘤体消失，诸症悉除，随访 1 年，健康工作。（门纯德等，良性肿瘤的治疗报告，新中医，6：37；1981）

评鉴：据"头晕目胀，视力减退，视野模糊""额顶疼痛……行走不稳"及检查舌、脉等象。证属肝郁血滞，湿聚痰结。此乃由肝气郁结，脾失健运，湿聚成痰，气机升降不利，气滞血瘀，痰瘀上阻于脑所致。先采用活血化瘀，通络散结之法。（1）方用活血效灵丹化裁，方中当归、丹参养血活血祛瘀，乳香、没药活血散血止血，桃仁、莪术、山甲行气破血通络，共起活血化瘀，消积散聚之功。（2）继用半夏白术天麻汤，方中半夏、天麻化痰熄风，白术、茯苓、橘红健脾燥湿，化痰降逆，甘草调和诸药，共奏燥湿化痰，清窍熄风之功。（3）久服加味消瘰丸，方中玄参滋阴降火以散结，贝母化痰清火以散结，牡蛎、夏枯草、海藻化痰软坚散结，花蕊石、三七、当归、丹参和血通络，蜈蚣祛风散结，元明粉润燥软坚，共起清火化痰、攻坚消瘤之功。

提示： 消瘰丸之牡蛎生用煅用说法不一，各有利弊，若制丸久服以煅制为佳。牡蛎咸寒入肾，滋阴潜阳，退虚热，软坚痰。煅后则燥涩，固涩下焦，除湿浊，敛虚汗。煎剂以生用为佳，制丸久服则不易吸收，刺激胃肠，煅后则少此弊端，且不减化痰软坚之功。

15. 多发性海绵状血管瘤（血瘤）病案

张某　女　5岁　1979－02－17日初诊。

左下肢皮肤起紫红色肿块5年。

初诊：患儿自出生后即发现左大腿前下1/3处生有紫红色肿块，如黄豆粒大，按之柔软，逐年增大，2年前经西医确诊为海绵状血管瘤，进行手术切除。术后月余又在切除处周围新生出20余粒小瘤，局部采用硬化剂注射多次，未见显效，今来我院门诊求治。

检查：左腹股沟至下肢前缘皮肤有散发蚕豆粒大小瘤20余处，色紫红，有弹性，按之柔软，其根基部与正常肌肤界限不清，并见浅表静脉瘀滞征象。舌质淡苔薄白，脉细。

诊断：中医：血瘤。西医：多发性海绵状血管瘤。

辨证：痰凝血滞。

治则：温阳化凝，活血消瘀。

处方：熟地24g　鹿角胶9g　当归9g　肉桂4g　炮姜2g　麻黄2g　白芥子6g　制乳、没各6g　土元3g　甘草3g，10剂，每日1剂，水煎300ml，每次口服100ml，1日3次。

复诊：上药连服10日为1疗程，经服2个疗程后，经检查血瘤全部消失，继以上方倍量为末蜜丸内服2个月，7个月后随访未见复发。（顾缓生，血瘤＜海绵状血管瘤＞，眉县老中医经验选，47页；1979，陕西省眉县卫生局）

评鉴：据"左大腿前下1/3处生有紫红色肿块""新生出20余粒小瘤"，证属痰凝血滞。此多由先天胎禀不足，阳气不振，阴血亏虚，寒邪乘虚克于脉中，致脉络凝涩不通所致。采用温阳化凝，活血散瘀之法。方拟阳和化郁汤治之，方中熟地和营养血，鹿角胶养血助阳，肉桂、炮姜温经通脉，麻黄辛温宣散，驱散瘀滞之邪，白芥子宣通，祛痰除湿，乳香、没药、土元活血通络，利气散瘀，甘草调和诸药，共奏温阳和营养血、散瘀除湿通络之功。

提示：本案是血管瘤中比较复杂的一种，国内外均以手术为主，早期手术对局限性海绵状血管瘤，治疗率高；若瘤体较大，组织浸淫较深，瘤体与深部血管相通，病变组织不易根除，术后仍可增生。

血瘤特征，《外科正宗》载："血瘤者微紫微红，软硬间杂，皮肤隐隐，缠若红丝，擦破流血，禁止不住"。对其病机提出"心主血，暴急太甚，火旺逼血沸腾复被外邪所搏而肿，曰血瘤"。治疗当以清热祛瘀，化痰软坚，理气通络为主，可以内服亦可外敷。

16. 血栓外痔（痔疮）病案

丘某　男　44岁　1974 - 12 - 08日初诊。

肛门缘皮下有豆形肿块、刺痛7天。

初诊：患痔疮已8年余，7天前饮酒后突然见肛门处有一肿物如蚕豆大，触之敏感，刺痛异常，常在行走、端坐、排便时自觉肛门有异物感，疼痛加剧，大便干结，经当地医院诊断为血栓外痔，建议手术切除，因畏惧手术，而来我科。

检查：肛缘下截石位 7 点处有一蚕豆大圆形肿物，约 1cm × 2cm × 1cm 大，色紫暗，质稍硬。

诊断：痔疮（血栓外痔）

辨证：内热血燥。

治则：清热活血化瘀。

处方：大黄 20g　泽兰 15g　赤芍 10g　鱼腥草 15g，5 剂，每 1 剂加水 4000ml，煎至 2000ml，少量内服，余者倒入瓷盆内先熏（蹲作深呼吸，使肛门括约肌松弛），待药温洗肛门，每日 1～2 次，每剂洗 1～2 天。

复诊：经治疗 1 个疗程（5 日）后，症状消失，继用 1 个疗程巩固疗效而愈，随访 3 年未见复发。（黄洪坤，活血化瘀法治疗肛肠疾病的体会，新中医，11：23；1981）

评鉴：据"肛门处有一肿物如蚕豆大，触之敏感""疼痛加剧，大便干结"，及检查舌、脉等象。证属内热血燥，热结肠道。此乃由患痔疮多年，内热血燥，热结肠道，便干努挣，或强行负重，或剧烈运动等，致使肛缘静脉破裂，血液瘀结所致。采用清热凉血，活血祛瘀，消肿止痛之法。自拟活瘀黄兰汤，方中大黄、泽兰活血祛瘀，通经散结；赤芍凉血活血，祛瘀止痛，鱼腥草清热解毒，治痔肿痛之要药，诸药合用，共奏清热解毒，凉血活血，消肿止痛之功。

提示：本病是外痔中最常见一种类型，也是肛肠科临床的急症之一。其主要特点是肛门突然剧烈疼痛，肛缘周围皮下隆起暗紫色的半球状肿块。

本案除上药治疗外，亦可内服凉血地黄汤以清热凉血，外可用苦参汤加乳香、没药、红花煎水坐浴，外敷黄柏膏，必要时进行手术剥离。

17. 肛管直肠脱垂（脱肛）病案

案1：杨某　女　3岁　1973 – 08 – 13日住院治疗。

便稀、脱肛2年余。

初诊：（其父代诉）2年前因消化不良出现腹泻，每日3～4次，量不多，有时带少许粘液，已1月余，20天后，大便时肛内肿块脱出，起初便后即可归纳，日久便后脱出，须用手推回，肛门坠胀，形体消瘦，神疲乏力，经服中药70余剂，并采用土单验方治疗，效果不显，今来我院住院治疗。

检查：面黄稍瘦，下蹲稍用腹压，直肠脱垂5～6公分，肛门松弛，不易回纳，表面淡红色。舌质淡红，脉虚无力。

诊断：中医：脱肛。西医：肛管直肠脱垂2度。

辨证：气虚下陷。

治法：补中益气，升阳举陷。

处方：力参6g　炙芪20g　白术6g　当归6g　陈皮3g
升麻3g　柴胡3g　枳壳25g　甘草3g　生姜2片　大枣2枚，每日1剂，连服7剂。

局部处理：清洁灌肠3次，膀胱截石位消毒，在肛门3、6、9点距肛缘1.5公分用1%普佛卡因6ml局麻，直至脱层，用9号长针将5%鱼肝油酸钠18ml分别注射3、9点处，经皮下直至坐骨直肠窝3～5公分处，再注射6点，针尖沿直肠后壁到直肠后间隙，不得刺破肠壁，注射前可试无回血方可进行。封闭前20分钟可肌注复方冬眠灵1mg/kg，成人可用杜冷丁50mg～100mg，苯巴比妥0.1g肌注。术后连服复方樟脑酊0.05ml/kg，控制大便3～4天。注射后3天大便直肠再未脱出，住院8天痊愈，出院2年后，随访未见复发。（李衡，中西医结石治愈直肠脱垂10例，眉县老中医经验选，27页，1979，陕西省眉县卫生局）

评鉴：据"大便时肛内肿块脱出""肛门坠胀，形体消瘦，神疲乏力"，及检查舌、脉等象，证属气虚下陷。此乃由小儿先天不足，气血未旺，肛内支持肌肉薄弱，骶骨弯曲尚未形成，久患泻痢，固摄失司，致肛管直肠外脱。内治宜补气、升提、固摄，方拟补中益气汤化裁，方中人参、黄芪、白术、甘草益气强壮，健脾兴奋胃肠，陈皮理气，当归补血，升麻、柴胡升举下陷清阳，枳壳兴奋增强胃肠功能，蠕动规律化。诸药共起益气补血、升举固摄之功。

直肠周围注射5%鱼肝油酸钠，可使直肠壁与周围组织粘连固定，达到标本兼治。

提示：本病多发于幼儿、老年人及久病体弱、身高瘦者，幼儿多见于1~3岁，一般为粘膜脱垂，随着生长发育，骶窝骶曲逐渐形成，5岁以前自愈。成人以完全性脱垂，全层脱垂多见。老年人除此外，常并发肛门松弛症，盆底松弛综合征，直肠脱垂嵌顿坏死及肛门失禁等。

鱼肝油酸钠系氢氧化钠和鱼肝油制成，内含鱼肝油中各种饱和及不饱和脂肪酸的钠盐，是一种血管硬化剂。注射直肠周围可使肠壁与周围组织粘连，暂治其标；补中益气汤加枳壳，振奋全身脏腑功能，增强肌肉的紧张力，达到治本之目的。

案2：刘某　男　4.5岁　1980-09-13日诊。

便后肛门脱出2个月。

初诊：两个月前，因患痢疾，治疗不及时，逐渐成慢性，后经治疗，大便次数减少，痢疾基本治愈，但每次大便有肛门脱出，开始尚能自行缩回，后渐致发展行走或下蹲时即脱出，需家人外托才能纳回，今来我科求治。

检查：直肠全层脱出2度，呈螺旋形，色淡红，长3cm，表面为环状有层次的粘膜皱襞，触之较厚，有弹性，便后需用手回复。

诊断：中医：脱肛。西医：肛管直肠脱垂。

辨证：脾虚气陷。

治法：益气固涩。

处方：乌梅5枚，温火焙干（不可烧焦）研末，冰片0.2g合乌梅和匀，香油调涂脱肛周围，每次大便后脱出涂药1次，即可缩回，经用上法5次治疗痊愈。（赵荣辉等，小儿脱肛，新中医，11：56；1981）

评鉴：据"肛门脱出……行走或下蹲时即脱出"及检查舌、脉等象，证属脾胃亏虚，中气下陷。此乃由久患痢疾，气血受损，脾胃亏虚，中气下陷，固摄失司所致。采用敛肠固涩之法，方中乌梅酸敛涩肠固脱，配冰片消肿止痛，二药同用，共奏清凉酸敛，涩肠固脱之功。

提示：本案小儿脱肛由久痢引发，脾气受损下陷，亦可配合内治药：黄芪10～30g，升麻3～9g，防风2～4g，白术3～9g，水煎早、晚温服（1剂），或用补中益气丸分服，以达补气、升提、固摄之目的。

18. 溃疡病急性穿孔（脏结）病案

李某　男　42岁　1973－09－04日入院。

突发上腹持续剧痛2小时。

初诊：昨日骑自行车赶路，自感心窝处隐痛，尚能忍受。晚间饭后约2小时，突然上腹部剧烈疼痛，呈持续性，疼痛无放射性，无腹泻。既往有溃疡病和气管炎史。

检查：急性病容，T38℃，舌苔薄白，稍干，脉滑数101次/分，BP104/60mmHg。全腹压痛，反跳痛，无肌卫，肠音与肺肝浊音界消失，X线透视，膈下有游离气体。血化验：WBC15200/mm^3，GRA81%。

诊断：中医：胃脘痛。西医：溃疡病急性穿孔。

辨证：阳明腑实，气血瘀闭。

治法：缓急止痛，清热下实。

处方：（1）立即行胃肠减压，禁食，半卧位，电针刺中脘、下脘、梁门、天枢、足三里，用脉冲治疗机从小到大，大小变换次数，留针30分钟，每日3~6次。配合补液、抗菌素等治疗，腹痛好转，第2日基本消失，肛门排气后，服以下中药。

（2）柴胡10g　炒白芍10g　枳壳10g　大黄10g　甘草10g　郁金10g　川楝子10g　玄胡10g　黄芩12g　青皮6g　公英30g，1剂剪取150ml经胃管少量多次注入，排便2次，拔除胃管，进少量流质。

复诊：经以上治疗，第4日按中医内科胃脘痛辨证论治，共住院15日，痊愈出院。（鲍严钟等，中西医结合治疗溃疡病急性穿孔41例小结，浙江省中医院，医学资料汇编，4：32；1979）

评鉴：据"突然上腹部剧烈疼痛，呈持续性""既往有溃疡病"及检查舌、脉等象。证属阳明腑实，气血瘀闭。此乃由溃疡病日久，骑车过劳，中焦失运，胃气郁滞，瘀阻络脉，病邪入深，损伤穿孔所致。先采用针刺缓急止痛、疏通经络，使气血畅通，阴阳复归于平衡，调整胃肠蠕动恢复及腹膜炎消退，促使穿孔闭合。

方拟大柴胡汤化裁，方中柴胡、黄芩和解清热，大黄、枳壳泻腑实热结，白芍、甘草缓急止痛，郁金、川楝子、玄胡、青皮行气止痛，活血散瘀，公英清热解毒，散结消肿，诸药合用，共奏清热散结，行气止痛，活血散瘀之功。

提示：本案采用中西医结合非手术治疗，能使部分患者免于手术痛苦，但必须严格选择适应症，一般年龄在50岁以下，身体状况较好，溃疡病程短，血压、脉搏稳定，穿孔后症状体症轻，无出血、无幽门梗阻等并发症者，警惕癌变穿孔，取得患者家人配合，做好半卧位护理，防止膈下感染。必要时，用大黄30g，芒硝30g，花粉12g，冰片1.5g研粉醋调外敷痛处，8小时后更换1次，大便解后停止。

19. 急性胃扭转（胃脘痛）病案

赵某　女　16岁　1983 - 01 - 24日入院。

上腹部疼痛1周，加重3天。

初诊：患者1个月来情绪烦闷，7日前受凉出现上腹部疼痛，呈阵发性，纳呆恶心，但未呕吐。3日来开始疼痛加重，疼痛时向脐周放射，辗转不安，大汗淋漓，进食甚少，鼻腔出血2次，大便数日不通，曾用解痉止痛和镇静药，皆未能缓解，经上消化道造影：器官轴型全胃扭转，采用跳跃运动，饮食调节，疼痛仍作，特邀中医诊治。

检查：表情痛苦，神志忧郁，舌红苔白而燥，脉沉弦数。腹软平坦，上腹部及剑突下压痛，无反跳痛。

诊断：中医：胃脘痛。西医：急性胃扭转。

辨证：肝气犯胃，寒热夹杂。

治法：疏肝和胃，平调寒热。

处方：柴胡10g　白芍12g　枳实10g　甘草10g　黄连8g　干姜10g　半夏10g　桂枝10g　党参10g　莱菔子10g　火麻仁20g　黄芩10g，3剂，水煎服。

复诊：腹痛缓解，尚可进食，精神转佳。上方去火麻仁、黄芩，加吴茱萸6g，茯苓12g，麦芽20g，3剂，水煎服。药后精神愉悦，食欲增进，再次上消化道造影，未见异常。随访2年未复发。（曹牛，中医治愈胃扭转两例，山西中医，4：16；1988）

评鉴：据"上腹部疼痛，呈阵发性，纳呆恶心""疼痛时向脐周放射……大便数日不通"及检查舌、脉等象，证属寒结气滞，久郁化热。此乃由寒客肝郁，胃气失和，久郁化热，寒热错杂，气机逆乱，通降失常所致。采用疏肝和胃，平调寒热之法，方拟四逆散和半夏泻心汤化裁，方中四逆散（柴胡、芍药、枳实、甘草）解郁透邪，疏肝理脾；半夏泻心汤（半夏、黄芩、干姜、党参、甘草、黄连）和胃降逆，开结除痞，加桂枝温经通阳止痛，透达营卫而散寒邪。

复诊则以四逆散合黄连汤化裁，黄连汤（黄连、甘草、干姜、桂枝、党参、半夏等）平调寒热，和胃降逆。配吴茱萸散寒止痛，调和肝胃，茯苓健脾补中，麦芽和中进食，复运脾胃，诸药合用，共奏疏肝和胃，开结除痞，平调寒热，健脾助运之功。

提示： 本病系饮食情志不畅，饮食不节而致肝胃失和，气机逆乱，又因受凉遇寒，寒客不去，郁热内蕴，形成寒热失调，升降失常，引起胃的消化、蠕动功能紊乱，出现胃扭转。故治疗多以舒肝和胃，理气健脾，平调寒热为主，方选四逆散与黄连汤可收到良好效果。

20. 胃大部分切除术后并发粘连性肠梗阻（肠结）病案

姚某　男　45岁　1984 - 08 - 25日诊。

术后心窝痞满、恶心欲吐9天。

初诊：于今年8月中旬在某医院作胃大部分切除术，术后9天，自感寒热如疟，头晕而痛，胸胁痞闷，脘腹胀满，恶心欲吐，不思饮食，口渴，2天未解大便，小便短赤。

检查：T38.7℃，舌质红，苔黄燥，脉弦数。左下腹疼痛拒按，无肠型及反跳痛，肠鸣音亢进，有气过水声。X线腹透示：肠腔扩张充气，见有水气平面。

诊断：中医：肠结。西医：胃大部分切除术后并发粘连性肠梗阻。

辨证：肝郁化热，肠内痞结。

治法：疏解少阳，通里攻下。

处方：柴胡 9g　枳实 12g　黄芩 12g　厚朴 12g　赤芍 15g　生大黄 15g（后下），1 剂，水煎服。

复诊：服药 5 小时后排出稀糊状便约 200ml，腹满略减，次日又排出少许粪便，但腹痛阵作，梗阻未完全解除。第 3 天守上方续进 1 剂，排出大量蛋花汤样大便，此后又泻下大量粪便，腹胀疼痛消失，梗阻解除，经善后调治痊愈出院。（黎志远，48 例急腹症术后综合征从肝论治的体会，浙江中医杂志，7：303；1988）

评鉴：据术后"寒热如疟，头晕而痛，胸胁痞闷，脘腹胀满，恶心欲吐""2 天未解大便，小便短赤"及检查舌、脉等象，证属肝郁化热，肠内痞结。此乃由术后气机不畅，血行障碍，肝失条达，胃气失和，生湿化热，壅聚中州，郁滞化火，内迫肠腑，传导失职，糟粕内停，不得下行所致。采用和解少阳，内泻热结之法，方拟大柴胡汤合小承气汤化裁，方中柴胡、黄芩和解少阳，生大黄为君，泻热通便，荡涤肠胃，厚朴、枳实行气散结，消痞除满，并助大黄推荡积滞，使热结排泄而出，佐赤芍行气活血止痛，且防梗阻导致血瘀之弊。诸药合用，共奏和解少阳，内泻热结之功。

提示：本病以肠内容物运行和通过发生障碍，引起肠管本身位置与功能改变，可使全身生理功能紊乱，病情复杂多变，临床以腹痛、胀吐、便闭为特征，治疗要根据病情和条件，选择适当的治疗措施，原则上经非手术治疗不能解除病因者应早期手术，以免病情恶化。

为防止粘连性肠梗阻发生，应对急性腹痛进行早期诊断并及时采用中西医结合非手术疗法；针刺疗法及手术后服用中药可有效预防和减轻其发生，天津南开医院术后服用"肠粘连松解汤"：川朴、木香、乌药、炒莱菔子、桃仁、赤芍、番泻叶各

10g，芒硝 6g（冲服）很有疗效。

21. 胆道残余结石（黄疸）病案

丁某　男　32 岁　1984 – 08 – 20 日诊。

心窝部绞痛伴寒战、身黄，反复发作 5 年，加重半年。

初诊：患者 5 年前患慢性胆囊炎，多发性胆结石，时常出现右上腹绞痛、寒战、黄疸、呕吐，多次服药未见好转，1～2 年前行胆囊切除术至今未治愈，仍感右胁胀痛，绞痛间作，目黄身黄，发热朝轻暮重，恶心呕吐，便结溲黄。

检查：T38.1℃，舌红苔薄黄，脉弦滑。巩膜皮肤黄染，右中上腹压痛，墨菲氏征（＋）。血化验：WBC11000/mm^3，GRA79％。B 超示：胆总管及左肝管扩张，内见多枚增强光团伴阴影。胆道镜查：胆总管有一结石约 30mm×20mm（已夹碎），左肝管内有多枚小结石。

诊断：中医：黄疸、胁痛。西医：术后胆道残留结石。

辨证：肝胆湿热，蕴结成石。

治法：清热利湿，总攻排石。

处方：金钱草 30g　槟榔 30g　海金沙 20g　白芍 20g　郁金 10g　炙鸡金 10g　生大黄 10g　柴胡 10g　地鳖虫 10g　甘草 5g　半夏 10g　茵陈 10g　黄芩 10g，加水 400ml 分煎两次，上午 8 时，下午 4 时饮用，服药 15 分钟后进食，每日 1 剂，连服两月。

复诊：服药 1 剂后，大便淘出结石 3 枚，服药 2 周后，增食猪蹄或鸡蛋。

三诊：服药 2 个月后，先后排出结石 30g，最大 21mm×18mm，余者为泥沙状，改用间断服法，仍见有结石排出，余症已瘥，原方去槟榔、地鳖虫，加党参 30g，黄芪 30g，按比例配药 10 斤，水煎，去渣浓缩，熬膏 3 斤，加蜂蜜适量，每日 2～3

次，每次 30ml，巩固疗效。3 年复查 3 次，胆道未见结石。（杨林，四金汤加味治疗胆道残余结石 82 例，浙江中医杂志，9：393；1987）

评鉴：据"右胁胀痛，绞痛间作，目黄身黄，发热……便结溲黄"及检查舌、脉等象，证属肝胆湿热，蕴结成石。此乃由术后湿热蕴结于肝胆不散，气机升降失常，肝络失疏，胆气失和，胆汁内积，煎熬结石，残留不去所致。采用疏肝利胆，化石排石之法，方拟四逆散合四金汤化裁。方中金钱草、海金砂清热化湿，利胆排石，郁金、槟榔、鸡内金理气化滞，消积化石，并引胆汁下行，大黄荡涤肠胃，通腑排石，柴胡疏肝利胆，引药入病所，地鳖虫软坚祛瘀消肿，减缓或消除术后组织粘连、梗阻之处，芍药、甘草缓急止痛，诸药合用，共奏清热利胆、通腑排石，活血化瘀之功。

提示：掌握用药后排石规律，一般病症发作期或缓解期均可投药，发作期用药可起到"因势利导"的作用，有助排石；缓解期可根据病情采用"总攻"，由"静"而动，达到排石目的，但须做好一切（包括手术）准备，若用药后绞痛突然缓解可能是排石；若腹痛持续，可能病情恶化。湿热型应注意体温、脉象、血压、黄疸、尿量的改变以及腹部体征的变化，一旦症状加剧，出现早期中毒休克或腹膜炎症状时，应采取相应措施。

一般用药后 1 周开始排石，持续数日至数十日。一般可连续服 2~3 月，必要时服半年，但须间断停药，免伤脾胃。

22. 胆管结石术后并发胆道感染（胁痛）病案

张某　男　47 岁　1985 – 03 – 05 日诊。

术后腹痛伴低热 1 年余。

初诊：患者于去年 10 月份在某医院作胆总管切开取石术，术后胆道经常复发感染，屡治无效，今日邀余诊治。症见胸胁满闷，上腹疼痛，低热，口苦咽干，纳差食少，神疲乏力，大便偏稀，每日 1 次。

检查：T37.8℃，身体瘦弱，舌质淡胖，边尖微红，舌苔白厚，脉弦细。

诊断：中医：胁痛。西医：胆管结石术后并发胆道感染

辨证：肝郁脾虚，胆热未除。

治法：健脾和胃，清热利湿。

处方：枳实 12g　白术 12g　陈皮 12g　茯苓 12g　白芍 15g　党参 15g　郁金 15g　金钱草 15g　虎杖 15g　大黄 6g　柴胡 7g　薏苡米 18g，水煎服，30 剂，守上方增减，诸症悉减而痊愈，半年后随访未复发。（黎志远，48 例急腹症术后综合征从肝论治的体会，浙江中医杂志，7：302；1988）

评鉴：据"术后胆道经常复发感染……胸胁满闷，上腹疼痛，低热""口苦咽干，纳差食少……大便偏稀"及检查舌、脉等象，证属肝郁脾虚，胆蕴湿热。此乃由术后损伤肝胆，郁滞犯脾，脾失运化，湿邪内生，久郁化热，湿热又蕴蒸于胆。采用疏肝健脾，清热利湿之法，方拟柴胡疏肝散合异功散化裁，方中柴胡、枳实疏肝理气，白芍缓急止痛，党参、白术、茯苓健脾益气，薏苡仁配茯苓渗湿健脾益胃，陈皮、郁金健脾和胃，解郁行气，金钱草、虎杖清热解毒，祛湿利胆，配大黄通腑泻热，荡涤积滞从大便而出，诸药合用，共奏疏肝健脾，清理胆道湿热之功。

提示：本病为外科急腹症手术治疗后出现的综合征，症见脘腹疼痛，痞塞胀满，恶心呕吐，胃纳呆滞，便结尿涩，或见肠粘连为主，故实证多见，根据"六腑以通为顺"的原则，治疗又须辨证施治：肝郁血瘀用复元活血汤加丹参、郁金、枳壳、川芎。肝郁脾虚用逍遥散合参苓白术散；肝气犯胃用半夏厚朴汤合左金丸；肝胆湿热用蒿芩清胆汤加茵陈、大黄。肝郁热结宜大柴胡汤。

23. 急性胆囊炎、胆石症并休克（厥证、脱证）病案

何某 女 35 岁 1980－04－08 日诊。

右上腹阵发性剧痛 2 日，伴呕吐黄水，不能进食。

初诊：患者 2 日来，右上腹阵发性绞痛，恶心不食，呕吐黄水而入院，经检查诊为急性胆囊炎、胆石症并休克，给予扩容、抗感染、纠正酸中毒、升压等处理，病情未见好转，又行手术，在总胆管内取出 3.5cm×2.5cm 结石 1 块，此时出现全身衰微，神识模糊，目视不清，故未切除胆囊，进行综合性抢救，邀中医会诊，症见意识反应迟钝，腹胀如鼓，剧痛难忍，声低呻吟。

检查：T39℃，P90 次/分，R24 次/分，BP70/42mmHg，神志尚清，皮肤灼热，巩膜黄染，唇绀而燥，脉细数。腹隆，莫菲氏征阳性。血象：WBC7800/mm³，Neu92%，Lym8% 血色素 9g%。

诊断：中医：胁痛、黄疸。（厥证、脱证）西医：急性胆囊炎、胆石症；阻塞性黄疸；中毒性休克；代谢性酸中毒。

辨证：肝胆湿热，邪气闭塞，正气欲脱，津液大伤。

治法：益气固脱，祛邪扶正。

处方：麦冬30g 五味子10g 太子参30g 木香20g 玄参15g 鲜生地30g 枳实15g 制大黄15g 甘草6g 西洋参6g（炖服），1 剂 3 煎频服，服药后矢气频，大便通，腹胀消，渴思饮，舌转润，血压稳。继用氯霉素静滴后，刀口渗血，皮肤紫斑，肺部感染，脉细弱，停用氯霉素，输血并调方：太子参30g 仙鹤草100g 花蕊石60g 血余炭20g 降香15g，1 剂 3 煎频服，服药后血止，病情好转，2 剂去降香，加甘草5g 黄芪10g 佛手10g 焦山楂20g 血余炭10g，连服 2 剂。

复诊：血象明显好转，食欲增，伤口愈合，住院 31 天痊愈出院。（杭旭初，中西医结合抢救中毒性休克的体会，新中医，

11：19；1981）

评鉴：据"右上腹阵发性绞痛，恶心不食，呕吐黄水""全身衰微，神识模糊，目视不清""腹胀如鼓，剧痛难忍"及检查舌、脉等象，证属气虚液脱，神蒙邪闭。此乃由术后失血失液，火邪不退，壅塞气机，气行不得顺接而虚陷，血不得上承而虚脱，气血衰微，脑海失养所致。采用益气养血，滋阴清热之法，方拟生脉散合调胃承气汤化裁，方中太子参、西洋参益气生津；麦冬、玄参、生地养阴生津，清虚热而除烦，五味子敛肺滋肾，大黄泻热通便，枳实、木香行气消胀除满，甘草缓急止痛，诸药合用，补泻并施，以益气养阴生津，清热除烦通便而奏效。

二诊刀口渗血，皮肤紫斑，则配仙鹤草、血余炭、花蕊石止血散瘀而不滞；增黄芪补气、生肌、消肿；佛手、山楂醒脾开胃消食。

提示：本案抢救中毒性休克，采用中西医结合，互取所长，疗程明显。西医手术及药物的应用，清除诱因、抗菌、升压，维持机体的水电解质平衡起到关键作用，中医辨证施治，对消除腹胀、腹痛、渗血、瘀斑等方面，中药发挥独特功效，临床得到明显验证。

24. 肠套叠（肠结）病案

患儿　男　出生 4 日 1979－05－28 日诊。

出生后腹胀呕吐 3 天。

初诊：（家长代诉）出生顺产，次日吮乳未见异常，第 3 日不吮乳，给服婴儿素 2 次，午后吮乳啼哭，入夜烦躁不安，腹胀呕吐，深夜啼哭不止，经妇、儿、外科检查，诊为肠套叠，因出生 4 日手术困难，邀余诊治，症见面色青紫，唇干色紫，昏睡气粗，腹胀如臌，似蛇盘胶结状，流少量赤色水样便，尿赤淋沥。

检查：指纹浅紫，舌少津，苔灰腻，腹满按之软，无肿块，肛门红。

诊断：中医：盘肠气痛（关格）。西医：肠套叠。

辨证：胎气郁积，化热结肠。

治法：理气通肠，清热泄滞。

处方：丑牛粉 6g　大黄 3g　陈皮 4g　木香 2g　砂仁 3g　枳实 4g　厚朴 4g　莱菔子 8g　黄连 3g　白芍 8g　甘草 2g　蜂蜜 30g，1 剂水煎，蜂蜜兑服。深夜大便已行，矢气多，病已好转，原方继服 1 剂。

二诊（1979 – 05 – 31 日）：药后大便又解 4 次，矢气较多，仍烦躁，时有啼哭，已能吮乳，精神气色转佳，腹胀已减，偶见呕吐，上方去丑牛，蜂蜜加藿香 3g，法夏 5g，水煎服。

三诊（1979 – 06 – 02 日）：烦躁夜啼已止，吮乳正常，腹微胀满，仍有呕吐，拟健运脾胃，理气和中，方选香砂六君子汤加扁豆、淮山、焦楂、麦芽调理脾胃而愈。随访 1 年，至今健康。（杨守昌，盘肠气痛，新中医，11：16；1981）

评鉴：据"烦躁不安，腹胀呕吐""腹胀如臌，似蛇盘绞结状，流少量赤色水样便"及检查舌、指纹等象，证属乳食积滞，肠结气阻。此乃由吮乳不当，乳汁停滞中焦，脾胃受损，气机凝塞，盘结肠间，肠道失利，闭遏上逆所致。采用理气消痞，通里攻下之法，方拟牛郎散化裁，方中牵牛子、大黄消积泻下，陈皮、木香、砂仁、枳实、厚朴温中健脾，消积除痞，行气止痛，莱菔子降气导滞，黄连清热泻火解毒，白芍、蜂蜜、甘草缓急止痛，润肠通便，诸药合用，共奏理气消痞，健脾通肠，清热解毒，缓急消胀之功。

提示：本病多发于儿童。平素健康，发育良好，突然发病，阵阵隐痛，婴幼儿则烦躁啼哭，发作过后又嬉笑如常。7～12 小时可出现阵发性呕吐、血便。肛门指诊染血，或见有血水流出，半数者右上腹可触及腊肠状包块、活动、压痛不明显。

由于发病急，进展快，病情重，属外科急腹症，需紧急处理，一旦误诊，抢救不及时，将造成严重后果，甚至危及生命。

25. 阑尾炎术后呕吐（呕吐）病案

王某　女　40岁　1986－12－2日诊

阑尾炎术后恶心呕吐3天。

初诊：患者3天前8时许突然右侧腰腹疼痛，伴恶心呕吐，初步诊为右侧输尿管结石，经30余小时观察仍时发恶心呕吐，滴水不入，并出现发热，确诊为急性阑尾炎，即行手术治疗。

术后恶心呕吐有增无减，且次数频繁，水入即吐，吐尽无物仍干呕不止，肌注艾茂尔、氯丙嗪等药效果不显，改求中医治疗。

检查：口唇燥裂，性情烦躁，舌红而干，脉象虚数。

诊断：中医：呕吐。西医：急性阑尾炎术后呕吐。

辨证：胃阴干涸，虚热内炽，气逆作呕。

治法：滋阴清热，降逆止呕。

处方：沙参30g　麦冬30g　玉竹20g　花粉20g　甘草10g　半夏10g　竹茹15g　鲜橘皮30g，3剂，水煎服，日服1剂，开始少量频服，待呕恶减轻时，早、晚各温服150ml。

复诊：上药服1剂后，恶心呕吐缓解，第2~3剂如法服后，恶心呕吐消失，继以缓缓进食，调理而愈。（舒义，沙参麦冬汤治愈阑尾炎术后严重呕吐一例，黑龙江中医药，3：32；1987）

评鉴：据"右侧腰腹疼痛，伴恶心呕吐……发热"及舌、脉等象，证属胃阴不足，津亏气逆。此乃由术后伤胃，又因反复呕吐，阴津受损，胃失濡养，气失和降所致。采用滋养胃阴，降逆止呕之法，方拟沙参麦冬汤化裁，方中沙参、麦冬、玉竹、花粉养胃生津，且清虚火，半夏、橘皮、竹茹和胃降逆止呕，甘草和中，诸药合用，共奏养胃滋阴，理气降逆止呕之功。

提示：沙参麦冬汤源出《温病条辨》，主治因燥伤肺胃出现咽干口燥，干咳少痰等症。本案因热灼胃阴，又因长时间频繁呕吐，更加耗损胃津，终致胃阴枯竭，虚热内炽，气逆不降，呕恶频发，采用本方治之，虽然两者症候不同，然病机相同，异病同治，药证合拍而获愈。

26. 急性化脓性阑尾炎（肠痈）病案

案 1：李某　男　40 岁　1983 - 11 - 06 日诊。

右下腹疼痛有包块 10 天，加重 3 天。

初诊：10 天前自感脐腹疼痛，2 日后转移至右下腹，食欲减退、恶心头晕，并起鸭蛋大一包块，诊断为阑尾炎，经住院用抗生素等药治疗，疼痛减轻，包块缩小而出院。近 3 天来疼痛加重，呕吐 2 次，右侧少腹包块增大，发热、口渴、尿黄，确诊为急性化脓性阑尾炎，急来求治。

检查：T38.5℃，舌红苔黄，脉滑数。足三里穴下 3cm 处（阑尾穴）压痛，右下腹肌紧张压痛、反跳痛，可扪及一肿大包块，约 10cm×8cm，质地柔软，触之剧痛。

诊断：中医：肠痈。西医：急性化脓性阑尾炎（成脓）。

辨证：血瘀阻络，湿热蕴滞。

治法：清热消肿，理气活血。

处方：大黄 50g　侧柏叶 50g　黄柏 25g　泽兰 25g　薄荷 25g　乳香 15g　没药 15g　炮山甲 10g　三棱 15g　莪术 15g，1 剂，共研细末，加水、蜂蜜各半，调成糊状，外敷患处，上置热水袋加温，上午 9 时许敷之，半小时后感到舒适，第 2 天肿块缩小如鸡蛋，大便时夹有白色混浊脓状粘冻物，敷至 4 天后，肿块、疼痛消失而获愈。（蔡兴史，中药外敷治疗急腹症 34 例，浙江中医杂志，7：303；1988）

评鉴：据"脐腹疼痛，2 日转移至右下腹""右侧少腹包块增大，呕吐 2 次，发热、口渴"及检查舌、脉等象，证属气滞血瘀，湿热结肠。此乃多由饮食不节或跌扑损伤等因素，引起肠道失运，糟粕积滞，湿热内生，气血不和，湿热，瘀血积肠肉腐成脓所致。采用行气活血，清热消肿之法，外敷方中，大黄通肠泻火，攻积导滞，凉血散瘀，侧柏叶、泽兰凉血祛瘀，黄柏清热燥湿，乳香、没药活血止痛，薄荷芳香，理气通络，山甲、三棱、莪术攻坚活血，消肿排脓，共奏行气活血止痛，清热燥湿消肿之功。

提示：本案采用外敷疗法，药物通过表皮渗透于里，待药物吸收而发挥作用，使壅塞郁结之邪毒得以消散。单纯性阑尾炎，上方去炮山甲、三棱、莪术炒暖外敷即可，或炒温反复使用，1 剂药可以重复使用 2~3 天。

肠梗阻用大承气汤加味（大黄 50g　枳实 50g　厚朴 30g　芒硝 30g 共研细末，连须葱白 250g，加食盐 25g 捣），和上药末加米酒调匀，炒热布包熨腹部包块或疼痛处，冷则复炒复熨，直至大便畅通。

案 2：高某　女　22 岁　1978－04－25 日诊。

右下腹疼痛 7 天。

初诊：患者于 7 天前因右下腹剧烈疼痛，外科以急性阑尾炎收住院，入院后不同意手术，采取保守治疗 7 天未减，仍感右下腹疼痛，伴口苦纳差，腹胀便干，大便 6 日 1 次，小便色黄。

检查：T38℃，舌质红，苔薄黄，脉沉细略数。腹部平坦柔软，右下腹阑尾区压痛明显，反跳痛存在，可扪及一肿块，约 3cm×4cm，疼痛拒按，血化验：WBC12600/mm³，GRA80%。

诊断：中医：肠痈。西医：急性阑尾炎（成脓）。

辨证：郁热结肠，瘀阻成痞。

治法：清热解毒，活血通腑。

处方：大黄 10g　桃仁 18g　元明粉 6g　赤芍 18g　双花

30g　红花 10g　生地 15g　薏苡仁 30g　公英 30g　牛膝 10g
连翘 10g　黄芩 10g　生姜 6g。1 剂，水煎服。

二诊（1978 - 04 - 19 日）：药后大便 6 次为稀溏黄色，右下腹疼痛大减，压痛不明显，包块消失，舌淡红嫩，脉细濡，右略滑，上药继服 1 剂。

三诊（1978 - 04 - 20 日）：大便 1 日 3~4 次，色黄稀便，精神良好，右下腹疼痛消失。调方：大青叶 18g　双花 15g　地丁 15g　丹皮 10g　赤芍 10g　公英 10g　当归 10g　白茅根 30g　甘草 6g　1 剂，水煎服。

四诊（1978 - 04 - 21 日）：药后无不适感，嘱带上方 3 剂出院，以巩固疗效。（赵育堃，试谈中医治疗阑尾炎经验，眉县老中医经验选，19 页；16，1979，陕西省眉县卫生局）

评鉴：据"右下腹剧烈疼痛""口苦纳差，腹胀便干"及检查舌、脉等象，证属郁热积肠，气滞血瘀，此乃由饮食不节，或奔走、损伤、或情志失调等因素，导致肠道失调，运化失司，糟粕积滞，郁热内生，气血不和，瘀血与郁热壅积肠道所致。采用清热攻下，行气祛瘀之法，方拟大黄牡丹皮汤合清肠饮化裁，方中大黄、元明粉破瘀导滞，通腑逐邪，桃仁、红花、牛膝、赤芍行瘀活血；双花、连翘、黄芩清热解毒，薏苡仁、公英健脾化湿，消痈排脓，生地滋阴泻火，诸药合用，共奏行气破瘀，清热攻下之功。

三诊改调大青叶、公英、双花、地丁清热解毒，丹皮、赤芍、当归活血破瘀，白茅根入血凉血，清热护阴，以起清热活血凉血之功。

提示：急性阑尾炎属瘀滞型、脓肿型可用中西医结合的非手术疗法，基本内容包括中草药及新针治疗。成脓型及轻度破溃型（无休克，腹胀轻，腹腔渗液少）在严密观察及备好手术下，可先进行手术疗法。对于较重的破溃型、迁延复发型、蛔虫等寄生虫引起，老年、幼儿、妊娠期的成脓型优先采用手术疗法。

本案属瘀滞型，腹痛局限，压痛局限右下腹，无腹膜刺激征，体温、血象正常或稍高，故可用非手术疗法，如内服、外敷、针灸、理疗、热敷、补液等，若发现病情恶化，可考虑手术治疗。

27. 急性肠梗阻（肠结）病案

何某　男　69 岁　1960 - 04 - 20 日晚急诊。

阵发性腹痛伴恶心呕吐半天。

初诊：今日下午突感胸下渐至满腹阵发性剧烈疼痛，伴有恶心呕吐，腹胀不食，无大便及排气，小便色赤，经检查诊为肠梗阻，须手术治疗，但因年龄过大，身体虚衰，不易手术，暂采用保守治疗，邀中医会诊。

检查：T37.5℃，P104 次/分，舌苔厚黄且燥，脉弦大而数。腹部高度膨胀，上腹部可见明显肠型，有压痛，肠音亢进呈金属音，X 线透视多数液平面。血化验：WBC9500/mm^3，GRA81%，LYM19%。

诊断：中医：肠结。西医：急性肠梗阻。

辨证：气机痞塞，聚结于肠。

治法：理气祛瘀，通里攻下。

处方：（1）先针刺足三里，上巨虚，强刺激，留针 1 小时，10 分钟行针 1 次。中极、关元、中脘、内关，留针 30 分钟，15 分钟行针 1 次。

（2）柴胡 12g　黄芩 10g　半夏 10g　炒枳实 12g　厚朴 10g　桃仁 12g　郁金 10g　生军 12g　朴硝 18g　生草 6g　赤芍 10g　甘遂 3g（醋炒研末另包），水煎 1 次服下，20 分钟后，水冲服甘遂末。

复诊：针刺后疼痛和缓，服药 1 小时后，自感胸下有物下移发响，肛门排气，2 小时后大便 1 次，流出黄水夹坚硬粪块，腹微痛及膨胀。改用白萝卜 2500g（切块），芒硝 60g，将芒硝放入砂锅，加水 1000ml 煮沸，入萝卜块 1 斤，分 5 次加入，煮烂捞出，得汁 300ml，频频饮之。另用大葱 1000g，切 1 寸短节，醋炒半熟，加花椒少许，纱布包 2 包，交替外熨脐部，腹痛消失，腹软如初，继用柴平饮连服 2 剂，13 天痊愈出院。（赵育堃，阳结（肠梗阻），眉县老中医经验选，38 页，1979，陕西省眉县卫生局）

评鉴：据"满腹阵发性剧烈疼痛……恶心呕吐，腹胀不食，无大便及排气"及检查舌、脉等象，证属肠道痞塞，瘀结不通。此乃由肠内容物运行和通过发生障碍，血行瘀塞，气聚痞结，肠道内闭，滞塞上逆所致。采用行气祛瘀，通里攻下之法。在正盛邪入初期，先针刺足三里、上巨虚调气和胃，通肠消滞，中极、关元、中脘和肠散邪，和胃化滞，升降气机，内关宽胸理气，和胃疏通三焦。

后下大柴胡合承气汤化裁，方中柴胡、黄芩和胃清热，生军、枳实清邪热结，荡肠通便，配朴硝助大黄泻热，郁金缓急止痛，配大黄治腹痛，半夏降逆止呕，厚朴、赤芍、桃仁通里攻下，行气活血，甘遂辛窜泻水逐饮，研末调服，消肿散结，借甘草反佐之性，下行上达而除肠内燥结坚实之邪。芒硝、萝卜煮汁频服，理气消胀，以增攻下之力，醋炒大葱加花椒熨脐，温腹调肠，通经止痛，诸法合用，肠通气顺结消，诸症尽除。

提示：本病若屡攻不下或转化成血运障碍的各类型肠梗阻，无论正盛或正虚，以发展出现聚结、血瘀、晕厥严重阶段，应尽早采用手术或中西医结合治疗，以免延误病情，危及生命。

28. 腹股沟疝（气疝）病案

李某　男　35 岁　1979 - 10 - 05 日初诊。

右腹股沟处阵发性胀痛起包块30余年，加重1月。

初诊：患者自幼患疝瘕迄今，屡治不愈，时作时休，近1个月来，右侧腹股沟处胀痛，阵发性加剧，其疝块如鸽蛋一般大，久立或履步时则明显增大，不易回纳而消失，下端突入阴囊，牵引睾丸，疼痛较甚，小腹重坠。深呼吸方快。

检查：舌质淡苔薄白，脉弦紧。腹股沟处触痛明显，疝块张力高且硬，手指压迫内环处，包块回纳消失，放开手指，包块则又突出。

诊断：中医：气疝（小肠疝）。西医：腹股沟斜疝。

辨证：厥阴寒凝，中虚气陷。

治法：暖肝行滞，益气升陷。

处方：黄芪（蜜炙）30g　党参18g　白术12g　升麻（蜜炙）6g　柴胡（蜜炙）3g　小茴（酒炒）12g　葫芦巴18g　陈皮3g。2贴。

复诊：服药后自觉有逆气从疝瘕处上窜胁肋，嗳气频作，胀痛得减，宗原方黄芪加至60g，台乌9g，2帖。

三诊：服上方后小腹重坠减轻，疝瘕包块缩小，依上方服20余剂，宿疾告愈。并用补中益气丸数瓶善后以巩固疗效，至今数年未发。（安浚，补中益气汤治疗疝气，河南中医，1：40；1984）

评鉴： 据"右侧腹股沟处胀痛，阵发性加剧""久立或履步时则明显增大……疼痛较甚，小腹重坠"及检查舌、脉等象，证属寒滞肝脉，中气虚陷。此乃幼患疝瘕，寒气已伏于下焦，屡治未愈，频发内伤，致中气虚陷于下，与阴寒之气搏结于厥阴肝脉。采用温经散寒，益气升举之法，方拟补中益气汤加味，方中黄芪益气升阳举陷，党参、白术助黄芪补中益气升陷，升麻、柴胡助黄芪升举阳气，且防辛散耗气之虞，陈皮理气醒脾，使下陷之气得以上升而阴寒自孤。葫芦巴、小茴、台乌暖肝散寒行气止痛，阴寒之气得以消散，故多年瘤疾获愈。

提示：腹股沟疝是由腹腔内脏器通过腹股沟区的缺损或薄弱处突出所致，根据疝环与腹壁下动脉的关系分为斜疝和直疝两种。

本病多在胯腹部，可见肿物突起，按之柔软，咳嗽时，其处有冲击感，肿物卧则入腹，立则复出。肿物日增，同侧阴囊肿胀下坠，卧或手推回复，或部分回纳，少腹阴囊牵痛。嵌闭和较窄时，肿物不能回复，手按肿物咳嗽时无冲击感，局部紧张、压痛，伴恶心呕吐，少腹剧痛，二便不通，肢冷汗出。施治方法应以手术为主。手法复位适于嵌闭性疝，在用热熨、针刺后，再行手法。若无效时，应速行手术治疗。

29. 外伤性睾丸鞘膜积液（血疝）病案

王某　男　21 岁　1977 - 09 - 23 日诊。

阴囊碰击肿大灼热刺痛 3 小时。

初诊：3 小时前正值班工作，阴囊处不慎突然被铁棍碰击，疼痛难忍，渐渐阴囊肿大如拳，扪之灼手，阵阵刺痛，双手托其阴囊部行走而来我院诊治。

检查：面色㿠白，痛苦面容，舌质暗，脉沉涩，阴囊肿大，刺痛拒按。

诊断：中医：血疝。西医：外伤性睾丸鞘膜积液。

辨证：血瘀阻络，水液滞留。

治法：活血逐瘀，理气止痛。

处方：桃仁 20g　当归 15g　红花 15g　生地 15g　牛膝 15g　枳壳 10g　赤芍 10g　川芎 7.5g　柴胡 10g　青皮 10g　甘草 10g　炒川楝子 15g　山楂 50g，4 剂，水煎服。外用栀子为细末，醋调敷患处。

复诊：用药后疼痛大减，步行而来，阴囊红肿消退，略有刺

痛，原方继服 6 剂，诸症消失，随访二年，未见复发。（张国瑞，睾丸肿痛的辨治，黑龙江中医药，6：45；1988）

评鉴：据"阴囊肿大如拳，扪之灼手，阵阵刺痛"及检查舌、脉等象，证属血瘀气滞，水饮内停。此乃由睾丸外伤，血行瘀阻脉络，气机不畅，鞘膜囊内浆液代谢失调所致。采用活血行气，逐瘀通络之法。方拟血府逐瘀汤化裁，方中当归、川芎、生地、赤芍、桃仁、红花活血祛瘀，柴胡、川楝子疏肝散结，理气止痛，重用山楂，增强活血破瘀以通血脉，牛膝引血下行，甘草缓急调和诸药，诸药配合，则肝气疏，气机畅，瘀血消，血疝除。栀子与醋调敷，解热镇静，抗菌消炎，散瘀止痛之功。

提示：血府逐瘀汤，原治胸中瘀血，本案采用此方治外伤引致血疝证，乃取其活血化瘀，行气止痛之义，又因肝经循少腹环阴器，上方减去载药上升的桔梗，增加牛膝、山楂、枳壳剂量，引药下行直达病所，中病而消散。

30. 睾丸鞘膜积液（水疝）病案

袁某　男　12 岁　1978 - 06 - 10 日初诊。

睾丸肿痛阴囊胀大 10 天。

初诊：患者 10 天前外出感受瘴雾湿气，回家后自感心下痞满，少腹不适，睾丸肿痛，近 10 天来，阴囊胀大，潮湿温热，小便短赤，大便不爽，经某医院诊断为睾丸鞘膜积液而来我院求治。

检查：舌质红，苔黄腻，脉弦滑稍数。阴囊肿大，偏坠左侧，触之阴囊内有光滑而软的肿物，呈卵圆形，透光试验阳性，稍有压痛。

诊断：中医：水疝。西医：睾丸鞘膜积液。

辨证：肝气失舒，湿热下注。

治法：疏肝和络，清利湿热。

处方：冬葵子15g　炒枳实10g　滑石10g　木通10g　猪苓10g　荔枝核10g　川楝子10g　橘核10g　青皮10g，4剂，日服1剂，水煎服。

复诊：服药后尿量增多，囊肿渐消，仍见溲赤，苔黄，脉弦数。此乃湿邪渐退而热象尚存。原方加龙胆草10g，栀子10g，连服6剂，诸症消失，随访2年未见复发。（张国瑞，睾丸肿痛的辩治，黑龙江中医药，6：43；1988）

评鉴：据"心下痞满，小腹不适，睾丸肿痛""阴囊胀大，潮湿温热，小便短赤，大便不爽"及检查舌、脉等象，证属肝气不舒，湿热下注。此乃由外感湿邪，脾胃受损，脾失健运，水浊不化，聚湿蕴热，壅滞肝经，下注囊中所致。采用疏调肝经，清热利湿之法，方拟冬葵子汤化裁，方中冬葵子、木通、猪苓、滑石利水渗湿，清热降火，枳实、青皮疏肝破气，散积除痞，荔枝核、川楝子、橘核行气止痛，疏肝散结，专治睾丸肿痛，配加龙胆草、栀子清热燥湿，泻肝降火，诸药合用，共奏利水渗湿，清热降火，疏肝散结，行气止痛之功。

提示：本案由肝经湿热循经下行，出现阴囊肿胀而疼痛不显等症，故采用冬葵子汤清热利湿，疏通水道之方药，使湿热从小便而出，气血调和，肿胀消除。《儒门事亲·七疝病形》云："肾囊肿痛，阴汗时出，囊肿之状如水晶，或囊痒燥出黄水，或少腹按之作水声，故水多令人卒疝，宜以逐水剂下之"。

31. 急性睾丸炎（子痈）病案

常某　男　21岁　1975－12－15日初诊。

少腹不适睾丸硬痛半个月。

初诊：半月前时逢寒冬下雪外出，感受寒气，当即形寒肢冷，少腹不适。近半月来，睾丸疼痛，触碰则甚，并掣引胁下少腹作痛，经某医院诊断为睾丸炎，今来中医调治。

检查：面色㿠白，舌质淡，苔薄白，脉沉迟。睾丸外观无红肿，附睾及精索未见异常。

诊断：中医：子痈。西医：睾丸炎。

辨证：寒滞肝脉，血瘀络阻。

治法：暖肝散寒，化瘀止痛。

处方：荔枝核 20g　橘核 15g　吴茱萸 15g　小茴香 15g　枳壳 10g　山楂 50g　炙川楝子 15g　当归 15g　玄胡 10g，4剂，日服 1 剂，水煎服。

复诊：药后睾丸痛止，继服 4 剂，诸症悉除，随访至今未见复发。（张国瑞，睾丸肿痛的辨治，黑龙江中医药，6：43；1988）

评鉴：据"形寒肢冷，少腹不适""睾丸疼痛，触碰则甚，并掣引胁下少腹作痛"及检查舌、脉等象，证属寒滞肝脉，血瘀阻络。此乃素体肾阳不足，阴寒较盛，冬月复受寒邪，凝滞肝脉，气血失和，络阻阴器所致。采用暖肝散寒，化瘀止痛之法，方拟疝气汤化裁，方中荔枝核、橘核理气散结，祛寒止痛，吴茱萸、小茴香温散寒邪，理气和胃，川楝子、枳壳破气消积，行气除痞，当归、玄胡活血散瘀，利气止痛，重用山楂增强破瘀滞通血脉，共达暖肝散寒，行气化瘀，通络止痛之功。

提示：急性睾丸炎（子痈）临证多见湿热下注，瘟毒下注，本案之型少见，慢性子痈多见气滞痰凝，阳虚寒凝等型。

本案治疗采用疝气汤（主治寒湿疝气）减去苦寒栀子，加大山楂剂量，以增强活血祛瘀通脉之力，添加炙川楝子（与巴豆同炒）去其苦寒之性，提高暖肝散结功效，以达到冰溶水流，通则不痛之目的。

32. 慢性附睾结核（子痰）病案

马某　男　40 岁　1975 - 10 - 05 日诊。

右侧附睾隐痛生一肿物 1 年余。

初诊：1 年前时常自觉右侧睾丸隐痛，渐渐生出一肿物，触摸时疼痛，牵引少腹不适，经某医院诊断为附睾结核。平素性情急躁，胸闷神郁，纳食、二便尚可。

检查：舌质暗红有瘀斑，脉沉迟。右侧附睾处可扪及直径 2cm 圆形肿物，质硬拒按，触摸时疼痛，无波动感，阴囊无红肿，两侧睾丸及精索未见异常，左侧附睾（－）。

诊断：中医：子痰（㿗疝）。西医：附睾结核。

辨证：肝气郁结，血脉瘀滞。

治法：理气破结，散瘀止痛。

处方：橘核 20g　炙川楝子 15g　木香 5g　厚朴 15g　枳实 10g　桃仁 10g　蜈蚣 2 条　全虫 7.5g　土虫 7.5g　木通 10g，2 剂，日服 1 剂，水煎服。

复诊：服药后疼痛减轻，原方再进 10 剂，查其患处仅留黄豆粒大小硬结。后因公外出，将汤药配为散剂，每次口服 5g 或 10g，每日 2 次，温水送下，2 月后诸症消失，至今未见复发。（张国瑞，睾丸肿痛的辨治，黑龙江中医药，6：43；1988）

评鉴：据"右侧睾丸隐痛，渐渐生出一肿物，触摸时疼痛，牵引少腹不适""性情急躁，胸闷神郁"及检查舌、脉等象，证属肝郁气结，痰凝血瘀。此乃由性急郁闷，肝气不畅，气血失和，寒湿入犯厥阴，寒湿聚留成痰，痰凝气滞，血行阻碍，结于肾子所致。采用理气活血，软坚散结之法，方拟橘核丸化裁，方中橘核疏肝行气，散结止痛，木香、川楝子入厥阴气分，行气止痛，桃仁活血散结，厚朴、枳实破气分积结，木通导湿下行，配蜈蚣、全虫、土元活络止痛，破血逐瘀，攻毒散结，诸药合用，直达厥阴肝经，气血畅，痰湿消，寒邪除，则康复矣。

提示：附睾结核特点是睾丸部有肿块，发展缓慢，疼痛轻微，触摸时隐痛，常有结核病史，易出现局灶性冷性脓肿，溃破后，流出稀薄如痰的脓液，愈后困难。

本案用橘核丸主治阴囊肿胀，睾丸坚硬如石，疗效确切，原方去海藻、昆布、肉桂、玄胡、木通增加全虫、土虫、蜈蚣以活血解毒，软坚散结，故疼痛止而硬肿之物消。

33. 带状疱疹（蛇串疮）病案

杜某　男　64岁　1978－12－08日初诊。

左侧头颈、肩及胸胁出现成簇水疱1周。

初诊：患者1周前，自感皮肤灼热疼痛，3月后，左侧头颈、肩及胸胁处出现成片红色丘疹，继而渐成绿豆粒大小水疱，簇集成群，排列成带状，开始疱液透明，至6日后转为泻浊，延及左耳，下颌有脓痂，周围水肿，疼痛剧烈，经某医院诊为火带疮，服药无效，晚间痛剧时注射杜冷丁止痛，近来纳呆，心烦易怒，尿黄便干。

检查：舌质红，苔黄厚，脉数。皮损鲜红，伤寒多处，色赤灼热，肿胀明显，疱壁紧张。

诊断：中医：蛇串疮（蛇丹）。西医：带状疱疹。

辨证：肝经郁热。

治法：清热解毒，除湿止痛。

处方：（1）柴胡10g　龙胆草10g　栀子10g　黄芩10g　当归15g　生地30g　木通6g　车前子10g　泽泻8g　双花15g　野菊花10g　地丁15g　天葵子6g　公英12g　甘草6g，2剂，水煎服。

（2）雄黄15g，明矾15g，1剂，共研末，调浓茶水涂患处。

复诊：口服及外敷药后，诸症大减，疱疹消失，又进3剂，5日而愈。（艾儒棣，中医药治愈带状疱疹29例，新中医，9：36；1981）

评鉴：据"左侧头颈、肩及胸胁处出现成片红色丘疹，继而渐成绿豆粒大小水疱""下颌有脓痂，周围水肿，疼痛剧烈"及检查舌、脉等象，证属肝胆湿热。此乃多由情志内伤，肝郁化火，脾失健运，湿热内蕴，搏结于外，阻遏经络，溢于肌肤所致。采用清肝泻火，利湿解毒之法，方拟龙胆泻肝汤合五味消毒饮化裁，龙胆泻肝汤泻肝火利湿热，五味消毒饮清热解毒，2方配合，则清热解毒，泻肝利湿之力增强。

外用二味拔毒散《医宗金鉴》方，方中雄黄、白矾合用，共起清热解毒燥湿，消瘀逐浊医疮之功。

提示：本病是皮肤出现成簇水疱，呈带状分布，痛如火燎的包性疱疹性皮肤病。其特点有皮肤红斑、水疱，累累如串珠，多缠腰发，伴神经痛。临床分肝经郁热与脾虚湿蕴2型。前者治疗见本案，后者治疗健脾利湿，方拟除湿胃苓汤加减。二者可配合针刺治疗，有较好通络止痛功效，针刺皮肤周围的"阿是穴"或根据皮损发生部位所属经络，循经取穴。

34. 跖疣（疣）病案

高某　女　15岁　1980 - 09 - 10日诊。

左足底皮肤疣状增殖1年。

初诊：患者平素足部多汗，1年前在运动时，不慎左足底部扭挫伤后，时常行走疼痛，左足跟皮肤过度角化，间有绿豆及黄豆粒大疣状物7～8个，皮损为污灰色角化性丘疹，表面粗糙，中心凹陷，边缘高起，走路按压时疼痛。

检查：舌质红，苔薄黄，脉滑数。左足底部皮损污灰色，疣约黄豆大，角化性增厚，表面粗糙，中央稍凹，外周为高起微黄角质环，削去表面角质后，见疏松的白色乳头状角质物，挑破易出血，压痛明显。

诊断：中医：足疣。西医：跖疣。

辨证：感受湿热，瘀毒蕴结。

239

治则：清热解毒，祛湿化瘀。

处方：木贼30g　薏苡仁30g　板蓝根30g　连翘30g　香附15g，10剂，1剂水煎2次，共煎汁400ml，分2次内服。再加水第3次煎出约500ml，反复熏洗，洗时加热用纱布浸药液摩擦患部，使皮肤发热充血为度，每日3～5次，每日1剂，连续应用。

复诊：内服外洗10剂后，硬结变软，15剂后皮损全部消失。6个月后随访无复发。（外科教研室皮肤病组，复方木贼汤治疗疣类皮肤病，陕西中医学院学报，4卷，1：22；1981）

评鉴：据"左足跟皮肤过度角化，间有绿豆及黄豆粒大疣状物""皮损为污灰色角化性丘疹，表面粗糙，中心凹陷，边缘高起"及检查舌、脉等象，证属风热湿结，久瘀成毒。此乃由脚热多汗受风，湿热蕴积，加致外伤，行走摩擦，血瘀凝滞，日久成毒外发。采用清热祛风，化湿祛瘀之法，方拟复方木贼汤化裁，方中木贼疏散风热，连翘、板蓝根清热解毒凉血，治病毒引发的皮肤赘生物，薏米清热消肿，祛湿除痹，香附理气解郁，活血通经，共奏清热祛风，化湿解毒，理气活血，通经止痛之功。

提示：本案是病毒引发的皮肤赘生物。《诸病源候论》云："人手足边忽生如豆，或如结筋，或五个或十个相连肌里，粗强于肉，谓之疣目，此亦是风邪搏于肌肉变生也"。

本案所用复方木贼汤广泛治疗疣类皮肤病，如扁平疣、传染性软疣、跖疣、寻常疣等，具有显著疗效。

35. 药物性皮炎（药疹）病案

范某　女　56岁　1986－07－28日入院。

服抗癫痫药皮肤起红斑搔痒5天。

初诊：患者5日前，自服用抗癫痫药"卡马西平"后，四肢皮肤出现针尖至米粒大小的丘疹及斑丘疹，随即泛发全身，渐及躯干背部为多，疹色鲜红，灼热瘙痒，表皮剥脱，发热口渴嗜饮，大便干结，2日1次。

检查：T38.9℃，舌质微红，苔薄黄，脉浮数。皮疹鲜红灼热，呈针尖至米粒状丘疹或斑丘疹状。分布稀疏，背部密集，有糠秕状脱屑。

诊断：中医：药疹。西医：药物性皮炎（药疹）。

辨证：热毒郁肤，渐入气营。

治法：清热解毒，透气和营（退斑）。

处方：生石膏30g　知母6g　寒水石10g　红花6g　凌霄花10g　银花10g　连翘10g　沙参15g　熟大黄6g　山药10g　甘草6g，15剂，2日1剂，水煎服。

复诊：经治疗月余，红斑消退，脱皮消失，体温正常，获愈出院。（万细丛，加味白虎汤治疗皮肤病体会，山西中医，4卷4：17；1988）

评鉴：据"皮肤出现针尖至米粒大小的丘疹及斑丘疹""疹色鲜红，灼热瘙痒，表皮剥脱""发热口渴嗜饮，大便干结"及检查舌、脉等象，证属火毒内炽，迫血妄行。此乃由药毒内蓄，邪毒炽盛，毒入营血，外发肌肤，迫血妄行，渗入肌肤脉络之间所致。采用清热解毒，凉血养阴之法。方拟加味白虎汤治之，方中生石膏、知母、寒水石清热泻火，除烦生津止渴，红花、凌霄花活血祛瘀，凉血退斑，银花、连翘清热解毒，凉血散结，熟大黄解毒逐瘀，泻热下行，沙参、山药、甘草养胃生津，补脾益阴，固护正气，诸药合用，共奏清热解毒，凉血消斑，补气益阴之功。

提示：本案运用白虎汤加味，治愈急性皮炎（红皮病倾向）、痤疮、药疹、夏季皮炎、日晒伤等多种皮肤病，此经验值得借鉴。虽然病的种类较多，凡属肺胃郁热，气分较盛，外发皮肤之症，皆可用清气泻热法，方拟白虎汤化裁。但此方专清阳明气分之热，若热入营血，须佐凉血退斑，透营转气之品，而对虚热证则须慎用。

36. 多发性毛囊炎（项背疮）病案

刘某　男　34岁　1969－03－01日诊。

反复颈背侧毛囊起红色丘疹出脓2天。

初诊：患者8年前患颈部背侧毛囊炎，曾用抗菌素，磺胺类药物治疗，经久不愈，甚感痛苦。严重时影响工作和休息，昨日病发，颈背侧皮肤出现红色炎性丘疹，中心贯有毛发，顶端带小脓点，疼痛瘙痒，伴壮热，口渴，住院治疗10余日未见好转。

检查：颈部与背部有分布不均红色丘疹，中心有毛发，顶端出脓，部分干燥结痂。

诊断：中医：项背疮。西医：多发性毛囊炎。

辨证：湿热蕴毒。

治法：清热解毒，收敛止痒。

处方：五倍子末3g，冰片1.5g，鸡蛋黄2个。

制法：将鸡蛋煮熟取出蛋黄，捣碎放入铁勺内，先用温火炒至蛋黄变焦，然后再用武火炒至出油，去渣取油，将五倍子末，冰片研匀调入蛋黄油内，成糊状备用。用时将患处洗净，外涂配好的蛋黄油，每日1~2次。

复诊：经上方调涂后4天即痊愈。（王维华，治疗多发性毛囊炎验方，新中医，7：22；1981）

评鉴：本病祖国医学早有记载，因发病部位不同而有不同名称，生于项后发际部位者称"发际疮"；生于下颌部者称"羊须疮"，发于眉间者称"眉恋疮"；发于臀部者称"坐板疮"等。据"颈背侧皮肤出现红色炎性丘疹，中心贯有毛发，顶端带小脓点，疼痛瘙痒，伴壮热口渴"。证属湿热蕴毒，风邪袭表。此乃由湿热火毒内蕴日久,外受风邪侵袭,相搏于皮肤腠理之间而发。采用清热解毒,祛风利湿之法。内服银连黄菊汤(详见"提示"节下),外用五倍冰黄方,方中五倍子收敛降火,冰片散热止痛,防腐消肿,鸡蛋黄油润肤解毒,共奏清热解毒,消肿止痒之功。

提示: 毛囊炎系毛囊部的化脓性炎症。成人易发于头皮、颈项、背部、臀及小腿多毛或易摩部位,有小脓点等特征。小儿常发于头皮部,其皮疹可互相融合,愈后可留小片状秃发疤痕。治疗用上方效果显著,并适用中耳炎、口腔炎等患者。内服可选用银连黄菊汤:银花15g 川连9g 黄芩9g 野菊花9g 山栀9g 连翘9g 赤芍9g 黄柏9g 地丁15g 茯苓9g 绿豆衣9g 甘草6g,水煎服。(《中国中医秘方大全》)。

37. 荨麻疹(风疹)病案

案1: 曾某 女 23岁 1986 – 06 – 15日诊。

反复周身瘙痒、灼热起红疹4个月。

初诊: 患者4个月前因劳累汗出当风,突然全身出现散在性红色皮疹,略高出皮肤,触之碍手,灼热剧痒,见风即发,遇热加重,1日可发作数次。虽然口服脱敏镇静药,静注葡萄糖酸钙数次,仍此起彼伏,反复不断,搔抓之处,皮肤溃破,血痂成片而痛苦不堪,伴轻微发热,口燥咽干喉肿。

检查: T37.5℃,舌红肿,苔薄黄,脉浮数。皮肤见有散在大小不等,形态不一的风团,呈鲜红色,边缘清楚,数目不定,持续数分钟至数小时迅速消退,抓搔处留有血痂。

诊断: 中医:瘾疹(风疹)。西医:荨麻疹。

辨证: 风热挟湿,侵扰肌表。

治法: 镇散风邪,清热利湿。

处方: 生龙骨30g 生牡蛎30g 珍珠母20g 代赭石20g

桑叶 20g　　菊花 20g　　薄荷 10g　　白藓皮 15g　　生石膏 30g　　茯苓 20g　　泽泻 15g　　生甘草 10g，3 剂，水煎服。

复诊：煎服 1 剂后，疹退过半，搔痒大减，3 剂后疹退痒止，经随访至今未见复发。（王占忠等，镇散祛风在外风病中的临床应用，黑龙江中医药，6：41；1988）

评鉴：据"全身出现散在性红色皮疹""灼热剧痒，见风即发，遇热加重""发热，口燥咽干喉肿"及检查舌、脉等象，证属风热犯表，湿邪内郁。此乃由卫外不固，汗出受风，风热之邪客于肌表，复因湿邪郁于肌肤，风热湿邪与气血搏结于皮毛腠理之间所致。王氏等人采用镇散风邪，清热利湿法。方中龙、牡，珍珠母、代赭石镇静平肝潜阳，配桑叶、菊花、薄荷疏散风热而止痒，生石膏清肌肤之热，茯苓、白藓皮、泽泻利水渗湿泻热，甘草调和诸药，共奏镇静祛风，疏散热邪，利湿止痒之功。

提示：本案治疗之法常采用疏风清热，散瘀通络为主，王氏等人则用镇散祛风一法，使用镇潜与疏散药物并举治疗外风病，方中重用龙骨、牡蛎、珍珠母、代赭石，乃镇惊安神，平肝熄风之品，此药主要适应阳气躁动、心悸、失眠、惊痫、狂妄、烦躁、易怒、头晕等症，且平熄内风（肝风）为主，若借配以辛凉解表等药镇散祛除外风以治外风病，则主次混淆，并非恰当，"内风""外风"病因病机不同，辨证用药各有主次，故应遵循辨证施治之法则。本案"挟湿"之症，并未显见，茯苓、泽泻之品，择用当思。

案 2：胡某　男　56 岁　1977 - 09 - 12 日初诊。

反复皮肤搔痒起疹遇风冷则剧 5 年，加重半年。

初诊：患者 5 年前因服"氨基比林片"过敏停用，此后全身皮肤瘙痒，随即出现大小不等风团，形状不一，呈瓷白色，高出皮肤，每到冬季或遇风寒则剧，数年间此起彼伏，未曾治愈。近半年前，有一次吃虾子出现腹痛不适，翌日，周身皮肤瘙痒起风团，伴四肢麻木，双手接触冷水后则瘙痒剧烈，到某医院诊为慢性荨麻疹，住院治疗，经服抗组织胺药物，静脉注射葡萄糖酸钙等药，未见好转，今求治中医。

检查：舌质淡，苔薄白，脉浮紧，双目浮肿，全身散在豆粒及核桃大小不等风团损害，呈片状，皮疹苍白或粉红色，边界清楚，划痕试验（＋）。

诊断：中医：瘾疹（风疹块）。西医：慢性荨麻疹。

辨证：风寒束表。

治法：疏风散寒。

处方：胡麻30g　首乌30g　苦参10g　威灵仙15g　荆芥穗10g　甘草6g　紫草12g　黄芪15g　刺蒺藜12g　桂枝10g　鹿角霜10g　巴戟天15g，3剂，水煎服。

复诊：服药后风团损害得已缓解，瘙痒减轻，上方继服13剂。

三诊：服药至10日后，风团未见再起，为巩固疗效，再服7剂。后遇风冷皆未见皮肤出现风团疹，随访2年未见复发。（袁景林，胡麻散加味治疗慢性寒冷性荨麻疹五例报告，湖南中医学院学报，1：46；1981）

评鉴：据"皮肤瘙痒，随即出现大小不等风团""每到冬季或遇风寒则剧""双手接触冷水则瘙痒剧烈"，及检查舌、脉等象，证属风寒束表，卫虚失固。此乃由服药过敏，遇寒冷之气或食鱼虾之物，体内风邪骤起，风与寒相合，客于肌表，卫外失固，出现的变态反应。采用疏风散寒，益气固表之法。方拟胡麻散化裁，方中胡麻、首乌养血祛风，苦参、荆芥穗祛风止痒，威灵仙通经，驱在表之风，甘草调和诸药，有抗组织胺之功，桂枝温经散寒，调和营卫，刺蒺藜祛风止痒，巴戟天、鹿角霜温阳祛寒，黄芪益气固表，防止风寒侵入，紫草活血透疹以达皮表而消散。诸药配合，共奏祛散风寒，调和营卫，透疹止痒之功。

提示：荨麻疹是一种皮肤血管神经性和内脏器官功能障碍性疾病，它由各种不同内、外因子作用与人体，通过变应性或非变应性机理而发病。

本案患者属过敏性体质之人，服西药片，遇风寒气候及鱼虾腥味则发。《诸病源候论》云："邪气客于皮肤，复逢风寒相折，则起风瘙瘾轸（疹）"。治疗在疏散风寒药中，佐以活血养血之品较佳，治疗期间忌食鱼虾、辛辣、酒茶等食物。

38. 湿疹（湿疮）病案

案1：王某　女　30岁　1980－09－12日诊。

双膝下肿痛瘙痒糜烂流水2个月，加重1周。

初诊：患者2个月前，双膝以下皮肤潮红肿痛，灼热瘙痒，抓之糜烂，足趾间流水，曾用诸多药物治疗，效果不佳，迁延不愈，近1周来，全身发热，夜寐不安，下肢出现丘疹水疱，瘙痒流水，心烦口渴，大便干2日1次，小便短赤。

检查：舌质红，苔薄黄，脉滑稍数。双膝下皮肤有大片红斑水肿性皮损，表面可见丘疹、水疱、糜烂、渗液，少数区域有结痂脱屑。

诊断：中医：湿疮（浸淫疮）。西医：急性湿疹。

辨证：湿热内蕴，流注肌肤。

治法：清热利湿。

处方：防风12g　地肤子9g　白藓皮9g　金银花30g　公英12g　薄荷6g　甘草6g，5剂。水煎过滤去渣，乘热浸泡或涂擦患处，1天1剂，每剂可用2～3次。

二诊：经用上药治疗，连洗5日，双下肢皮肤变得润泽，糜烂平复，渗出停止，已不瘙痒。随访1年，未见复发。（张思齐，外用"止痒祛湿洗剂"治疗湿疹，新中医，4：30；1981）

评鉴：据"皮肤潮红肿痛，灼热瘙痒，抓之糜烂，足趾间流水""发热……心烦口渴，大便干2日1次，小便短赤"及检查舌、脉等象，证属湿热浸淫。此乃由禀赋不耐（过敏体质），饮食失节，嗜酒或辛辣鱼腥、动风之品，损伤脾胃，湿热内蕴，复感风邪，相互搏结，浸淫肌肤而发病。采用清热利湿，祛风止痒之法，方中甘草清热解毒，地肤子、薄荷清利湿热，疏风止痒，诸药外洗，共奏清热解毒消肿，祛风胜湿止痒之功。

提示： 本病常见于夏秋季一种以渗出为主要特征的过敏性皮肤病。其特点对称分布，多形损害，糜烂渗出，剧烈瘙痒，反复发作，易成慢性。

治疗本病要寻找病因，去除过敏原，减少刺激，忌食致敏食物，采用以中医辨证论治为主的中西医治疗。例如：湿热浸淫，用清热利湿法，方拟龙胆泻肝汤合萆薢渗湿汤加减；脾虚湿蕴，用健脾利湿法，方选除湿胃苓汤或参苓白术散；血虚风燥，用养血润肤，祛风止痒法，选拟当归饮子或四物消风饮。外用药宜温和、避免刺激，原则消炎、抗菌、干燥、收敛为主。

案2：曾某　女　48岁　1985-06-08日诊。

脘腹皮肤灼热，泛发丘疹瘙痒、糜烂渗液10天。

初诊： 10天前因食辛辣之物，脘腹皮肤出现潮红灼热、瘙痒，抓后糜烂渗液结痂，逐渐浸淫成片，在某医院诊为急性湿疹，用中西药治疗10天未愈，近日来病症加剧，皮损呈现丘疱疹，破裂糜烂，滋水淋漓，伴口渴烦躁，大便干结，小便黄少，今求治本院。

检查： 舌红苔黄，脉滑数。上腹部皮损达15cm×22cm范围大小，灼热疼痛，有丘疹、水疱、糜烂、渗液、痂皮。

诊断： 中医：湿疮。西医：急性湿疹。

辨证： 湿热浸淫。

治法： 清热解毒，化湿止痒（外治）。

处方：（1）大黄15g　黄柏15g　黄芩15g　黄连10g　地

肤子 15g　　蛇床子 15g　　苍耳子 15g　　土茯苓 15g　　白鲜皮 15g　
苦参 15g　　鱼腥草 15g　　防风 15g　　白矾 30g，1 剂加水 3000ml
煎至 1000ml，外洗或用棉垫浸药湿敷，2～3 次/日，20～30 分
钟/次。后用（2）方加茶油或花生油调糊外涂，2 次/日。

　　（2）密陀僧 35g　　蛇床子 35g　　大黄 35g　　黄连 33g　　白鲜
皮 35g　　青黛 26g　　白矾 35g　　滑石 35g　　了刁竹 35g　　地肤子
35g　　冰片 20g　　樟脑 16g　　煅石膏 35g　　甘草 33g　　硫磺 35g
金黄散（大黄 10g　　黄柏 10g　　姜黄 10g　　白芷 10g　　南星 4g
陈皮 4g　　苍术 4g　　厚朴 4g　　甘草 4g　　天花粉 20g）50g，共为
细末，后下金黄散和匀。

　　二诊：经用（1）方药液湿敷，每日 3 次，湿敷间歇时用
（2）方直接撒扑患处。4 天后糜烂好转，渗液停止。（2）方改
用花生油调敷，继续用药 6 天，诸症消失而愈。（陈茂森，521
例皮炎湿疹的疗效观察，北京中医，6：31；1988）

　　评鉴：据"皮损呈现丘疱疹，破裂糜烂，滋水淋漓""口渴
烦躁，大便干结，小便黄少"及检查舌、脉等象，证属湿热浸
淫，此乃由饮食不节，中焦受损，脾失健运，湿热内蕴，复受风
邪，风湿热毒客于肌肤所致。采用清热化湿，祛风止痒之法，方
拟（1）四黄三子汤外湿敷，方中"四黄"清热燥湿，解毒疗
疮，"三子"化湿止痒，土茯苓、苦参、白鲜皮解毒消炎，化湿
止痒，防风、鱼腥草祛风胜湿，止痒抗过敏，白矾收湿止痒，解
毒医疮，诸药合用，清热解毒，化湿祛风，疗疮止痒之功。

　　（2）湿疹散中青黛、大黄、黄连、黄柏清热泻火，解毒消
炎，燥湿止痒，密陀僧、滑石、煅石膏、白矾祛湿收敛止痒，地
肤子、蛇床子、了刁竹、白鲜皮、冰片、樟脑、硫磺杀虫止痒，
解毒化湿，加金黄散加强清热解毒，燥湿止痒之功。

　　提示：皮炎和湿疹，中医文献根据其发病诱因、部位和性质
等特征而归属于"漆疮、膏药风、马桶癣、中药毒、毒虫咬伤、

浸淫疮、黄水疮、血风疮、粟疮、旋耳疮、肾囊风、四弯风、脐疮、瘑疮"等范围，皆以剧烈瘙痒为主，可用以下（1）、（2）方治疗。

（1）四黄三子汤化湿止痒为著，对水疱、糜烂、渗液严重皮损者，持续湿敷特效，对皲裂型湿疹，进行性指掌角皮症则不宜。

（2）湿疹散适用皮炎湿疹，对丘疹性荨麻疹、脓疱疮、毛囊炎、痱子及一些霉菌性、病毒性皮炎如念球菌性皮炎、带状疱疹等均有良效。

案3：段某　女　56岁　1982－01－06日诊。

双手掌反复瘙痒、发疱、糜烂、流水24年余。

初诊：24年前无明显诱因双手掌瘙痒，潮红起疹，逐渐扩大，溃烂流水，皮肤增厚，肿胀疼痛，不能摄物，曾在当地医院多次治疗鲜效，迁延未愈，痛苦异常，伴全身低热，口干口苦，饮食欠佳，二便调。

检查：T37.2℃，舌质红苔黄腻，脉滑。双手掌皮肤增厚，粗糙，红肿，表面见水疱、糜烂、渗液，边缘区域结痂脱屑。

诊断：中医：湿疮。西医：慢性湿疹。

辨证：心包湿热，循经外溢。

治法：清心利湿。

处方：（1）竹叶10g　甘草10g　苦参10g　木通10g　生地10g　枳实10g　土茯苓30g　䗪虫10g　茵陈10g　泽兰叶10g　丝瓜络10g，3剂，水煎服。

（2）苍术30g　苦参30g　商陆30g　常山30g　二丑20g，1剂，水煎泡洗双手。

二诊（1982－01－10日）：经用上方口服及外洗后，症状大减，守上方继服5剂。

三诊（1982－01－17日）：诸症悉平，继用上方5剂，巩固

疗效，随访半年未见复发。（田锦文，程淳夫治疗手心湿疹的经验，北京中医，6：52；1988）

评鉴：据"手掌瘙痒，潮红起疹……溃烂流水，皮肤增厚，肿胀疼痛"及检查舌、脉等象，证属湿热内蕴，循经外溢。此乃由过敏之体，或饮食不节，中焦受损，脾失健运，湿热之邪，内蕴心包经日久，手掌中心有心包经劳宫穴，湿热之毒遂循其本脏的经络外溢掌中肌肤所致。采用清心泻热，利湿止痒之法，方拟导赤散加味。方中竹叶、甘草、木通、生地清心养阴，导热下行，苦参清热燥湿，杀虫止痒，茵陈、土茯苓清热利湿解毒，泽兰、䗪虫、丝瓜络活血化瘀，通络消肿，枳实行气消滞，诸药共奏清心养阴，利湿解毒，杀菌止痒之功。

外用苍苦汤（苍术、苦参、商陆、常山、二丑）功能清热燥湿，杀菌止痒，解毒消肿之功。

提示：手掌心乃手厥阴心包经的循经通路，并有劳宫穴居此，此处发生水疱、糜烂、肿胀、瘙痒、增厚等症状，证属湿热内蕴，按本案之方药治疗，若属寒湿证者，治宜芳香化湿，方选菖蒲郁金汤加减。

外用苍苦汤泡手，禁用热水烫洗，避免接触碱性物质。饮食忌辛辣、腥膻等物，脾胃虚寒者，禁食生冷。

39. 银屑病（白疕）病案

案1：白某　男　19岁　1979 - 07 - 30日初诊。

全身皮肤起红斑瘙痒，上披白色鳞屑1月半。

初诊：平素久居潮湿之地，1个多月前前胸皮肤起钱币状红斑多块，瘙痒剧烈，迅速扩展至全身，上披较厚鳞屑，脱屑多，伴口苦咽干，食少纳呆。

检查：舌质红，苔白厚而腻，脉象弦滑。四肢及胸背部散在铜钱大小红色斑丘疹，部分融合成片，上覆多层干燥的银白色鳞屑，边界清楚，基底浸润。轻刮表面鳞屑，则露出一层淡红半透明薄膜，刮去薄膜，可见点状出血。

诊断：中医：白疕（松皮癣）。西医：银屑病。

辨证：风湿蕴热。

治法：疏风利湿，清热解毒。

处方：苍术 10g　白藓皮 12g　苍耳子 9g　土茯苓 30g 生地 15g　连翘 15g　蝉衣 9g　甘草 6g，2 剂，水煎服。

二诊（1979 - 08 - 01 日）：皮肤损害无明显变化，自觉搔痒减轻，咽干，大便秘结，脉浮弦。上方加牛蒡子 9g，以疏散风热，利咽，通利二便。2 剂，水煎服。

三诊（1979 - 08 - 03 日）：皮肤损害明显消退，搔痒消失。腹胀便稀，上方去连翘加藿香 9g，佩兰 9g，清脾化湿，芳香化浊，以消胀止泻，2 剂，水煎服。

四诊（1979 - 08 - 07 日）：皮肤损害全部消退，仅留色素未脱，自觉口干嗜饮，上方加生石膏 12g，以清热泻火，生津止渴，2 剂，水煎服，以善其后。（张友仁，40 例银屑病中医辨证施治的体会，中西医结合研究资料 15 集，内部刊物，山西省中医研究所，1980，30 页）

评鉴：本例银屑病，祖国医学称为"白疕""银钱疯""松皮癣""牛皮癣"等。据"皮肤起钱币状红斑多块，瘙痒剧烈""上披较厚鳞屑，脱屑多……口苦咽干"及检查舌、脉等象，证属风湿蕴热。此乃由情志内伤，风邪侵扰，脾失健运，聚湿蕴热成毒，瘀阻肌肤所发。采用疏风燥湿，清热解毒之法，方拟白藓皮汤化裁，方中苍术、白藓皮、蝉衣清热燥湿，祛风止痒，土茯苓、连翘清热解毒，利湿散瘀，苍耳子散风除湿止痒，生地清热凉血，甘草清热解毒，调和诸药，诸药共奏清热燥湿，凉血解毒，祛风止痒之功。

提示：本病是一种常见的慢性皮肤神经功能障碍性皮肤病，

以皮肤苔藓样变起多形红斑，银屑，刮去鳞屑可见点状出血和阵发性剧痒为特征，皮损厚韧，顽固难愈。

临床治疗应辨证论治：肝经化火：治宜清肝泻火，方用龙胆泻肝汤加减，风湿或风热蕴肤，治宜疏风利湿清热，方皆可用消风散化裁，血虚风燥：治宜养血祛风润燥，方用四物消风饮或当归饮子加减。

案2：张某　女　17岁　1979-04-18日初诊。

全身皮肤起红疹搔痒外覆银白鳞屑10余日。

初诊：近10余日头部、胸背、腰肘关节内侧等处皮肤起红疹，上覆白色鳞屑，奇痒难忍，搔破后流血疼痛，头部散在发生，搔痒脱发，纳食二便自调。

检查：舌红苔黄，脉弦数。胸背、腰肘关节内侧为多，可见密集对称性粟粒至黄豆大小不等圆形红色斑丘疹，表面覆有银白色鳞屑，边缘有红晕，部分皮损融合成小片，头皮前后发际皮疹散在发生，伴部分毛发脱落。

诊断：中医：白疕（松皮癣）。西医：银屑病。

辨证：风热外袭，郁久血燥。

治法：清热凉血，祛风止痒。

处方：苍术10g　白芷6g　防风10g　地肤子10g　赤芍10g　生地10g　薄荷6g　苦参10g　白藓皮10g　双花10g　连翘10g　荆芥6g　竹叶10g引，7剂，上方煎服二次后，再以药渣煎汤熏洗头部及四肢。

二诊（1979-04-25日）：服上方鳞屑块渐退，搔痒减轻，舌红苔薄白，脉滑无力，未出新疹。上方去白芷、薄荷、竹叶，加丹参10g　蝉衣10g　浮萍草10g　甘草3g，以增疏散风热，透疹止痒，活血祛瘀之功，6剂，水煎服并外洗。

三诊（1979-05-22日）：药后屑块基本退净，患处肤色红嫩，胸、背、脊、臂等处肤色如常，唯下肢有散在红嫩斑块，舌淡苔白，脉滑。上方加当归 15g，川芎 6g，茯苓 10g，6 剂。以增养血活血，祛风利湿，护阴润肤功效。

7 月份随访未见复发。（薛淑娟，松皮癣，眉县老中医经验选，46 页，1979，陕西省眉县卫生局）

评鉴：据"皮肤起红疹，上覆白色鳞屑，奇痒难忍，搔破后流血疼痛……脱发"及检查舌、脉等象。证属风热蕴肤，耗血化燥。此乃由情志内伤，风邪侵扰，久郁化热，耗阴伤血而化燥，肌肤失养所致。采用清热祛风，养血润燥之法。方用白藓皮汤化裁。方中白藓皮、地肤子、苍术、白芷、防风、荆芥、苦参清热燥湿，祛风止痒，双花、连翘清热解毒，赤芍、生地，后加当归、川芎活血凉血散瘀，养血护阴润肤。

提示：本病皮疹泛发或反复发作，顽久难愈，临床治疗可以内外兼治，或中西医药结合治疗。亦可配合针灸疗法。广泛型者，针刺曲池、血海、大椎、足三里、合谷、三阴交、阿是等，中、强刺激，每日 1 次，留针 15～30 分钟，苔藓样变明显者，用梅花针在患处来回移动叩击，每日 1 次。

案 3：田某　女　43 岁　1976-08-14 日初诊。

右下肢皮肤红紫焮热疼痛 1 年余。

初诊：5 年前无原因出现下肢浮肿，多次到医院检查无异常发现，去年 5 月间，突然寒战高热，右侧小腿前皮肤红紫，焮热疼痛，双膝下浮肿，伴周身微热，下午为甚，纳差恶心，大便泄泻，每日 2 次。曾经用抗菌、利尿及中药治疗未效。

检查：T37.2℃，精神倦怠，舌质红苔黄腻，脉弦滑。右下肢皮肤色红灼热，面积约 20cm×11cm，边界清楚。

诊断：中医：赤游风。西医：（1）过敏性皮肤病。（2）血管性水肿。（3）慢性荨麻疹。

辨证：湿热留恋。

治法：清热化湿。

253

处方：苍术 6g　白术 6g　盐黄柏 6g　川牛膝 12g　薏苡仁 15g　萆薢 12g　泽泻 9g　车前子 15g（包）　银花藤 31g，12 剂，每日水煎 1 剂，分 2 次服。双氢克尿噻片由 150mg/天减至 50mg/天。

二诊（1976 - 08 - 26 日）：服药后尿量增多，浮肿消退，上方加紫草 9g，红花 9g，活血通络，以消浮肿，30 剂，每日 1 剂。停服双氢克尿噻片。

三诊（1976 - 09 - 27 日）：服完上药后，舌苔黄腻除净，皮色紫红转微红色，上方加姜炭 4.5g，党参 9g，炙甘草 3g，以健运脾阳，脾健湿化。20 剂，每日 1 剂。

服药后浮肿消退，肤色转淡，继服 20 剂，患处肤色如常，随访 1 年，未见复发。　（陈伯英，腿游风，新中医，7：16；1981）

评鉴：据"下肢浮肿""右侧小腿前皮肤红紫，焮热疼痛，膝下浮肿""纳差恶心，大便泄泻"及检查舌、脉等象，证属湿热内蕴，脾虚失运。此乃禀赋不耐，卫外不固，风热毒邪客于肌表，或食荤腥、厚味等助火动风之物，脾虚失运，肠胃失和，水湿内蕴，风湿热毒郁于皮毛腠理所致。采用清热化湿，疏风解表之法。方拟萆薢渗湿汤合二妙丸化裁，方中苍术、萆薢、车前子、泽泻燥湿运脾利水，白术、茯苓、薏苡仁健脾化湿消肿，银花藤清热通络，黄柏清热除湿，共奏清热化湿，健脾和胃之功。

提示：本例赤游风，类同于"赤游丹""流火""丹毒""风疹""水肿"等病，西医可见于慢性荨麻疹，过敏性皮肤病，血管性水肿等。

本病多为慢性，常呈急性发作，发于皮下组织较疏松之位，常为一侧或同一部位，反复发作，亦有对称性，患处皮肤色红或不变，局限性浮肿，压之无凹陷，可伴有瘙痒、灼热或麻木，或与风疹同现。治疗应散风清热利湿同兼，上方可加桑叶、荆芥、防风、蝉衣、薄荷之品，亦可用防风通圣散化裁。

40. 红斑性狼疮（红蝴蝶疮）病案

黎某　女　40岁　1977 - 03 - 26日初诊。

面部蝶形红斑，四肢关节末端疼痛发凉3年。

初诊：1年前面颊鼻侧起小片状红斑，无痛痒，近2年来逐渐融合增大，出现四肢的两膝、手指关节游走性疼痛，指、趾末端发凉，全身消瘦，倦怠乏力。

检查：舌黯红，苔薄黄，脉细。面部略有浮肿，皮疹为蝶形红斑，暗滞红色，表面光滑，有灰白色鳞屑，边界清楚。四肢关节疼痛明显，手指、腕、踝、膝关节微有肿胀，未见皮肤损害。血检：白细胞 5050/mm^3，杆状 4%，分叶 59%，嗜酸 2%，淋巴 31%，大单核 4%，红细胞 358 万/mm^3，血色素 9.5 克%，血小板 13 万/mm^3，血沉 40mm/小时。周围血有红斑性狼疮细胞。尿检：蛋白（＋＋），红细胞（＋），白细胞（＋＋＋－＋＋＋＋）。

诊断：中医：红蝴蝶疮。西医：系统性红斑性狼疮。

辨证：血热瘀滞，气阴不足。

治法：清热凉血，佐以养血活血，益气养阴。

处方：麦冬9g　丹皮9g　丹参15g　旱莲草30g　山楂30g　玄参15g　党参15g　白芍15g　虎杖30g　浮小麦30g，45剂，每日1剂，水煎服。

二诊（1977 - 05 - 26日）：面颊红斑减退，关节微痛。上方去丹参、山楂、白芍、虎杖、浮小麦，加荠菜30g，茅根25g，茜草15g，当归9g，五味子9g清热凉血，利尿消肿之品，24剂。每日1剂。

三诊（1977 - 06 - 27日）：红斑已不明显，血沉14mm/小时，周围血检未见红斑性狼疮细胞。上方去茅根、丹皮、玄参、当归、五味子，加女贞子30g，白芍15g，鹿含草30g，珍珠草

15g，以起滋阴，清热、化瘀、利尿之功。29剂，每日1剂。

四诊（1977－12－16日）：红斑消退，残留色素斑。上方去女贞子、旱莲草、茜草、鹿含草、珍珠草，加首乌15g，茯苓15g，丹皮10g，山药15g，玉竹15g，沙参12g，以增补肾健脾，利尿消肿之功，每周2~3剂，间断服之。

2年（1978~1980）后，面部留有蝶形色素着斑，别无其它不适，免疫抗核抗体试验阴性，嘱按四诊方间断服。（梁剑辉，系统性红斑性狼疮治验，新中医，11：14；1981）

评鉴：据"面颊鼻侧起小片状红斑""两膝、手指关节游走性疼痛，指、趾末端发凉，倦怠乏力"及检查舌、脉等象，证属气阴受损，血瘀阻络，此乃由禀赋不足，肝肾亏损，气阴两虚，阴阳失衡，气血运行不畅，而致气滞血瘀，阻碍经络，外泛肌肤，内伤脏腑，瘀阻于肌肉、关节所致。采用益气养阴，活血通络之法。方中党参、麦冬、浮小麦、白芍、玄参益气养心，滋阴补血，缓急止痛，丹参、山楂、虎杖活血祛瘀，通经止痛，旱莲草补肾益阴凉血，诸药共奏益气养阴，活血凉血，通经止痛之功。

提示：本病是一种可累及全身多脏器的自身免疫性结缔组织疾病。临床分盘状红斑狼疮和系统性红斑狼疮，其特点：盘状红斑狼疮多发面部，为慢性局限性皮肤损害；系统性红斑狼疮除有皮损外，同时累及多系统多脏器损害，病变呈进行性经过，预后较差，急性发作和重型病患可危及生命。

本案初期治疗以清热凉血，佐以养血活血，益气养阴为主，后期则以补肾健脾，利尿消肿等配合应用，可收到满意效果。

41. 扁平疣（扁瘊）病案

刘某　男　21岁　1980－09－02日诊。

颏部、前额、手背等处起粟粒大小扁平丘疹半年。

256

初诊：半年来颏部、前额、手背、肘部等处皮肤，满布粟粒大小的扁平丘疹，表面光滑，质硬，呈淡褐色，数目较多，散在或密集分布，有轻度瘙痒，小便色黄。

检查：舌质红，苔黄厚腻，脉弦数。颏、额、手背、肘部皮肤结节如粟粒状，粗糙坚硬，有抓痕呈线状排列。

诊断：中医：扁瘊。西医：扁平疣。

辨证：风热湿毒，蕴结肌表。

治法：疏风清热，活血化湿。

处方：生石膏 20g　浮萍 15g　生地 20g　丹皮 8g　苍耳子 10g　黄芩 10g　蝉蜕 3g　荆芥 5g　白藓皮 10g　赤芍 10g　薏米 20g　滑石 20g　甘草 3g，5 剂，水煎服。

二诊：服药后，丘疹消失，患处悉平而愈。（*刘石坚，石膏浮萍汤治疗扁平疣，新中医，6：11；1981*）

评鉴：据"皮肤满布粟粒大小的扁平丘疹，表面光滑，质硬，呈淡褐色""轻度瘙痒，小便色黄"及检查舌、脉等象，证属风热挟湿，血瘀阻络。此乃皮肤不洁，风热湿毒入侵，脾失健运，蕴湿化热，两气交感，熏蒸皮肤，气血凝滞，经络受阻所致。采用疏风清热，活血凉血，健脾化湿之功。方拟石膏浮萍汤化裁。方中生石膏、黄芩清热泻火燥湿，生地、丹皮、赤芍清热凉血，活血散瘀，苍耳子、蝉蜕、荆芥、白藓皮疏散风热止痒，薏米、滑石、甘草祛湿清热解毒，诸药合用，共奏清热祛湿，疏风止痒，泻火解毒，凉血散瘀之功。

提示：本病是疣的一种类型，是发生于皮肤浅表的良性赘生物。治疗多以外治为主，包括外用药物、刮疣法、电灼、冷冻、激光疗法等措施以去除疣体。对于疣皮疹广泛者，应中西医两法，或按中医辨证论治。风热血燥者，治宜养血活血，疏风清热，治瘊方加减；热毒蕴结者，治宜清热解毒，马齿苋合剂加板蓝根，去桃仁、红花。热蕴血瘀者，治宜清热活血化瘀，方拟桃红四物汤加黄芪、板蓝根、大青叶、紫草、马齿苋、生苡仁。

42. 斑秃（油风脱发）病案

案1：赵某　女　24岁　1971 – 09 – 13日诊。

头发、眉毛、腋毛等处全部脱落，微痒1个月。

初诊：素患神经衰弱症，5个月前因精神紧张，头晕脑胀、心悸气短、失眠健忘而增剧。半月后，头左侧毛发有2处脱落，出现圆形与椭圆形的秃发斑，大如核桃。1个月后，头发、眉毛、腋毛及阴毛全部脱光，轻微发痒，伴月经量少色淡而错后。经某医院诊为"脂溢性脱发"，久治无效，今来我院求治。

检查：舌质淡，苔薄白，脉沉涩无力。周身各处毛发已无，患处皮肤如常，头皮平滑光亮。

诊断：中医：油风脱发。西医：斑秃。

辨证：肝肾不足，风盛血燥。

治法：滋补肝肾，散风养血。

处方：当归15g　白芍15g　防风10g　熟地24g　黄芪15g　菟丝子24g　桑葚15g　首乌15g　菊花10g　川芎9g，10剂，水煎服。

二诊：服药后，诸症均已好转，头皮痒减，舌脉如前，上方加药量1倍配成1料丸药，每次10克，日服2次。在服用2料丸药后，头部及全身各脱毛发处已长出短小细绒毛，并逐渐变黑变粗，体力增加，连服4个月，毛发全部再生，黑润光亮如初，追访4年未见复发。　（成立长，斑秃治验，新中医，5：35；1981）

评鉴：据"头发、眉毛、腋毛及阴毛全部脱光，轻微发痒""月经量少色淡而错后"及检查舌、脉等象，证属肝肾不足，风盛血燥。此乃由肝肾不足，阴血亏虚，发为血之余，血虚不能荣养毛发，风邪乘虚侵入，而致风盛血燥，发失濡养。采用滋补肝肾，养血祛风之法，方拟四物汤合乌发丸化裁。方中熟地、菟丝子、首乌、桑葚滋补肝肾，当归、白芍、黄芪、党参益气养血，菊花、川芎、防风熄风活血通络，故风散则肤润，血荣则毛发生，故而获愈。

提示：脱发有斑秃、早秃、脂溢性脱发等。斑秃为局限性斑状脱发，骤然发生，经过徐缓，其特点为病变处头皮正常，无炎症，无自觉症状，头部有圆形或椭圆形脱发斑，秃发区边缘的头发较松，易拔出，病程持续数月至数年，严重者头发全脱（秃），亦可累及眉毛、胡须、腋毛、阴毛等，无自觉症。

本病治疗，应辨证施药，气血双亏者，治疗大补气血，方选人参养荣丸、八珍益母丸；肝肾不足，血虚风盛者，治宜养血活血、祛风补肝肾，方选四物汤加丹参、首乌、巴戟、肉苁蓉、女贞子、桑葚子、羌活、荆芥等药，亦可配合外用药。

案2：梁某　女　8岁　1976－03－03日诊。

头发脱光1年余。

初诊：患者于1974年初因受风外感，出现发热、咳嗽、头痛，经服药治疗后，偶见额前头发脱落如指大，渐及大片脱落而成全秃，头皮光亮，发痒无屑，经用生姜及白酒外搽未效，后在当地医院诊治，服中西药达1年之久，病况未减。

检查：面色青白，舌质嫩红，苔薄白，脉虚。头发全秃、光亮，仅后头处存一撮毛发，色尚黑无皮屑。

诊断：中医：油风脱发。西医：斑秃。

辨证：血亏不足，肝肾两虚。

治法：滋补肝肾，养血生发。

处方：（1）熟地15g　当归9g　白芍9g　川芎9g　枸杞子9g　桑葚子9g　首乌9g　黑豆30g　甘草5g，30剂，每日1剂，水煎服。

（2）压刺：先针百会，留针，然后用1寸毫针3~5枚，拇、食摄住，平压头皮，齐平提起，往返操作，全头皮肤平压挑刺一遍，每日或隔日1次，同时用白兰地酒遍擦头部。

复诊：经上方治疗1个月，头顶有少许毳发长出，守上方又治两个月，除后头左侧处未长发，其余均已长发，呈棕黑色。改用八珍汤化裁，调补气血，停用针刺。再治疗月余，发均已长齐，停药3个月，随访未见复发。（邓中光，邓铁涛教授治疗斑秃的经验，新中医，2：17；1981）

评鉴：据"头发脱落如指大，渐及大片脱落而成全秃，头皮光亮，发痒无屑"及检查舌、脉等象。证属阴血亏损，肝肾不足。此乃由感冒受风，肌腠不密，风邪乘虚而入，风盛血燥，损及肝肾，发失所养而枯所脱。采用养血祛风，滋补肝肾之法，方拟四物汤化裁，方中当归、川芎补血活血祛风，熟地、白芍、枸杞子、首乌、桑椹子滋补肝肾，补血益精，黑豆养血平肝，疗风生发，甘草调和诸药，共奏补血敛阴，活血祛风，滋补肝肾，益精生发之功。

针刺、平压、酒擦头部皮肤以增强局部的血液循环，改善气血运行，促使毛发生长。

提示：斑秃中医名为"油风脱发"，俗称"鬼剃头"。临床据吴熙报导：可选生发饮治疗（制首乌15g　桑椹子15g　菟丝子15g　丹参15g　黄芪15g　补骨脂12g　生地12g　党参12g　川芎3g　黑芝麻24g　当归9g）气虚者加四君子汤；偏血虚者加白芍、鸡血藤、当归，失眠者加枣仁、远志、柏子仁；发枯肤燥、脱屑瘙痒加胡麻仁、花粉、麦冬、羌活、菊花；阴液亏损加玄参、生地、沙参、麦冬、玉竹；肝气郁结者加柴胡、白芍、枳壳、香附，湿热内蕴者加双花、菊花、公英、地丁等。局部配合七星针叩打脱发区，或用红花60g，干姜90g，当归、赤芍、生地、侧柏叶各100g，加75%酒精3000ml，浸泡20天后外搽。刺激局部，促使生发，提高疗效，以体现整体疗法。

43. 冻疮病案

陈某 男 28 岁 1980 - 12 - 04 日初诊。

手足受冻出现红斑、肿痛、痒麻半月余。

初诊：患者系南方籍军医，自 10 年前进驻西北地区以来，每年冬季两手及两足背侧均发生冻疮，今冬冻疮再次复发，初起手、足背部受冻皮肤先呈苍白，继而红肿，局部出现斑块，边缘焮红，中心青紫，自觉麻木，得暖则灼热、瘙痒、胀痛。右手背较重，感觉迟钝，肿块上出现大小不一的水疱，渐至溃烂，流脓水。伴形寒肢冷，痛处喜暖，倦怠乏力。

检查：面色萎黄，手足清冷，舌淡而黯，苔白，脉细弱。手足皮肤红肿，有斑块，右侧较重，肿块处水疱糜烂，有少量混浊渗出液。

诊断：冻疮。

辨证：阳气虚弱，寒凝血瘀。

治法：温阳散寒，活血散瘀。

处方：桂枝 10g　苏木 10g　细辛 6g　艾叶 6g　当归 6g　生姜 6g　花椒 6g，4 剂，1 剂水煎熏洗，每日 3 次。

复诊：用药 2 日肿胀、疼痛、瘙痒、麻木明显减轻，溃烂处好转，用药 4 日后，局部症状消失而痊愈，随访 5 年未见复发。（黄兴川，桂苏酒治疗冻疮 93 例临床疗效观察，黑龙江中医药，6：25；1988）

评鉴：据"受冻皮肤先呈苍白，继而红肿……斑块""麻木，得暖则灼热、瘙痒、胀痛……溃烂流脓水""形寒肢冷，痛处喜暖"及检查舌、脉等象，证属阳气虚弱，寒凝血瘀。此乃由禀赋不足，气血双虚，阳气衰弱，不能畅达四末，冷风寒袭，耗伤阳气，气血凝滞，皮肉受损而致。采用温阳散寒，活血通络之法。方拟桂苏酒化裁，方中桂枝温经通阳，苏木行血祛瘀，止痛消肿，细辛散寒祛风止痛，艾叶温经止痛，当归活血止痛，生姜、花椒散风驱寒止痛，诸药合用，共奏温经散寒，活血祛瘀，消肿止痛止痒之功。

提示：本方原制作"桂苏酒"，治疗轻、中度冻伤，皮肤未溃烂时，原方中有辣椒6枚散风寒止痛，樟脑消肿止痒止痛，75％酒精300ml（或白酒）将上药入内浸泡7天后，用棉棒蘸药擦患处，每日3次。酒醇类在本方中为一种溶剂，达到局部杀菌，加快血液循环，促进冻疮愈合。

笔者年少时，有一中医传授治冻疮奇方：甘遂10g　甘草10g　桂枝10g　陈皮10g　桃仁10g　红花10g，水煎熏洗患处，每日1~2次。多年来试治冻伤患者多人，甚是奇效。

44. 指甲变形（翻甲）病案

何某　女　37岁　1977 – 12 – 21日诊。

指甲干瘪，上翻开裂刺痛1年余。

初诊：1年前出现两手指甲干瘪凹陷，前部上翻开裂，甲床刺痛，触碰后痛剧，伴烦躁，心中恐惧，忐忑不安，疲乏无力，腰膝酸软，月经来潮夹有血块，屡治未效，又遭游医讹称此病难活半年，情绪怫郁，更加忧郁苦闷。

检查：面色青灰，口唇色紫，舌黯有瘀点，脉沉弦无力。

诊断：中医：翻甲。西医：扁平甲（甲剥离）。

辨证：肝郁血滞，肾气不足。

治法：养肝益肾，活血化瘀。

处方：旱莲草15g　山茱萸9g　杜仲15g　桑寄生15g　当归9g　川芎9g　丹参18g　赤芍9g　鸡血藤30g　生地9g　薏苡仁12g　茯苓12g，10剂，每日1剂，水煎服，并将药渣加水复煎浸泡双手。

复诊（1978 – 03 – 03日）：服药后甲床疼痛明显减轻，指甲渐长，已无干裂，服至 20 剂，指甲恢复常态，疼痛消失，颜面唇色转润，精神畅快，唯感目稍干涩，舌质淡红，脉缓，宗前法重用益肾养血之品，以善其后。一年后随访未见复发。（张学文，翻甲，新中医，8：17；1981）

评鉴：据"指甲干瘪凹陷，前部上翻开裂，甲床刺痛""心中恐惧，忐忑不安，疲乏无力，腰膝酸软""月经来潮夹有血块……情绪怫郁，更加忧郁苦闷"及检查舌、脉等象，证属肝郁血滞，肾气不足。此乃由情志怫郁，肝气失疏，气滞血瘀，阻遏脉络，气血不荣于爪，爪甲不得濡煦，渐呈反状，日久阴血暗耗，而致肾阴不足。采用活血化瘀，调补肝肾之法。方拟四物汤化裁，方中川芎、丹参、赤芍、鸡血藤活血止痛，舒筋活络，当归、生地养血滋阴，旱莲草、山茱萸、杜仲、桑寄生补益肝肾，充润筋腱。诸药合用，共起活血化瘀通络，补肾滋阴养血，舒筋充润筋腱之功。

提示：指甲变形，乃指指甲其形状、硬度、厚薄、颜色等方面发生变化。《黄帝内经》称"爪枯"、诸多医家称"反甲""甲剥离""钩甲""扁平甲"等。

本案指甲病变特征：甲板薄软，四边或前边翘起，中间凹下，呈匙状，并伴有血瘀之征象，可按上方调治；若兼气血亏虚之症，治当补养气血，荣润爪甲，方选十全大补汤。

45. 毒蛇咬伤病案

张某　男　40 岁　1973 - 05 - 15 日诊。

毒蛇咬伤手指流血肿痛烦闷 15 小时。

初诊：昨日下午上山割草时，不慎被 1 米长黑褐色蛇咬伤右手拇、食二指，回家后伤口流血不止，右上肢肿痛，至晚 10 时许口鼻出血，伴头痛眩晕，周身酸痛，心烦胸闷等症，经当地医院治疗无效，于今日凌晨 6 时转入我院。

检查：T38.5℃，BP100/60mmHg，P80 次/分。面色萎黄，神清，眼结膜充血，鼻腔、牙龈出血，颈项胸前皮下可见多个如红枣、黄豆大小不一瘀斑，右拇、食指各有芝麻粒大小的牙痕2个，伤口流血，手背及前臂肿胀压痛，上有数个如枣、蚕豆大小的血泡。

诊断：五步蛇咬伤（血液毒）。

辨证：火毒入血。

治法：清热解毒，利尿通便。

处方：（1）见肿消20g　透地风20g　透前草20g　野柿子20g　半枝莲20g，煎水，先冲洗患肢，然后用纱布浸药液湿敷肿胀处。

（2）蜈蚣七20g　龙芽草20g　栀子10g　生地10g　大黄10g　黄连须10g　车前子10g　甘草5g，3剂，水煎服。

（3）西药补液，抗炎等治疗。

复诊：入院第2日出血止，第3日肿消痛除，调治2周痊愈出院。（杨延龄，中西医结合治疗五步蛇咬伤20例，湖南中医学院学报1：35；1980）

评鉴：据"蛇咬伤右手拇、食二指……流血不止，右上肢肿痛""口鼻出血……头痛眩晕，周身酸痛，心烦胸闷"及检查症见，证属蛇伤肌肤，火毒入血。此乃被蛇咬伤，毒液由伤口处，入于营血，侵蚀肢体筋脉，再及内脏，而发生中毒。采用清热解毒，利尿通便之法，方拟蜈龙解毒汤，方中蜈蚣七解毒疗蛇伤，栀子、黄连须、龙芽草、生地、甘草清热解毒，凉血止血，大黄泻下通便，车前子利尿，诸药配合，共奏解蛇毒，消瘀肿，使蛇毒从二便排出。

提示：五步蛇，亦谓蕲蛇，夏秋山区常见一种毒蛇，毒性大，人被咬伤后，毒液入血，全身溶血，皮肤粘膜、消化道、泌尿道出血，危害较大，虽不及眼镜蛇、银环蛇危险性大，死亡快，但危险期长，有的可达1周。治疗应辨证施药，方选蛇伤解毒汤，可随证加减：火毒者加黄芩、黄连、山栀、丹皮、生地、三七、槐花、大小蓟等；风毒者加白芷、细辛；神昏者，另服安宫牛黄丸或紫雪丹，必要时输血补液，抗休克、抗感染等对症处理，早脱危险。

46. 血栓闭塞性脉管炎（脱疽）病案

符某　女　35岁　1977 - 11 - 06日。

左踝肿胀，足趾冷痛1个月。

初诊：1个月来，两小腿疼痛剧烈，渐及左踝处上下肿胀，步履沉重乏力。活动艰难，以往有足膝受寒史。经当地医院诊为血栓闭塞性脉管炎。近来左踝及足背疼痛持续加重，彻夜不能入睡而来求诊。

检查：面色㿠白，舌质胖嫩黯滞，苔薄白，脉细弱。左下肢腓肠肌硬索，踝部及足背按之凹陷，肤色由苍白转黯紫，下垂较甚，抬高则苍白，趾冷掣痛，趺阳脉消失。

诊断：中医：脱疽。西医：血栓闭塞性脉管炎。

辨证：血脉瘀阻。

治法：活血祛瘀，通络定痛。

处方：（1）丹参30g　当归15g　乳、没各6g　桑寄生30g　生地15g　桃仁9g　白芍15g　川芎9g　牛膝12g　鸡血藤30g　茜草9g　炙甘草9g，每日1剂，水煎服。

（2）豨莶草60g　双花30g　川芎6g　艾叶15g　羌活9g　独活9g　水蛭9g　虻虫9g，生葱、酒、醋各30g，每日1剂，水煎熏洗。

二诊（1977 - 12 - 26日）：上方加减治疗月余，腿肿渐消，痛渐止，能扶杖行走，舌、脉同前。上方去寄生、鸡血藤、乳香、生地、桃仁加赤芍9g，红花6g，肉桂5g，玄参30g，生甘草 6g，每日 1 剂，水煎服。外洗药去双花、豨莶草、艾叶、水蛭、虻虫加银花藤 30g，肉桂 9g，泽兰 12g，水煎熏洗。

三诊（1978 - 04 - 10 日）：足肿已消，肤色如常，左足背脉可触及，活动自如，脉沉细。上方去赤白芍、双花、红花、茜草根、没药、生、炙甘草，加桂枝 9g，熟地 9g，麻黄 3g，白芥子 3g，鹿角胶（烊化）9g，炮姜炭 3g，鸡血藤 9g，2 日 1 剂，水煎服，外洗同前。

自第 3 季度起，2 日服药 1 剂，外洗停止。并用补阳还五汤去地龙、红花，加白芍、桂枝、甘草、玄参、鸡血藤而收功，后经追访，未见复发。（邓铁涛等，脱疽治验，新中医，3：22；1981）

评鉴：据"两小腿疼痛剧烈，渐及左踝上下肿胀，步履沉重乏力""足背疼痛持续加重"及检查舌、脉等象，证属血脉瘀阻，此乃由足膝受寒湿日久，气血凝滞，经络阻遏，不通则痛，下肢气血不充，失于濡养所致。先采用活血祛瘀，通络止痛之法，方用桃红四物汤化裁，方中丹参、当归、川芎、桃仁、茜根、鸡血藤祛瘀通络，桑寄生和血舒筋，当归、白芍、生地、甘草滋阴养血，祛瘀不伤正，乳香、没药活血消肿止痛，牛膝祛瘀通脉，载药下行。

三诊拟阳和汤化裁，方中熟地、白芥子、鹿角胶、炮姜、麻黄、桂枝温补和阳，散寒通滞，丹参、当归、川芎、鸡血藤活血化瘀通络，牛膝、玄参活血通经，滋阴解毒，诸药合用，共奏温阳散寒，活血通脉，滋阴解毒之功。

外洗方直接作用局部，以祛除风湿、温通血脉、消肿解毒，其方义与内服药相同。

提示：本病常发生于四肢末端，严重时趾（指）节坏疽脱落的一种慢性周围血管疾病，其特点好发于四肢末端，下肢多见。初起患肢末端发凉、怕冷、苍白、麻木、疼痛，间隙性跛行，继则疼痛剧烈。后期患肢坏死、趾（指）节脱落。

此病多发于寒冷季节，常先一侧下肢，可累及对侧，上肢少见。治疗时下肢要保暖，适当休息，防治足部损伤，应用中医辨证施治之法防止病变进展，改善和增进下肢血液循环，亦可配合外治法，必要时采用手术治疗。

47. 血栓性静脉炎（脉痹）病案

朱某　男　32 岁　1974 - 08 - 26 日。

右臂肿胀疼痛活动受限半年余。

初诊：半年前因上感高热、静脉点滴葡萄糖后，沿浅静脉处出现硬条索状肿痛，周围伴发红肿灼热的反应，经用诸多抗菌素与其他方法治疗后，急性炎症消退，但上臂肿胀、疼痛未减，近 5 个月来，右臂伸举困难，活动受限，畏冷喜温，即来我科求治。

检查：舌质紫暗，脉细弦而紧。右臂肿胀，局部有条索状小结节，长约 2cm ~ 5cm，压痛明显，活动受限。

诊断：中医：脉痹。西医：血栓性静脉炎。

辨证：经脉瘀阻，阳气不足。

治法：活血祛瘀，温阳通脉。

处方：当归 9g　生地 9g　桃仁 12g　红花 9g　枳壳 6g　赤芍 6g　柴胡 3g　甘草 6g　桔梗 4.5g　川芎 4.5g　牛膝 9g　附子 9g　桂枝 9g　鹿角粉 3g（吞），4 剂，水煎服。

复诊：服药后诸症减轻，患者信心大增，按原方连服 56 剂而愈，随访 3 年良好。（颜乾麟，血府逐瘀汤治验，新中医，1：36；1975）

评鉴：据"上臂肿胀、疼痛""伸举困难，活动受限，畏冷喜温"及检查舌、脉等象。证属经脉瘀阻，阳气不足。此乃由外邪入经，滞留不去，久则伤气损阳，经络瘀阻，气血运行不畅，引致脉道痹塞。采用益气温阳，化瘀通脉之法。方拟血府逐瘀汤化裁，方中血府逐瘀汤活血祛瘀，行气止痛，附子、桂枝助阳温经通脉，鹿茸补肾阳、益精血、强筋骨，共奏温阳益气，活血化瘀，通脉止痛之功。

提示： 本病是指静脉内腔的炎症，同时伴有血栓形成，是一种较为多见的周围血管病。主要由静脉管壁损伤、血流滞缓和血液高凝状态形成。临床分浅层和深部静脉炎。浅层静脉炎，多发于四肢或胸腹部的浅表静脉，沿浅静脉出现硬条索状肿痛，压痛明显，静脉周围红肿灼然，约 2~4 周后减退，与皮肤呈条状粘连，或条状灰褐色素沉着，患肢无水肿，无全身症状。

治疗时应先辨证，急性发作期属血热壅滞，络损致瘀，应凉血清营化瘀法；风热或湿热致瘀，应祛风清解化痰法。慢性阶段见气虚瘀留湿滞之证，用益气活血利湿调理。

48. 胫骨平台骨折（右膝跌伤）病案

吴某　男　48 岁　1978-03-08 日入院。

右膝关节跌伤肿痛，活动不利 2 小时。

初诊： 患者于 1 周前骑自行车外出，连人带车摔落水沟内，撞伤右膝关节处，当即伤处肿痛，活动受限，未作处理而急来我院诊治，伤后无昏迷，无寒热，纳眠可，二便调。

检查： 舌质红，苔薄黄，脉弦。右膝关节处明显肿胀，功能丧失。X 线片示：胫骨近端骨折，骨折线呈"X"，平台之隆突游离上移。

诊断： 中医：右膝跌伤。西医：右胫骨近端及平台骨折。

辨证： 筋骨损伤，血瘀阻络。

治法： 续筋接骨，活血祛瘀。

处理： 由于肿胀先用石膏托固定于功能位，1 周后改用夹板固定 2 周。

处方：当归12g　赤芍12g　桃仁9g　红花6g　木通12g　黄柏9g　防风9g　生地12g　乳香6g　甘草6g，7剂，每日1剂水煎服。

二诊：1周后肿胀消退，开始作屈伸功能锻炼，逐渐加大屈伸幅度。配合外洗药：宽筋藤30g　钩藤30g　忍冬藤30g　防风15g　荆芥9g　大黄15g　刘寄奴15g　威灵仙15g，姜、葱适量，水煎熏洗，每日1～2次，以加强祛风通络，利关节之功效。

三诊：三周后去除夹板，屈膝达90°而出院。2个月后去拐走路。三个月后屈膝35°，伸膝180°，功能恢复。经摄片示：平台之骨折游离骨片已复位，关节面平滑，骨折线已模糊。（广州中医学院附属医院骨科，中西医结合治疗关节内骨折32例，新中医，1：37；1981）

评鉴：据"撞伤右膝关节处……伤处肿痛，活动受限"，属关节内骨折。证属筋骨损伤，血瘀阻络。此乃由跌扑受损，骨断筋伤，气滞血瘀，血行不畅，痹阻脉络所致。采用续筋接骨，活血祛瘀之法。首先及早整复骨折处，一次完成，用力不可强暴。服用桃红四物汤为主中药，以活血祛瘀，消肿止痛，促进关节气血流通，此时不宜用自然铜、土鳖等接骨药，防止骨痂增生过多过快，妨碍活动功能及关节面平整，膝关节功能活动待肿消退，3周后进行，固定时间5周为宜，时间太长可引起血肿激化，关节粘连，影响功能恢复。

功能锻炼始终坚持，动静结合，固定与活动结合，尽可早期功能活动，中后期配合中药熏洗，以达舒筋通络，调利关节，较快恢复关节功能，为避免创伤性关节炎，下肢不要过早负重。

提示：关节内骨折，成年人多见，发生部位在肱骨髁间、髁部骨折、胫骨平台、股骨髁间等，除外用手法复位加夹板固定、牵引加夹板固定，适时的功能锻炼外，均可配合中药内服与外洗。早期内服活血祛瘀药（详见上方），中期舒筋活络：当归12g　赤芍12g　桑枝30g　川断12g　骨碎补12g　威灵仙12g　五加皮12g　薏苡仁30g　玄胡9g。后期补气养血，益肾固骨：当归12g　白芍15g　黄芪15g　桑寄生30g　熟地15g　木瓜12g　威灵仙12g　川断12g　骨碎补12g。

49. 颈椎骨质增生性关节炎（骨痹）病案

王某　男　50岁　1978－11－20日初诊。

颈部僵硬伴肩背酸痛，指麻1个月。

初诊：因外出劳动后，不慎又受风吹，1月来，自感颈部僵硬不灵，遂而背部肩胛骨处拘紧、酸楚刺痛，左前臂外侧及手四、五指麻木而胀，握物无力，开始服小活络丹、维生素 B_1 和止痛剂无效，畏恐发生中风偏瘫，急来求治。

检查：舌质暗红，苔白厚微腻，脉弦。X线拍片：颈椎4、5、6椎体前缘轻度唇样增生。

诊断：中医：骨痹。西医：颈椎增生性关节炎。

辨证：气滞血瘀，留痰阻络。

治法：活血化瘀，祛痰通络。

处方：桃仁14g　红花10g　当归12g　生地15g　川芎10g　白芍12g　白芷10g　三棱10g　莪术10g　姜黄10g　桑枝25g　白芥子10g　土鳖虫10g　骨碎补15g　狗脊12g，3剂，水煎服。

复诊：服药后，颈部稍感舒适，诸症减轻，上方继服20余剂后，手握有力，疼麻已止，现已康复。（王怀义，用活血化瘀法治疗骨质增生性关节炎的体会，中西医结合研究资料15集，内部刊物，山西省中医研究所，1980，57页）

评鉴： 据"颈部僵硬不灵……肩胛骨处拘紧、酸楚刺痛，左前臂外侧及手四、五指麻木"及检查舌、脉等象，证属痰瘀阻络。此乃由劳损受风，气血运行不畅，血脉瘀阻，津液凝聚，痰瘀互结，闭阻经络。采用化痰祛瘀，搜风通络之法。方拟桃红四物汤化裁，方中桃红四物养血活血逐瘀，三棱、莪术、姜黄活血行气，通经止痛，桑枝祛风通络利关节，白芥子豁痰利气，散结消肿，土鳖虫软坚逐瘀消肿，骨碎补活血续筋疗伤，狗脊祛风湿、利关节，诸药合用，共奏养血活血逐瘀，祛风湿利关节，豁痰理气消肿，续筋疗伤止痛之功。

提示：本病是一种慢性病，主要为软骨退行性变和关节韧带附着处骨质增生形成骨赘，引起关节疼痛、僵硬畸形和功能障碍。祖国医学属"骨痹"范畴，发病多由外感风寒湿邪，内伤于肝肾不足，气血失和或有跌扑损伤，均使气血运行不畅，络脉阻滞不通，病久则肝肾两亏，筋软骨萎，功能障碍。

治疗方面，笔者得灵验秘方：穿山甲 25g　全蝎 25g　牛膝 25g　蜈蚣 10 条　桃仁 15g　川楝子 15g　甘草 15g，上药共研细末分 24 包，每日早、晚各服 1 包，第 1 次用黄酒加热冲服（发汗），余者不再发汗。具有活血消肿，舒筋通络，祛风散寒之功。

50. 颞下颌关节功能紊乱症（痹证）病案

程某　女　39 岁　1976－08－24 日初诊。

张口无力，面颊疼痛 8 天。

初诊：8 天前自感双膝关节轻微疼痛，即贴以伤湿膏后疼痛缓解，此时与人讲话，又感口开受限，无力张大，双侧颊车部稍感疼痛，经某医院五官科诊为"颞下颌关节功能紊乱症"，采用普鲁卡因封闭未见好转，并伴有神疲乏力，口苦纳差，微恶风寒。周身沉重，遂来我院就诊。既往有风湿性关节炎及颈椎骨质增生症。

检查：精神不振，舌质淡红，苔薄白，脉紧。

诊断：中医：痹证。西医：颞下颌关节功能紊乱症。

辨证：脾胃虚弱，风湿阻络。

治法：升阳益胃，祛风胜湿。

处方：黄芪20g　潞参9g　法夏9g　羌活9g　独活9g　防风9g　白芍15g　陈皮9g　白术9g　茯苓15g　柴胡9g　葛根5g　黄连5g　大枣3枚　生姜15g，6剂，水煎服。

复诊：服药后诸症减轻，继服上方8剂后则告痊愈。（黎远征，临证治验三则，黑龙江中医药，3：28；1987）

评鉴：据"双膝关节轻微疼痛""口开受限，无力张大……颊车部稍感疼痛""微恶风寒，周身沉重"及检查舌、脉等象，证属脾胃亏虚，风湿阻络。此乃脾胃不足，运化失职，水湿内停，气血亏损，营卫失和，复受风湿困扰，循胃经之颊车部所致。采用升阳益胃，祛风胜湿之法，方拟升阳益胃汤加味，方中六君子（参、术、苓、草、夏、陈）助阳气，健脾胃，又祛湿痰之邪，黄芪补肺固卫，白芍、大枣敛阴和营，防风、羌活、独活祛风胜湿，葛根、柴胡升举阳气，解肌退热，黄连清热泻火，防止升散太过，此方具有发中有收，补中有散，扶正祛邪之功。

提示：本案乃感受外邪，口腔咬合损伤，单侧咀嚼，颞颌关节受伤后，引起咀嚼肌平衡失调，颞下颌关节组合间运动失常，据《灵枢·经脉篇》所载，胃足阳明之脉，入上齿中，还出挟口，环唇，下交承浆，却循后下廉，出大迎，循颊车所述，乃由胃经受风湿困扰脾胃受损，故予东垣升阳益胃汤而治愈。本方对脾胃虚弱兼有风湿阻络疾患尤为适宜。

51. 草乌中毒

阮某　女　67岁　1987-02-03日诊　住院号：89579。

服草乌后舌麻、呕吐、腹泻、昏厥15分钟。

初诊：因患坐骨神经痛多年，为求治购得草乌根 1 块，用铁锉将半块磨成粉，分成数包，每包约 0.3g，晚 9 时用黄酒 62ml 冲服 1 包，瞬间即觉唇、舌发麻，随之遍及全身，延及四肢，不能站立，并感倦怠、心悸、胸闷气急，难以睁眼。约 10 分钟后出现恶心呕吐，腹泻水样便多次，语塞，神志恍惚，继而昏厥，送入急诊室抢救。

检查：面色苍白，神志呆滞，两眼无神，双侧瞳孔增大，对光反应迟钝。四肢逆冷，脉细迟，频见结象。时有叹息样呼吸，血压测不出，心音低弱，心率 40 次/分，律不齐，呈二联律，心尖区可闻收缩期杂音。

诊断：乌头（草乌）中毒。

治疗：（1）经洗胃、吸氧、静注 654 - 2、地塞米松、可拉明、多巴胺、乳酸钠等处理，1 小时后血压升至 150/94mmHg，2 小时后排出尿液。

（2）中药：生姜 15g，甘草 15g，银花 18g，1 剂，水煎服。

复诊：服药后次日症状消失，心律齐，转为窦性。精神好转，纳食、二便正常，痊愈出院。（张勇良，服用少量草乌中毒报告，浙江中医杂志，9：418；1987）

评鉴：据"唇、舌发麻……延及四肢，不能站立""心悸，胸闷气急""恶心呕吐，腹泻水样便多次""语塞，神志恍惚……昏厥"及检查舌、脉等象，诊断为乌头中毒。此由草乌中的乌头碱毒性引起，因其吸收快，中毒迅速，乌头碱可强烈兴奋迷走神经，对中枢和末梢神经先兴奋后抑制，如血管运动中枢受抑制可致血压下降，亦可麻痹呼吸中枢。它可直接作用于心肌，降低和抑制窦房结的兴奋，增加浦肯野氏纤维兴奋性，产生高频的异位节律及室性纤颤，继而因泵衰竭而休克，引起心脏骤停。

治疗：（1）洗胃：可用 1∶2000 高锰酸钾溶液洗胃，洗后从胃管中灌入硫酸钠 20g 导泻或用 2% 盐水高位灌肠。（2）输液：促进毒物排泄。静注 654 - 2，可使平滑肌松弛，解除血管痉挛。地塞米松抗炎、抗毒、抗休克，缓解症状；提高神经系统兴奋性，可拉明兴奋呼吸、血管运动中枢；多巴胺提升血压，增强心肌收缩力。乳酸钠在体内氧化后，钠离子与碳酸根离子生成碳酸氢钠，以治疗酸中毒。甘草、干姜、银花温胃止呕，清热解毒，减轻乌头的毒性。

提示：草乌味辛，性温有大毒，具有温中逐寒，祛除风湿，通痹止痛之功，一般须经久煮或炮制后使用，仅经盐水或酒浸泡，未煮炒的最毒。其致死量乌头酊 2ml，乌头碱 2 ~ 4mg。临床服用量：煎剂 1.5 ~ 4.5g，散剂 1 ~ 2g，一般炮制后用，生者只供外用。

本案患者则用生者研末，黄酒冲服 0.3g，使其毒性增强，用量偏大，因年老体弱，服后迅速出现唇舌发麻，遍及全身，且神经、消化、呼吸、循环各系统中毒症状明显，由于抢救及时，故能转危为安。

第三章 妇科病症

1. 月经不调（月经先期）病案

侯某 女 17岁 1984-11-02日初诊。

月经提前量多色紫红2年余。

初诊：月经每月来2次，量多，经色紫红，已2年余。平时心烦口渴，带下量多，色黄味臭，大便2~3日1行。

检查：面色发红，舌质红，苔白，脉数有力。

诊断：月经失调（月经先期）。

辨证：阳盛血热。

治法：清热泻火，凉血调经。

处方：黄芩10g 生栀子10g 酒大黄10g 升麻10g 麦冬12g 白芍12g 茯苓15g 泽泻9g，7剂，月经净后第5天水煎服。

复诊（1985-12-08日）：药后月经推迟12天，于昨日来潮，其量一般，无特殊不适。舌质红苔薄白，脉稍弦微数。再予上方3剂，嘱于月经干净后第10日开始服用。

1986-08-15日随访，月经周期正常，余症亦除，未见复发。（马爱华，先期饮治疗月经先期106例疗效观察，浙江中医杂志，7：304；1988）

评鉴：据"月经每月来2次，量多，经色紫红""心烦口渴，带下量多，色黄味臭"及检查舌、脉等象，证属先期血热（实热），带下湿毒。此乃由素体阳盛，或过食辛燥之品，或感受热邪，致阳盛血热，迫血妄行，若湿浊内蕴，遇热下注，冲任受损所致。采用清热凉血，解毒除湿之法，自拟先期饮化裁，方中黄芩、栀子、大黄、泽泻清热泻火解毒，使热毒从二便而出，麦冬、白芍养阴柔肝，热去而不伤阴，升麻、茯苓升阳健脾，取其下者上而治之，且茯苓配泽泻利水除湿浊，诸药合用，热清血安冲任固则经自调，湿去毒解任带脉约则带自愈。

提示：本方药性偏凉润，凡气血亏虚，症见月经连续提前1周以上，量多色淡，纳差便溏，不宜使用本方，可用补气摄血法，补中益气汤加固涩之品，如海螵蛸、陈棕炭、茜草炭、仙鹤草之类，均可酌情选用。对用节育环引发本病者，也有较好疗效，应用本方后月经推迟者，乃矫枉过正现象，停药自可恢复。

2. 功能失调性子宫出血（崩漏）病案

案1：张某　女　28岁　1963 - 05 - 15日初诊。

经行量多如崩血色紫黑1周。

初诊：于今年3月中旬行经期间，因家事忿怒遂致血下如崩，血色紫黑成块，腥秽稠粘，伴口干唇燥，渴喜冷饮，烦躁不寐，少腹胀痛，按之更甚。大便秘而不畅，小溲赤热而痛。婚后4年，生育两胎，月经一向正常，唯平素带下多，阴痒溲热曾在县医院妇科检查系滴虫性阴道炎，经治已愈。

检查：面赤有光，舌质红，苔黄腻，脉弦而数。

诊断：中医：崩漏。西医：功能失调性子宫出血。

辨证：血热。

治法：清热凉血，止血调经。

处方：生地18g　当归6g　生白芍12g　大小蓟各9g　粉丹皮9g，藕汁1小盅。1剂，水煎服。

二诊：服药后血崩略减，烦渴稍平，余象依然如故，再以原方加川军炭10g，以泻火止血，逐瘀以防阻塞之弊，2剂。

三诊：上方连服3剂后，大便畅，血崩止，诸症悉平，继服养血和营，清肝泄热之品，调治旬日而愈。（陈显玺，治疗崩漏的临床体会，眉县老中医经验选，13页；1979，陕西省眉县卫生局）

评鉴： 据"血下如崩，血色紫黑成块""口干唇燥，渴喜冷饮，烦躁不寐……大便秘而不畅，小溲赤热"及检查舌、脉等象，证属血热实证，此乃邪热内郁致盛，损伤冲任，迫血妄行，耗损津液而成。采用清热凉血，固冲止血之法。方仿丹溪四物解毒汤加味，方中生地、丹皮、当归、生白芍清热凉血，补血敛阴而调经，配大小蓟凉血止血，血热最宜，配藕汁止血，诸药配伍治宜，共奏清热凉血止血、补血敛阴调经之功。若方中加沙参与生地相配，滋阴凉血益气尤佳，对实热出血之崩，当以清热固经汤为要。

提示： 陈师认为：崩漏辨证重在气血虚实，若见初崩暴崩，阴虚血亏者，治疗滋阴清热收敛止血，可选用固经丸（《妇人良方》）、清海丸（《傅青主女科》）。"对真水亏乏，木火肆焚，迫血妄行之症……三甲复脉汤（《温病条辨》），育阴潜阳，固摄下焦……颇有效验"。

久崩久漏致气虚失摄者，治以补中益气摄血，方拟补中益气汤，固本汤（《傅青主女科》），陈师指出："但仍须细辨有瘀无瘀，若有瘀阻，虽病血亏气虚，亦当佐以清通，切忌专事固涩"。

大出血时，固脱益气，急则治标，独参汤主之，亦可选用山茱萸30~60g，枸杞子30~50g，浓煎顿服，每奏奇效。张锡纯云："山萸肉味酸性温，大能收敛元气，固涩滑脱"。王秉衡云："枸杞子味纯甘，色大赤，质润，其性平……专补止血"。

先崩后漏，淋漓不断，多与情志抑郁，调摄失宜，耗伤胃气，损及冲任，陈师指出："久则引致寒热嗽，脉必豁大而空或细软无力，舌淡白无华……当宗仲景'甘温培元，建运中宫之

277

法'。不可漫投清滋，更伤胃气"。

案2：李某　女　37岁　1969 - 04 - 26日初诊。

月经淋漓色紫有块，伴少腹胀痛2个月。

初诊：数年来一直月经先期，伴有胸胁胀痛，嗳气不爽等，常自服越鞠丸略有小效。于1968年12月间因恼怒劳倦而血大下，延医注射仙鹤草素并服止血西药等，血崩止，而淋漓不净，经色紫黯有块，少腹胀痛拒按，痛甚则下血较多，痛势则缓，缠绵2月，迄未全愈，不思饮食。

检查：精神疲乏，面色萎黄，舌质紫黯，脉弦涩。

诊断：中医：崩漏；西医：功能失调性子宫出血。

辨证：气滞血瘀。

治法：行气祛瘀，调经止血。

处方：当归15g　制香附9g　茺蔚子12g　紫石英12g　小香2.4g　川楝子10g　丹参9g　川芎20g　生地炭15g　失笑散（包）12g　炒白芍12g　藏红花1.5g，3剂，水煎服。

二诊：药后排出紫色血块甚多，腹痛大减，血漏逐渐减少，惟觉倦乏异常，夜眠不安，心悸时发，食欲不振，系营血脾虚之象，改用：归身10g　白芍15g　生地15g　川芎10g　太子参10g　茯神10g　枣仁10g　炙草6g　黑大豆10g　香附9g　紫石英12g　大枣10枚　丹参10g，4剂，以健脾补血、养心宁神除烦。

服后漏下得止，眠食亦佳，继以归脾丸善后调理，服药1月而愈。（陈显玺，治疗崩漏的临床体会，眉县老中医经验选，13页；1979，陕西省眉县卫生局）

评鉴：据"胸胁胀痛，嗳气不爽""血崩止，而淋漓不净，经色紫黯有块，少腹胀痛拒按""不思饮食"及检查舌、脉等象，证属气滞血瘀，脾不统血。此乃由情志内伤，肝郁不舒，以致瘀血停滞，冲任失调，离经之血蓄积胞宫而成血块，新血不守，胞脉不通，久则脾虚失统所致。先采用理气活血，治血调经之法。方拟四物汤合失笑散化裁。方中四物汤改生地炭加丹参养血活血止血，香附、小香、川楝子理气止痛，温通胞脉，蒲黄、五灵脂、藏红花、茺蔚子活血祛瘀止痛，紫石英温肾养肝，固涩止血，诸药配合，活血化瘀，止血调经，后以四物汤合归脾汤（二诊）化裁及归脾丸调理善后而愈。

提示：崩漏是指妇女非行经期间，阴道突然大量下血，或淋漓下血不断者，前者谓"崩中"、后者谓"漏下"，两者常相互转化，因此，辨证时，着重观察流血的量、色、质及流血期的全身症状及病程久暂、年龄等。

本案乃瘀血阻于冲任，血不归经，病程较久，《千金要方》提出"郁血占据血室，而致血不归经"，治疗调气消郁以澄其源，忌用收涩之品，若失血过多，汗多欲脱，当宗"血脱益气"之旨，急用独参汤挽脱，待病稳定，再予合营消郁之剂。体虚血瘀暴崩及产后血崩多有此变，应当准确及时调治。

案3：吴某　女　31岁　1968-05-04日初诊。

经血非时暴下，伴头晕自汗气短3个月。

初诊：1965年起月经紊乱，未曾治疗，1967年间曾出现一时血崩而治愈，此后经行按期，但自感头晕乏力，腰膝酸软，素常白带多，无腥臭味，纳差便溏。今年元月因家务操劳过度，骤然下血如崩，色淡质稀，自汗淋漓，神疲体倦，气短懒言，四肢不温，经某医院妇科检查，子宫无器质性改变，注射黄体酮，凝血质无效，来我处求治。

检查：面色无华，精神萎靡，舌淡苔白，脉象苁软无力。

诊断：中医：崩漏。西医：功能失调性子宫出血。

辨证：脾虚血亏，肝肾不足。

治法：益气摄血，收涩塞流，佐助肝肾。

处方：炙芪15g　太子参12g　炒白术9g　大熟地30g

煅龙骨 15g　煅牡蛎 30g　净萸肉 15g　枸杞子 12g　陈棕炭 12g　五味子 25g　清阿胶 12g，2 剂，水煎服。

二诊：服药后，血崩即止，自汗亦收，惟仍漏下，血色淡红，淋漓不断，心悸怔忡，食欲不振，头晕目眩，精神萎顿，改用养血益气，方用八珍汤加甘草、小麦、枸杞子、山药、萸肉、藕肉等，服药 10 剂而愈。（陈显玺，治疗崩漏的临床体会，眉县老中医经验选，13 页，1979，陕西省眉县卫生局）

评鉴： 据"腰膝酸软……白带多，无腥臭味，纳差便溏""下血如崩，色淡质稀，自汗淋漓，神疲体倦，气短懒言，四肢不温"及检查舌、脉等象，证属脾虚气陷，冲任不固。此乃由多次血崩，损伤脾气，中气下陷，统摄无权，冲任不固所致。采用健脾益气，固冲止血，佐补肝肾之法。方拟固冲汤化裁。方中太子参、炙芪、白术补气摄血，熟地、阿胶养血止血调经，煅龙、牡固涩止血，山茱萸收敛肝肾之气以固冲脉，陈棕炭收敛止血。

二诊证属气血虚弱，肝肾不足，方以八珍汤合左归丸化裁，方中八珍汤补益气血，加甘草、小麦益气养心止汗，左归丸中之枸杞子、山药、萸肉，加藕肉补肝肾涩精气而止晕，诸药合用而收功。

提示： 久崩不止，气血耗竭必致漏；久漏不止，病势渐进，亦将成崩，故临证时，须视缓急之变化，审证求因，审因论治，临床可运用"塞流""澄源""复旧"三法，崩时塞流为主，兼以澄源；漏时澄源为主，佐以塞流；血止后复旧为主，不忘澄源，三者灵活变通应用，效果乃佳。

案 4：刘某　女　39 岁　1968 - 03 - 20 日初诊。

经血淋漓色红质稠，伴头晕面赤 2 个月。

初诊：素体肝阳偏旺，性情急躁，月经前后无定，色紫量多，因忙于家务，未曾治疗。去年 10 月间月经淋漓不绝 2 月有余。血色鲜红带紫，并挟黄豆大小血块，伴头晕耳鸣，腰膝酸软，午后面赤烘热，入夜心烦不寐，曾在当地医院治疗，迄无显效，今来我处求治。

检查：面赤唇红，舌红少苔，脉弦细数。

诊断：中医：崩漏。西医：功能失调性子宫出血。

辨证：肝肾阴虚，冲任失调。

治法：滋补肝肾，清热固经。

处方：生地20g　生龟板30g　蒲黄12g　炒阿胶12g　生白芍12g　生牡蛎30g　旱莲草12g　丹皮炭9g　地榆炭10g　莲房炭10g　焦栀9g，2剂，水煎服。

二诊：服药后漏下已减，亦无血块，面赤烘热亦平，夜寝转佳，惟觉眩晕，腰酸更甚，脉弦细无力。此系郁热虽平，肝肾阴虚，冲任损伤未复，原方去清热止血之丹皮、焦栀加川断、枸杞子以增滋补肝肾，固经止崩之功。

三诊：服上方4剂，漏血止，诸恙亦平，处以归身、白芍、生地、阿胶、鹿角霜、龟板胶、枸杞子、茜草、乌贼骨合二至丸以治其本。（陈显玺，治疗崩漏的临床体会，眉县老中医经验选，11页；1979，陕西省眉县卫生局）

评鉴：据"月经淋漓不绝……血色鲜红带紫，并挟黄豆大小血块""头晕耳鸣，腰膝酸软，午后面赤烘热"及检查舌、脉等象，证属肝肾阴虚，冲任失调。此乃由肝阳偏旺，性情急躁，月经量多，损伤肝及冲任。月经淋漓日久，则耗伤精血，肾阴虚损，封藏失职，冲任不固，经血失约，非时而下不绝。采用清热固经，滋补肝肾之功。方拟清热固经汤化裁。方中栀子、生地、生白芍清热滋阴柔肝，龟板、牡蛎育阴敛血，丹皮炭、地榆炭、莲房炭收涩止血，蒲黄行血消瘀，旱莲草、炒阿胶益阴止血，诸药配合，共奏清热滋阴，消瘀止血，收涩固经之功。三诊用固冲汤化裁，摄血固冲止血，后用二至丸补肝肾，养精血以消后患。

提示：本病月经淋漓不绝日久，主要病机是冲任不固，不能制约经血。其因乃由肝肾阴虚所致，从临床看，本病虚证多，实证少，热者多，寒者少，陈师指出"即使是火，亦是虚火，非实火可比"。治疗虚热证，可用保阴煎加沙参、麦冬、五味子、阿胶，以滋阴清热，止血调经；肾阴虚者，可选用左归丸去牛膝，因川牛膝有活血引血下行之弊，故不宜用，加女贞子、旱莲草，以滋肾益精，止血调经。

3. 垂体前叶机能减退性（产后虚劳）闭经病案

林某　女　32 岁　1972 – 04 – 05 日诊治。

产后大出血后无月经，伴眩晕气短腹胀 5 年余。

初诊：5 年前生育第 2 胎大出血休克之后，至今无月经。症见头晕目眩，气短懒言，口淡纳差，小腹胀气，畏寒背冷，腰尻酸痛，神疲健忘，性欲淡漠。今年 3 月经某医院妇科检查：子宫后倾，宫体较小与宫颈等大。血压偏低，基础代谢（负）17%，诊为垂体前叶机能减退性闭经（席汉氏综合征），曾肌注黄体酮人造周期治疗，并服当归丸及活血破瘀等方药，均未见效。

既往史：已生育 2 胎，抚养 1 胎。

检查：面色萎黄，表情淡漠，眉毛稀疏，颜面轻度浮肿，舌质淡，苔薄白，脉沉细弱。

诊断：中医：闭经（继发性）。西医：垂体前叶机能减退性闭经。

辨证：脾肾阳虚，气血亏损。

治法：温肾扶脾，调补冲任。

处方：党参 12g　熟地 12g　茯苓 9g　白术 9g　白芍 9g 牛膝 9g　鹿角霜 9g　紫河车 9g　菟丝子 9g　紫石英 9g　当归 6g　川芎 5g　香附 6g　川椒 1.8g，6 剂，水煎服。

复诊：服药后，精神渐佳，饮食增进。后以本方加减，增加仙灵脾、肉苁蓉、山茱萸、狗脊、丹参等，服 19 剂后，元气渐复，至 05－11 日月经来潮。为巩固疗效，继服八珍汤调理，06－10 日月经按期而行。（池绳业，产后虚劳经闭，新中医，11：17；1981）

评鉴：据"生育第 2 胎大出血休克之后，至今无月经""头晕目眩，气短懒言，口淡纳差，小腹胀气，畏寒背冷，腰尻酸痛"及检查舌、脉等象，证属脾肾阳虚，气血不足。此乃由产后失血脱液，损伤脾肾，脾气损伤，化源不足；久病伤肾，精亏血少，使冲任血海空虚，无血可下，遂致闭经。采用补益脾肾，养血调经之法，方拟八珍汤化裁。方中党参、白术、茯苓补气健脾，熟地、白芍、当归、川芎补血养肝，菟丝子、鹿角霜温补脾肾，养阴益精，川椒、紫石英温肾暖宫，紫河车大补气血精液为血肉有情之物，香附理气调经，以助血行。诸药合用，温煦肾督而壮元阳，兼益脾土以生气血。

提示：本案西医学认为是由垂体前叶的器质性病变或功能失调，影响卵巢功能引起的，常见垂体前叶功能减退、垂体肿瘤和垂体损伤。因此，是临床较难治疾病之一，治疗病程长，效果较差。临证时首先辨明虚实。虚者补肾益精，健脾益气为主；实者活血化瘀，理气行滞，除邪调经为主。切不可不分虚实，滥用通破之药，以通经见血为快，亦不可频用滋腻，呆滞脾胃，影响气血生化。

4. 围绝经期综合征（绝经前后诸证）病案

案 1：范某　女　53 岁　1977－05－24 日初诊。

绝经前后头痛、烦闷、悲伤欲哭、失眠胁胀 2 月余。

初诊：患者届临绝经期，开始月经周期紊乱，近 2 个月来，出现头痛眩晕，心悸烦躁，情志异常，悲伤欲哭，不能自我控制，胸闷窒塞，咽似物堵，身如蚁行，两胁串痛，失眠多梦，耳鸣腰酸，到某医院诊为围绝经综合征及高血压，用降压药治疗效果不显，求我处诊治。

检查：BP180/120mmHg，精神抑郁，舌干尖红苔白，脉弦滑。

诊断：中医：绝经前后诸证；西医：围绝经期综合征兼高血压。

辨证：气郁血滞，肝阳上亢。

治法：解郁破结，平肝潜阳。

处方：柴胡9g　白芍9g　白术9g　茯苓9g　甘草9g　当归9g　远志9g　菖蒲9g　龙、牡各15g　磁石24g　草决明18g　地龙9g　大枣10枚　小麦50g　琥珀3g（冲）3剂，水煎每日1剂。

复诊：服药后，诸症减退，血压150/90mmHg，上方再进3剂，诸症消失而愈。测血压140/90mmHg，追访4个月，未见复发。（袁立新等，解郁汤治疗郁证24例的临床观察，新中医，1：36；1981）

评鉴：据"届临绝经期，开始月经周期紊乱""头痛眩晕，心悸烦躁，情志异常，悲伤欲哭，不能自我控制""胸闷窒塞，咽似物堵，身如蚁行，两胁串痛"及检查舌、脉等象，证属痰气郁结，肝阳上亢。此乃由绝经前后，精神抑郁，情志不舒，气滞津停，凝聚成痰，气滞痰郁交阻于胸膈之上；波及于血，瘀阻不畅，心神失养；气郁化火，肝肾阴损，冲任空虚，风阳升动所致。采用开郁散结，平肝潜阳之法，方拟解郁汤化裁，方中柴胡疏肝解郁，当归、白芍养血柔肝，白术、茯苓健脾祛湿，甘草益气补中，缓肝之急，远志、菖蒲养心安神，开窍除痰，龙骨、牡蛎、磁石平肝潜阳，重镇安神，琥珀宁心安神，散瘀破结，草决明、地龙清肝降压，小麦、大枣养心安神、益脾补血，诸药合用，共奏疏肝解郁，潜阳降压，健脾养血、安神定志之功。

提示： 本案乃妇女在绝经前后，出现月经紊乱，烘热汗出，潮热面红，五心烦热，头晕耳鸣，心悸失眠，烦躁易怒，腰背酸痛，浮肿便溏等，这些症状常轻重不一地出现，持续一年半载，或迁延数年，轻者可不药而愈，重者应予以治疗。

本案"解郁汤"是由逍遥散、甘麦大枣汤、定志丸三方加减合成，疗效显著，应用时应辨证施治，随症加减，在用药剂量上，阴虚者，方中甘草可使用 12～15g，如用至 30g 可引起恶吐；脾胃有湿而中满呕恶者少用，磁石 24～30g，不少于 24g；琥珀具有宁心安神、平肝镇惊、散瘀破结之功，不可缺少，以免影响疗效。

案 2：王某　女　45 岁　1978 – 05 – 26 日初诊。

绝经前后眩晕耳鸣腰膝酸软 1 年余。

初诊： 经期紊乱已有年余，量多或少，带下绵绵，身有蚁行感伴眩晕耳鸣，心下懊恼，胸中动悸，腰膝酸软，面浮便溏。

检查： 精神萎靡，面色晦暗，舌淡，苔白，脉细弱。

诊断： 中医：绝经前后诸证；西医：围绝经期综合征。

辨证： 肾之阴阳俱虚。

治法： 滋养心脾，调补肾之阴阳。

处方： 仙灵脾 9g　菟丝子 9g　桑寄生 12g　知母 9g　黄柏 9g　当归 9g　炙甘草 6g　淮小麦 12g　红枣 15g　生薏苡仁 12g，10 剂，水煎服。

二诊（1978 – 06 – 06 日）：服药后精神好转，诸症稍减，惟带下淋漓不断，色淡黄。调上方，佐以清化。上方去知母、黄柏，加椿根皮 10，5 剂。

三诊（1978 – 06 – 11 日）：带下明显减少，色淡黄转白，原方 5 剂。

四诊（1978 – 06 – 26 日）：晨起面部浮肿，纳谷不香，大便溏薄，苔薄，脉弱，乃脾肾气虚之征，调方：仙灵脾 12g　菟丝子 12g　当归 9g　茯苓皮 12g　生白术 9g　党参 9g　白芍 9g　炙甘草 3g　炒扁豆 12g　焦六曲 9g，5 剂。

五诊（1978－07－08 日）：面浮已退，便溏亦瘥，纳食有味，舌脉如前，原方继服 5 剂而愈。（储水鑫，从肾论治更年期综合征，新中医，10：17；1981）

评鉴：据"经期紊乱……量多或少，带下绵绵，身有蚁行感""眩晕耳鸣……胸中动悸，腰膝酸软，面浮便溏"及检查舌、脉等象，证属心脾两虚，肾之阴阳俱亏。此乃届临绝经前后，受内、外因素的影响，以致肾虚，肾阴不足，真阴亏损，阳失潜藏；肾阳虚甚，命门火衰，心脾失于温煦，气血生化之源不足，则导致绝经前后诸证。采用养心健脾，调补肾之阴阳。方自拟仙菟汤合甘麦大枣汤化裁，方中仙灵脾、菟丝子温补肾阳，黄柏、知母坚阴清火，薏苡仁健脾止泻止带，寄生、当归养血益精，调补冲任，甘草、大枣除烦缓急，小麦补养心气，诸药合用，养心健脾，益精生血，调补肾之阴阳之功。

提示：绝经前后诸症出现，重点在予肾虚为主，它脏次之。肾虚分为肾阴虚证，治法应补肾滋阴潜阳，方拟左归饮加制首乌、龟板、五味子等药。肝阳上亢者，上方加天麻、勾藤、石决明、牛膝以平肝潜阳，心肾不交者，方选天王补心丹滋肾宁心安神。肾阳虚证，治法补肾助阳温经，方拟右归丸；脾肾阳虚者，方选健固汤加补骨脂、仙灵脾、山药等。

总之，绝经前后诸症辨证用药，治疗当以补肾气，调冲任，适当配以养心安神，平肝潜阳，健脾养胃之药，清热少用苦寒，祛寒少用辛热，辛燥宜耗气血，妄投克伐更易伤肾。同时要注意调情志，节嗜欲，适劳逸，慎起居等以配合治疗。

5. 急性盆腔炎（妇人腹痛）病案

徐某　女　32 岁　1986 – 08 – 21 日初诊。

经期交合小腹剧痛 3 天。

初诊：结婚已 10 余年，婚后经行如常，末次月经 08 – 15 日，正值行经日，因遇家中急事，遂步行 50 余里赶至其夫工作地，由于婚后一直分居两地，相聚后忘了忌讳，于经行之日行房，次日回家后即感经量减少，小腹剧痛，第 3 日即经行停止，并出现腰腹作痛，痛如针刺，痛有定处，痛处拒按，低热，小便热涩急痛，逐来院就诊。

检查：T37. 6℃，舌质红，苔薄黄，脉弦。

诊断：中医：妇人腹痛。西医：急性盆腔炎。

辨证：瘀热阻胞。

治法：清热解毒，行血化瘀。

处方：当归 9g　酒白芍 15g　制香附 12g　川芎 6g　红花 6g　桃仁 9g　木通 6g　甘草 6g　益母草 20g　地丁 15g　公英 15g　金银花 20g　瞿麦 10g，3 剂，水煎服。

二诊：服药后腰腹疼痛减轻，小便热涩急痛消除，经止复行色淡红，兼有少许血块，经量较多，原方加茜草 15g 以增强活血祛瘀之功，再进 3 剂。

三诊：腰腹疼痛消失，经血已净，遂投以四物汤 2 剂，补血调经，以善其后。（黎远征，临证治验三则，黑龙江中医药，3：28；1987）

评鉴：据"经行之日行房……经量减少，小腹剧痛，第 3 日即经行停止""腰腹作痛，痛如针刺……低热，小便热涩急痛"及检查舌、脉等象，证属瘀热阻胞，火毒内蕴。此乃由经期交合，毒邪内侵，蕴结不散，气机不利，毒热与血相搏，瘀阻冲任，胞脉血行不畅所致。采用活血祛瘀，清热解毒之法，方拟过期饮加味，方中当归、白芍养血活血，红花、桃仁、川芎活血祛瘀，香附调气止痛，益母草活血调经，祛瘀生新，地丁、公英、金钱草消散胞宫热毒，瞿麦清热通淋，甘草调和诸药，诸药配合，共奏清热解毒，行血化瘀之功。

提示： 妇女经期，胞宫空虚，邪气易侵，若疏于防范，常易致病。因此，经期应谨慎护理，严禁房事之谓也。只有这样，保持经期调畅，体内寒温适宜，劳逸饮食适度，情志畅达，则无疾病发生。《沈绍九医话》云："有妇人少腹作痛……溺时阴道痛如刀刺，经行错乱，得之经水未净入房，治当通化下焦瘀滞"。

6. 经期口唇肿痒（唇风）病案

经期唇色青紫肿痒3个月。

初诊：近3个月来，每次月经来潮时，出现口唇青紫，肿痒难忍，上唇为甚。经色黑黯，量少有块，伴少腹胀痛。

检查：口唇色暗红，上唇色青紫，漫肿较硬，表面时有干燥脱屑，舌质紫黯，苔薄白，脉沉细涩。

诊断：经期唇肿（唇风）。

辨证：经行受寒，气滞血瘀。

治法：理气散寒，活血调经。

处方：小茴香3g　干姜6g　肉桂6g　蒲黄6g　五灵脂10g　香附12g　当归10g　赤芍10g　川芎10g，6剂，水煎服。

复诊：服药后诸症大减，继服3剂告愈。（王秀珍等，"经期口唇紫肿"验案，新中医，10：29；1981）

评鉴： 据"月经来潮……口唇青紫，肿痒难忍，上唇为甚""经色黑黯，量少有块"及检查舌、脉等象。证属经行受寒，气滞血瘀。此乃由经期或经期前后，受寒饮冷，经行不畅，气机不利，瘀滞冲任，血运受阻于口唇，肌肤失养所致。采用理气散

288

寒，祛瘀调经之法，方拟少腹逐瘀汤化裁，方中小茴香、干姜、肉桂温经散寒，当归、川芎、赤芍养血活血祛瘀；蒲黄、灵脂、香附化瘀调气止痛，诸药共奏温经散寒，活血祛瘀，理气止痛之功。

提示： 冲为血海，"为十二经之海"，能调节十二经之气血，任主胞胎。《灵枢·五音五味》云："冲脉任，皆起于胞中，上循背里，为经络之海，其浮而外者，循腹右上行，会于咽喉，别而络唇口"。《素问·骨空论》云："任脉者……上颐循面入目"。

本案经期而发，口唇肿痒，皮色青紫，病缓迁延，经黯量少，乃冲任寒凝，瘀血内阻，环至口唇所致。治宜活血通络，行气解郁。《医林改错》用少腹逐瘀汤以温之疏之，"血和则经脉流行"。亦可选活血散瘀汤（见《赵炳南临床经验集》）或八珍汤加泽兰、茯苓皮等以收理气活血消肿之效。

7. 妊娠剖腹产后水肿（子肿）病案

胡某　女　32 岁　1979 - 04 - 08 日初诊。

妊娠剖腹产后面浮肢肿，腰痛腹胀半月。

初诊：患者怀孕 5 个月后开始面目、四肢浮肿，下肢尤甚，按之没指，伴头晕耳鸣，心悸气短，脘腹胀满，腰酸乏力，下肢畏冷，经当地医院检查诊为肾炎、高血压，半月前已到妊娠晚期，诸症未减，即行剖腹产，母子平安，产后乃见面浮肢肿，但较前减轻，脘腹胀痛，口淡纳差，腰酸膝软，小便短少。

检查：BP160/110mmHg，舌质胖嫩，边有齿痕，舌苔白润，脉沉迟无力。尿常规：尿蛋白（＋＋＋＋），红细胞 2 ~ 4 个，管型 2 ~ 5 个。

诊断：中医：产后眩晕、肿胀。西医：妊娠剖腹产术后高血压、慢性肾炎水肿。

辨证：脾肾阳虚，水湿泛滥。

治法：温补脾肾，化湿利水。

处方：黄芪24g　山药12g　何首乌12g　丹皮6g　厚朴6g　枸杞子9g　山茱萸9g　莲须9g　车前子9g　白术9g　茯苓15g　草寇3g　白茅根30g，每日1剂，水煎服。

复诊：上方经加减药味调服1个月后，浮肿已消，服至2个半月后，测血压130/90mmHg，11个月后查尿常规，尿中蛋白（－），红细胞（－），身体已恢复健康。（付哲，谈谈湿邪致病的特点和治疗，眉县老中医经验选，6页，1979，陕西省眉县卫生局）

评鉴：据"怀孕5个月后开始面目、四肢浮肿""头晕耳鸣……脘腹胀满，腰酸乏力，下肢畏冷"及检查舌、脉等象，证属脾肾阳虚，水湿泛滥，此乃由脾肾素虚，孕后胎阻气机，损伤脾肾之阳，脾虚运化失职，水湿内生；肾虚有碍肾阳敷布，膀胱气化失司，不能化气行水，水湿泛滥肌肤；血聚养胎，阴血亏损，阴不敛阳，肝阳上亢，上扰清窍而致头晕耳鸣。治宜温补脾肾，化湿利水之法，方拟实脾饮化裁，方中黄芪、白术、茯苓、车前子、白茅根健脾益气，渗湿利水，草寇、厚朴醒脾行气，宽肠降逆消胀，首乌、丹皮、枸杞子、山茱萸滋补肾阴，以制肝阳，莲须补脾益肾固精，共奏温阳化气，健脾行水，滋补肾阴，以制肝阳之功。

提示：本案属本虚标实之证，孕后出现脾肾之阳损伤，而致脾不制水，阳不化气形成的阴水。治疗时，脾阳虚者，应健脾除湿，行水消肿，方拟白术散化裁，若肿势明显，小便短少，加猪苓、泽泻、车前子；肾阳虚者，治以补肾温阳，化气行水，方拟五苓散加山药、菟丝子，腰痛甚加杜仲、续断、桑寄生。血压偏高应拟杞菊地黄丸加龟板、牡蛎、石决明、赤芍、丹参、勾藤、天麻等。

8. 妊娠期植物神经功能紊乱（妊娠自汗）病案

何某　女　22岁　1978-07-10日初诊。

妊娠烦劳汗出不止，伴恶风心悸少寐半月。

初诊：患者怀孕6个月，1日在田间劳作，汗出当风，周身酸楚不适，回家后，自感时寒时热，恶风畏冷，每日汗出不止，头发均被湿透，每日更换衣服数次。初未介意，日甚1日，已缠绵半月未解，胸中汗出较多，伴善饥多食，心悸少寐，神疲气短，二便尚调。

检查：面色少华，舌质淡，苔薄白微黄，脉细缓无力。

诊断：中医：妊娠自汗。西医：妊娠期植物神经功能紊乱。

辨证：营卫不和，心血不足。

治法：调和营卫，养心止汗。

处方：黄芪30g　桂枝6g　当归12g　白术10g　麦冬12g　黄芩9g　浮小麦15g　麻黄根10g　防风10g　煅牡蛎30g　白芍12g　炙甘草10g　大枣5枚　素馨花9g，2剂，水煎服。

复诊（1978-07-12日）：服药1剂后，汗出大减，当夜睡至天亮未醒，心悸亦除，服2剂后，诸症已失，为巩固疗效，以左归饮加淮山药15g，桑寄生12g，太子参30g，黄芪15g，3剂，以健脾补肾，和胃安胎，3个月后足月顺产1女婴，母婴健康。（何元丰，妊娠汗症，新中医，11：15；1981）

评鉴：据"汗出当风，周身酸楚……时寒时热，恶风畏冷，每日汗出不止""心悸少寐，神疲气短"及检查舌、脉等象。证属营卫失和，心血（阴）不足。此乃由素体虚弱，妊娠气血下养胞胎，气血不足，表虚受风，营卫不和，心液不藏，营阴外泄所致。采用调和营卫，养心敛汗之法，方拟桂枝汤合玉屏风散化裁，方中桂枝、白芍、生姜、大枣、炙甘草调和营卫，黄芪、白术、防风、浮小麦益气固表，煅牡蛎、麻黄根敛汗收涩，当归、麦冬养血滋阴，黄芩清热泻胃火，素馨花疏肝行气而不伤阴，诸药合用，共奏益气养血，和营固表，疏肝清热，养心敛汗之功。

提示：女子妊娠乃以血养胎，若禀赋不足，体弱受风而致病，治疗用药当需谨慎，切忌汗、下、利太过，外邪未除，亦不可早用补剂，以免留邪不去，引发它症，伤及胎孕。

桂枝本为孕妇所忌，不宜妄投，尚若脉症合拍，用之无碍，即《内经》谓"有故无殒亦无殒也"。桂枝汤用于本病，加之益气养血安胎之品，故能邪去正复而又无损于胎孕矣。

9. 胎盘稽留（胞衣不下）病案

覃某　女　42岁　1971 – 05 – 03 日初诊。

产后胞衣不下，流血量多，少腹胀痛半月余。

初诊：1971年5月初，产一女婴，胞衣未下，经当地卫生院施行胎盘剥离2次，只取下胞衣约1/3，术中出血过多，体力虚衰，发生昏厥，遂送某医院，经补液、抗菌消炎等治疗，1周后稍有好转，因胎盘残留未取净已有半月之久，建议手术取出，患者畏惧而拒绝，回当地服中药4剂，病情未减，抬回家中，适逢余巡回医疗到彼，应邀往诊，症见仰卧不起，身发微热，烦躁口渴，不欲多饮，纳呆，少腹胀痛，阴道时流紫黑污物，腐秽恶臭。

检查：T37.2℃。精神萎顿，面色晦暗，舌质紫黯，苔色淡黄，脉沉细而涩。

诊断：中医：胞衣不下。西医：产后胎盘稽留。

辨证：气血两亏，瘀物滞胞。

治法：补气养血，祛瘀下胞。

处方：当归10g　赤芍10g　红花7g　桃仁10g　川芎7g　生地10g　五灵脂10g　香附10g　乳、没各10g　益母草15g　苏木7g　党参10g　黄芪10g　蒲黄10g，2剂，水煎服。

二诊：服药后，饮食稍进，阴道所下污物呈稀糊状，上方再进服4剂。

三诊：药后精神好转，已能下床活动，身热烦躁已除，继服上药8剂。

四诊：阴道污物已排尽，唯感身体较弱，气力虚怯，遂予八珍汤4剂，以补养气血，补中益气汤4剂，益气升阳，调补脾胃，调理月余痊愈。　（易林初，胞衣不下，新中医，5：21；1980）

评鉴：据"胞衣未下……胎盘剥离2次，只取下胞衣约1/3，术中出血过多，体力虚衰""少腹胀痛，阴道时流紫黑污物"及检查舌、脉等象，证属气血不足，瘀物阻胞。此乃由产后失血耗气，中气甚虚则胞衣残留；瘀血内停，经脉失畅，血不归经，胞衣阻滞而不下。采用益气养血、祛瘀下胞之法，方拟桃红四物汤加味治之，方中桃红四物活血行瘀，灵脂、蒲黄、香附、乳香、没药化瘀止痛，党参益气健脾，气旺则瘀血秽物易去而血易行，配益母草、苏木以助活血散瘀，通络止痛之功。

提示：本病是产科危急重症，胞衣不下时，影响子宫收缩，易导致大出血，出现晕厥、休克，故必须及时处理，必要时手术处理。

本案系高龄产妇，产后出血过多，气血亏虚则为本虚，胞衣与瘀血蓄积胞宫不下为标实，故必须标本同治。上方采用益气养血，祛瘀下胞，治疗得当，使正气得扶，瘀血秽物清除得愈。

临证气虚者，可用生化加参汤，以补气养血，理血下胞；血瘀者可用牛膝汤，以活血化瘀，通利下胞，二者可灵活使用。

10. 产后急性细菌性痢疾（产后痢疾）病案

夏某　女　30岁　1980－08－05日诊。

产后发热腹痛下痢，里急后重1天。

初诊：患者产时因大汗畏热，曾进冷食过多，产后下血量多，夜间发热，腹痛如刺，下痢脓血，赤白夹杂，里急后重，肛门灼热，昨夜至今，临厕30余次，伴气短乏力，纳差脘痞，所下恶露甚多，有块状物，小溲短黄。

检查：T38.8℃，舌质淡红，边蓝，苔白腻如积粉，脉弦涩。

诊断：中医：产后痢疾。西医：产后急性菌痢。

辨证：脾气不足，湿热内伏，血瘀滞胞。

治法：益气健脾，清热化湿，行血化瘀。

处方：泡参30g　鸡血藤18g　生黄芪90g　黄连6g　木香6g　赤芍6g　琥珀末6g　槟榔9g　葛根9g　桔梗9g　秦皮炭9g　蒲黄炭9g　甘露消毒丹9g　茵陈12g　白头翁12g　炒北五味12g，4剂，水煎服。

二诊：服药后，发热退，痢下1昼夜4次，呈稀薄粪便，恶露减少，仍有块状物，尿清，已能饮食但腹胀，乳汁少，舌淡苔薄黄，脉弦滑。调方：党参24g　黄芪24g　公英24g　益母草24g　王不留行24g　连翘12g　银花9g　鸡内金9g　厚朴3g　蔻仁3g　广木香3g　黄连3g　琥珀末3g　山楂3g，6剂，以健脾消胀而进食，养胃通经而下乳。

三诊：服药后，食欲增进，乳汁渐多，二便调畅，腹胀恶露消失，身体康复。（王渭川，产后痢，新中医，9：28；1981）

评鉴：据"产后……发热，腹痛如刺，下痢脓血，赤白夹杂，里急后重，肛门灼热""气短乏力，纳差脘痞，所下恶露甚多，有块状物"及检查舌、脉等象，证属脾气亏损，湿热积滞，血瘀阻胞。此乃由产前饮食冷物，留滞肠道，酿生湿热，气血凝滞，化为脓血，又因产后失血过多，脾虚失运，肠道脂膜血络受损，气血与积滞搏结肠间所致。方拟白头翁汤化裁，方中黄连、甘露消毒丹、琥珀、茵陈、白头翁清热燥湿，解毒凉血，泡参、黄芪益气补虚，木香、槟榔行气导滞，葛根解肌清热，鸡血藤、五味子养血调心，桔梗、枳实排毒行滞，秦皮炭、蒲黄炭收涩止血止痢，诸药合用，共奏益气补虚，清热燥湿，行气活血，行滞排毒之功。

提示： 本案症见"腹痛……下痢脓血，赤白夹杂，里急后重"等，属湿热痢之实热证；但据产后下痢，症又见"产后下血量多……气短乏力，纳差脘痞，所下恶露甚多，有块状物"等，属产后血亏有瘀，脾气虚衰，治疗则应清热化湿、益气健脾，行血化瘀三者兼顾，方能达到扶正祛邪康复之目的。此案思之悟之，乃灵活辨证施药之范例也。

11. 产褥感染（产后发热）病案

陈某　女　22岁　1980 - 04 - 16日诊。

产后恶寒发热，头痛心烦厌食欲吐3天。

初诊：分娩下血过多，延时过久，产后第2日恶寒发热，头痛身楚，第3日往来寒热，T37.8℃～38.5℃，头痛且晕，微汗出，精神疲惫，心悸烦躁，厌食欲呕，入夜渐见神志恍惚，妄言乱语，呼之对答错乱，晨旦谵妄消失，神识尚清，家人恐惶，曾送某卫生院采用西药镇静剂治疗无效，转来我院，仍用镇静剂，至夜病症又发，少腹不觉胀痛，恶露尚有少量自下，二便通畅。

检查：面色淡白，精神疲惫，舌质淡，苔白中心黄微腻，脉浮弦稍紧。

诊断：中医：产后发热。西医：产褥感染。

辨证：热入血室，营卫不和。

治法：补血养心，和解枢机。

处方：党参12g　当归9g　茯神9g　枣仁9g　荆芥穗4.5g　柴胡6g　法半夏6g　黄芩4.5g　焦山楂4.5g　龙齿12g　五味子3g　炙甘草3g　红枣5枚，1剂，昼服头煎，近夜服2煎。

复诊：药后当夜安睡无烦，未见妄言惊乱之象，寒热往来，头痛均减，胃纳稍增，舌苔渐化，脉缓无力，上方继服2剂，观察2夜均安静，诸症悉解，嘱其出院，以饮食调养之。（谢维周，产后热入血室，新中医，8：17；1981）

评鉴：据"产后第2日恶寒发热""第3日往来寒热……头痛且晕""心悸烦躁，厌食欲呕……神志恍惚，妄言乱语"，及检查舌、脉等象，证属邪入少阳，营卫失和，此乃由产后失血过多，营血亏虚，卫阳不固，邪入少阳，正邪交争，气血日损，阴不敛阳，虚阳外浮，神不守舍，清窍失养所致。采用和解少阳，益气养血，安神敛阳之法。方拟小柴胡汤化裁，方中柴胡、黄芩、法半夏和解少阳枢机以清除胆经之邪；荆芥开太阳之表，令少阳之邪复从表解；党参、当归益气养血；茯神、枣仁养心安神，龙齿镇肝清心安神；五味子养心益阴，以敛浮阳；山楂活血化瘀积，以防邪留；甘草、大枣养心缓急，全方虚实兼顾，配合得宜，故取效甚速。

提示：本病多发生在产褥期内，出现发热持续不退，或突然高热寒战，或寒热时作，恶露异常，小腹疼痛为特征，常见原因有感染邪毒、血虚、血瘀、外感等方面，辨证应根据发热的特点、恶露、小腹情况，结合伴随症状，舌脉综合分析进行。治疗以调气血，和营卫为主。感染邪毒者，其证危笃，变化多端，必要时应以中西医结合治疗。

12. 妊娠小产发热（阳虚发热）病案

李某　女　24岁　1986－06－21日初诊。

产后午前发热腰痛肢冷，纳差便溏半月余。

初诊：妊娠3月余即小产，产后身体甚弱，虽恒以美食、药物调补，仍觉体力难支，易感受风寒，近半月来，于早晨及上午发热，体温 38.8℃，但口不渴，心不烦，唯腰膝酸痛，形寒畏冷，四肢不温，下肢略肿，头怕风吹，时交仲夏，棉衣绒裤未脱，巾裹头面，常易自汗，口淡乏味，纳食不香，少腹冷痛，便溏尿清。

检查：面白少华，神疲乏力，舌淡边布齿痕，苔白滑多津，脉沉细略数。

诊断：中医：产后内伤发热。西医：产后感染发热。

辨证：阳虚发热，脾肾亏损。

治法：温阳散寒，抑阴和阳。

处方：黑附片 12g　茯苓 12g　炒白术 9g　炒白芍 9g　生姜 6g，5 剂，水煎服。

二诊：药后热未再发，精神转佳，四肢已温，双下肢浮肿亦消大半，余症均减，阳气来复，阴寒渐除，原方再进 4 剂。

三诊：诸症消退，遂改调附子理中汤，温中祛寒，补气健脾，中焦之虚得甘温而复，升清降浊之气机而畅加当归以养血通经脉，寒邪除，则手足四肢温。早晚加服金匮肾气丸，以温补肾阳，协调阴阳，脾肾之功能得以恢复，调理旬余而康。（曾救凡，内伤发热治例，浙江中医杂志，7：301；1988）

评鉴：据"产后身体甚弱……早晨及上午发热""腰膝酸痛，形寒畏冷，四肢不温，下肢略肿""口淡乏味，纳食不香，少腹冷痛，便溏尿清"及检查舌、脉等象，证属阳虚发热，脾肾亏损。此乃由脾肾受损日久，阳气虚甚，虚阳浮越于外，或由阳气极虚，阴寒内盛，阴不和阳，格拒阳气于外所致。采用补益脾肾，温阳和阴之法，方拟真武汤，方中附子温肾暖土，以助阳气，茯苓健脾渗湿，利水邪以消肿，生姜辛温，助附子以祛寒，协茯苓温散水气，白术健脾燥湿，以扶脾之运化，白芍缓急止腹痛，诸药配伍，脾肾双补，阴水得制，浮肿亦消，温中以散，发热得解。

提示：本案属肾阳虚衰，胞宫不暖，冲任不固而堕胎，虽经调补（气血），却未温补肾阳，故肾阳不足，诸阳皆虚，脏腑失温，脾胃不暖，精微少运，气血无源，此乃补不得法，今病久延，阳虚寒盛，阴不和阳，格阳于外，故午前发热，治应舍标求本，热因热用，方取真武汤温阳和阴，旋补脾肾，阴阳气血并调善后而获愈。

13. 产后低蛋白血症（产后虚劳）病案

郑某　女　32 岁　1973 - 10 - 20 日入院。

产后浮肿腹胀纳少便溏 10 个月。

初诊：于 10 个月前分娩第 4 胎出血量甚多，产后时常阴道有血块流出已半月，随即眼睑、下肢浮肿，面色苍白，逐日加重，6 个月后，甚感乏力，浮肿加剧，乳汁稀少，无明显发热、咳嗽、呕吐等症。近 4 个月来，纳少倦怠、腹胀，大便成糊状或水样，每日 6~7 次，尿量减少，今日入院住院治疗。经用肝精、维生素 B、C，苯丙酸诺龙等治疗，见效不著，今邀中医会诊，协助治疗。

检查：面色苍白，眼睑浮肿，毛发稀疏，下肢浮肿，BP88/62mmHg，舌质鲜红、苔净，脉沉细。

血常规：HGB7.5 克，WBC6800/mm^3，Nen66%，Mon1%，Lym33%，TP3.6 克，ALB1.3 克，GLO2.3 克，基础代谢 +5%。

诊断：中医：产后虚劳。西医：营养不良，低蛋白血症，失血性贫血伴功能紊乱。

辨证：脾肾阳虚。

治法：补火生土。

处方：党参 12g　山药 12g　茯苓 12g　石莲肉 12g　车前子 12g　白术 9g　补骨脂 9g　菟丝子 9g　法半夏 9g　诃子 6g　肉桂 2.4g　炙甘草 5g，2 剂，水煎服。

二诊（1973 - 10 - 22 日）：药后大便成形，每日 1 次，腹胀显减，每餐能进 1 两稀饭，尿量增多。上方加熟地 12g　山茱萸 9g　泽泻 9g　旋复花 9g　谷芽 9g　麦芽 9g，7 剂，水煎服。

三诊（1973 - 10 - 29 日）：日食量约增半斤，稍感腹胀，大便转软，颜面及跗部微肿，尿量减少，原方去山药、石莲肉、车前子、菟丝子、半夏、诃子，加山楂炭 12g，当归 9g，白芍 9g，吴茱萸 3g，赤小豆 30g，调服 10 余剂后，诸症转佳，每餐进食 2 大两，舌、脉正常，至 11 ~ 28 日痊愈。（金维，低蛋白血症，新中医，7：15；1981）

评鉴： 据"产后时常阴道有血块流出……眼睑、下肢浮肿""纳少倦怠，腹胀，大便呈糊状……尿量减少"及检查舌、脉等象，证属脾肾虚衰，此乃由产后失血过多，疏于调理，正气亏耗不复，脾肾虚衰，脾虚运化力弱，化源不足，肾衰则失去化气行水之力，命门火衰，火不生土，不能蒸化腐熟水谷所致。采用温补脾肾，佐以和胃涩肠之法，方拟右归丸合四君子汤化裁，方中党参、白术、茯苓、炙甘草益气健脾，菟丝子、补骨脂、肉桂温补肾阳，山药、当归、白芍补血养肝，和血调经，半夏、吴茱萸温中和胃，下气降逆。石莲子、诃子、车前子补脾涩肠止泻，诸药合用，共奏温阳益气，补血调经，涩肠止泻之功。

提示： 本案由于产时出血过多，补养不足，而致气血大亏，血浆蛋白减少，维生素缺乏使胃肠消化腺体萎缩，出现"纳少、腹胀、便泻"脾虚之症，累及于肾，故观"尿少、面浮跗肿"肾虚之症形成脾肾阳虚之病变。治疗以温补脾肾为主，脾阳虚甚，温中健脾，方选附子理中汤，配用四君加味；肾阳虚衰，温补肾阳，方选右归丸，或从八珍及六味地黄丸中按需选取；脾肾俱衰甚，温补脾肾，当参考本方案治之，兼顾肾阴则仿金匮肾气丸配用四物、六味增减，由于脾肾为后天之本，是气血阴阳生化之源；肾为先天之本，内寓元阴元阳，是生命之根，故补益脾肾在虚劳病的治疗中有着重要的意义。同时治疗慢性疾病，辨证既确，必须守法不移，用药多服久服，才能获得一定的疗效。

14. 初孕乳汁自漏（漏奶）病案

卞某　女　25岁　已婚　1974-03-21日诊。

初孕未产，乳胀漏奶1周余。

初诊：平素精神抑郁，初孕3月余，不自觉烦躁易怒，胸闷不适，头痛口苦，喜叹息。1周前，又因家务琐事，生气郁怒，旋即出现左侧乳房胀痛，日渐加剧，左乳头自行外溢清稀乳汁，淋漓不断，前来就诊。

检查：面部有色素沉着，胸部皮色正常，乳房丰满，两乳头着色，未扪及结节肿块，心率稍快，91次/分，节律整，无闻及杂音。舌红苔薄黄，脉象弦数。

诊断：中医：漏奶。西医：初孕乳汁自漏。

辨证：肝经郁热，初孕乳漏。

治法：疏肝解郁，清热止漏。

处方：柴胡9g　当归15g　生杭芍15g　丹皮9g　栀子9g　黄芩12g　公英15g　白术9g　茯苓9g　生甘草3g，3剂，水煎服。

复诊：上方连服3剂而愈。20日后，又因家务事吵架，生气烦躁，左乳胀痛，乳汁自行外溢，仍按上方予以3剂，嘱戒动气，后随访未见复发。（易成吉，初孕未产妇乳汁自出，新中医，1：30；1975）

评鉴：据"初孕……烦躁易怒，胸闷不适，头痛口苦，喜叹息""左侧乳房胀痛……自行外溢清稀乳汁"及检查舌、脉等象，证属肝经郁热，乳汁自漏。此乃由郁怒伤肝，肝火亢盛，疏泄太过，迫乳外溢所致。采用疏肝解郁，清热止漏之法，方拟丹栀逍遥散化裁。方中逍遥散疏肝解郁，健脾和营，丹皮、栀子清热凉血，黄芩、公英清热泄火，解毒散滞，诸药合用，共奏疏肝解郁散滞气，健脾和营通络，清热凉血解毒之功。

提示：肝郁与肝热皆可出现乳汁自漏，同有"郁"象。然肝郁无热象，舌质正常或偏暗红，脉多弦涩；肝热有热象，常兼内热实证，舌红苔薄黄，脉弦数或细数。二者治法，皆可采用疏肝解郁之法，后者加用清热凉血之品，可用丹栀逍遥散加丝瓜络为佳。

15. 产后乳汁不足（缺乳）病案

案1：孙某　女　26岁　1980 – 10 – 09日初诊。

产后乳少而胀，恶寒微热，无汗、咳嗽10天。

初诊：患者产后10天，自感恶寒微热，身痛无汗，胸闷咳嗽，鼻塞流涕，两乳发胀，乳汁迅减。

检查：T37.5℃，舌苔薄白，脉浮而紧。

诊断：中医：产后缺乳。西医：产后乳汁不足。

辨证：寒邪束表。

治法：辛温解表，宣肺下乳。

处方：麻黄6g　桂枝6g　羌活6g　杏仁6g　桔梗6g　王不留行9g　葱白3节，3剂，水煎服。

复诊（1980 – 10 – 12日）：服药后，表解乳下，恢复健康。（张玉才，缺乳的治疗体会，河南中医，1：36；1984）

评鉴：据"产后……恶寒微热，身痛无汗，胸闷咳嗽""两乳发胀，乳汁迅减"及检查舌、脉等象，证属风寒袭表，产后少乳。此乃由产后体虚，感受风寒，肺失宣降，外束肌表，经络受阻，乳腺不通所致。采用辛温解表，通络下乳之法，方拟麻黄汤化裁，方中麻黄开泄肌腠，宣通肺气，驱散寒邪，桂枝发汗解表，温通乳络，促进乳汁通畅流出，杏仁宣降肺气，羌活驱散肌腠风寒，桔梗宣肺止咳，疏通乳腺，王不留行活血通乳，葱白宣通上下，解表通里。诸药配合，共奏辛温解表，宣肺止咳，通络下乳之功。

提示：缺乳是在哺乳期内，产妇乳汁甚少或全无，多发生产后 2 ~ 3 日至半个月内，也可发生在整个哺乳期。

本案缺乳是产妇在哺乳期内，感受风寒，治疗不及时造成的，故治疗缺乳，首先祛除外邪，结合产后的特点及诸多因素的影响，审因论治，谨守病机，选方遣药，效可桴鼓。

案 2：孙某　女　26 岁　1980 – 07 – 15 日初诊。

产后乳少、汗多、纳差、气短半个月。

初诊：患者素日常易出汗，产期正值酷暑之夏，室温较高，汗出颇多，产后半月，乳汁逐日减少，食欲不振，倦怠乏力，胸闷气短，二便通畅。

检查：体瘦面焦，两乳松软，舌淡苔少，脉象细弱。

诊断：产后缺乳。

辨证：过汗耗液，脾气不足。

治法：补气益卫，固表止汗。

处方：黄芪 30g　炒白术 9g　防风 6g　白薇 9g　王不留行 9g　炙甘草 6g，每日 1 剂，水煎服。另用猪蹄加麦冬适量，煎汤代茶饮。

复诊：服上药平妥，上方略有出入，连服半月康复。（张玉才，缺乳的治疗体会，河南中医，1：36；1984）

评鉴：据"素日常易出汗，产期正值酷暑……汗出颇多""乳汁逐日减少，食欲不振，倦怠乏力，胸闷气短"及检查舌、脉等象，证属血亏耗液，肺脾气虚。此乃由平素气虚阳弱，腠理不密，复因酷暑产期，劳伤气耗，营卫失和，气不摄津，津难上承，血亏无以生乳所致。采用益气固表，养津生血之法，方拟玉屏风散化裁，方中黄芪益气固表，白术补益脾气，培土生金，助黄芪实卫固表，少佐防风走表疏风，又助黄芪固表御风，白薇凉血退热，王不留行利血脉通乳汁，炙甘草益气补虚。猪蹄、麦冬滋阴补血，养液通下乳汁。

提示：血汗同源，酷暑炎热，过汗耗气，伤津少血，乳无以生，本案采用益气固表敛汗，养阴退热生血之法，方拟玉屏风散化裁治之，汗止血生，乳旺自下。

案3：马某　女　25岁　1980－07－03日初诊。

产后乳少、口干渴、大便不行6天。

初诊：患者产后6天，乳汁甚少，口干唇燥，心中烦躁，渴喜冷饮，腹胀隐痛不适，大便秘结，数日未行。

检查：面色红赤，神情不安，舌苔黄厚，脉象滑数。

诊断：产后缺乳。

辨证：阳明燥热（腑实）。

治法：清热润燥，通便下乳。

处方：大黄6g　芒硝9g（分2次冲服）　炙甘草6g　天花粉9g　王不留行9g，3剂收效。（张玉才，缺乳的治疗体会，河南中医，1∶36；1984）。

评鉴：据"乳汁甚少，口干唇燥，心中烦躁，渴喜冷饮……大便秘结"及检查舌、脉等象，证属阳明腑实，胃肠燥热。此乃由产后失血，津液亏虚，传至阳明之腑，由虚转实，与肠中燥屎相结，实热与积滞壅塞肠胃，气机不畅，腑气不通，灼伤津液而不能上承，故见乳少。采用润燥通腑，清热生津之法，方拟调胃承气汤化裁，方中大黄、芒硝泻热通便，荡涤肠胃，软坚润燥，炙甘草调和缓下，天花粉清热生津养液，王不留行通利血脉而下乳。诸药合用，共奏通腑泻热，生津下乳之功。

提示：本案阳明燥热，灼伤津液，津乳同源异名，津亏所致乳少，采用釜底抽薪，通腑存阴之法，以调胃承气汤化裁治之，而获得清热润燥，存阴生津、通经下乳之目的。

案4：王某　女　24岁　1980－11－05日初诊。

产后乳少，腰酸、乏力、腹胀、便溏 1 月余。

初诊：产后过早操劳，乳汁渐少，恶露月余未净，色淡量多，伴腰膝酸软，腹胀食少，大便稀溏，每日 2 次，小便色清。

检查：面色萎黄，舌淡苔白，脉缓无力。

诊断：产后缺乳。

辨证：脾肾两虚，冲任失固。

治法：补益脾肾，培固冲任。

处方：黄芪30g　党参9g　当归9g　炙甘草6g　陈皮3g　升麻6g　炒白术9g　鹿角胶9g　熟地6g　生姜 3 片，大枣 5 枚，3 剂，水煎服。

二诊（1980 - 11 - 05 日）：服药后恶露减少，饮食转佳，大便成形，但乳汁仍少，守方继服 7 剂。

三诊（1980 - 11 - 12 日）：病已愈，予补中益气丸，每日 2 次，每次 1 丸，以善其后。（张玉才，缺乳的治疗体会，河南中医，1：35；1984）

评鉴：据"产后过早操劳，乳汁渐少""腰膝酸软，腹胀食少，大便稀溏"及检查舌、脉等象，证属肝肾亏损，中气不足。此乃由产后过早操劳，损伤气血，累及肝肾，冲任失调，气虚下陷，血亏不足，固摄无权，乳汁则无以生化。采用健脾益气，补肾固摄之法，方拟补中益气汤化裁，方中黄芪、党参、炙甘草补中益气，白术、当归健脾补血，柴胡、升麻升举清阳，熟地、鹿角胶补肾填精血，生姜、大枣调和脾胃，诸药共奏调补脾肾，益气养血，升阳化乳之功。

提示：乳汁有赖脾肾中精气充养，冲任二脉调节，冲任二脉皆起于胞中，任脉循腹里，上关元，至胸中；冲脉挟脐上行，至胸中而散。冲任为气血之海，乳汁多少关系到冲任盛衰，因此，本案所用方药，达到补脾肾，益气血，调冲任之功，治上兼下，故乳汁自满溢。

案 5：王某　女　24 岁　1980 – 05 – 04 日诊。

产后乳少、胀痛、烦躁、纳差 1 周。

初诊：产后 1 周，因家务纠纷，愤郁不伸，两乳胀痛，乳汁甚少或无，烦躁不安，胁痛不舒，食欲欠佳，大便稍干，每日 1 次。

检查：舌红苔薄白，脉弦略数。

诊断：产后缺乳。

辨证：肝郁气滞。

治法：疏肝解郁，通络下乳。

处方：当归 9g　杭芍 12g　柴胡 6g　炒白术 9g　茯苓 12g 栀子 9g　王不留行 9g　路路通 9g　炙甘草 6g　薄荷 3g（后入）3 剂，水煎服。

二诊：服药后诸症均减，乳汁渐多，原方去栀子，再服 3 剂。

三诊：乳腺通畅，乳汁增多，诸症消失。后予逍遥丸，每次半包，每日 2 次，以资巩固。（张玉才，缺乳的治疗体会，河南中医，1：35；1984）

评鉴：据"产后……两乳胀痛，乳汁甚少或无""烦躁不安，胁痛不舒……大便稍干"及舌、脉等象，证属肝郁化热，气滞络阻。此乃由产后情志抑郁，肝气不疏，郁结化热，气机壅滞，经络受阻，乳络不通，阻碍乳汁失畅所致。采用疏肝解郁，清热通乳之法。方拟丹栀逍遥散化裁，方中当归、白芍补血行血，柴胡疏肝散结，王不留行、路路通通络下乳，白术、茯苓健脾祛湿，使运化有权，乳汁有源，炙甘草益气补中，栀子、薄荷泻热除烦，理气通络，诸药相合，共奏疏肝解郁，补血养血，通下乳汁之功。

提示：乳汁有赖于肝胃功能协调，足阳明胃经，自缺盆下于乳；足厥阴肝经入期门（穴）在乳下，出于上，入于下。因此，

305

水谷精微所化生乳汁，运行及控制有赖于肝胆之气的疏泄，才得以完成。肝郁化热，气机失利，则乳汁不畅。本案所用之方，旨在疏肝解郁清热，健脾养血通乳之功，故乳胀、乳少等症得以解除。

案6：李某　女　25岁　1979－03－10日诊。

产后无乳、纳呆、眩晕、乏力5天。

初诊：产后5天，乳无点滴，乳房不胀不痛，亦无红肿，纳食不香，心悸气短，头晕目眩，昏蒙欲睡，神疲乏力。

检查：面色少华，身体瘦弱，乳房柔软无胀感，舌淡，苔少，脉细弱。

诊断：产后缺乳。

辨证：气血两虚。

治法：补气养血。

处方：当归12g　黄芪30g　党参9g　麦冬12g　桔梗6g　木通6g　猪蹄1只，煎汤同服。3剂。

二诊：服药后，乳汁开始分泌，但量较少，大便稍干，舌脉同前，原方加火麻仁9g，继进3剂。

三诊：药后乳汁渐渐增多，余无不适，后宗上方化裁服之，半月而愈。（张玉才，缺乳的治疗体会，河南中医，1：35；1984）

评鉴：据"产后5天，乳无点滴，乳房不胀不痛""心悸气短，头晕目眩……神疲乏力"。证属气血亏虚。此乃由产后失血耗气，身体虚弱，摄食不足，而致气虚血少，乳汁生化无源。采用补益气血，通络下乳之法。方拟傅氏通乳丹化裁，方中党参、黄芪、当归、麦冬补气养血益阴，木通、桔梗理气通络，猪蹄煎汤补血而理气通乳，诸药合用，共奏益气健脾，养血滋阴，通络下乳之功。

提示：乳汁来源于水谷精微，为血之所生，气之所化，新产之妇，脾胃虚弱，气血生化之源不足，复因分娩失血，气随血耗，致乳汁全无。本案所用之方，专补气血，兼通乳络，故气血得以充润，乳汁自下。

16. 不孕症病案

杨某 女 34岁 1979-05-03日诊。

婚久不孕、经行量少、腹胀、乳胀14年。

初诊：结婚14年，一直未曾怀孕。素患痛经，每当月汛前数日即感腰膝冷痛，小腹、胁肋、乳房胀痛不适，经行期间，少腹痛剧，拒按，静卧不减，呕吐，经色淡，偶见紫黯夹块，量少，4~5日后逐渐缓解，随下清稀白带。

检查：面色晦滞，精神萎颓，舌苔薄白，脉象沉弦。

诊断：不孕症。痛经。

辨证：肝郁气滞，寒凝血瘀。

治法：疏肝解郁，温经通络。

处方：当归12g 川芎5g 灵脂10g 延胡10g 香附10g 柴胡10g 台乌15g 吴茱萸7g 甘草3g，4剂。

复诊：服上药后，小腹痛减，胁肋、乳房胀痛消除，经量增多，色转红活，惟白带时下，腰膝酸软，腰有冷感，脉沉细弱，左关弦。上方拟温经汤化裁：去灵脂、香附、柴胡、台乌加党参15g，法夏12g，阿胶12g，麦冬10g，丹皮7g，肉桂5g，艾叶5g，5剂，以温经散寒，祛瘀养血而调经。

三诊：服药后，经带诸症消失，嘱暂停药，于下次月经来潮前5日依此照服初、复方。

四诊：于第2个月经汛后期，下腹觉冷，微痛喜按，苔白薄而润，脉沉细弱。艾附暖宫丸化裁：黄芪15g 当归12g 熟地24g 川芎5g 肉桂5g 艾叶5g 香附10g 白芍10g 续断10g 菟丝子10g 吴萸7g 甘草3g，15剂。以暖宫温经，养

血活血，届期守方服药，经畅痛除。1年后孕生1男孩。（彭德初，痛经不孕，新中医，2：29；1981）

评鉴：据"月汛前……腰膝冷痛，小腹、胁肋、乳房胀痛""经行期间，少腹痛剧，拒按，静卧不减""经色淡偶见紫黯夹块，随下清稀白带"及检查舌、脉等象，证属肝郁气滞，寒湿瘀阻。此乃素禀肝旺，稍有抑郁恚怒，肝失条达，气机不利，瘀阻冲任，经少不畅；或常感受寒湿，滞留下焦，客于胞中所致。采用理气活血，温经散寒之法。方拟柴胡疏肝散化裁，方中柴胡、白芍、当归疏肝理脾，益阴养血，川芎、香附增强疏肝行气，和血止痛，灵脂、玄胡活血化瘀止痛，台乌、吴萸散寒理气止痛，甘草缓肝止痛，共奏疏肝理气、活血祛瘀、温经散寒止痛之功。

提示：本案乃痛经（月经不调）多年而致不孕，故不孕症大多见于此。治疗时应调经与种子并施。《女科要旨·种子》云："种子之法即在于调经之中"。这说明医者临证，必先审其经行变化，察其病因，先予调经，寓调经与种子之中，则任脉通，冲脉盛，经血行，血海盈，阴阳合，方能受孕矣。

17. 胎位异常（胎位不正）病案

唐某　女　27岁　1980 - 03 - 21日诊。

妊娠后期、胎体横位、神疲乏力10天。

初诊：孕8个月，10天前在本地区某医院检查为胎横位，经一妇科医师行外倒转术未成功，决定第2日再作1次，术后患者自感神疲乏力，倦怠懒言，又因术中倒转时，诸症加剧而未作。

检查：面色㿠白，舌淡苔白，脉缓滑无力。

诊断：胎位异常（胎位不正）。

辨证：身孕气虚，血亏不足。

治法：益气养血，安胎转胎。

处方：当归 10g　川芎 6g　白芍 10g　熟地 10g　党参 10g 白术 10g　黄芪 10g　炙甘草 6g　续断 10g　枳壳 6g，3 剂，每日 1 剂，早、晚各服 1 次。

复诊：服药 3 日后（3 剂为 1 疗程），胎动活跃，服第 4 剂后转为头位，并在当地医院顺利分娩。（河北平山县医院妇产科，转胎方矫正胎位不正 138 例观察，新中医，7：26；1981）

评鉴：据"孕 8 个月……胎横位""术后……神疲乏力，倦怠懒言"及检查舌、脉等象，证属气虚有孕，血亏不足。此乃由素体虚亏，孕后中气不足，无力促胎调转正位。采用调补气血，安胎转胎之法，方拟八珍汤加味，方中党参、白术、黄芪、炙甘草补脾益气，使脾气健，气血生化有源；当归、川芎、白芍、熟地滋阴养血，续断固肾强腰以系胎，枳壳理气调中，诸药合用，则气血充沛，胎体载养，而无胎位不正之患。

提示：本案所设之方，不但可矫正胎位不正，亦有安胎之功，少数病例经服 6 剂效果不显，可同时配合胸膝卧位或艾灸至阴穴。并检查有无骨盆狭窄、畸形及胎儿发育是否异常，以便及早采用相应措施。

18. 先兆流产（胎漏）病案

杨某　女　29 岁　1978 - 02 - 18 日诊。

停经怀孕 3 个月，阴道少量流血 1 天。

初诊：停经怀孕已 3 个月，于昨晚大便时突然阴道少量流血，色淡质稀，偶挟黯色如黑豆汁之物，腰部酸痛，小腹空坠，头晕耳鸣，心悸气短，小便频数，夜间尿多，因恐其滑胎而住院治疗。

4 年前结婚，婚后 3 年曾怀孕 5 胎，均在停经 2～4 月自然流产或死胎引产。末次月经 1977 - 10 - 28 日，停经 40 天后，曾出现厌油、择食、纳减等症。

入院后，经用安宫黄体酮、安特诺新等药治疗，6 天后阴道仍间断少量流血，小腹坠痛，转中医治疗。

检查：BP80/50mmHg，精神疲倦，面色不华，舌质淡红，苔白，脉沉细而滑尺弱。

诊断：中医：胎漏（胎动不安）；西医：先兆流产。

辨证：肾虚血亏，胎元不固。

治法：补肾益气，养血固冲（安胎）。

处方：桑寄生 15g　炒杜仲 9g　菟丝子 9g　续断 15g　太子参 15g　白芍 12g　白术 12g　黄芩 12g　阿胶（烊化）15g，4 剂，水煎服。

二诊（1978 – 03 – 01 日）：服药后，阴道流血停止 2 天，诸症消失，脉转沉细而滑。上方继服 4 剂，巩固疗效。

三诊（1978 – 03 – 08 日）：胎漏已止，面部潮红，伴有湿疹搔痒。上方去参、术，以防化其燥热。加生地 9g，当归 4.5g，防风 9g 以养血祛风，连服 4 剂，康复出院，同年 08 ~ 07 日，足月顺产 1 男婴。（金如寿，滑胎，新中医，5：33；1981）

评鉴：据"停经怀孕……阴道少量流血""腰部酸痛，小腹空坠，头晕耳鸣，心悸气短，小便频数"及检查舌、脉等象，证属肾虚血亏，冲任不固。此乃因屡孕屡堕，损伤气血与肾，肾虚则冲任不固，胎失所系，气血衰少则气虚不能载胎，血虚不能养胎，胎元不固而致胎漏。采用补肾益气，养血安胎之法，方拟寿胎丸加味，方中桑寄生、续断、杜仲固肾壮腰以系胎，菟丝子补肾阳、益肾精，补而不燥，滋而不腻；阿胶养血止血以安胎；太子参、白术健脾益气，白芍养血和血，佐黄芩以清热，诸药合用，补肾健脾，益气养血，固摄冲任以安胎。

提示：本案患者在多次"半产""堕胎"后，已出现肾与气血亏损之兆，这次又不时下血，及时采用固肾、补气、养血、清热之品进行治疗，使肾气复，气血调，冲任固，胎系有载得养，而免堕胎之虞。若胎漏症情发展，阴道出血渐多，腰酸腹痛重，胎欲坠难留者，或胎死腹中，不宜再安，应及时流产去胎以益养母体。

19. 妊娠发热病案

李某　女　47岁　1974 – 05 – 27日初诊。

妊娠6个月，发热、咽干、心烦不寐10天。

初诊：患者怀孕第4胎6个月出现发热，今已10天，以往曾3次生下死胎，每次怀孕6~7月时，周身发热，有时手足心热，心烦不寐，口干咽燥，头晕乏力，饮食乏味，情绪焦虑，每经医治后，均8~9月时临产，产前胎心音消失，生下死胎，全身满布白垢，今发热与前2胎怀孕时症状与时间相同，今求保胎治疗。

检查：T37.5℃，BP130/80mmHg，心率85次/分。血检：RBC 380万/mm^3，Eeu70%，Lym29%，Eos1%，康氏反应阴性，妇检：6个月胎位，胎心音正常。舌红少津无苔，脉细数。

诊断：妊娠发热。

辨证：阴精亏损，阳气偏旺（胎失荣养）。

治法：滋阴降火，养血荣胎。

处方：生地12g　麦冬12g　枸杞子12g　当归12g　沙参15g　黄柏9g　黄芩4.5g　白术9g　甘草1.5g，3剂。

二诊：服药后，睡眠、口干、身热好转，唯纳少，舌微红，脉微细数。宗原方加砂仁1.5g，山楂12g，3剂。

三诊：药后食增，夜能安眠，仍有口干，手足心微热，上方去黄柏、黄芩，加首乌9g，山药9g，女贞子9g，紫河车15g，熟地12g，甘草1.5g，间日1剂，此后足月顺产1男婴。（严学群，保胎病案一则，新中医，6：22；1981）

评鉴：据"怀孕……6个月出现发热""周身发热，有时手足心热，心烦不寐，口干咽燥，头晕乏力"及检查舌、脉等象，证属阴虚火旺，胞胎失荣。此乃由胎儿生长方旺之即，奈肾阴亏损，肝失濡养，形成阴虚阳亢，虚热内生，营阴被灼，冲任二脉空亏，胞胎失养。急以滋阴降火，养血荣胞，方拟一贯煎化裁，方中生地、沙参、麦冬滋阴清热，黄柏、黄芩清热凉血，枸杞子、首乌、紫河车滋补肝肾，白术、山药、甘草健脾和中，益气保胎，砂仁健胃调气安胎，熟地、当归补血养胎，诸药合用，则水充火降，冲任脉旺，胞胎得保。

提示：妊娠之期，胎元是否健康或有损害，应定期进行检查，若有异常症状，可作有关检查进行判断，若系胎漏、滑胎、胎动不安，或曾有死胎史，应及时保胎安胎的治疗，根据胎居母腹赖肾以系，气以载，血以养，而血气贯于宁谧之理，分别采用固肾、补气、养血、清热等法，使肾气足，气血调，冲任固，胎有所系得养而自固，可免殒害之虞，若胎死腹中或欲去难留者，不宜再保，当去胎以益母。

20. 盆腔炎（带下）病案

案1：陈某　女　28岁　1974 - 06 - 04日初诊。

带下量多，耳鸣烘热，腰膝酸软4个月。

初诊：患者4个月来，带下量多，淋漓不止，色白或赤白相间，伴头晕耳鸣，烘热汗出，五心烦热，腰膝酸软，失眠多梦，大便干涩。

检查：精神疲惫，舌质红少津，苔黄微腻，脉沉细数。

诊断：中医：带下。西医：慢性盆腔炎。

辨证：肾阴亏损，相火内动。

治法：滋肾益阴，固精止带。

处方：熟地15g　茯苓15g　淮山药10g　山茱萸10g　丹

皮6g　泽泻6g　金樱子10g　芡实10g　煅龙、牡各15g　鱼鳔10g　龟板10g　关沙苑10g　菟丝子10g　枸杞子10g　黄柏10g，15剂，每日1剂，水煎服。半月后诸症消失，带下自愈。（蔡纯臣，谈谈中医治疗带下及过敏性鼻炎的经验，新中医，6：13；1981）

评鉴：据"带下量多，淋漓不止""头晕耳鸣，烘热汗出，五心烦热，腰膝酸软"及检查舌、脉等象，证属肾阴亏损，相火内动。此乃由肾阴亏耗，阴虚而生内热，则相火偏旺，虚热扰动，阴虚失守，任带二脉不固所致。采用滋阴补肾，固涩止带之法，自拟滋肾止带汤化裁，方中熟地、枸杞子、菟丝子、山茱萸、沙苑蒺藜益肝肾，补精血以滋先天，山药、茯苓、芡实健脾和中化湿，补后天以养先天，龟板育阴潜阳，煅龙牡、金樱子、鱼鳔固涩止带，调补冲任，丹皮、泽泻清热凉血，利水除湿，诸药合用，共奏滋阴补肾，益精固涩止带之功。

提示：带下病，多见西医妇科疾病中宫颈炎、阴道炎、盆腔炎、肿瘤等疾病，中医则根据带下的量、色、质、气味进行辨证，一般量多、色深、质稠、臭秽者，多属实、热证；色淡、质稀、气腥者，多属虚、寒证，同时结合全身症状、病史、检查分析判断。其治疗前者以清热为主，后者多以祛湿为主。

本案肾虚，宜补宜涩，但不可过用固涩、利湿之品，以免损伤阴液，或滞湿不去，必要时配合外治，会提高疗效。

案2：陈某　女　45岁　1986 - 04 - 21日诊。

带下量多，腰酸、畏冷、纳差、消瘦4年。

初诊：带下4年余，量多气腥，绵绵不断，色白质稀薄，偶见色黄质稠，阴部瘙痒，伴腰酸畏寒肢冷，头晕乏力，小便频数，纳差便溏，形体消瘦，神疲倦怠，妇科检查为慢性盆腔炎，病羁数年，求诊于余。

检查：面色㿠白，精神疲惫，舌质淡，苔薄白。左尺脉沉滑无力，右关缓弱。

诊断：中医：带下。西医：慢性盆腔炎。

辨证：脾肾虚损，湿毒下注。

治法：健脾温肾，除湿止带。

处方：（1）炒山药 30g　芡实 30g　盐炒黄柏 6g　车前子 3g　白果 10g　黄芪 20g　白术 10g　菟丝子 10g　附子 10g　杜仲 18g，8 剂，每日 1 剂，水煎服。

（2）苦参 30g　蛇床子 30g　花椒 10g　枯矾（或明矾）加水煎煮，熏洗阴部，每日 1～2 次。

复诊：经用上方内服及外洗，半月康复如常。（罗飞，易黄汤为主治疗带下 110 例临床观察，浙江中医杂志，8：366；1987）

评鉴：据"带下……量多气腥，绵绵不断，色白质稀薄""腰酸畏寒肢冷，头晕乏力，小便频数，纳差便溏"及检查舌、脉等象，证属脾肾两虚，湿毒内蕴。此乃由脾虚运化失司，不能化水谷为精微，停聚为湿浊，日久累及于肾，肾阳不足，任脉不固，带脉失约，湿浊蕴毒，流注下焦所致。采用健脾温肾，除湿止带之法，方拟易黄汤加味，方中山药、白术、黄芪健脾益气，黄柏、车前子祛湿，佐以清热解毒，芡实、白果敛涩止带，菟丝子、杜仲补肝肾，固任脉。附子温命门，补真火，共奏健脾温肾，益气培元，祛湿解毒，敛涩止带之功。

提示：易黄汤乃治湿热带下之症，配加黄芪、白术、菟丝子、附子、杜仲益气温肾之品，则增加温补脾肾，益气固涩止带，标本兼顾。带下量多脾湿久聚而生伏热，故用黄柏清肾中之火。对带下诸症，皆可用本方加味化裁治之。若湿毒蕴结症状明显，则应清热解毒，除湿止带，方拟五味消毒饮加土茯苓、薏苡仁、败酱草、白花蛇舌草，必要时中西医结合进行治疗。

案 3：辛某　女　28 岁　1986-04-05 日诊。

带下量多，腰酸、便稀 2 年，加重 2 天。

初诊：2 年来苦于带下之患，2 日前因家务活过度劳累，突然白带急骤而下，量多质稀如水，夹杂粘液之状，伴腰酸膝软，四肢沉重欠温，眩晕心悸，倦怠乏力，神疲纳少，口渴不欲饮，大便稀溏，尿频色清。

既往史：婚后生育一男一女。

检查：面色无华，精神疲惫，舌质淡，苔白腻，脉沉迟无力，尺不应指。

诊断：中医：带下（白崩）。西医：慢性盆腔炎急性发作。

辨证：脾肾阳虚，带脉失约。

治法：温补脾肾，固涩止带。

处方：红参 5g（另炖）　泽泻 5g　鹿角霜 10g　白术 10g　白芍 10g　赤石脂 10g　海螵蛸 10g　炒地榆 10g　当归 8g　附子 6g　车前子 6g　益智仁 3g　黄芪 15g，2 剂，每日 2 剂，水煎分次频服。

二诊：上药 2 剂，16 小时中服完，白带大减，上方继进 3 剂，每日 1 剂。

三诊：药后白带止，余症亦消退，改用参苓白术散加黄芪、龙齿、远志、核桃仁以调理善后。

半年后随访，疗效巩固，身体复健，劳作如常。（叶恩富，加减既济汤治疗白崩 27 例，浙江中医杂志，8：368；1987）

评鉴：据"白带急骤而下，量多质稀如水""腰酸膝软，四肢沉重欠温，眩晕心悸，倦怠乏力，神疲纳少……大便稀溏"及检查舌、脉等象，证属脾肾阳虚，带下滑脱。此乃由劳倦过度，脾肾阳虚，脾虚则运化失职，湿浊停聚，流注下焦；肾虚则封藏失职，任带二脉不固，津液、湿浊同时滑脱而下。采用温补脾肾，固涩止带之法，方拟既济汤化裁，方中人参、黄芪补气扶中，白术健脾燥湿，白芍、当归疏肝解郁，补虚养血，车前子利水除湿，附子温命门、补真火，赤石脂、海螵蛸固涩止带，炒地榆收敛止带，益智仁补肾固精止带，诸药合用，共奏温补脾肾，利水除湿，固涩止带之功。

提示：病所下白带滑脱势急量多如"崩漏"之状，故谓白崩，治疗急当益肾培元，补气固摄为要，然一般非急症之虚候，则不宜过早过多投以固涩之品，以免损伤阴液，或滞湿不去，延误病情。

案4：王某　女　59岁　1985－08－16日诊。

带下量多如淋，色黄、质稠、味臭、阴痒2年余。

初诊：2年来，带下量多，淋漓不断，色稍黄，质粘稠，味臭秽，阴中奇痒，伴口苦心烦，腹痛隐隐，腰酸乏力，小便短赤，经妇科检查，诊为宫颈糜烂，滴虫性阴道炎。

检查：精神欠佳，舌红苔黄，脉弦滑稍数。妇科检查：宫颈外观呈细颗粒状的红色区，腺上皮过度增生伴不同程度间质增生，糜烂面凹凸不平呈颗粒状。

诊断：中医：带下。西医：宫颈糜烂，滴虫性阴道炎。

辨证：湿热下注（湿毒）。

治法：清热解毒，除湿止带。

处方：炒山药30g　芡实30g　黄柏（盐水炒）10g　车前子12g　白果10g　龙胆草12g　黄芩10g　山栀10g　木通10g　苦参20g，4剂，并配外洗药（见慢性盆腔炎案2）每日熏洗2次，洗后用灭滴灵2片塞阴道内。忌酒辛油腻等物。

二诊：用上方治疗后，带下阴痒均已减轻，原方继服4剂。

三诊：上方去龙胆草、黄芩、山栀、木通、苦参，加陈皮6g，当归10g，白芍10g，4剂后病告痊愈。（罗飞，易黄汤为主治疗带下110例临床观察，浙江中医杂志，8：366；1987）

评鉴：据"带下量多，淋漓不断，色稍黄，质粘稠，味臭秽，阴中奇痒""口苦心烦，腹痛隐隐，腰酸乏力，小便短赤"

及检查舌、脉等象，证属湿热带下，蕴生毒虫。此乃由摄生不洁，湿毒内侵，蕴生毒热，秽浊之液，流注下焦，损伤胞脉及任带二脉所致。采用清热解毒，除湿止带之法，方拟易黄汤加味，方中山药、芡实健脾益肾涩精，又补任脉之虚，标本兼治，车前子、木通渗湿于下，白果入任脉收涩止带，黄柏、黄芩、栀子、苦参清热泻火，解毒杀虫，陈皮健脾和胃，理气燥湿，当归、白芍补血敛阴而止带。诸药合用，共奏清热解毒，健脾益肾，燥湿止带之功。

提示：带下病是妇科常见的疾病，俗有"十女九带"之说。带下病如经久不治，不仅影响月经和受孕，而且影响妇女的身体健康，甚至酿成重疾。如近绝经期，长期带下，杂见异常，伴有恶臭，应考虑癥瘕类险恶之症。

本案应用易黄汤，是治疗脾虚带下而有湿热之邪有效方剂，其功效健脾止带，兼清湿热，配以龙胆草、黄芩、山栀、木通、苦参以加强清热燥湿、杀虫止痒之功效。

21. 急性盆腔炎性包块（癥瘕）病案

王某　女　17 岁　1986 – 05 – 13 日入院。

小腹结块、刺痛、发热、带下量多半月余。

初诊：半月前小腹疼痛，连及脐部，渐起积块，硬痛如刺，固着不移，发热、尿频、带下量多，色黄质稠臭秽，经当地医院妇科检查为"盆腔炎性包块"，经用抗生素治疗 4～5 天后，发热减退，腹内积块缩小。

检查：舌质黯有瘀点，苔黄而腻，脉弦细滑。脐上及右下腹压痛，耻骨联合上方 2 指处可触及一包块约 3cm × 4cm × 3cm，质中有压痛。血检：WBC19400，ESR81mm/h。超声波示：子宫前位 5.8cm × 3.9cm × 2.7cm，包绕子宫周围 11.5cm × 8.8cm × 3.2cm 液体，内回声伴纹乱强回声。左侧附件—囊性肿物 3.8cm

×2.3cm×3.5cm。右侧卵巢显示不清，该肿物与子宫密切粘连。

诊断：中医：带下，癥瘕。西医：盆腔炎性包块。

辨证：湿热夹瘀。

治法：清热利湿，化瘀消癥。

处方：柴胡6g　白芍10g　赤芍15g　苡仁15g　当归10g　川芎6g　三棱10g　莪术10g　陈皮9g　黄芩10g　瞿麦12g　萹蓄10g　川楝子10g　车前子10g　制乳、没各6g　生甘草6g，4剂，水煎服。

复诊：服药后，腹痛减轻，白带减少，色白无味，尿痛减轻，月经延后未行，上方加玄胡、红花、苏木、刘寄奴各10g，以活血调经。

三诊：服至15剂后，月经来潮，量多色红有块，痛经。原方加失笑散10g，祛瘀止痛调经。

四诊：服药5天后，月经、带下净，仍有尿痛，原方加木通6g，以降火利尿。

经1月治疗，腹痛消，纳食佳，夜寐安，大便调。血白细胞7400/mm³，血沉36~10mm/h；超声波示：子宫中位，右侧片状增厚，未见具体轮廓包块。（王玉文，盆腔炎性包块一例治验，北京中医，6：49；1988）

评鉴：据"小腹疼痛，连及脐部，渐起积块，硬痛如刺""发热，尿频，带下量多，色黄质稠"及检查舌、脉等象，证属湿热瘀结，冲带失调。此乃感受湿热毒邪，营卫失和，与血相搏，互结下焦，瘀阻冲带，痹塞络脉，渐成积块。采用清热利湿，化瘀消积之法，方拟《古今医鉴》清热调血汤化裁，方中柴胡、黄芩和解表里，清热泻火，白芍、陈皮、川楝子疏肝理气止痛，薏苡仁、瞿麦、萹蓄、车前子健脾利湿，排脓消肿；当归、川芎、赤芍、乳香、没药活血祛瘀，消肿止痛；三棱、莪术行气破血，以消腹中包块，甘草调和诸药，共奏清热利湿，化瘀排脓，消肿止痛之功。

提示：妇女不在经期、孕期及产后，发生在小腹或少腹疼痛，内结包块，出现胀、满、痛感，难以维持生理功能，可考虑为癥瘕，同时妇科检查与辅助检查可确诊。临床以虚实、新旧，在气在血，以辨别其性质与预后。在治疗上，以消散积块为大法。"癥"多在血分，治以活血破瘀散结，佐以理气；"瘕"多在气分，治以理气行滞为主，佐以理血，达到以"攻积不伤正，养正不碍积"为目的。

22. 卵巢囊肿（癥瘕）病案

案 1. 王某　女　21 岁　1977 – 08 – 13 日诊。

产后少腹积块渐大至脐、胀痛 3 个月。

初诊：自 3 个月前孕产后，恶露未下，似觉少腹有一积块状物，逐渐增大，少腹胀痛，经多次检查，诊为卵巢囊肿，现约至脐，近来自感胸闷腹胀，心悸气喘，倦怠乏力，饮食减少，大便干结，数日 1 行。

检查：面容枯槁，体弱消瘦，舌红少苔，脉象弦数。下腹膨大如 6 个月妊娠，腹肌绷紧，脉络暴露。

诊断：中医：癥瘕。西医：卵巢囊肿。

辨证：胞宫瘀血，郁久化热。

治法：逐瘀消癥，泻热散结。

处方：桃仁 10g　红花 10g　三棱 10g　莪术 10g　三七 10g　丹皮 10g　赤芍 10g　玄胡 10g　柴胡 10g　川牛膝 10g　焦山楂 10g　大黄 15g　木香 6g，3 剂。

二诊（1977 – 08 – 16 日）：服药后，腹胀稍缓，上方加芒硝 10g，以助大黄泻火解毒，通便软坚之功，继服 3 剂。

三诊（1977 – 08 – 20 日）：腹胀减轻，大便质软，每日 1 次，气喘已平，腹肌变软，上方去芒硝，加䗪虫 10g 以配合诸药破血逐瘀之功，5剂。

四诊（1977 - 09 - 01日）：肿块缩小，饮食较佳，胸腹胀消，上方加水蛭、党参各10g以补中益气、破血逐瘀，6剂，共研末炼蜜为丸，每丸6g，每日1次，服1~2丸。

五诊（1977 - 09 - 16日）：诸症好转，肿块消其半，食增神爽，步行轻捷，并能操持家务，嘱继服丸药半月。

六诊（1977 - 09 - 28日）：肿块消减不显，嘱改服丸药每日3次，每次1~2丸。

七诊（1977 - 10 - 17日）：诸症好转，肿块消如鸡蛋状。调方如下：当归、白芍、川芎、白术、桂枝、丹皮、桃仁、黑白丑、栀子、鳖甲各10g，茯苓、龙骨各15g，牡蛎30g，泽泻12g，10剂，以起行血活血、健脾利水，软坚散结之功。

八诊（1977 - 11 - 24日）：腹内肿块缩小扪不见，仍按丸剂服用。

半年后随访，月经如期，妇科检查未见包块，嘱其避孕，健康劳动至今。（王泽银，癥瘕，新中医，1：27；1981）

评鉴：据"少腹有一积块状物，逐渐增大，少腹胀痛""胸闷腹胀……倦怠乏力，饮食减少，大便干结"及检查舌、脉等象，证属胞宫瘀血，蕴结化热。此乃产后恶露未下，瘀血内蓄胞宫，郁久化热，阻瘀冲任，凝结成积。采用活血祛瘀，泻火消癥之法。方拟通窍活血汤化裁，方中桃仁、红花、丹皮、牛膝活血化瘀通经，赤芍行血消郁开结，木香、玄胡行气活血，三棱、莪术、山楂破血消瘀，大黄泻火通便，逐瘀调经，柴胡疏肝解郁，诸药合用，共奏活血化瘀，消郁散结，泻火通经之功。

提示：妇女子宫或胞脉等部位结成包块，伴有胀满、疼痛，影响其经、带、胎、产生理活动，可考虑癥瘕之病。

临床辨证要审察积块在气在血，以指导用药，根据体质羸瘦、新久，以辨证之虚实，掌握攻补的分寸；结合检查，分清病之"善""恶"，以测知预后之吉凶。

瘕积之脉，常见沉伏兼弦涩之象，本案反见脉象弦数，此证必已趋于久瘀化热成毒之兆，治以破瘀消瘕，已加泻火软坚通便大黄、芒硝，还应再加双花、半枝莲、白花蛇舌草或用《中医妇科治疗学》银花截菜饮，以防病情趋于恶化之势。

案2：高某　女　38岁　1986 - 05 - 07日诊。

右少腹积块、移动疼痛1年余。

初诊：右侧少腹处有一积块如鸡蛋大，时感疼痛，推之移动，痛无定处，已历年余，伴精神抑郁，头晕不寐，胸胁胀满，少腹痛时拒按，饮食无味，月经如期而行。

检查：面色不华，形体消瘦，舌质略黯，脉沉弦。

诊断：中医：瘕痕。西医：右侧卵巢囊肿。

辨证：肝郁气滞，血瘀成积。

治法：疏肝理气，活血消积。

处方：柴胡、赤芍、桃仁、茯苓各12g　当归9g　川楝子9g　制香附9g　桂枝9g　丹皮9g　白术9g　青皮9g　甘草6g，7剂。

旋以上方为主加减服之，治疗2月余，渐次神情平静，头晕失眠少见，腹内积块已不明显，面色如常，体力渐复，患者自愿返乡，嘱仍须服药以期巩固。（何任，瘕痕尽而营卫昌，浙江中医杂志，9：412；1987）

评鉴：据"右侧少腹处有一积块如鸡蛋大，时感疼痛，推之移动""精神抑郁，头晕不寐，胸胁胀满"及检查舌、脉等象，证属肝郁气滞，血瘀成积。此乃由七情所伤，肝气郁结，气血运行不畅，凝滞成瘀，阻于冲任与胞宫，结聚少腹，渐成瘕痕。采用疏肝理气，破血消积之法，方拟丹栀逍遥散合桂枝茯苓丸化裁，方中柴胡、川楝子、香附、青皮疏肝解郁，理气止痛，当归养血活血，白术、茯苓培土疏土，以利血行，丹皮、桃仁活血消瘀，赤芍行血中之滞，以开郁结，桂枝温经行滞，通阳散寒，甘草调和诸药，共奏疏肝理气，温经行血，逐瘀消积之功。

提示：癥瘕的治疗，应以消散积块为首要，根据癥多在血，瘕多在气之理，治有侧重。邪在气则理气行滞为主，佐以理血，邪入血则活血破瘀为主，佐以理气。病初起时，正盛邪气位浅易攻破；病久邪深正弱则攻补兼施；久病正衰，邪气侵凌，宜扶正为主，待正复方可攻破，既攻之后，又须及时扶正，遵守《素问·六元正纪大论》中"大积大聚……衰其大半而止"之训，达到"攻积不伤正，养正不碍积"的目的。若遇行经或孕期，避免用攻伐之品，以防损伤胞络。

第四章　儿科病症

1. 急性上呼吸道感染（感冒）病案

马某　女　7岁　1987－07－12日诊。

发热，微恶寒，咳嗽，咽痛3天。

初诊：7月9日外出游玩，不慎感受外邪，回家后开始发热，微恶寒，咽痛、咳嗽声重，吐痰色黄，经在当地医院应用柴胡注射液、庆大霉素、麦迪霉素，输液等治疗，效果不显，发热持续增高，汗出，面赤唇红，口渴喜饮，小便短赤。

检查：T39.7℃，咽喉充血红肿，扁桃体略肿大，舌质红，苔薄黄，脉浮数稍滑。血检：白细胞4300/mm^3，中性70%，淋巴30%。肺透（－）。

诊断：中医：感冒。西医：急性上呼吸道感染。

辨证：风热犯肺，卫气同病。

治法：辛凉解表，宣肺利咽。

处方：生石膏50g　银花15g　薄荷10g　蝉衣8g　生甘草5g　香薷5g，1剂，水煎服。

二诊（1987－07－13日）：今日下午高热已退，T37.2℃，咽痛亦除，唯有咳嗽，上方加杏仁5g，炒牛蒡子5g，2剂，尽服病愈。（王国梁，石膏银花汤治疗感冒高热179例，浙江中医杂志，7：298；1988）

评鉴：据"发热，微恶寒，咽痛，咳嗽声重，吐痰色黄""发热持续增高，汗出……口渴喜饮"及检查舌、脉等象，证属风热犯肺，卫气同病。此乃由风热之邪侵袭肺卫，郁遏肌表，又进入气分，肺热壅盛所致。采用辛凉解表，清气透邪之法，王氏自拟石膏银花汤加味治之，方中生石膏辛寒清泄气分热邪，银花、薄荷清热解毒，辛凉宣透风热，甘草、蝉衣、香薷疏散风热，开宣肺窍以解表，诸药合用，共奏辛凉宣透卫气之风热，开宣肺窍以解表。

提示：感冒是感受外邪所引起的肺系疾病，临床以发热、恶寒、鼻塞流涕、咳嗽为特征，四季均见，常发于冬春季节，3 岁以下的婴幼儿发病率高。

本病治疗原则以疏风解表为主，因由风热之邪，客于卫表，或寒从热化，故采用辛凉解表之法，服石膏银花汤后，疗效满意，但临床医家多用银翘散或桑菊饮化裁，咳甚痰黄，加瓜蒌、桑白皮、鱼腥草；咽红肿痛，加玄参、射干；口渴喜饮，加天花粉、鲜芦根。

2. 小儿肺炎（肺炎咳嗽）病案

刘某　女　4 个月　1975 - 08 - 06 日诊。

高热汗出，气喘咳嗽 3 天。

初诊：3 日前发热喘嗽，其父给服"退热散"半包，服后大汗淋漓，高热不退，喘促鼻煽。目珠窜视，啼哭呻吟，口渴，腹胀，尿少，大便未解已 2 日。今日入院测 T40℃，两肺闻及中、细湿性啰音，肺底明显。血检：白细胞 16000/mm^3，中性粒细胞 80%，淋巴 45%。X 线透视：双肺有散在性大、小不等点片云雾状阴影，诊为中毒性肺炎，经用抗生素、激素、小剂量补液，治疗 2 日，效果不显，于 08～08 日 11 时，转中医治疗。

检查：面色苍白，精神萎靡，气喘稍咳，鼻翼煽动，舌绛而干，无苔，指纹深紫，已过气关。

诊断：中医：肺炎喘嗽。西医：中毒性肺炎。

辨证：邪热闭肺，灼伤气阴。

治法：清肺泻热，益气滋阴。

处方：沙参 12g　麦冬 9g　五味子 3g　白芍 6g　地骨皮 12g　生石膏 12g　玄参 9g　甘草 3g，1 剂，水煎服。

二诊（1975 - 08 - 08 日）：药后，下午 4 时测 T38.6℃，腹胀膨大，肠鸣音消失，二便未解，考虑肺炎并肠麻痹。此系热减津未复，过用寒凉，中阳失运，气机不利所致。调方：上方去五味子、生石膏、玄参、甘草，以防寒凉过剂，中阳受损。加杏仁9g，枳壳 9g，佛手 6g，代赭石 15g，砂仁 1.2g，1 剂，以理肺降气通便，温中调畅气机。服药后，小便已解，便溏色黄，测T37℃，腹胀减轻，安静入睡。

三诊（1975 - 08 - 09 日）：晨起，大便 2 次，腹胀大减，烦渴已止，气息微促，舌绛而干，上方去杏仁、枳壳、佛手、代赭石，加百合 15g，太子参 9g，山药 12g，丹皮 4.5g，以益气养胃，凉营退热，1 剂。

四诊（1975 - 08 - 10 日）：晨起，大便微稀，腹稍胀，舌润津回。处方：太子参 12g　茯苓 9g　扁豆 9g　山药 9g　白芍6g　檀香 3g　砂仁 1.2g，2 剂，服后痊愈出院。（余日新，小儿肺炎，新中医，3：26；1981）

评鉴：据"高热不退，喘促鼻煽，目珠窜视""口渴，腹胀，尿少，大便未解"及检查舌、指纹所示，证属邪热闭肺，灼伤气阴。此乃感受温邪，邪毒炽盛，痹阻肺络，肺受炎迫，耗伤气阴，大肠传导失职所致。治宜清肺泻热，益气敛阴之法，方拟生脉饮合麻杏石甘汤化裁。方中沙参、麦冬、五味子、白芍益气生津敛阴，地骨皮、生石膏、甘草宣肺泄火，玄参滋阴润燥，降火解毒，诸药合用，共奏清热泻火，益气敛阴，润燥软坚之功。

提示：小儿肺炎是一种急性外感热病，以发热、咳嗽、气急、鼻煽为特征，四季均可发生，而以冬春及气候骤变时多见。

病因多由感受外邪，肺络郁闭所致。治疗宣肺定喘，清热化痰为主，仍须根据辨证要点，辨别轻证、重证、变证及阶段、性质而施剂治之，必要时中西医结合治疗。

本案在治疗过程中出现腹胀肠痹，与西医诊断为合并肠麻痹，病情急剧恶化，因惧寒凉过剂，中阳受损，气机不利，余每于方中加行气温胃的枳壳、佛手、砂仁之品，即见肠鸣胀消。

3. 小儿惊厥（急惊风）病案

曾某　男　9 个月　1985 – 07 – 06 日诊。

高热神昏，咳喘呕吐，肢厥抽搐半天。

初诊：5 日前因胁热、下痢，在当地医院用氯霉素过量，病情加重，急送县某医院治疗，诊为小儿肺炎，中毒性消化不良，采用抗菌消炎输液等法治疗 3 日，病势趋于严重，下午昏睡不醒，求治我院。症见高热心烦，烦渴饮多，咳嗽喘促，四肢抽搐，呕吐时作，大便泄泻，1 日数次。

检查：T40.5℃，神志昏迷，目瞪直视，四肢发凉，口唇发绀，指纹深红带紫，直透三关。

诊断：中医：小儿急惊风。西医：小儿惊厥。

辨证：肺胃热甚，气营两燔。

治法：泻肺清胃，清气合营。

处方：银花 4g　连翘 4g　石膏 8g　羚羊角粉 3g　香薷 4g　玄参 4g　桑皮 4g　粉葛 3g　钩藤 4g，2 剂，水煎缓缓喂入。

复诊：服药后热退，四肢转温，抽搐停止，双目有神，喘促仍急，大便泄泻，原方去羚羊角、玄参、桑皮，加芦根 4g，炒扁豆 6g，六神曲 4g，以起清热生津，和胃止呕，补脾止泻，消食化积作用，2 剂，水煎服。

三诊：药后大便泻止，时有咳喘，遂以泻肺清胃方药 5 剂，热退喘平，诸症消失。（曾立昆，内科急症治疗举隅，北京中医，6：28：1988）

评鉴：据"高热心烦，烦渴饮多，咳嗽喘促，四肢抽搐""昏睡不醒"检查指纹等象，证属温邪闭肺，逆传心包。此乃由感受暑热之邪，暑必夹湿，湿被热蒸，化为痰浊，内陷心包，蒙蔽清阳所致。采用清心泻肺，凉肝熄风，佐以开窍之法。方拟清营汤合羚角钩藤汤化裁。方中银花、连翘清热透邪，芳香辟秽解毒，生石膏清肺泻热，葛根退热生津，升阳止泻，桑白皮泻肺平喘，玄参滋阴降火以解毒，香薷解毒化湿，和脾止泻，钩藤、羚羊角凉肝清热，熄风定痉，兼以清心开窍，诸药配合，共奏清热、熄风、开窍、平喘之功。

提示：惊风是一个症候，诸多疾病皆可引起，是小儿时期常见急重病证，临床以抽搐、昏迷为特征。归纳为抽、搐、搦、掣、颤、反、引、窜、视八候。四季均可发病，1～5 岁为多。

急惊风起病急暴，属阳证，实证者多见，其因以外感时邪，暴受惊恐，内蕴痰热为主。治疗应分清标本缓急，发作时针刺止痉，控制高热抽风，促使昏迷苏醒，痉止后，审证求因，分别采用清热、豁痰、镇静、熄风的原则。

本案泻痢后发生喘促高热生风，热甚肢厥，方用清营汤合白虎汤化裁，清热和营；泻白散加粉葛以泻肺和胃，羚角钩藤汤凉肝熄风开窍，诸药合用，得以热退、泄止、厥复、风熄、窍开而康复。

4. 小儿消化不良（食积）病案

迟某　男　10 个月　1973－11－30 日诊。

纳差、呕奶、腹满、便溏 3 天。

初诊：患儿近 3 天来，不思乳食，食则饱胀，腹满，呕奶，夜卧不安，大便溏薄，夹有奶瓣，有时可见不消化食物残渣，每日 10 余次，小便短少，在当地医院诊为小儿消化不良，曾多次服药效果不显。

检查：面色萎黄，形体消瘦，精神欠佳，舌质淡红，苔白腻，指纹紫滞。

诊断：中医：食积（积滞）。西医：消化不良。

辨证：脾虚夹积。

治法：健脾益气，消食止泻。

处方：白术6g　车前子6g　诃子3g，1剂，水煎2次，早、晚分服而愈。（修君，小儿消化不良验方，新中医，7：47；1981）

评鉴：据"不思乳食，食则饱胀，腹满，呕奶""大便溏薄，夹有奶瓣……每日10余次"。证属脾虚夹积。此乃由小儿脾胃薄弱，脾常不足，喂养不当，乳食内停，阻滞肠胃，脾阳不振，运化失职所致。采用益气健脾，消食导滞之法，自拟消化不良验方，方中白术健脾益气，车前子渗湿止泻，诃子涩肠止泻，下气消胀，三者配合，共奏补脾益气，渗湿消胀，涩肠止泻之功。

提示：食积是由乳食喂养不当，停积脾胃，运化失健引起的消化功能紊乱，常以不思乳食，腹胀嗳腐，大便不调为特征。四季均可发病，多见婴幼儿，常在感冒、泄泻、疳证中合并出现。临床常见实证和虚中夹实证，纯属虚证者少见。治疗时实证以消食化滞为主，虚中夹实宜消食健脾或消补兼施。

本方适用消化不良轻型，如伤食泻，脾虚泻，脾肾阳虚泻，症见食欲不振，溢乳、呕吐，大便每日10次左右，便稀多水，色黄或绿，夹泡沫及粘液，或混黄白色小凝块，无明显脱水及全身症状方可应用。药物用量，1岁以上白术10g，车前子10g，诃子6g，服时可加适量砂糖。

5. 小儿肠炎（泄泻）病案

案1：江某　男　1.5岁　1978 - 12 - 22日诊。

断乳后大便稀溏，食少，腹胀半年，加重5天。

初诊：患儿 1 岁前健康活泼，自 7 月断乳喂养后，泻下水样绿或黄色便，食少，日渐消瘦，大便化验未见异常，某医院诊为消化不良。曾多次服乳酶生等药，泄泻不止，又服清热燥湿及收涩类中药，亦未见效，近 5 天来，每日泻便 10 余次，稍进米汤，多半吐出，伴腹胀、倦怠、四肢厥冷，睡时露睛。

检查：精神萎靡，面色㿠白，唇白，舌淡红，苔薄白，指纹色淡。

诊断：中医：泄泻。西医：小儿肠炎。

辨证：脾胃虚寒，运化失职。

治法：温中补脾，固脱救逆。

处方：党参 10g 干姜 3g 焦白术 5g 炙甘草 5g 附片 2g 砂仁 3g 肉蔻霜 5g 灶心土 15g，2 剂，2 日 1 剂。

二诊（1978 - 12 - 26 日）：药后便泻 4 ~ 5 次/日，呕止，米汤食增，仍睡时露睛，腹胀，肢厥，指纹色淡，上方加神曲 5g，炒内金 5g，以消食健胃，3 剂，水煎服。

三诊（1979 - 01 - 01 日）：服药后大便质软色黄，1 ~ 2 次/日，每次食米糊 1 小碗，目开，精神好转，四肢转温，但仍腹胀，上方去干姜、附子、砂仁、肉蔻霜，加薏苡仁 5g 以健脾止泻，3 剂，2 日 1 剂。

四诊（1979 - 01 - 07 日）：药后每次食米饭 1 两多，睡眠、戏玩有规律，腹软不胀，口唇、面色转红，指纹淡红，上方去灶心土、鸡内金，加山药 5g，莲子肉 5g，砂仁 3g，陈皮 3g，以健脾补肾，理气止泻，3 剂。嘱其母善后调养，8 个月后随访，未见发病。 （金波，小儿泄泻（消化不良），新中医，10：28；1981）

评鉴：据"断乳喂养后，泻下水样绿或黄色便……每日泻便 10 余次""腹胀、倦怠、四肢厥冷、睡时露睛"及检查舌、指纹象，证属脾肾阳虚。此乃由喂养不当，饮食失节，损伤脾胃，水谷不分，泄泻日久，脾虚及肾，肾阳虚衰，命火不足，阴寒内生，脾失温煦所致。采用温补脾肾之法，方拟附子理中汤化裁。方中附子、干姜温脾益肾；党参、白术、炙甘草健脾益气，砂仁理气和胃，肉蔻温中行气，涩肠止泻，灶心土温中止呕。诸药合用，共奏温补脾肾，理气和胃，涩肠止泻之功。

提示：泄泻是以大便次数增多，粪质稀薄或如水样为主，多因小儿脾胃薄弱，感受外邪，内伤乳食或脾胃虚寒等导致脾胃运化功能失调而致。6个月~2岁发病率高，夏秋多见，秋冬季易流行。

本病临床须辨轻型、重型，并按粪便性状与证候，分辨寒、热、虚、实。凡便稀、色黄、微臭属寒；粪便黄褐而臭属热；久泻便溏不臭，腹胀喜按为虚；泻下急迫量多，腹胀、期短属实证；久延，或急或缓，腹胀拒按多为虚中夹实。治疗时，实证祛邪，采用消食导滞，祛风散寒，清热化湿等法；虚证扶正，常用健脾益气，健脾温肾等法；配合针灸、推拿、外治等法。

案2：周某　男　2.5岁　1981－08－16日诊。

腹泻、腹痛、口渴、纳减3天。

初诊：患腹泻已3天，服西药及注射剂均无效，今求治中医，症见大便稀溏似蛋花汤，色黄而臭量多，日行6~7次，伴腹痛而胀，纳减，心烦口渴，肛门灼热，小便短赤。

检查：精神疲倦，身体消瘦，舌质红，苔黄腻，指纹色略紫且滞。大便常规：脓球少许，脂肪球少许。

诊断：中医：泄泻。西医：急性肠炎。

辨证：湿热泻。

治法：清热利湿，佐以消食导滞。

处方：黄芩4g　黄连3g　槟榔5g　厚朴5g　白芍7g　广木香（后下）焦山楂10g　神曲6g　马齿苋6g，2剂，水煎服后痊愈。（张兴祥，"芩连呈汤"治疗急性肠炎50例，新中医，

10：39；1981）

评鉴：据"大便稀溏似蛋花汤，色黄而臭量多""腹痛而胀，纳减……肛门灼热"及检查舌、指纹象等，证属湿热泻。此乃由感受暑湿之邪，蕴结脾胃，热邪内伏，气机不畅，湿热交蒸，内迫于大肠，传化失职所致。采用清热利湿之法，自拟芩连呈汤化裁，方中黄芩、黄连清胃肠内蕴之湿热，槟榔、厚朴、广木香行气消导祛滞，白芍缓中止痛，山楂、神曲消食和胃，马齿苋清热解毒，滑利大肠，诸药配合，共起清肠和胃，消食导滞，理气止痛之功。

提示：本案多为肠道感染所致，辨证应用"芩连呈汤"治疗此病效果颇佳。此方由芍药汤《宣明论》化裁而来。此病兼表证加葛根，湿重加苍术、厚朴；食滞加山楂、神曲、莱菔子；呕吐加橘皮、竹茹、半夏；尿赤加通草、车前子；热重加双花、连翘；暑湿加藿香、香薷、荷叶、六一散等消暑化湿，每日1剂，水煎服。

案3：余某　女　3岁　1975-07-21日初诊。

腹痛腹泻2个月。

初诊：2个月前因饮食不节而致腹痛、腹泻，便下夹有不消化食物残渣，每日达10余次，色淡不臭，多在食后发作，时轻时重，食少腹胀，神疲乏力。曾在当地用氯霉素等药，症状减轻，但大便仍4~5次/日，色淡黄或呈深绿水样，后改服新霉素1周，大便稍有好转，但至今未愈，也曾服中药数剂，终未获效。

检查：面色萎黄，形体消瘦，舌淡苔白，脉细弱。

诊断：中医：泄泻。西医：小儿肠炎。

辨证：脾胃虚弱。

治法：活血化瘀，健脾止泻。

处方：灵脂1.5g　当归2g　川芎1.5g　桃仁2g　丹皮2g

331

赤芍 2g　　乌药 1.5g　　玄胡 1.5g　　甘草 2g　　香附 2g　　红花 1.5g　　枳壳 1.5g　　白术 2g　　茯苓 2g　　薏苡仁 6g　　黄芪 4g，1 剂，水煎 2 次，分 8～10 次服，每次 2～4 匙。

二诊：药后次日大便 1 日 3 次，量少呈糊状，色深黄，继服 2 剂。

三诊：药后大便基本恢复正常，食欲增进，精神好转，2 月后随访未见复发。（李兴民，膈下逐瘀汤治疗小儿久泻疗效观察，新中医，12：26；1981）

评鉴：据"腹痛、腹泻，便下夹有不消化食物残渣，每日达 10 余次""食少腹胀，神疲乏力"及舌、脉等象。证属脾胃虚泻。此乃由饮食不节，损及脾胃，脾伤运化失司，胃伤水谷不消，宿食内停，水反为湿，谷反为滞，水谷不分，清浊失泌，并走大肠，混杂而下所致。采用活血化瘀，健脾益气之法，方拟膈下逐瘀汤化裁。方中桃仁、红花、丹皮、赤芍、玄胡、当归活血化瘀，理气止痛，改善肠壁血流量，减少血管通透性，促进炎性渗出物吸收。川芎、红花、赤芍提取物解除肠平滑肌痉挛并能镇痛；白术、茯苓、黄芪、甘草扶脾益气，薏苡仁健脾化湿，诸药配合，共奏健脾益气，修复肠道之功能。

提示：膈下逐瘀汤乃活血化瘀之剂，治疗小儿虚寒久泻之病，常与"血瘀"有关。王清任提出："久病必有瘀""泻肚日久，百方不效，是瘀血之证"，故用此方治之。应用得当，可改善肠壁的血液循环，促进炎性渗出物的吸收，增强肠管的蠕动和恢复肠胃功能。一般讲，运用活血化瘀之方药，必在有瘀滞之征兆（舌、脉等象）方可应用，若无此，则不可用此方药，否则，岂不失去辨证施治的意义！读者慎思之。

另外，急性期禁用本方，此时细菌毒素亢盛期，可使用抗菌素控制感染；若出现脱水和电解质、酸碱平衡失调，输液补充水分，达到电解质、酸碱度的平衡，本方使用宜慎。

案4：席某　女　4岁　1973-09-26日诊。

反复泄泻，低热、汗出、口渴1月余。

初诊：平素夜间盗汗，曾到医院作肺透视2次，均未见病变。本月初3天内患热泻，便下稀薄如水，色黄味臭，服西药后泻止，2天后又泻，再服西药，泻又止，又过10天，热泻又作，服西药无效，遂改服中药，前医投以凉膈散合茵陈五苓散，服后泻加剧，1昼夜便下20余次，速即停药，住院治疗，服西药并静脉补液，泄泻仍时轻时重，迁延20余日后方停，近来出现低热多汗，烦躁气粗，手足心灼热，唇齿干燥，口渴引饮，小便短少。

检查：精神烦躁，口唇樱红，舌绛无津，舌体瘦瘪，脉细数无力。

诊断：中医：泄泻。西医：重型肠炎、脱水、电解质紊乱。

辨证：肾阴液涸，虚阳外越。

治法：补肾滋阴，固摄气化。

处方：黄连3g　麦冬15g　生地30g　阿胶9g（烊化）乌梅15g　山药60g　鸡子黄2枚，1剂，水煎取汁300ml，内将阿胶烊化尽，再将鸡子黄在内搅匀，日分4次温服。

二诊：服完1剂后即能安睡，但仍低热、汗出。遂去黄连，加浮小麦30g，龙、牡各30g益气止汗，育阴潜阳。服1剂后热退汗止。

三诊：第2天，泄泻又作，泻频量少，因思此证，肾阴初复，而气化尚不固，即方用生山药240克，煎煮取浓汁500ml，将熟鸡子黄4枚，捻碎搲入药汁内，调以白糖令适口，不拘时服，翌日泻止，精神转佳，脉趋平和而痊愈。（余国俊等，小儿久泻伤阴的辨证论治，新中医，1：21；1975）

评鉴：据"热泻，便下稀薄如水，色黄味臭""低热多汗，烦躁气粗，手足心灼热，唇齿干燥……小便短少"及舌、脉等象，证属肾阴枯涸，阳虚外越。此乃由素体肾阴不足，热泻伤脾，日久及肾，肾阴亏涸，津液欲涸，阳无所依，虚阳外越而致。采用补肾滋阴，清热止泻之法，方拟连梅汤化裁，方中生地、麦冬甘润养阴生津，黄连苦寒清解内蕴之湿热，乌梅酸苦泄热，酸甘化阴，山药健脾止泻，补肾益气，鸡子黄、阿胶滋阴养液，龙骨、牡蛎育阴潜阳，浮小麦益气除热止汗，诸药配合，共奏滋阴养液生津，健脾补肾止泻，潜阳除热止汗之功。

提示：素体肾阴不足小儿，热泻日久，最易耗伤肾阴；或素体虽健，然热泻缠绵过久，亦能耗伤肾阴，此谓"久病必及于肾"之意。本案采用连梅汤加味，酸甘敛阴，固摄气化，补益脾肾而止泻。诸药煮取300ml，为1日量，内中阿胶烊尽，再用生鸡子黄搅匀，视小儿年龄大小，分3～5次温服。本方药中少佐黄连，乃因热泻所用，以防余焰复起，少用则坚阴，多用则化燥。

案5：王某　男　1.5岁　1973－07－28日初诊。

腹泻、呕恶不食、脘胀、肢厥6天。

初诊：患暑泻6天，服西药无效，医院诊为小儿消化不良，引发脱水、酸中毒。给予静脉补液后，精神略有好转，然泄泻仍未止，症见便下稍粘，1昼夜10余次，呕恶不食，脘腹胀满，时热时寒，泻后啼叫，时而惊厥，口燥唇红。

检查：面色青灰，舌绛，无苔少津，指纹青紫。

诊断：中医：泄泻。西医：小儿肠炎、脱水、酸中毒。

辨证：热伤肝阴，逆犯胃脾。

治法：滋阴泻火，健脾和胃。

处方：乌梅15g　川椒3g　黄芩6g　黄连6g　法夏6g　炮姜4.5g　党参9g　枳实6g　白芍18g　山药30g　生扁豆9g，2剂。

二诊：药后，泄泻减至每日3次，四肢转温，诸症均减，唯口中津液仍少，时时干呕，小便短黄。调方：山药 30g　石斛 9g　生扁豆 9g　白芍 9g　竹茹 6g　鲜芦根 60g　甘草 3g，2剂。

三诊：连进 2 剂，泻止，诸症皆退。（余国俊等，小儿久泻伤阴的辨证论治，新中医，1：21；1975）

评鉴：据"暑泻……呕恶不食，脘腹胀满，时热时寒""时而惊厥，口燥唇红"及舌、指纹等象，证属热伤肝阴，逆犯胃脾。此乃由久泻不止，脾胃受损，肝木无制，体阴用阳，肝阴耗伤，相火亢盛，冲犯脾胃，累及于肾，命火衰微所致。采用滋阴泻火，健脾和胃之法。方拟《温病条辨》椒梅汤加味，方中乌梅、白芍敛肝柔肝；川椒、炮姜、黄芩、黄连寒热并用，以调厥阴经之阴伤，党参益脾气，山药滋养脾阴，枳实、法夏降胃气，诸药配合，则脾升胃降，气化复常，中焦得治。

提示：本案所用椒梅汤，乃吴鞠通从乌梅丸演化而来，即乌梅丸去桂枝、细辛、黄柏、附子、当归，加黄芩、法夏、枳实、白芍而成。《温病条辨》云："暑邪深入厥阴，舌灰、消渴，心下板实，呕恶吐蛔，寒热，下利血水，甚至声音不出，上下格拒者，椒梅汤主之"。此证病机，吴氏认为"土败木乘，正虚邪炽，最危之候"，此与本案病机相同，故借用此方而治之。

案 6：骆某　女　2 岁　1971 - 10 - 16 日初诊。

热泻频急如水，燥渴引饮 13 天。

初诊：今秋患热泻，服药未效，13 天以后，泻下暴急，水多粪少，有时纯下稀水，燥烦口渴，频频饮水，然愈饮愈渴，一昼夜泻 20 余次，小便短少，闭目而喘，送至我院。

检查：两眼凹陷，枯瘦如柴，昏昏似睡，舌上津少，指纹色紫，已至命关。

诊断：中医：泄泻。西医：小儿肠炎、脱水、电解质紊乱。

辨证：湿热注肠，伤及脾阴。

治法：清热利湿，滋养脾阴。

处方：山药 60g　滑石 30g　白芍 18g　甘草 9g，2 剂，水煎服。

二诊：服药后泻止，小便通利，口渴减轻，但仍喜饮，时干呕，舌上津少，上方去滑石、白芍、甘草，加鲜石斛 60g，鲜芦根 60g 煎汁 500ml 代茶饮。

三诊：服后诸症皆消。但第 3 天，又泄泻 2 次，夹杂未消化之乳片，此因久泻脾胃虚弱之故，为善后调理计，取山药 180g，鸡内金 9g，研为极细末，加白糖 90g，共和匀分 10 包，每次 1 包，每日 2 次，煮粥服之，半月后追访，恢复健康。（余国俊等，小儿久泻伤阴的辨证论治，新中医，1：20；1975）

评鉴：据"泻下暴急，水多粪少，有时纯下稀水，燥烦口渴，频频饮水……1 昼夜暴泻 20 余次"及检查舌、指纹等象，证属湿热注肠，损及脾阴。此乃由小儿脾胃薄弱，不耐受邪，夏秋感受暑湿，湿热蕴结脾胃，下迫大肠，骤成暴泻，日久伤津耗液而伤阴。采用清热利湿，滋阴养脾。方拟张锡纯滋阴清燥汤，方中山药甘平养阴，补脾止泻，滑石清热渗湿，利尿止泻，白芍、甘草酸甘化阴，调补脾胃，四味合用，清热利湿，滋阴健脾而泻止。

提示：小儿为稚阴稚阳之体，泄泻之中，易虚易实，变化迅速，伤阴失液，乃为变证之一，甚则阴阳两伤，虚脱而亡。一般暴泻气陷伤阴，亦可伤阳，久泻阴耗必伤其阴，临证务必详辨，因为热病津乏，阴虚火旺，无湿可渗，若渗利必更伤阴。"伤阴"之治，最忌渗利，此因渗利伤阴，本案"频频饮水""小便短少"乃久泻伤脾阴有湿之症，今用滑石以渗利，何故也？滑石虽甘寒，但渗湿而不伤阴。张锡纯谓："内伤阴虚作热，宜用六味地黄汤以滋阴者，亦可少加滑石以代苓、泽，则退热较速"（《医学衷中参西录》），本案小儿久泻，脾阴虽伤，而热泻未解，湿热犹存，滑石清利湿热，故用之而取效。

6. 消化道霉菌（脾风）病案

姚某　女　4 岁　1978 - 03 - 06 日诊。

反复腹泻、腹胀、低热 12 天。

初诊：近 10 余天来，腹泻腹胀，低热持续不退，大便粘稠日 10 余次，肛门赤烂，在某诊所用抗菌素等药治疗，症状无改善，伴见消瘦、烦躁、尿少，转入我院治疗。

检查：T37.2℃，面红，舌赤边红，口腔糜烂，上腔粘膜布有白屑。大便常规：霉菌（＋＋）、假菌丝（＋）。

诊断：中医：脾风。西医：消化道霉菌病。

辨证：热毒炽盛，内积心脾。

治法：清热解毒，调理心脾。

处方：生石膏 18g　栀子 9g　黄连 6g　生地 12g　黄芩 9g　赤茯苓 12g　灯心草 9g，7 剂，水煎分 2 次服。同时用崩大碗 25g　白花蟛蜞菊 50g　酢浆草 50g，捣汁内服。

二诊：1 周后热稍退，大便每日 2～3 次，较黏，余症未减，改用大黄黄连泻心汤 3 剂，水煎服。

三诊：药后症见缓解，唯肛门赤烂加重，遍及前阴，用其药渣煎水外洗，涂紫药水。

四诊：病情又反复，查大便霉菌消失，复查见少量假菌丝，低热持续，上症复见，此属气阴两亏，改用益气养阴。

处方：西洋参 4.5g　谷芽 12g　甘草 6g　茯苓 12g　石斛 9g　麦冬 9g　玉竹 9g　黄精 12g，加减调配，并服酢浆草等，持续治疗月余，诸症悉除，身体康复。（刘百明，中草药治疗消化道霉菌病的体会，新中医，2：38；1981）

评鉴：据"腹泻、腹胀，低热持续不退，大便粘稠日 10 余次，肛门赤烂""消瘦、烦躁、尿少"及检查舌诊等象，证属热毒注肠，内积心脾。此乃由感受秽恶毒邪，蕴结日久，内积心脾，毒热炽盛，循经上行，下迫于肠，熏灼口舌、大肠所致。采用清热解毒，调理心脾之法，方拟清热泻脾散化裁，方中黄芩、黄连泻热解毒，清泻心脾积热；栀子、石膏泻脾胃积热；生地凉血益阴；茯苓利湿健脾，灯心草导热下行，共奏清热解毒，调理心脾之功。

提示：本病感染霉菌（白色念珠菌），或长期应用抗菌素使消化道菌群比例失调，身体虚弱时，霉菌无力拮抗而乘机大量繁殖所致。凡症见口内粘膜白屑、糜烂，腹胀腹泻，持续发热，肛门赤烂，抗菌素治疗恶化，大便镜检有霉菌及假菌丝者为特征。本案所用前2方，乃清热存津之法，中病即止，不可过剂，免伤稚阴稚阳之体，若出现气阴两虚者，应益气养阴，四诊后用西洋参谷芽和胃汤或麦冬和胃汤(《冰玉堂验方》)，脾胃阳虚用参苓白术散。

7. 厌食症病案

案1：倪某　男　13月　1986 - 04 - 10 日初诊。

食少腹胀，厌恶进食，大便干燥1周。

初诊：患儿1周来，食欲减退，每日仅食2匙粥，50ml 牛奶和半个鸡蛋，腹部胀满，大便干燥，矢气臭秽。

检查：精神状态无特殊异常，舌苔薄黄而腻，脉尚有力。

诊断：小儿厌食。

辨证：食滞脾胃，运化失司。

治法：消食和胃，健脾助运。

处方：焦三仙各4.5g　鸡内金1.5g　枳壳3g，7剂，每日1剂，将药研末，包煎，加水500ml，煎至100ml，分3次服。

复诊：7剂后纳食复常，大便惟艰，上方续服，另用皮硝15g，鸡内金1.5g，冰片1.5g（硝金散），共研细末，每日9g，

用纱布袋包，睡前贴脐处，向愈。（沈学敏，舒鸿年治疗小儿厌食证的经验，浙江中医杂志，9：402；1987）

评鉴：据"食欲减退……腹部胀满，大便干燥，矢气臭秽"及舌、脉等象，证属食滞胃脘，脾失健运。此乃由喂养不当，饮食失节，损伤脾胃，受纳运化失司，肠道积滞所致。治以先消食导滞，自拟消积散，方中神曲、山楂、麦芽、鸡内金消食健胃，佐以枳壳行气散结。

后用硝金散，方中内金健胃消食，皮硝清肠消积，泻火通便，冰片辛散苦泄，芳香走窜，携诸药由脐腹渗入肠道而通腑脏，药简而效著。诸药合用共奏健脾益胃，行气散结，泻火通便。

提示：厌食是以长期见食不贪，食欲不振，甚则拒食为特征，常因喂养不当，饮食失节，导致脾胃运化不健所致，以 1～6 岁小儿常可发生，临床以脾胃不和证为多，症见食少、厌食、腹胀、呕吐、便臭者实证，治宜消食导滞，用本案消积散，便秘外敷硝金散。面色萎黄，困倦乏力，便薄残留乳食属虚中夹实，治以健脾消食，方用健消散：焦术、茯苓各 4.5g，枳壳、砂仁各 1.5g，研末用法同前，一般 3～7 日可恢复正常。

案 2：沈某 女 4 岁 1979－09－03 日初诊。

食少、腹痛、便溏 6 天。

初诊：患儿自能饮食后，常食不洁之物，6 日前不思饮食，时有腹痛，便下稀溏，伴有不消化物的残渣，前来求医。

检查：舌苔白腻，脉左濡右弦。

诊断：食滞胃肠，脾失健运。

治法：消食醒胃，补脾助运。

处方：茯苓12g 炒扁豆12g 焦白术9g 焦神曲9g 山楂炭9g 鸡内金9g 焦麦芽9g 大腹皮9g 木香3g 枳壳4.5g 陈皮4.5g，5 剂，水煎服。

复诊：服药后，纳谷增加，惟仍腹痛、便溏，大便常规检查有虫卵，原方加使君子9g，槟榔6g，川楝子6g，3剂，以加强杀虫消积，行气止痛之功。

三诊：药后排出蛔虫数条，胃纳正常，大便成形。（沈学敏，舒鸿年治疗小儿厌食症的经验，浙江中医杂志，9：402；1987）

评鉴：据"不思饮食，时有腹痛，便下稀溏，伴有不消化物的残渣"及检查舌、脉等象，证属脾胃虚弱，食滞虫积。此乃由饮食不节、不洁，食滞难化，虫积肠内，脾胃亏虚，纳运失常所致。采用益气健脾，醒胃化滞之法，方拟参苓白术散化裁，方中茯苓、扁豆、白术补脾助运，神曲、山楂、内金、麦芽消食导滞，大腹皮、木香、枳壳、陈皮理气止痛，诸药合用健脾醒胃，消滞化积之功。

提示：厌食之证，病因不一，若虫积肠内，劫取营养，分泌毒素，消化吸收不良，证多虚实夹杂，体质好，病程短者，先通下祛虫，配用使君子、槟榔、苦楝根皮、枳实、大黄等，虫除以后再用健脾开胃的茯苓、白术、神曲、谷芽、麦芽、陈皮等，若气血虚，病程长者，则不宜单纯通下，须通补并用，通下之中酌加补脾健胃之品，本案之证即属此，故采用后者治之。

8. 营养不良（疳积）病案

吴某　女　3岁　1979-03-06日诊。

消瘦、腹胀、纳差、烦躁1月余。

初诊：1月来患儿胃纳欠香，偏嗜香甜，口渴欲饮，饮而不多，烦躁易哭，时发低热，日轻暮重，腹微胀，大便时干时稀，每日1~2次。

检查：T37.1℃，精神欠佳，面色萎黄，形体略瘦，毛发脱落稀疏，舌质淡，苔薄白，脉细弱。

诊断：中医：疳积。西医：营养不良，多种维生素缺乏。

辨证：疳气内积，脾胃损伤。

治法：清热疏泻。

处方：桃仁 15g　杏仁 15g　生山栀 15g　冰片 0.5g　樟脑 0.5g，共为细末，取药末 20g，鸡蛋清调拌成糊状，干湿适宜，敷于双侧内关穴，然后用纱布包扎，不宜太紧，24 小时后去之。

复诊：3 日后，诸症大减，胃纳增进，精神转佳，低热悉除，腹胀消失，又外敷 1 次，1 周后随访，上症已除。（江苏省句容县石狮卫生院，疳积散外敷内关穴治疗小儿疳证，新中医，8：36；1981）

评鉴：据"胃纳欠香，偏嗜香甜""烦躁……低热，日轻暮重，腹微胀"及检查舌、脉等象，证属疳气内积，脾胃损伤。此乃由喂养不当，损伤脾胃，受纳运化失职，生化乏源，气阴亏耗，病缠日久，脾虚肝旺，化火内扰所致。故采用清热疏泻之法。自拟疳积散外敷，方中栀子泻热凉血祛湿，桃仁、杏仁辛宣疏泄，润燥下气，冰片、樟脑芳香走窜，通窍散郁火，燥湿止痛，诸药与蛋清调敷，共奏清热凉血、祛瘀消肿，穴位调敷，通达经络，调整气机，健脾和胃之功。

提示：疳证多由喂养不当或多种疾病影响，导致脾胃受损，气液亏耗的慢性病，临床以形体消瘦、面黄发枯、精神萎靡或烦躁、饮食异常为特征。治疗原则调和脾胃，疳证属虚，扶正为主，疳气证则和脾，方用资生健脾丸，疳积证则消积，方用疳积散；干疳证则补益气血，方用八珍汤。

本方适用疳证初、中期，属疳气、疳积较轻者，一般一次见效，少数患儿两次，最多不超过 3 次，每次间隔 2~3 天。

9. 念珠菌口腔炎（鹅口疮）病案

案1：王某　男　3个月　1978 - 04 - 20 日诊。

口舌生白膜，周围焮红伴烦躁7天。

初诊：出生3天，发现口内起白膜，唇舌皆白，周围焮红，烦躁多啼，已3天未见大便。

检查：面赤唇红，口腔满布白屑，舌尖红赤，指纹紫滞。

诊断：中医：鹅口疮。西医：念珠菌口腔炎。

辨证：心脾积热。

治法：祛风解表，清热解毒。

处方：（1）生地3g　白蒺藜2g　钩藤2g　木通4g　竹叶3g　蝉蜕1g　大黄2g　槟榔3g，3剂，水煎服。

（2）硼砂50g　雄黄20g　牛黄3g　儿茶3g　人中白10g，共研细末，瓶贮备用。取药末5g，分15次，每隔2小时1次，将药末用竹片或纸片蘸黄豆大放舌上或搽口（不要吹入）即可，第3日复诊痊愈。（张恒泉，婴儿鹅口疮，新中医，3：24；1981）

评鉴：据"口内起白膜，唇舌皆白，周围焮红，烦躁"及检查舌、指纹等象，证属心脾积热。此乃由孕妇怀孕期间，过食辛热炙煿之物，致胎热内盛，传于胎儿，蕴积心脾，热毒循经上行，熏灼口舌。采用清心泻脾，内外合治之法，自拟钩藤汤化裁，方中生地凉血解毒，钩藤、蒺藜、蝉蜕祛风清热，木通、竹叶、甘草清热祛湿解毒，大黄、槟榔通腑泻火，化积通便，诸药合用，共奏清泻心脾积热。外搽口末则有清热解毒，去腐生肌之功。

提示：鹅口疮以口腔、舌面满布白屑或白色片状物，状如鹅口。因其色白如雪片，又名雪口。多见新生儿、早产儿营养不良，腹泻或使用抗生素或激素的患儿，伴有低热、拒食、吞咽困难等，新病多属实证，久病多属虚证。治疗原则为清热泻火，滋阴潜阳，新生儿咽部有白膜，轻轻擦拭，或涂冰硼散或青黛散皆有效。

案2：张某 女 4个月 1978－03－13日诊。

口舌满布白屑，周围色红2天。

初诊：患儿1周前因发热腹泻，口服抗菌素等药消退，而出现口舌满布白屑如雪片状，周围色红，昼夜啼哭，不愿吮乳，便干尿赤，已有2日，当地医生谓"霉菌感染"，曾用冰硼散、核黄素等药无效而来求治。

检查：口唇周围色红，口腔、舌上及颊部内有白色片状物，不易擦去。舌尖红赤，指纹紫滞明显。

诊断：中医：鹅口疮。西医：念珠菌感染性口腔炎。

辨证：心脾积热。

治法：清热解毒，去腐消肿。

处方：五倍子30g 明矾30g 冰片3g，将五倍子、明矾捣碎如米粒，砂锅文火炙炒，竹筷拌搅，如枯矾状离火冷固，取出研末，加冰片粉少许拌匀，以净指蘸冷开水粘药粉少许涂患处，每日1~3次，1日减轻，次日痊愈。（张道廉，倍明散治鹅口疮，新中医，10：28；1981）

评鉴：据"口舌满布白屑如雪片状，周围色红……便干尿赤"及检查舌、指纹等象，证属心脾积热，此乃因腹泻，又使用抗生素后体内菌群失调，心脾郁热，邪热循经上行，熏灼口舌所致。采用清热解毒，去腐消肿之法，自拟倍明散，方中五倍子收敛降火，枯矾解毒医疮，冰片清热止痛，防腐消肿，诸药合用，共起清热解毒，去腐消肿，医疮止痛之功。

提示：哺乳期婴儿注意口腔清洁，喂乳前将乳头用温开水冲洗，哺乳后喂少量开水，小儿食具要煮沸消毒，乳母忌食辛辣炙煿之物，同时婴儿避免长期大量滥用抗生素。

本方如用 1 天后无明显效果，可加用醋调细辛散敷脐疗法。（详见中级医刊 4：240；1966）收效更捷。

10. 小儿多汗症（盗汗）病案

案 1：陈某　男　4 岁半　1979 - 08 - 11 日初诊。

睡中汗出，醒后汗止，烦躁口干 3 月余。

初诊：其母代告患儿 3 个月来，夜间入睡后头、身大汗出，醒后汗止，衣被沾湿，近来逐渐身体消瘦，纳食减少，烦躁潮热，口干饮水不多，便干尿赤，曾服用多种糖酸钙片、干酵母等药无效，今前来求治。

检查：精神萎靡，口唇淡红，声低气弱，舌质淡苔薄白，脉细滑稍数。

诊断：中医：汗症（盗汗）。西医：多汗症。

辨证：湿邪郁蒸，气津大伤。

治法：宣透湿邪，益气养阴。

处方：桑叶 12g　丹皮 9g　滑石 9g　连翘 9g　通草 6g　生牡蛎 18g　浮小麦 20g　太子参 12g　五味子 9g　麦冬 9g，3 剂，水煎分 2 次服。

复诊：药后汗出稍减，上方加黄芪 18g，5 剂。

三诊：药后汗已全止，惟纳呆神倦，面色少华较明显，改用五味异功散加黄芪、玉竹、白豆蔻、大枣等健脾和胃之剂，食增神旺而痊愈。（陈大鸣，小儿夜汗、多汗的辨证论治经验，新中医，1：13；1981）

评鉴：据"入睡后头、身大汗出，醒后汗止""消瘦，纳食减少，烦躁潮热，口干"及检查舌、脉等象，证属湿蕴脾胃，气阴受损。此乃感受湿邪，内蕴脾胃，熏蒸于外，卫气不固，迫汗透泄于表，日久亏耗阴津所致。采用辛凉宣透，益气养阴之法，方拟牡蛎散合生脉散化裁，方中桑叶、连翘辛凉宣透湿邪，丹皮除郁热，通草、滑石清利三焦，分利除湿，牡蛎、浮小麦固涩敛汗，太子参、黄芪益气生津止汗，麦冬养阴清热，五味子收敛止汗，诸药合用，共奏辛凉宣透湿邪，清热泻脾渗利，益气生津止汗之功。

提示：汗是人体五液之一，为心所主，由阳气蒸化津液从汗孔排出的水液。安静时，全身或局部汗出则为汗证。多见婴幼儿和学龄前儿童。睡中汗出，醒后即止，伴面赤烦躁、手足心热，梦中惊惕为盗汗。治疗重在治本，辨别虚实寒热，表里阴阳，在气在血而治之。次治其标，敛汗止汗。临证时，气虚不固者益气固表，方拟玉屏风散加味；营卫不和者调和营卫，方拟桂枝汤加味；气阴两虚者益气滋阴，方拟生脉散加味；脾胃湿热者清热化湿，方拟泻黄散加味，不可见汗止汗。

案2：程某　男　4岁　1977－09－28日诊。

遍身汗出，微恶风寒，神倦纳差2个月。

初诊：谓两个月来，遍身汗出，汗多如浴，自感时冷时热，微恶风寒，伴神疲倦怠，食欲减退。大便稀溏，每日2次，曾服有牡蛎一类止汗药未效，今前来求治。

检查：舌质淡红，苔薄白而滑，脉象浮弱。

诊断：中医：汗症（自汗）。西医：多汗症。

辨证：营卫失和。

治法：调和营卫。

处方：桂枝3g　白芍10g　甘草2g　牡蛎10g　生姜2g大枣6g（去核）1剂，水煎服。

复诊：服药后，汗出大减，时冷时热感消失，大便亦转正常，仍有食减。调方如下：桂枝5g　白芍10g　炙甘草2g　黄芪6g　生姜2g　大枣（去核）6g　饴糖30g，2剂，水煎服。

三诊：服药后饮食增加，按原方再服2剂，以巩固疗效（马百平，小儿夜汗、多汗的辨证论治经验，新中医，1：13；1981）

评鉴：据"遍身汗出……时冷时热，微恶风寒""倦怠，食欲减退，大便稀溏"及检查舌、脉等象，证属营卫不和，气弱表虚。此乃由小儿形气未充，先天禀赋不足，营卫失和，营阴不能内守，卫弱腠理不固，津液不能内敛而外泄所致。采用调和营卫，益气固表之法。方拟黄芪桂枝五物汤化裁，方中黄芪、炙甘草益气固表，桂枝温经通阳，白芍和营敛阴，生姜、大枣补益中气，助黄芪以固表，诸药合用，共奏调和营卫，益气固表之功。

提示：自汗是无故汗出，不因发热，衣厚，发汗而汗自出，动则为甚。《小儿卫生总微论方》云："小儿有遍身喜汗出者，此荣卫虚也"。治疗本病，调和营卫，可用上方黄芪桂枝五物汤化裁。若汗出不止，加浮小麦养心敛汗，龙骨、牡蛎固涩敛汗；纳呆神倦，面色少华，加党参、淮山药健脾益气；口渴、虚烦不眠为胃阴耗损，加石斛、芦根、柏子仁养阴安神。

11. 慢性肾小球肾炎（水肿）病案

李某　男　12岁　1966-12-08日诊。

下肢浮肿，纳减乏力，腹胀便溏半年余。

初诊：患儿1年前因急性肾炎全身及眼睑浮肿，曾到某医院住院治疗多次，浮肿消失，半年之后，病情又复发，经检查诊为"慢性肾炎"，近来出现下肢浮肿，按之凹陷如泥，不易恢复，食欲不振，脘腹胀闷，大便溏稀，每日1~2次，尿少色清，体倦乏力而前来求治。

检查：面色萎黄，精神疲惫，眼睑轻度浮肿，舌质淡苔薄白，脉缓细。尿检：蛋白（++），白细胞（+），红细胞（++）。

诊断：中医：水肿（阴水）。西医：慢性肾小球肾炎。

辨证：脾虚湿困。

治法：温运中阳，行气利水。

处方：党参9g 白术6g 茯苓9g 法夏6g 泽泻6g 茅根9g 黑丑9g 木香1.5g 桂枝1.5g 甘草1.5g，3剂，每日1剂。

复诊：药后食欲增进，浮肿消退，又连服1周后，尿常规检查恢复正常，为巩固疗效，继服5剂，随访2年，病情未见复发。（曾春，小儿慢性肾炎水肿治验，新中医，1：44；1975）

评鉴：据"下肢浮肿，按之凹陷如泥""食欲不振，脘腹胀闷，大便溏稀"及检查舌、脉等象，证属脾虚湿困，此乃由中阳不振，脾失健运，气不化水，水湿内停，聚积下焦所致。采用温运中阳，行气利水之法，方拟四君子汤化裁，方中党参、白术补气健脾，以助运化，半夏、木香理气温胃，茯苓、泽泻、茅根利水渗湿消肿，桂枝通阳化气，甘草调和诸药，黑丑逐水消肿，通达三焦，诸药合用，共奏补气健脾助运，利水渗湿消肿，温阳化气通经之功。

提示：本案从调理脾胃治疗小儿水肿，使脾胃健旺，水湿得化，且制肾水，又生肺金，增强了脏腑生机，提高抗病能力，方中增添理气利水药，促进水湿排泄，驱邪不伤正，邪去正安。

慢性肾炎尿蛋白不易消除，病情反复发作，故方中加用黑丑以消除尿蛋白，据药理研究，黑丑吸收后，经泌尿系排泄，刺激肾充血，增加尿量（利尿），但是否抑制蛋白排泄，尚不得而知？从传统药性分析，黑丑乃苦寒性降之品，通泻力甚强且速，长于达三焦，走气分，从二便排出水湿，以清除三焦气分湿热壅滞，凡用牵牛（黑丑），少用则通大便，多用泻下如水，儿童处在生长发育期，用之当慎，中病即止。

12. 遗尿症病案

案1：李某 女 12岁 1986-02-01日诊。

睡中遗尿，1夜数次，已患12年。

初诊：自幼睡中遗尿，1夜2~3次，尿清而长，熟睡，难以唤醒，醒后方觉，伴腰膝酸软，记忆力减退，智力较差，大便溏泻，每日1~2次。

检查：形体较胖，表情呆滞，精神疲乏，面色㿠白，舌胖质淡，苔薄白微腻，脉沉细无力。

诊断：遗尿（原发性）。

辨证：肾阳不足，痰浊上蒙。

治法：温肾缩尿，化痰开窍。

处方：菖蒲12g　制南星9g　远志3g　麻黄6g　附子9g　细辛3g　益智仁6g　桑螵蛸10g　肉桂6g　神曲6g　川牛膝9g，4剂，水煎服。

复诊：药后仅遗尿1次，继服上方4剂。

三诊：遗尿已止，精神转佳，但夜间烦躁，梦语龂齿，上方加黄连6g，继服6剂。

四诊：诸症悉平，改服肾气丸，早、晚各1丸，连服半年以巩固疗效，随访未见复发。（冯西勇，麻黄附子细辛汤加味治愈两例遗尿症，黑龙江中医药，6：38；1988）

评鉴：据"睡中遗尿，1夜2~3次，尿清而长""腰膝酸软，记忆力减……大便溏泄"。及检查舌、脉等象，证属肾阳不足，下元虚寒。此乃由先天禀赋不足，造成肾气不足，膀胱虚冷，气化失司，至夜困睡，阴盛阳收，不能约束水道所致，采用温补肾阳，化痰开窍之法。方拟麻黄附子细辛汤加味，方中麻黄、细辛、桑螵蛸开宣肺气，通调水道，且桑螵蛸酸敛，制麻、辛之挥发，护阳保津，附子得细辛温壮肾阳，牛膝活血通经，菖蒲、制南星、远志化湿醒神，除痰开窍，益智仁温脾止泻，固精止溺，佐神曲健脾和胃，诸药合用，共奏温补肾阳，除痰开窍，活血通经，固精止溺之功。

提示：遗尿指3周岁以上小儿出现不随意的排尿，多在睡中发生，临床有原发、继发两种，但以原发性多见，治疗以益肺健脾，温肾固涩为法则，在辨证用方基础上加入益智仁、补骨脂、杜仲、桑螵蛸、远志、菖蒲、夜交藤等品效果明显。

本案所用麻黄附子细辛汤出自《伤寒论》，具有温肾解表之功，以脉沉、但欲寐、发热为据，方中麻黄能兴奋中枢神经、膀胱括约肌，治疗本病是以脉沉、神倦、苔薄白为依据，方中三药与川牛膝（或桃仁）活血药配伍则活血寓于温阳之中，和开窍化痰药相配则化痰寓于温阳之内，则气化痰亦化，气行血亦行，阳复温煦，气血畅行，膀胱气化得复，遗尿自止。若单纯温肾缩尿，忽略痰、瘀存在，治疗效果如何，可以借鉴本案。

案 2：王某　女　11 岁　1979 – 10 – 21 日诊。

睡中遗尿，腰膝酸软 10 年。

初诊：从小尿床，每夜 2～3 次，睡后不易唤醒，经常如此，曾针灸及服西药治疗，均未见效，平时形寒肢冷，腰膝酸软，小便清长。

检查：精神疲惫，智力较差，舌质淡，脉迟无力。

诊断：遗尿（原发性）。

辨证：下元虚寒，肾气不足。

治法：温补肾阳。

处方：麻黄 15g　桑螵蛸 30g　益智仁 15g　补骨脂 15g　石菖蒲 7g　肉桂 8g，1 剂，共为细末，炼蜜为丸，4g1 丸，每日 3 次，饭后服。

复诊：服 1 料后，每周仅遗 2～3 次，服完 2 料后愈，继服 3 料以巩固，至今 3 年，随访未见复发。（朱遇春等，治遗尿验方，新中医，7：28；1981）

评鉴：据"从小尿床，每夜 2～3 次""形寒肢冷，腰膝酸软，小便清长"及检查舌、脉等象，证属下元虚寒，肾气不足，此乃先天禀赋不足，下元虚冷，肾与膀胱气虚，不能制约水道，膀胱约束无权所致，采用温补肾阳，固涩小便之法，自拟温阳益肾止溺丸，方中麻黄宣肺散寒，通调水道，桑螵蛸益肾固涩缩尿，益智仁、补骨脂温补肾阳，以暖下元，石菖蒲清心醒神，肉桂温通经脉，引火归元，诸药合而温肾固摄止溺之功。

提示： 服药期间，晚餐食干饭，少喝水，夜间定时唤醒解小便，培养夜间醒后即解小便习惯。痊愈后继续服药粉1料，以巩固疗效。

13. 急性扁桃体炎（乳蛾）病案

师某　男　4岁　1976 - 12 - 20日初诊。

咽部肿痛、吞咽困难，发热1周。

初诊：患儿自幼大便干燥，1周前在外游戏，不慎感受风寒，至夜自感咽痛，连及耳部，伴有发热，第2日起，吞咽困难，言语及吞咽时疼痛加重，恶心纳差，口渴思饮，头痛乏力，时见衄血。大便秘结成球形，2~3日1行，尿少而黄。

检查：T39℃，精神烦躁，面色潮红，唇红干裂，口角溃烂，鼻孔干赤，舌质红，苔薄黄，脉弦滑数。咽部充血，两侧扁桃体红肿3度，表面有黄白色脓点，颌下淋巴结肿大，压痛。

诊断：中医：急性乳蛾。西医：急性扁桃体炎并肿大。

辨证：肺胃郁热，复感外邪。

治法：疏表利咽，清热解毒。

处方：芦根15g　茅根15g　菊花10g　板蓝根10g　僵蚕10g　玄参10g　生石膏18g　公英6g　知母6g　花粉10g　薄荷10g，3剂，水煎服。

二诊：服药后扁桃体缩至2度，已无脓点，身热渐退，午后测T37.2℃，口渴思饮，进食米粥，大便1次，尿黄。上方减石膏、薄荷，继服3剂，药后已愈。（宋祚民，小儿乳蛾高热辨治，北京中医杂志，6：7；1988）

评鉴：据"咽痛，连及耳部……发热""吞咽困难，言语及吞咽时疼痛加重，恶心纳差"及检查舌、脉等象，证属肺胃郁热，复感风热。此乃由内有积热，复感外邪，风热相搏，结于咽旁，气血壅滞，郁而成毒所致。采用清热散风，利咽解毒之法。自拟清咽消毒汤，方中生石膏、知母、茅根、芦根、天花粉清热生津，津保渴止。菊花、板蓝根、公英、薄荷清热解毒，疏风利咽，僵蚕祛风泄热，消肿散结，诸药相合，共奏疏风利咽，清热解毒，消肿散结之功。

提示：本病系腭扁桃体的急性非特异性炎症，分非化脓性和化脓性，主要由乙型或甲型溶血性链球菌感染。起病急、畏寒、发热、头痛、纳差、乏力、身痛，小儿可有腹泻、高热、昏睡等。咽痛充血、扁桃体肿大，表面有黄白脓点等。治疗以清热散风、利咽解毒，方拟清咽利膈汤、喉煎方等（详见《实用中医耳鼻喉科学》），外喷冰硼散、吹喉散，含服六神丸。针灸：取少商、中冲、商阳、少泽，浅刺出血，配天突、扶突、大杼、风门。高热加尺泽、合谷、足三里、内庭。

14. 暑热并肠炎（内伤发热·泄泻）病案

林某　男　2岁　1984 - 08 - 20 日诊。

发热、腹泻、自汗、乏力25天。

初诊：2月前患儿因过食不消化食物，出现腹泻，时轻时重，时发时止，反复不愈，25日前开始发热汗出，逐渐剧增，久羁不退，大便泻下无度，清彻如水，经某医院检查，拟诊为"肠炎""消化不良""暑热症，失水2度"，给予复方新诺明、抗生素等药，并输血、输液，物理降温等治疗，效果不显，前来求治。

检查：T39.5℃ ~40.6℃，精神萎靡，形体消瘦，面色苍白，两目深陷，囟凹容指，睡中露睛，舌质淡，苔白腻，指纹浅淡

351

射甲。

诊断：中医：暑热、泄泻。西医：夏季热、肠炎、脱水酸中毒。

辨证：脾胃亏弱，气虚发热。

治法：补中益气，甘温除热。

处方：红参6g　陈皮6g　生芪15g　焦白术5g　炒柴胡5g　藿香5g　升麻4g　肉桂2g　炙甘草3g，3剂，每日1剂，水煎浓汁，少量多次缓缓服之。

复诊：服药1剂热退，2剂泻止，3剂索食，目陷囟凹明显改善，精神亦见好转，药已中病，毋庸更张。上方加怀山药10g，香麦芽12g，3剂。

三诊：药后诸恙安和，但脾胃之气未复，上方去红参、肉桂，加太子参10g，3剂后，身体康复如初。（杨子仪，吴少清治疗内伤高热的经验，浙江中医杂志，7：300页，1988）

评鉴：据"发热汗出，逐渐剧增，久羁不退，大便泻下无度，清彻如水"及检查舌、指纹等象，证属气虚发热，上盛下亏。此乃由久泻不愈，脾胃气衰，中气不足，气虚阳浮，致上焦热盛，下焦亏虚之象。采用补中益气，温下清上之法，方拟补中益气汤化裁，方中黄芪益气升阳。人参、炙甘草补脾益气，配肉桂补火生土，白术燥湿健脾，助黄芪补中益气，脾胃气旺，清阳可升，腹泻可止，藿香、陈皮行气化滞，醒脾和胃，升麻、柴胡升清举陷，气机升降有序而畅达，阳气归位，则身热可除矣。

提示：本案因于"饮食自倍，肠胃乃伤"，脾伤而泄泻不已，中气愈虚，遂致发热。前投西药，多系寒凉，均未见效。今用补中益气汤甘温以除大热，加肉桂以补火生土；时值暑季，复加藿香化湿醒脾，方证合拍，效若桴鼓。

15. 麻疹并发咽喉炎（喉痹）病案

案1：赵某 男 1岁 1979 – 04 – 13日诊。

麻疹收没，发热咳嗽，声音变哑4天。

初诊：患儿4天前全身满布红色疹点，3天出齐后即没发热，声音变哑，床上跌下，亦不能啼，咳嗽增剧，状如犬吠，呼吸不畅，烦躁不安。

检查：T38.9℃，呼吸急促，神昏欲睡，面色发青，舌质红，苔黄腻，指纹紫滞。

诊断：中医：麻疹（逆证）、喉痹。西医：麻疹、急性喉炎水肿。

辨证：热毒攻喉。

治法：宣肺发音，润燥化痰。

处方：款冬花12g 川贝母6g 玉蝴蝶6g 杏仁6g 桔梗3g 冰糖31g，2剂，先将1剂盛瓷碗内，加入煮米沸汤适量，置饭甑上蒸熟，取其药汁，当茶水随时喂之。

复诊：连服2剂后，声音恢复，咳亦消失而愈。（赵伯州，麻后声哑，新中医，3：25；1981）

评鉴：据"发热，声音变哑……亦不能啼""咳嗽增剧，状如犬吠，呼吸不畅，烦躁不安"及检查舌、指纹等象，证属麻疹逆证，热毒攻喉。此乃由疹出即没，麻疹时邪未能从肌肤泄尽，滞留入里，肺胃热毒壅滞，循经上攻咽喉所致。采用宣肺化痰、润燥利咽之法，自拟发声饮治之，方中款冬花、川贝母、玉蝴蝶清热宣肺，化痰止咳以发声音，桔梗、杏仁宣降肺气，冰糖润肺利咽生津；用米锅沸汤泡予水冲，饭甑上蒸，取谷物精华升发之气，以养肺胃，圆通法治，配制适宜，用之而愈。

提示：麻疹为感受麻毒时引发急性发疹性时行疾病。以发热咳嗽、鼻塞流涕、泪水汪汪、全身红色疹点，初见麻疹粘膜斑为特征。四季发生，流行冬、春，1～5 岁小儿多见并传染。其发病过程，应分辨病情顺逆，此例即为逆证引发。

本案所用之方，系从《笔花医镜》的通音煎化裁而来，原方白蜜 1 斤，川贝母 2 斤，款冬花 2 两，胡桃肉 12 两去皮研烂，共捣和匀，饭上蒸熟，开水服下。本方若用之无效，症见高热不退，咽喉肿痛音哑，呼吸困难者，应采取综合措施，法当清热解毒，利咽消肿，方用清咽下痰汤合六神丸治之。必要时做气管切开，以救危急。

案 2：林某　男　3 岁　1959－04－25 日诊。

麻疹收后，咳嗽音哑半月。

初诊：患儿生麻疹已收，仍在当地卫生院住院观察，现惟呛咳不已，呈阵发性，咳时连续数 10 声，声重嘶哑，状如犬吠，每日发作 7～8 次，满脸潮红，气促吃力，咽干烦躁，医院诊为麻疹并发咽喉炎，曾用中西药治疗数日未愈。

检查：T37.4℃，精神萎靡，吸气困难，舌质红，苔黄腻，脉滑数。

辨证：肝火犯肺，麻毒攻喉，心火内盛。

治法：平肝清肺，止咳除痰，佐以清心安神。

处方：钩藤 9g　竹叶 9g　灯芯草 2 扎　川贝 3g（包）蛤壳 4.5g（包）　青黛 4.5g（包）　竺黄 3g（包）　珍珠 0.15g（包），2 剂。其中各单包之药共研细末，钩藤、竹叶、灯芯草用水碗半，煎为六分，去渣，将药末冲入药汤内，搅匀，分 2～3 次服。

复诊：服 1 剂后，咳嗽减半，再剂咳嗽消除，康复出院。（何志雄，诊余随笔二则，新中医，2：54；1981）

评鉴：据"麻疹已收……呛咳不已，呈阵发性，咳时连续数十声，声重嘶哑""气促吃力，咽干烦躁"及检查舌、脉等象，证属肝火犯肺，麻毒攻喉。此乃麻疹后期，护理不当，麻疹透发不畅，毒热壅盛，郁结于肝，上逆犯肺，循经上攻咽喉所致。采用清热解毒，平肝宣肺，利咽止咳之法，自拟喉炎咳嗽效方，方中青黛清肝凉血解毒，川贝、海蛤、珍珠、天竺黄清热化痰，定惊安神，钩藤平肝清热，竹叶、灯芯草清心除烦，解散上焦风热，诸药合用，共奏清热解毒，平肝宣肺，化痰利咽，清心安神之功。

提示：本案麻疹出后，护理不当，毒热未散，郁结心肝，心火内盛，肝火灼肺，上攻咽喉之逆证，采用本方平肝清心镇痉，清肺除痰止咳，方证合拍，故效果显著。亦可采用平肝清肺，利咽消肿为主，方用泻白散合羚角钩藤汤化裁，配服六神丸效果甚佳。另外，本方治支气管痉挛治咳嗽，亦有良效。本方可去竹叶、灯芯草，加桔梗、诃子、甘草治疗急、慢性咽喉炎效果满意。

16. 麻疹并发溶血性贫血（血证）病案

蔡某　男　6 岁　1979 - 05 - 07 日入院。

发热出疹 6 天，咳嗽喘促 2 天，尿色暗红 1 天。

初诊：患儿于 6 天前发热咳嗽，喷嚏流涕，目赤流泪，4～5 天后全身出疹点，出疹 2 天后疹点沉没，当天下午咳嗽增剧，喘促气急，当地卫生院诊为"麻疹并发肺炎"，予青、链霉素及口服药片（未详）后，次日排出暗红色粘尿，转入我院，经检查确诊为：麻疹合并肺炎、心衰、溶血性贫血，经治疗肺炎、心衰好转，溶血性贫血存在，遂邀中医会诊，症见发热汗出，咳嗽气促，手足心热，烦躁不安，咽干口渴，尿色暗红。

检查：T37.5℃。神疲目陷，面色苍白，巩膜黄染，躯干疹痕紫黯，舌淡少苔，脉虚疾。尿化验：酱油色样，尿血红蛋白（＋＋＋＋）。血化验：血红蛋白 4.25 克%，红细胞 131 万/mm^3。

诊断：中医：麻疹（逆证）、血证。西医：麻疹并溶血性贫血。

辨证：麻毒闭肺，气阴两伤。

治法：清热解毒，益气养阴。

处方：党参12g　生地30g　天冬20g　五味子3g　丹皮10g　乌梅5枚　茅根30g　马齿苋80g，3剂，每日1剂，水煎服。

复诊（1979-05-12日）：药后汗止，神智佳，小便利，尿检血红蛋白（-），仍低热、微咳、疹痕处脱屑似糠片状，舌淡苔微黄，脉细数略滑，上方去丹皮，加沙参15g，以增润肺止咳，滋阴清热，3剂，日1剂，酌以输血。

三诊：经中西医结合治疗11天，现神清、热退、咳消。心衰、肺炎、溶血性贫血皆已治愈出院。（姚志雄等，麻疹并溶血，新中医，1：31；1981）

评鉴：据"疹点沉没……咳嗽增剧，喘促气急""暗红色粘尿""发热汗出……手足心热，烦躁不安，咽干口渴"及检查舌、脉等象，证属麻毒闭肺，气阴亏虚。此乃由麻毒时邪，口鼻入侵，闭郁于肺，炽热不散，灼伤阴津，损及脉络，血渗水道所致，采用清热解毒，益气养阴，凉血利尿之法，方拟三才汤合生脉散化裁，方中党参益气健脾，天冬、麦冬、沙参养阴生津除烦，五味子、乌梅敛肺止咳，生津敛汗，生地、丹皮清热凉血，滋阴生津，茅根、马齿苋清热解毒，凉血止血，诸药合用，共奏清热解毒，益气养阴，凉血止血之功。

提示：麻疹属温病范畴，其病因属温热邪毒为患，病机变化属卫气营血传变。本案乃患儿疹出2日疹即收没，疹色紫黯，出现邪毒内郁（闭肺）之证，痰热阻塞，肺失宣降则喘咳；气分热盛，邪陷营血，侵及下焦，脉络受损，血渗膀胱所致。

治疗上，麻后并发肺炎，本应宣肺达邪，泄热解毒，但见

"躯干疹痕紫黯""尿色暗红"等溶血之类，以调补气津，清营凉血，方用三才汤合生脉散加味，血得补气而摄，得酸甘而滋固，配解毒利尿之品，邪有出路，肺得润而咳止，心得补气，滋敛而宁，故病得愈。

17. 麻疹（顺证）病案

杨某　男　14 岁　1983 – 12 – 10 日诊。

发热、咳嗽、头痛、出疹 3 天。

初诊：患儿 3 天前外出返家后，晚间发热、咳嗽，流涕打喷嚏，家人认为"感冒"，给服"感冒清"无效，持续发热起伏如潮，头痛目赤，泪水汪汪，咳嗽加剧，胸闷心烦，头面起疹点，初见细小稀疏，逐渐加密，胸腹及四肢均见有疹点，伴小便短赤，大便稀溏，每日 1 ~ 2 次。

检查：T38.8℃，口腔颊黏膜可见麻疹黏膜斑，头面、胸腹、四肢均见疹点，散在或密集，疹色先鲜红后暗红；舌质红，苔薄黄，脉弦滑数。

诊断：麻疹出疹期（顺证）。

辨证：肺失清宣，内热炽盛。

治法：辛凉透表，清热解毒。

处方：银花 10g　连翘 10g　牛蒡子 6g　蝉衣 6g　桑叶 5g 葛根 15g　紫草 10g　菊花 10g　竹叶 10g　丹皮 6g　黄芩 6g，2 剂。

复诊：服药后，头痛减轻，全身遍布疹点，手足心亦起疹点，上方继服 2 剂。

三诊：药后疹点渐消，热势趋降，余症减轻，原方酌加养阴药，继服 2 剂而愈。（舒忠民，中药治疗麻疹 200 例临床观察，浙江中医杂志，9：403；1987）

评鉴：据"持续发热，起伏如潮，头痛目赤……咳嗽""头面起疹点，初见细小稀疏，逐渐加密"及检查舌、脉等象，证属疹毒初透，肺卫失宣，内热炽盛。此乃由麻毒时邪，首犯肺卫，肺失清宣，热毒内侵，透达胸腹、四肢所致。采用宣肺透疹，清热解毒之法，方拟清解透表汤化裁，方中银花、连翘、黄芩、桑叶、菊花清热解毒，牛蒡子、蝉衣、葛根解表透疹，丹皮、紫草清热凉血，佐以透疹，竹叶清心除烦，解散上焦风热，诸药合用，共奏清热解毒凉血、解表宣肺透疹之功。

提示：本案属麻疹初期、出疹期之顺证，症以发热、咳嗽、泄泻为特征，发热从出疹至出齐，体温逐渐升高，疹消热退；咳嗽多以干咳少痰，胸闷；泄泻以便稀带泡沫状，以上有 3 个症状则为佳象（顺证），不必过早用退热、止咳、止泻药，过早过量用之，则有闭门留寇之弊。麻疹应禁食油腻、鱼腥及辛辣之品，少食生冷。可适量吃鸡蛋、瘦肉等。同时应避风、环境安静，勿惊扰患儿。若病情发生变化，应立即治疗。

18. 水痘病案

诸某　女　4 岁　1981 - 04 - 24 日初诊。

发热、皮肤起疱疹 3 天。

初诊：3 天前不慎外感时邪，开始发热、咳嗽、流涕、皮肤出疹，近 3 天来，出现壮热，口舌生疮，烦躁、口渴引饮，疹色紫黯，疱形如痘，疱浆混浊，躯干分布较密，搔痒不安，大便干结，1～2 日 1 次，小便短赤。

检查：T40℃，精神烦躁，面赤唇红，皮疹初为红色斑丘疹，逐发展为大小不一的水疱，根脚周围红晕，疹色紫黯，疱浆混浊，躯干、四肢为多。舌质红绛，苔厚腻，脉数。

诊断：水痘。

辨证：湿热炽盛。

治法：清热凉血，解毒渗湿。

处方：（1）金银花6g　连翘6g　茯苓6g　木通6g　赤芍6g　紫草6g　白蒺藜6g　黄连3g　甘草3g　生薏米15g　鲜生地15g　蝉衣4.5g，2剂，水煎服。

（2）万氏牛黄清心丸2粒，2天分服。

复诊：服药后高热渐退，疱疹色转红润，部分从中心开始干缩结痂，继用原方加减，调理1周后，痂盖脱落而愈。（谢翠珠，清热解毒汤加减治疗小儿水痘60例，浙江中医杂志，8：373；1987）

评鉴：据"壮热，口舌生疮，烦躁口渴""疹色紫黯，疱形如痘，疱浆混浊"及检查舌、脉等象，证属湿热炽盛，邪入气营。此乃由外感时行邪毒，与内湿相搏，外透肌肤；又因患儿素体虚弱，调护不当，造成邪盛正衰，毒热炽盛，内犯气营所致。采用清热凉血，解毒渗湿之法，方拟清热解毒汤化裁，方中双花、连翘、黄连清热解毒泻火，茯苓、薏米、木通利水渗湿，生地、赤芍清热凉血，紫草清热解毒，凉血透疹，白蒺藜、蝉衣清热透疹，疏风止痒，甘草调和诸药，共奏清热凉血透疹，解毒利水渗湿之功。

牛黄清心丸具有清热解毒，开窍安神功效，以防邪陷心营，出现神昏、抽搐发生。

提示：水痘是由外感时行邪毒引起的急性发疹性时行疾病，以发热、皮肤出现斑丘疹、疱疹、结痂为其特征，多发1～6岁小儿，具有传染性，易流行，预后良好。临床分2型。轻型（风热挟湿），症见微热、流涕、咳嗽，1～2日出疹，疹色红润，疱浆清亮，疹点稀疏，苔白薄，脉浮数。治宜疏风清热，解毒利湿，方用大连翘汤加减；重型（湿热毒重）：症见：壮热烦躁，口渴引饮，面红耳赤，疹色紫黯，疱浆混浊，分布较密，便干尿赤，苔黄干糙，舌红绛，脉洪数。治宜清热凉营，解毒渗湿，方拟清胃解毒汤化裁。同时，以上两型，皆可用清热解毒汤加减治疗。

19. 流行性感冒（春温）病案

文某　女　2 岁　1986 – 12 – 17 日初诊。

高热、神昏、目赤 3 天。

初诊：3 天前因气候骤冷，突然高热，西药治疗不减，症见身热灼手，神昏不语，眼睑浮肿，左目色赤暗红，大便干结，2 日未行，小便色黄。

检查：T40℃，神识昏蒙，左眼白睛与黑睛溢血紫红，舌红绛，苔黄，指纹红紫。

诊断：中医：风温（春温）。西医：流行性感冒。

辨证：气营两燔，毒瘀交结。

治法：泄热解毒，凉血化瘀。

处方：桑叶 10g　生地炭 10g　浙贝母 10g　白菊花 16g 孩儿参 16g　茯苓 6g　桑白皮 6g　当归 6g　丹皮 6g　赤芍 6g 紫草 6g　蒲黄炭（包煎）6g　黄连 3g　藕节 30g　香薷 4g，2 剂，水煎服，昼夜尽服。

另用大黄 8g 泡服。

复诊：翌日大便已下 2 次，高热已退，神清能语，眼睑肿消，唯眼出血如前。舌淡苔薄白，指纹淡红。热毒已退，此属气虚血瘀之象。改用益气活血，专治其目。

处方：黄芪 6g　白术 6g　当归 6g　生蒲黄（包煎）6g 丹皮 6g　赤芍 6g　党参 6g　玄参 12g　菊花 12g　红花 4g 三七粉（冲服）4g　桃仁 4g　藕节 30g　仙鹤草 8g，2 剂，每日 1 剂。

三诊：药后眼出血消失，纳差，上方去玄参、蒲黄，加扁豆 12g，3 例告愈。随访年余，健康无恙。（余韵星，小儿温病险证二例，浙江中医杂志，7：305；1988）

评鉴： 据"高热……身热灼手，神昏不语，眼睑浮肿，左目色赤，大便干结"及检查舌、指纹等象，证属气营两燔，毒瘀动血。此乃由气分热邪未解而入营血，热扰心营，迫血妄行所致。采用清热解毒，凉血散瘀之法，自拟清热化瘀解毒汤，方中黄连、浙贝、桑叶、菊花清热泻火，孩儿参、生地炭益气养阴，赤芍、丹皮、当归、紫草、蒲黄、藕节凉血化瘀止血，桑皮、茯苓肃肺利水以消眼睑浮肿，香薷宣肺祛邪，防诸药之寒凉。配大黄通腑泻其毒热。诸药合用，共奏清热解毒，化瘀止血，益气养阴之功。

提示：本案因热毒入营，卒然血灌瞳神，是温病出血另一途径。此由冬温肺胃之邪未罢，毒热炽盛，深入营血，毒瘀交结，迫血上行，血灌瞳神，因火毒而变生，故治疗以通腑泻热清毒，凉血化瘀止血为大法，药后邪去转安，后再用益气活血化瘀之剂以善后，则血灌瞳神霍然而去。

20. 流行性乙型脑炎（暑温）病案

案1：王某　男　2岁　1986－11－15日初诊。

高热、抽搐、神昏、烦躁6天。

初诊：6日前寒热如疟，药之而剧，高热抽搐，经某医院急诊室治疗2日罔效。症见身热如焚，四肢抽搐，时发时止，神昏不语，鼻煽息喘，喉中痰鸣，口渴齿燥，大便3日未行，小便短黄。

检查：T40.1℃，面红耳赤，神志不清，舌质红绛，苔黄，指纹青沉逾三关。

诊断：中医：暑温（晚发）。西医：乙型脑炎。

辨证：毒热伤营，阴液欲竭。

治则：解毒豁痰，熄风开窍，滋阴增液。

处方：生地16g　南沙参16g　鲜芦根30g　胆南星6g
川贝母6g　玄参6g　茯苓8g　黄连3g　丹参4g　板蓝根12g

钩藤 12g　　地龙 12g，1 剂，加水 800ml，3 煎合并成 240ml，分 4 次服。另用紫雪丹 2g，分两次服。

复诊：12 小时后大便通下，神清热降，T38℃，此见佳兆，上方加人参 6g（炖服），益气生津，补肺脾之气，以助生化之源，2 剂。

三诊：诸症消失，思食进粥，舌红苔薄白，指纹淡红。拟滋阴健脾方药 3 剂，以善其后，随访年余，身体健康。（余韵星，小儿温病险证二例，浙江中医杂志，7：305；1988）

评鉴：据"寒热如疟……高热抽搐""神昏不语，鼻煽息喘，喉中痰鸣，口渴齿燥"及检查舌、指纹等象。证属邪入气营，动风伤津。此乃由伏暑热毒，深陷心营，邪闭清窍，引动肝风，化燥伤阴所致。急拟清气凉营，涤痰开窍，佐以护阴生津之法，方拟神犀丹加减化裁。方中生地、玄参、板蓝根清营凉血，胆南星、川贝母开窍豁痰，沙参、芦根养阴护液，丹参、黄连、茯苓清心宁神，地龙、钩藤平肝熄风止痉。紫雪丹泄热开窍，镇痉安神。诸药合用，共奏清营凉血，豁痰开窍，平肝熄风，护阴生津之功。

提示：暑温乃感受暑温邪毒引起的时行疾病，临床以高热、抽搐、昏迷为特征，其发病急、变化快，可突发内闭外脱危象，严重者可留下后遗症，终身残疾。此病夏秋季发病率高以 2～6 岁多见，治疗原则为清热、豁痰、开窍、熄风，以邪在不同部位，可分别采用清暑泻热，熄风开窍，益气养阴等法，并注意夹湿的兼证，抓主要矛盾，辨证论治。

"乙脑"属暑病范畴，在秋前发病者称暑温，秋后发病者称伏暑。

本案为伏暑晚发，热毒内炽，导致肺喘息急，肝则动风抽搐，心营邪陷而神昏，肾阴欲竭而口渴，故急投甘润多液之品救其阴，清热、化痰、开窍之品祛其邪，正胜邪却，阴阳归于平衡，邪去大半，辅以益气健脾之药，善调其后而康复。

案2：谢某　男　2.5岁　1975-06-26日诊。

高热、抽搐6日，喘促、昏睡半日。

初诊：患儿因持续高热6日，抽搐1次而入院。入院时高热不退，汗出，气促而喘，颈项强直，四肢抽搐频繁，烦躁不安，鼻煽昏睡。西医诊为"乙脑"，延余会诊。

检查：T40℃，神志昏迷，唇紫舌质红绛，脉象洪数。

诊断：中医：暑温。西医：流行性乙型脑炎。

辨证：邪在气营。

治法：泻热凉营，急下存阴。

处方：大黄10g　生石膏30g　竹叶15g　银花15g　钩藤12g　知母12g　麦冬15g　甘草5g，2剂，每日1剂，煎汁150ml，分2次鼻饲。

复诊：服药2日，解下大便2次，秽臭难闻，神志渐清，但体温仍有波动，上方去大黄，继服10剂。

三诊：热退神清，并开始下地活动，但因邪热羁留日久，出现失语，加用头针配合治疗2周，语言流利，痊愈出院。（李瑞云："乙脑"的临床治疗，新中医，5：36；1981）

评鉴：据"高热不退，汗出，气促而喘，颈项强直，四肢抽搐……鼻煽昏睡"及检查舌、脉等象，证属邪在气营。此乃由暑热毒邪，内蕴气分，急从火化，内窜营分，形成气营两燔，邪热上扰，清窍受蒙，引动肝风所致。采用清气凉营，解毒泻下。方拟白虎汤合清瘟败毒饮化裁，方中大黄通腑泄热，生石膏、知母大清气分热，竹叶、银花、甘草清心泻火解毒，钩藤平肝熄风，麦冬清心养阴生津，诸药合用，共奏清热解毒，通腑泄下，平肝熄风，养阴生津之功。

提示：暑温病以高热、昏迷、抽搐为主要特征，历代医家多从卫、气、营、血分析其病理机转及传变规律，然治法各有不同，其中适时运用下法，对于退热效果明显，本案所用大黄，味苦性寒，气味重浊，走而不守，直降下行，荡涤阳明腑热，引邪热从大便而出，暑为阳邪，易伤阴液，故可用急下存阴之法，并非拘泥于肠中有燥屎始用下法也。但须知"热极伤阴""泻则伤阴"，故用下法须适可而止，以大便通畅，热有去路，并着手养阴，以免犯"虚虚之戒"，对于大黄用量应视年龄及体质强弱而定，大黄较芒硝之峻烈攻下破结消积尤为安全，可无耗伤正气之忧。

另外，若患者大便稀溏，元气将脱或热邪非炽盛者，不宜攻下，以防气阴两伤。

案3：某某　男　10岁　1970－06－05日初诊。

高热头痛、恶心欲呕、嗜睡3天。

初诊：3日前突然发热头痛，项部强急，无汗，口渴思饮，恶心欲呕，今晨起头痛转剧，嗜睡，唤之不醒，烦躁不安。

检查：T39.5℃，面赤身热灼手，舌质红，苔白微黄，脉浮数。

诊断：中医：暑温。西医：流行性乙型脑炎。

辨证：邪在气分，渐入心营。

治法：辛凉透表，清热解毒。

处方：银花9g　连翘12g　竹叶9g　生石膏15g　知母6g桑叶9g　黄芩9g　山栀9g　甘草4.5g　鲜芦根1尺，2剂。

复诊（1970－06－07日）：高热未已，T39.5℃，神志昏沉，手足抽搐，闭目扰动，大便3日未解，唇红干燥，脉实数，此乃邪入气营，上方去芦根、桑叶，加大青叶9g　僵蚕9g　全蝎1.5g　大黄4.5g　石菖蒲4.5g，安宫牛黄丸1粒（研灌）以清气凉营，熄风开窍。

三诊（1970－06－10日）：服药后神识似有清醒，T38.5℃，唤之目张，抽搐已止，便下1次，臭秽而稀，尿少赤色，唇干舌绛，脉细数，上方去黄芩、栀子、安宫牛黄丸，大黄、僵蚕、全蝎，加鲜生地30g，玄参9g，赤芍9g，丹皮6g，3剂。

四诊（1970－06－15日）：神志转清，身热已退，偶见手足颤动，倦怠溲少，舌绛苔薄，脉虚。调方：鲜生地30g　麦冬12g　白芍12g　焦枣仁9g　火麻仁6g　牡蛎12g　炙鳖甲12g　阿胶9g　茯神12g　炙甘草9g　玄参9g　连翘9g，3剂。

五诊（1970－06－18日）：脉静身凉，神清，溲长色黄，渐思饮食，调方：沙参12g　麦冬9g　甘草6g　天花粉6g　连翘6g　白术6g　茯苓9g　牡蛎9g　滑石9g　白扁豆12g，4剂，善后调理而愈。（何任，诊余漫录——温病案例，新中医，5：49；1981）

评鉴：据"发热头痛，项部强急，无汗……恶心欲呕""嗜睡，唤之不醒，烦躁不安"及检查舌、脉等象。证属邪在卫气，此乃暑温邪毒，从肌表而入气分，热极化火生风，邪气上扰清阳所致。采用辛凉透表，清热解毒之法，方拟白虎汤加味，方中银花、连翘、竹叶、甘草、黄芩、栀子清心泻火解毒，生石膏、知母清解气分之热，桑叶疏解肺卫风热，鲜芦根清胃止呕，宣透气分之热，共奏辛凉透表、泻火解毒、清胃止呕之功。

提示：本案二诊为辨证施药关键时刻，方中石膏、知母清气分热，山栀、大黄、黄芩凉营清热；连翘轻宣泻热，营分邪热转出气分而解，正合叶天士"入营犹可透热转气"之意。僵蚕、全蝎熄风止痉；石菖蒲、安宫牛黄丸清心开窍，置清气凉营熄风开窍于一炉，方证合拍，方能获效。

本病有2次动风，治法则不同。二诊时为热极动风，用清热、凉肝、熄风、止痉之法。四诊时由热邪耗阴劫液，肝失涵养，虚风内动，不可祛邪为主，应以扶正为主。

温邪最易伤津，应顾其津液，二诊时高热动风，患儿元气尚能任攻，故用大黄，取釜底抽薪之意；俾邪气下夺，正气来复，乃保液存阴权宜之计。四诊用二甲复脉法，盖热病后期，营液亏损，肝风易动，只要营阴恢复，诸症可减。

案4：叶某　男　5岁　1978-08-08日入院。

高热、神昏、抽搐、肢厥1天。

初诊：昨日晨起精神恍惚、高热、惊厥，入院时神志欠清，颈项强直，四肢厥冷，时而抽搐，大便2日未行，尿少色黄。

检查：T40℃，P140次/分，R30次/分。舌红、干燥无津，苔黄，脉细弱而疾。神志昏迷，四肢冰冷。颈强直，巴氏征（+），克氏征（+），心率快140次/分，律齐，未闻及病理性杂音。

诊断：中医：暑温。西医：乙型脑炎。

辨证：邪传心包，肝风内动。

治法：清热解毒，滋阴熄风。

处方：黄连6g　黄芩6g　黄柏6g　知母6g　生石膏60g 钩藤15g　板蓝根30g，1剂，水煎取浓汁，频频灌下。

复诊：服药6小时，体温开始下降，抽搐停止，10小时后，体温达至正常，神志转清，并渐渐进食。

三诊：病症逐渐缓解，唯留四肢肌肉颤抖，难以坐立与握物，此时气阴耗伤，损及脏腑，筋脉失养引起，经针灸及中西医调治，半月痊愈出院。（袁祥云，中西医结合治疗26例重症乙脑的体会，新中医，10：38；1981）

评鉴：据"高热、惊厥""神志欠清，颈项强直，四肢厥冷……抽搐"及检查舌、脉等象，证属邪入营血，肝风内动。此乃感受乙脑病毒，入里化热，毒热炽盛，搏及营血，内陷心包，引动肝风，心神被扰所致。采用清气凉营，泻火解毒之法。方拟三黄石膏汤化裁，方中黄芩、黄连、黄柏清三焦之实热，表里俱盛之火毒，生石膏、知母清气分热，养阴除烦，板蓝根清热解毒，抑制杀灭乙脑病毒，钩藤平肝熄风解痉，诸药合用，以达清热解毒，平肝养阴，止痉熄风之功。

提示：本案治疗，系采用中西医结合，施以抗生素、激素等加入葡萄糖静脉滴注，并适当采用电解质平衡及支持疗法，同时用板蓝根注射液 40～50ml，每日 1 次，出现呼吸衰竭，脑水肿，用 20% 甘露醇按 1.5g/kg/次静脉注射，每日 3 次，必要时连续使用 10 日，以上仅供医师参考，结合临床实际。

案 5：王某　男　5 岁　1981 - 07 - 30 日入院。

发热、头痛、项强、呕吐 1 天。

初诊：昨暮突然发热，面赤头痛，无汗，口渴喜饮，项部强急，不时惊厥，恶心呕吐，嗜睡，呼之能应，烦躁不安，大便较稀，急来求治。

检查：舌质红，苔白腻兼黄，脉浮数。

诊断：中医：暑温。西医：乙型脑炎。

辨证：邪在卫气，暑湿交蒸。

治法：解暑化湿，透卫清气。

处方：（1）香薷 9g　佩兰 9g　葛根 9g　象贝 9g　连翘 10g　银花 12g　钩藤（后下）12g　生石膏 30g　竹叶 30 片，2 剂，6 小时服 1 次。

（2）陈海蜇 30g，大荸荠 10 枚（雪羹汤），煎汤代茶频服，清热化痰凉血。必要配合西药对症处理。

复诊：昨晚出现壮热，T40.7℃，无汗，角弓反张，神昏、抽搐、口噤、遗尿，舌边尖红，苔黄，此乃邪入厥、少二阴，再参泻心凉肝，开窍止痉之品。上方去佩兰、象贝，加黛蛤散（包）10g 清热化痰，解毒凉血，石菖蒲 6g，川连 3g，生石膏 60g，以清心泻火，开窍除痰，2 剂，6 小时鼻饲 1 次，另用止痉散 20g 祛风止痉，每 6 小时服 5g；至宝丹 3g 清热开窍、化浊解毒，早、晚 2 次分服。

三诊：身热，T40.1℃，微汗、神昏、抽搐，上方去连翘，加知母、地龙各10g，2剂，服法同前。

四诊：今晨汗多，身热下降，T39.1℃，惊厥，苔黄腻，4日未大便。调方：生石膏60g　知母10g　连翘10g　麦冬10g　黛蛤散（包）10g　地龙10g　川连3g　节菖蒲6g　大黄6g（后下）　钩藤12g　竹沥1羹匙（冲服），2剂，6小时鼻饲1次。以清气凉营，泻火解毒，熄风开窍。

药后大便2次，T37.8℃，神清，稍能进食米粥，后以竹叶石膏汤出入调治而愈。（王卫中，王少华治"乙脑"的用药经验，浙江中医杂志，9：414；1987）

评鉴：据"发热，面赤头痛，无汗，口渴喜饮，项部强急""惊厥，恶心呕吐，嗜睡……烦躁"及舌、脉等象，证属暑温初起，卫气同病。此乃感受暑温邪毒，从肌表而入，署为阳邪，易于生热化火，邪正相争，侵犯胃肠，上扰清窍所致。采用辛凉透表，清热解毒之法，方拟新加香薷饮合白虎汤化裁。方中香薷、佩兰解毒祛暑，和脾化湿，葛根、象贝解肌退热，化痰散结，双花、竹叶、连翘清心解毒泄火，生石膏清气分之热，钩藤平肝熄风解痉，诸药共奏祛暑透表化湿，清心解毒泻火，平肝熄风解痉之功。

提示：王氏对"乙脑"的治疗，针对病人热入心包出现神志昏迷，热极生风出现肢体抽搐，病情恶化，所致的气衰肾竭，提出三项治疗原则。

（1）透热：①发汗透热，方用新加香薷饮，药如：香薷、佩兰、银花、连翘、象贝、葛根等，重用香薷，借辛香之气，轻扬之体，以收辛能发散，轻可去实之效。②解肌清里，用香薷配石膏，内清阳明之力不减，解肌透邪之功尤胜，可用仿温疟桂枝白虎，湿温用苍术白虎。③通腑泄热，表里同病，仿凉膈散以下为清，香薷配宣白承气汤出入，香薷、石膏、大黄为佳。

（2）祛痰：神昏先兆用雪羹汤频灌，痰火扰心，竹沥、蛤壳、黄连清化；痰浊蒙窍，半贝丸配菖蒲、郁金，喉有痰声竹沥合调胃承气汤以豁痰通下。

（3）止痉：项强配青黛、钩藤、葛根。壮热实风，用羚角钩藤汤配地龙，虚实夹杂加生地、白芍、生鳖甲毓阴，血虚生风，可用大定风珠、阿胶鸡子黄汤。

21. 新生儿破伤风（脐风）病案

王某　男　9 天　1972 – 11 – 18 日初诊。

卒然牙关紧闭、口撮、抽搐、项强 2 天，加重半天。

初诊：患儿足月顺产，发育良好，系旧法接生，其母代诉：2 日来患儿吮乳稍有困难，张口不利，今日上午卒然牙关紧闭，口撮，四肢频繁抽搐，项强。

检查：苦笑面容，颈项强直，舌淡红，苔薄白，指纹紫。

诊断：中医：脐风（锁口风）。西医：新生儿破伤风。

辨证：邪阻经络，肝风内动。

治法：祛风通络，清肝止痉。

处方：（1）先用鲁米那少量镇静。（2）蝉蜕 30g，全蝎 3 个，水煎 2 次，混合浓缩至 100ml，用注射器注入口内。

复诊：夜间 12 时左右，抽搐次数减少，未再窒息。原方再进 1 剂。

三诊：抽搐得以控制，仅有小发作，数秒即逝，颈转柔和，原方 2 剂继服，每日 1 剂。

四诊：服后症状消失，吮乳自如，药后未见不良反应，随访 7 年未见复发。（关森，大剂量蝉蜕治愈"新生儿破伤风"一例报告，新中医，2：45；1981）

评鉴：据"吮乳稍有困难，张口不利""牙关紧闭，口撮，四肢频繁抽搐，项强"及检查舌、脉等象，证属邪阻经络，肝风内动。此乃新生儿断脐时，冷风水湿秽毒侵入脐中，经络脉隧受阻，营卫壅滞，气血运行不畅，经络为邪毒所闭，引动肝风所致。采用祛风通络，清肝止痉之法。方拟蝉蝎散，方中蝉蜕、全蝎清热解毒，熄风止痉，通经活络。《本草纲目》记载蝉蜕可治"破伤及疔肿毒疮，小儿撮口天吊"。

提示：本病病原菌为革兰氏阳性破伤风厌氧芽胞梭状杆菌引起的一种急性感染性疾病。断脐时器具不洁或护理不当，破伤风杆菌由脐带创口入侵经络，脏腑引起。部分患儿生后 4～7 日内发病。临床以唇青口噤、牙关紧闭、苦笑面容、四肢抽搐、角弓反张为特征。发病愈早愈重，极易死亡。务须及时救治，邪阻经络者，应祛风通络，方拟撮风散，四肢抽搐加僵蚕、全蝎、蝉蜕；邪毒中脏，宜清肝解毒，熄风止痉，方用集成沆瀣丹，抽搐加羚羊角、钩藤或止痉散；阳气欲脱；用参附汤回阳固脱。抽搐停止后，气血双虚，用人参养荣汤。

第五章　五官科病症

1. 眼球震颤病案

顾某　男　48 天　1983 – 01 – 27 日初诊。

阵发性眼球震颤，伴鼻塞月余。

初诊：患儿 1 个月前，开始出现鼻塞，两眼球阵发性震颤，每天发作数次，每次持续数秒钟，囟门宽大，眼白色蓝。

检查：舌红苔薄黄，小儿指纹色深暗滞带青，已透气关。脑电图、眼底检查未见异常。

诊断：眼球震颤。

辨证：风痰相搏，阻滞脉络。

治法：疏风化痰，通络止痉。

处方：僵蚕 5g　蔓荆子 5g　白芷 5g　杭菊 6g　钩藤 6g　薄荷（后下）3g　陈皮 3g　泽泻 9g　茯苓 9g，3 剂。

复诊：药后舌苔转薄白，余证同前，上方去杭菊、薄荷、白芷，加胆星 2g，菖蒲 5g，5 剂。

三诊：服药后眼球震颤次数减少，苔薄。调方：陈皮 3g　清炙草 3g　枳实 3g　胆星 3g　姜半夏 9g　茯苓 9g　熟地 9g　山药 9g　竹茹 5g　钩藤 5g，4 剂。

四诊：眼球震颤明显减轻。调方：熟地 12g　山药 9g　山萸肉 9g　补骨脂 9g　菟丝子 9g　焦白术 9g　茯苓 9g　党参 6g　胆星 3g　清炙草 3g，5 剂后，眼球震颤消失，继予调补而愈。随访至今，未再复发。（董幼祺，中药治愈婴儿眼球震颤一例，浙江中医杂志，9：403；1987）

评鉴：据"鼻塞，两眼球阵发性震颤，每天发作数次，每次持续数秒，囟门宽大，眼白色蓝"及检查舌、指纹等象，证属痰热动风。此乃由婴儿脏腑娇嫩，形气未充，脾常不足，肝常有余，卫外不固，风邪入侵，积生痰热，引动肝风所致。采用凉肝熄风，化痰和络之法，方拟羚角钩藤汤化裁，方中钩藤、薄荷、菊花凉肝清热，熄风止颤，僵蚕祛风泄热，化痰止颤，茯苓、陈皮健脾化痰，安神宁心，蔓荆子、白芷祛风止颤，疏散热邪，泽泻渗湿泄热，诸药合用，凉肝熄风，健脾化痰，祛风泄热，渗湿安神之功。

二诊去杭菊、薄荷、白芷减其疏散外风之品，加胆星、菖蒲增化痰宣窍宁心之义。

三诊因囟门宽大，肾阴不足，故投温胆汤加熟地、山药，以调化痰、清胆和胃，补益肝肾之功，最后滋补肝肾，健脾化痰而获愈。

提示：本案眼球震颤乃痰热引动肝风所致，"痰热""肝风"为标实，"脾虚""肝肾虚"乃本虚，故此病为本虚标实之证，《素问·至真要大论》曰："诸风掉眩，皆属于肝"。"掉"，震颤也，亦谓颤动，振动。振动、震颤包括头摇、手颤、身动摇，目颤等症。

2. 化脓性角膜溃疡（凝脂翳、花翳白陷）病案

案1：时某　女　47岁　1977-03-21日诊。

右眼黑睛起翳，白睛红赤，羞明流泪4天。

初诊：4日前有异物进入右眼内，用手揉擦，白睛发红，次日黑睛上生一白点，疼痛流泪。4日后右眼畏光、流泪磨痛，伴右侧头痛，口干喜饮，大便干结，数日未行，小便色黄。

检查：舌质红，苔薄白，脉浮洪而数。右眼视力0.1，睫状充血，角膜上半部有5mm×7mm圆形溃疡，色黄白，表面污秽，

边高中凹。

诊断：中医：右眼凝脂翳。西医：匐行性角膜溃疡。

辨证：风热相搏，引动肝风。

治法：首先泻火通腑。

处方：（1）生大黄12g　枳壳6g　玄明粉10g，1剂，水煎服后，改服（2）。

（2）防风5g　羌活6g　连翘10g　龙胆草6g　黄芩5g　菊花5g　密蒙花10g　蝉蜕3g，2剂，水煎服。

（3）西月石粉60g（砂锅微炒至松，纸包放土上10天去火气），冰片10g　麝香1g　牛黄1g，共研细末），用1/2如芝麻粒点入大眦内，闭目5分钟，1日3次。

复诊：药后右眼视力复查0.3，睫状充血消失，角膜溃疡已平愈合，稍留3mm×5mm斑翳，舌稍红，脉弦细。此风热已消，法当退翳明目，佐以疏风平肝。调方：白蒺藜10g　青葙子10g　蔓荆子10g　谷精草15g　夜明砂（包煎）15g　石决明25g　山药10g　川芎5g　白菊花6g　蝉蜕10g，7剂，水煎服。

三诊：半月后查右眼视力0.4，角膜近瞳孔区12点留斑翳，继用犀黄散2瓶，每日3次点眼，以退翳明目，提高视力。（卢丙辰等，韦文贵老中医治疗匐行性角膜溃疡经验，新中医，5：19；1981）

评鉴：据"白睛发红……黑睛上生一白点，疼痛流泪""右眼畏光、流泪""头痛、口干喜饮，大便干结"及检查舌、脉等象，证属风热偏盛，肺肝内炽。此乃有异物入目，黑睛表层受损，风热邪毒乘隙袭入，内炽肺肝，上炎于目，以致气血壅滞，蓄腐成脓，黑睛溃烂。先宜泻火通腑，自拟泻火解毒方，方中生大黄、玄明粉通便泻火解毒，枳壳理气宽中消胀，三药合用，以起泻热通腑，釜底抽薪，以减轻眼部壅滞。后用祛风清热，退翳明目之法，方中防风、羌活祛风散邪止痛，黄芩、连翘、龙胆草清泻肺肝，泻火退赤，菊花、密蒙花、蝉蜕祛风明目退翳，诸药共奏祛风清热，退翳明目，合犀黄散点眼，以清热镇痛，退赤消肿，祛翳明目，全身与局部合调，收效甚速。

提示：本病的治疗，首先辨清虚、实、寒、热证。凝脂翳（早期）疏风热，清肝火，药用生地、赤芍、夏枯草、石决明、密蒙花、白芷、黄芩、细辛、川芎、白术、赤石脂，症见目肿、头痛、赤涩多泪，黑睛陷翳，脉浮数，疏风散热，药用蔓荆子、木瓜、荆芥、防风、苏叶、蝉蜕、川芎、藁本、白芷、桑叶、细辛、升麻、钩藤。症见红肿痛剧，黑睛凝脂，脉弦数，则清肝火，药用柴胡、黄芩、赤芍、川芎、夏枯草、大黄、薄荷、木贼、枳壳、生地；风轮窟陷、头痛便结，泻火解毒，药用上方（1），黄膜上冲，上烁神水，腐而成脓，要用大黄、枳实、玄明粉（冲）、瓜蒌、银花、黄芩、生石膏、夏枯草、天花粉、竹叶。

蟹睛症，风轮破损，黄仁白溃，药用生石膏、赤芍、桔梗、黄芩、细辛、防风、远志、党参、甘草。

后期视物模糊，脉细数，可用知柏、明目地黄丸，白睛红不退，药用龙胆草、菊花、生地、栀子、密蒙花、夏枯草、黄芩、连翘、桑叶、决明子；黑睛遗留翳障，药用密蒙花、蝉蜕、川楝子、川芎、白菊、羌活、白蒺藜、当归、薄荷、瓜蒌、地骨皮、木贼、石决明、生地。或用四物加木贼、白蒺藜、密蒙花、谷精草、青葙子。

案2：谢某　男　34岁　1979－03－06日入院。

左眼红赤疼痛，羞明流泪，视糊8天。

初诊：患者于8日前，左眼刺痛，怕光流泪，视物模糊，在当地诊所治疗，内服中药与外用"光明眼药粉"视力仍下降，至4日失明，入院时左眼仅有光感，口苦干渴思饮，尿黄便结。

检查：舌红苔黄厚腻，脉弦滑而数。左眼白睛混赤，角膜深层浑浊起白翳，溃疡面大，占角膜 2/3，遮盖瞳神，前房未积脓，眼底不能窥及。

诊断：中医：左眼花翳白陷。西医：左眼角膜溃疡。

辨证：肝胆火炽，风热毒袭。

治法：清肝泻火，疏风利尿。

处方：（1）龙胆草 10g　大黄 10g　羌活 10g　防风 10g　栀子 10g　川芎 10g　当归 12g　白芷 10g　菊花 10g　车前子 12g　木通 10g　生地 10g，3 剂。

（2）局部用 1% 阿托品液扩瞳，涂四环素可的松眼膏和包眼。

复诊：药后，左眼症减，角膜溃疡愈合而光滑，角膜深层仍混浊，上方加芜蔚子 12g，赤芍 10g，6 剂。

三诊：用药后，角膜深层混浊已大部分吸收，仍存有混合性充血，视力为指数/眼前 20 厘米。患眼已无明显疼痛、怕光、流泪等，舌红，苔微黄，脉缓有力，改用桃红四物汤加羌活 10g 蝉蜕 6g　菊花 12g　木通 10g　泽泻 12g　木贼 10g，6 剂，角膜已变透明，视力恢复。（张述清，花翳白陷（角膜溃疡），新中医，2：28；1981）

评鉴：据"左眼刺痛，怕光流泪，视物模糊""口苦干渴思饮，尿黄便结"及检查舌、脉等象，证属肺肝风热，腑实壅炽。此乃由风热邪毒侵袭，肺肝火炽于内，内外相搏，蕴结炽盛，腑气不通，邪无所泄，上攻于目，灼伤风轮，蒸损膏液所致。采用疏风清热，泻火通便之法，方拟泻青丸化裁，方中龙胆草泻肝经实火，栀子、大黄泻热解毒通腑，车前子、木通清热利湿排尿，防风、羌活、白芷、菊花辛散风邪，明目退翳，生地、当归、川芎滋阴养血，活血行滞，诸药共奏疏风清热、明目退翳、解毒通腑、利湿排尿、养血化滞之功。

提示：本病是以黑睛四周高起，中间低陷，形如花瓣，善变速长为特征的眼病。见于《秘传眼科龙木论》，由风热毒邪引起，若失治易致黑睛溃破，变生蟹睛等恶候，其病愈后常留瘢痕，影响视力，甚至失明。

此病以实证为多，初期多系肺肝风热，治宜疏风清热；若病邪入里，多系热炽腑实，治宜泻热通腑。外治以清热解毒和退翳明目为要，常结合热敷与扩瞳，以减轻症状，缩短病程，且扩瞳以防止瞳神干缺。

案3：岳某　男　21岁　1983-08-12日诊。

左眼红肿，羞明畏光，视物模糊1个月。

初诊：1个月前左眼不慎被树枝碰伤，当时即感剧烈疼痛，热泪如汤，羞明畏光，5天后视物模糊，胞睑红肿，伴头痛口苦，大便3日未下，曾在本地治疗，病情未见好转而来求治。

检查：舌红苔黄干，脉弦数。左眼视力0.05，白睛呈抱轮红，黑睛周边有较多新生血管，中央呈灰白色混浊凹陷约4mm×5mm大小，黑睛后黄仁前坎位有1条状黄白色液面。

诊断：中医：花翳白陷、黄液上冲。西医：左眼角膜溃疡。

辨证：肝经热毒，阳明腑实。

治法：清热解毒，泻火通降。

处方：公英30g　银花30g　板蓝根30g　生石膏30g　夏枯草15g　生地15g　大黄15g　赤芍10g　龙胆草10g　天花粉10g　知母10g　元明粉10g（冲）　瓜蒌40g　丹皮10g　甘草5g，5剂，水煎服。（外用抗菌眼药水滴眼）。

复诊：药后头痛，眼睑红肿已除，黑睛后黄液吸收，大便通畅，羞明畏光大减，黑睛凹陷略光滑，视力0.2，上方去元明粉、瓜蒌，继服13剂。

三诊：服药后，畏光羞明及抱轮红已除，黑睛凹陷平复，视力0.5，遗留盘状灰白色混浊。调方：石决明15g　决明子15g　柴胡10g　蝉衣10g　木贼10g　密蒙花10g　菊花10g　茯苓

10g　当归6g　白芍6g　谷精草6g　山药6g　珍珠粉2g，以平肝疏散风热，益肾敛阴，退翳明目，15剂。

四诊：药后黑睛盘状混浊较前淡薄，荧光素染色阴性，视力0.9。愈后随访2年，安然无恙。（庞涛，27例角膜溃疡的中医治疗观察，黑龙江中医药，3：25；1987）

评鉴：据"左眼……疼痛，热泪如汤，羞明畏光""视物模糊，胞睑红肿，伴头痛口苦，大便3日未下"及检查舌、脉等象，证属肝经热毒，阳明腑实。此乃因外伤后，感染毒热，侵袭风轮，入肺及肝，积热过甚，腑实不通，邪无所泄，上攻于目。采用清肝解毒，泻热通腑之法，自拟银花复明汤加减，方中公英、银花、板蓝根泻火解毒，清肝明目，石膏、知母、天花粉、夏枯草、龙胆草清热泻火，消肿排脓，生地、赤芍、丹皮清热凉血，化瘀止痛，瓜蒌、大黄、元明粉散结、通腑、泻便，甘草调和诸药，共奏清热解毒，泻肝明目，通腑排便之功。

提示：黑睛位于眼球最前部，与外界接触，易受外伤，其本身无血络，营养靠周围脉络与后部神水供给，抵抗力差，常受细菌病毒感染，凹陷平复后遗留瘢痕而影响视力。

本病发病急、变化快，出现角膜表面生翳、溃烂、坏死、组织脱落致局部组织缺损，严重危害视力，若失治误治，可变生它症以致失明。

治疗时首辨虚实，实证泻火解毒，祛风清热，虚证滋阴降火，并顾护胃气。脾胃虚者，健脾升阳，养肝明目，用药轻灵，性升为主。因性温易生热，性凉易伤胃，可使黑睛凹陷久不复平，这一点应当铭记。

案4：苏某　女　46岁　1985-08-28日诊。

左眼涩磨、流泪、视昏20天。

初诊：20余天来，左眼畏光流泪，视物昏花，曾诊为"病毒性角膜溃疡"，经服西药效不显，近日来倦怠乏力，不思饮食，腹痛而胀，大便稀溏，求中医诊治。

检查：形体较瘦，舌淡苔白，脉沉细。左眼视力 0.2，白睛轻度红赤，黑睛上方有新生血管及片状混浊凹陷，表面不光滑。

诊断：中医：左眼花翳白陷。西医：左眼病毒性角膜溃疡。

辨证：脾胃虚弱。

治法：健脾升阳，养肝明目。

处方：银花 12g　柴胡 10g　黄芩 10g　菊花 10g　蒙花 10g　当归 6g　白芍 6g　白术 6g　山药 6g　茯苓 9g　蔓荆子 4g　砂仁 4g　陈皮 10g　炒车前子 20g，16 剂，水煎服。（配合滴角膜宁眼药水）。

复诊：服药后左眼白睛红赤及黑睛上方混浊消退，凹陷较前缩小且边缘光滑，腹痛腹胀消失，饮食大增，大便正常，视力 0.5，上方去车前子、砂仁，加丹皮 3g，25 剂。

三诊：黑睛上方新生血管消退，凹陷平复，遗留片状云薄翳，视力 0.8，荧光素染色阴性。随访半年未见复发。（庞涛，27 例角膜溃疡的中医治疗观察，黑龙江中医，3：25；1987）

评鉴：据"左眼畏光流泪，视物昏花""倦怠乏力，不思饮食，腹痛而胀，大便稀溏"及检查舌、脉等象，证属脾胃亏虚，肝目失养。此乃由脾胃素虚，生化之源不足，气血亏损，肝阴之精亦亏而不能上养于目。采用健脾益气，养肝退翳之法，自拟加减柴胡复生汤，方中砂仁、陈皮、白术、山药、茯苓健脾升阳，调中止泻，行气止痛，柴胡、黄芩、菊花、蔓荆子、车前子疏散风热，清肝明目，当归、白芍、蒙花补血养阴，明目退翳，丹皮清肝凉血，活血消瘀，诸药合用，共奏健脾助运升阳，补血养阴明目，疏风散热退翳之功。

提示：黑睛疾患，在治疗过程中，陷翳趋于恢复阶段，必要时应加升发退翳药，陷翳平复则应以退翳明目为主，酌加清热药。病变初期可配合西药扩瞳及抗菌素、抗病毒药滴睛，可减少并发症。

3. 病毒性角膜炎（聚星障）病案

李某　女　15 岁　1980 - 04 - 15 日诊。

右眼红痛、畏光、流泪 7 天。

初诊：7 天前，不慎外受风寒，自觉右眼发红疼痛，羞明流泪，头痛连及眉棱骨，周身不适，发热恶寒，鼻塞涕多，口干欲饮，大便稍结，在当地服用银翘散加清热解毒之品，局部滴眼药，病情未减而来诊。

检查：舌苔薄白，微黄欠润，脉浮紧。视力 0.2，眼睑肿胀痉挛，球结膜混合性充血（＋＋＋），角膜中央偏颞下方有点状及片状灰白色浸润混浊，混浊区上皮脱落，状似花瓣，2% 荧光素钠染色，呈树枝状着色。

诊断：中医：黑睛病（聚星障）。西医：病毒性角膜炎。

辨证：风寒外束，内蕴化热。

治法：宣肺解表，泄热清里。

处方：（1）麻黄 6g　桂枝 6g　白芍 10g　杏仁 9g　葛根 15g　大黄 10g　黄芩 8g　板蓝根 12g　川芎 6g　赤芍 10g　甘草 5g，4 剂，水煎服。

（2）1% 阿托品及 0.25% 氯霉素眼药水，金霉素眼膏滴眼。

复诊：药后周身轻松，大便通畅，头痛止，眼痛、流泪、畏光等减轻，改用疏风清热，退翳明目之剂。拟方：柴胡 6g　黄芩 10g　荆芥 8g　羌活 8g　当归 10g　生地 10g　丹皮 10g　连翘 10g　木贼草 10g　菊花 10g　谷精草 10g，7 剂。

三诊：查视力 0.9，眼痛、畏光、流泪消除，角膜留有点状及小片云雾状不透明体，2% 萤光素钠染色阴性，改用养阴凉血，退翳明目之剂以善其后。拟方：生地 15g　当归 10g　麦冬 10g　石斛 10g　蝉蜕 5g　蛇蜕 5g　乌贼骨 12g　丹参 12g　红花 3g

鹅不食草10g, 10剂。（曾明葵，宣肺解表法治疗角膜炎的体会，湖南中医学院学报，1：44；1981）

评鉴： 据"右眼发红疼痛，羞明流泪，头痛""发热恶寒，鼻塞涕多，口干欲饮，大便稍结"及检查舌、脉等象。证属风寒外束，内蕴化热。此乃由风寒之邪外侵，上犯风轮，同时外邪入里化热，肝木与肺金相克所致。采用解表宣肺，清泄里热之法，先拟麻黄汤化裁，方中麻黄宣肺解表，发散风寒，且能消散目赤肿痛，杏仁助麻黄宣畅肺气，甘草解毒，调和诸药，桂枝、羌活解表散寒而止头痛，黄芩、板蓝根解毒消炎，葛根升散，解肌退热，消除眼肌痉挛，大黄、赤芍、川芎活血逐瘀通经，白芍配桂枝调和营卫，敛阴泻热、缓急止痛。诸药共奏宣肺解表、清热解毒、活血逐瘀之功。

提示： 本病是受病毒致病原感染角膜引起的炎症，角膜浅层有三叉神经末梢，可见畏光、流泪、疼痛、视糊，迁延不愈，日久黑睛留下翳障，视糊终身。

本病之辨证要全身与局部症状综合分析。首辨病因，审脏腑。若为外邪者，治当疏散外邪；为肝火者，清泻肝火；湿热者，清化湿热。久病反复者，分辨虚实之孰轻孰重，扶正祛邪，耐心调治。外治以清热解毒，退翳明目为主，结合针刺、热敷等法治疗。

4. 视乳头血管炎（视瞻昏渺）病案

忻某　女　34岁　1977 – 05 – 11日初诊。

左眼视物昏朦、头胀、眩晕7天。

初诊：近1周来，自感左眼珠隐痛，视力渐降，眼前有半环形黑色阴影遮隔，视物模糊，头胀眩晕，口苦胁痛。以往有肝病史。

检查：舌红有瘀斑，苔黄，脉弦细而数，两眼戴镜 – 3.5DS = 1.2。左眼眼外阴性，玻璃体轻度混浊。眼底：视乳头轻度充血，稍隆起，边缘境界模糊，在鼻上方乳头内外侧有火焰状出血，视网膜静脉稍扩张，动脉无异常，黄斑中心反光良，无明显渗出水肿。

诊断：中医：左眼视瞻昏渺（目昽）。西医：左眼视乳头血管炎（型2）。

辨证：肝郁化火，血热外溢。

治法：疏肝清热，凉血滋阴。

处方：赤白芍12g　茯苓12g　当归16g　白术9g　柴胡9g　丹皮9g　甘草6g，7剂，水煎服，每日1剂，早、晚分服。

复诊：服药后，黑影变淡。查眼底：乳头充血水肿已退，出血部分吸收，继服上方7剂。

三诊：眼底出血已消，眼前已无黑影。（姚芳蔚，视乳头血管炎辨治9例，新中医，4：38；1981）

评鉴：据"左眼珠隐痛……眼前有半环形黑色阴影遮隔，视物模糊，头胀眩晕，口苦胁痛"及检查舌、脉等象，证属气滞血瘀，郁热伤络（溢血）。此乃由情志不舒，肝郁气滞，血行不畅，脉络瘀阻，浊气上泛，瘀物积聚于玻璃体内，化热灼伤目络，血溢络外，导致神膏不清。采用疏肝理气，活血凉血之法。方用丹栀逍遥散化裁，方中柴胡疏肝解郁，当归、白芍养血柔肝，白术、茯苓祛湿化浊，赤芍配当归活血祛瘀，丹皮泻血中伏火，导热下行；甘草缓肝之急，调和诸药，共奏疏肝解郁，理气活血，养血祛瘀之功。

提示：本病是近50年来提出的一种较为少见的眼底病，由视神经血管发炎引起的病变，主要为视乳头水肿与视网膜出血。根据文献报告，本症从眼底病变分类：型1病变在乳头筛板前的血管，而表现中度到重度的视神经乳头水肿，伴有充血与周围的白色渗出物与少许火焰状出血；型2病变在筛板后的血管，乳头充血、水肿、视网膜出血，眼外观端好，唯感眼前似有蚊蝇或云雾样黑影飞舞飘移，甚至视物昏朦。《银海精微》称之为蝇翅黑花，治疗应辨证施治，采用清热凉血、行血散瘀、利水渗湿等为治疗大法。

5. 慢性青光眼（青风内障）病案

徐某　女　43岁　1978－08－23日诊。

右眼胀痛、头痛胸闷半年余。

初诊：2年前左眼患急性青光眼，经某医院眼科手术后，今年初右眼又继发，曾往各地眼科治疗无效，逐渐失明。近来症见眼珠胀痛，瞳散视昏，头痛上及巅顶，清晨为甚，干呕吐涎，食少神疲，四肢不温，故来诊治。

检查：舌淡苔白厚而腻，脉象细涩。

诊断：中医：双眼青风内障。西医：慢性青光眼（双）。

辨证：肝胃虚寒，浊饮上浸。

治法：温肝暖胃，降逆止痛。

处方：吴茱萸10g　党参20g　当归15g　炒白芍15g　桂枝10g　细辛3g　白蒺藜10g　通草6g　炙甘草10g　大枣2枚，生姜三片，2剂，水煎服。

复诊：服1剂后，头痛稍减，眼见微光，2剂后头痛渐止，眼能视物，将原方加入天麻10g，白术10g，法半夏10g，6剂。早晚加服杞菊八味丸10g。

三诊：头痛已除，右眼已能视清矣，随访至今未见复发。（钟思潮，仿吴茱萸汤加味，治疗慢性青光眼有效，新中医，7：19；1981）

评鉴：据右眼"眼珠胀痛，瞳散视昏，头痛上及巅顶""干呕吐涎，食少神疲，四肢不温"及舌脉等象，证属肝胃虚寒，浊饮上浸。此乃由肝经寒邪犯胃，挟痰饮而上逆，并循厥阴经脉上冲头目，阻遏清窍所致。采用温肝暖胃，降逆止痛之法，方拟吴茱萸汤加味，方中吴茱萸、桂枝温肝暖胃降逆，止阳明之吐及厥阴之头痛。生姜、法半夏温脾胃，涤痰饮，降呕逆，细辛、天麻、白蒺藜散寒邪、止头痛，党参、白术、炙甘草、大枣补脾胃，当归、炒白芍、通草补气血、通经络，诸药合用，共起温暖肝胃，降逆止呕，散寒止痛之功。

提示：青光眼为常见的一类致盲性眼病。祖国医学称"绿风内障""青风内障"。前者发病急剧，后者病势轻缓，二者发病极为复杂，但局部均与神水瘀滞有关。病久元气衰惫，肝肾精血亏虚，目窍失养，神光衰微，视力减退，视乳头颜色苍白无血色，中央凹陷如杯状，则属精血亏损，此时应补益肝肾，可用杞菊地黄丸或肾气丸化裁。

对于急性青光眼因眼压升高，头痛失明者，以上之方剂非本案本方所宜。

6. 视神经萎缩（青盲）病案

王某　男　45 岁　1976 - 06 - 03 日初诊。

视物不清，头晕耳鸣，腰膝酸软 1 年余。

初诊：1 年前自感视物模糊，逐渐加重，曾经某省医院眼科诊为双眼原发性视神经萎缩，近来已视物不清，伴头晕耳鸣，腰膝酸软。

检查：舌质淡红，苔薄白，脉细。眼科检查：右眼视力有光感，左眼视力 0.06，眼底双眼视神经乳头苍白，血管变细，无渗出物及乳头凹陷。

诊断：中医：青盲（双）。西医：双眼原发性视神经萎缩。

辨证：肝血不足，肾精虚亏。

治法：疏通经络（针刺），滋补五脏（中药内服）。

处方：（1）针刺选穴：①精明　球后　太阳　光明　风池，明目七针（耳尖距耳轮上缘 1 公分取穴，每穴相距 0.6 公分，向

耳心斜刺 0.8~2 寸，5 分钟捻针 1 次，留针 30 分）。②承泣
印堂　百会　肝俞　肾俞　太冲　合谷　足三里　玉枕。①②交
替使用，每日交替 1 次，12 次为 1 疗程。

（2）中药：菟丝子 15g　枸杞子 15g　车前子 15g　桑椹子
15g　楮实子 15g　白蒺藜 10g　潼蒺藜 10g　茺蔚子 10g　地
肤子 10g　金樱子 5g　秦皮 10g　葛根 10g　升麻 10g　鸡血藤
30g，24 剂，（2 个疗程）水煎服，每日 1 剂。

复诊：经针刺、内服中药 2 个疗程后，右眼视力 0.6，左眼
视力 0.9，上方针刺、中药继续应用。

三诊：4 个疗程后，右眼视力 0.9，左眼视力 1.0。

四诊：6 个疗程后，双眼视力均 1.0，眼底视神经乳头颜色
基本正常，随访 2 年未见复发。（陈长义，中西医结合治疗视神
经萎缩 59 例，北京中医杂志，6：53；1988）

评鉴：据"视物不清……头晕耳鸣，腰膝酸软"及检查舌、
脉等象。证属肝肾不足。此乃久病过劳，致肝肾两亏，精血虚
少，目失滋荣，久则目系枯萎，玄府闭塞，神光息灭可致失明。
采用补益肝肾，开窍明目之法，自拟十子明目汤，方中菟丝子、
楮实子、潼蒺藜补肾益精，养肝明目，桑椹子、枸杞子补养肝
肾，滋阴补血明目，金樱子补肾固精，秦皮、地肤子、车前子疏
散风邪，清肝明目，白蒺藜疏肝祛风以治目眩，鸡血藤、茺蔚子
行血补血，凉肝明目，葛根、升麻解肌散邪，解毒升阳，诸药合
用，共奏补养肝肾，滋阴补血，固精明目，解毒散邪之功。

提示：本病眼外观如常，视力渐降，终至失明。其因多由眼
的瞳神疾病演变而来，亦可由其他全身性疾病或头眼部外伤引
起。检视眼底可明确诊断。

辨证论治应按全身脉症分析归纳，虚证常属肝肾不足，心营
亏损，脾肾阳虚；实证多为肝气郁结，气血瘀滞等。此外，热病
伤阴，脾虚湿滞，气虚血瘀之类虚实错杂证亦不少见。治疗多针

对病因为主，适当配合针灸、通络开窍药物，以启闭郁之玄府，发灵明之神光。至于头眼部外伤、肿瘤及全身性疾病引发者，首先是病因治疗。

7. 中心性视网膜炎（视瞻昏渺）病案

右眼视物泛暗、变形，色差20天。

初诊：20余天前，右眼正前方视物泛暗，模糊，有时视物变形，视大为小，视小为大，视正反歪，见物的颜色有色差感，反复不愈，伴头晕耳鸣，身倦疲惫，腰膝酸软，咽干口苦，经某医院检查诊为中心视网膜炎，用西药治疗无效而来我院。

检查：舌红少苔，脉象细数。右眼视力0.1，左眼视力1.2，右眼底黄斑区水肿，有黄白色点状渗出，中心凹反射消失，左眼底正常。

诊断：中医：右眼视瞻昏渺。西医：右眼中心性视网膜脉络膜炎。

辨证：肝肾阴虚，虚火上炎。

治法：滋补肝肾，佐清虚热。

处方：知母15g 黄柏15g 泽泻15g 山药20g 杞果20g 丹皮15g 茯苓20g 熟地15g 玄参15g 桑椹子20g，9剂，每日1剂，水煎服。

复诊：服药后自觉眼前暗影变小，其色变淡，眼底黄斑区水肿基本消退，但仍有散在黄色点状渗出，中心凹反射（＋－），原方加赤芍20g，丹参15g佐以活血化瘀，继服9剂。

三诊：药后右眼视力1.0，眼底黄斑水肿消失，仅留少数黄色小点状渗出，中心凹反射（＋），改服知柏地黄丸，巩固疗效。（刘吉年等，中药治疗中心性视网膜炎疗效观察，中医药学报，4：23；1980）

评鉴：据右眼"视物泛暗、模糊，有时视物变形，视大为小，视小为大，视正反歪""头晕耳鸣、身倦疲惫，腰膝酸软，咽干口苦"及检查舌、脉等象，证属肝肾不足，阴虚火旺，此乃由操劳过度，肝肾亏损，精血不足，目失濡养，脉络循行不利所致。采用补益肝肾，滋阴降火之法，方拟知柏地黄丸化裁，方中熟地、山药、茯苓、泽泻、丹皮滋补肝肾，知母、黄柏、玄参滋阴降火，杞果、桑椹子滋养精血，增添赤芍、丹参活血通脉消滞之效。诸药共起补益肝肾，填精养血，活络通脉之功。

提示： 本病为视网膜脉络膜黄斑区的局限性炎症，有反复发作的倾向，但也可自愈，若发作频繁，可致视力减退，不能恢复。本病借助眼镜或荧光造影、平面视野检查可以确诊。

在治疗上，现今医家认为多由浊邪上犯，气滞血瘀，肝肾亏损等而发病。凡属浊邪上犯，用三仁汤或温胆汤加减；气滞血瘀多用清肝解郁，行气活血之品；若因肝肾亏损，多用补益肝肾之品。

8. 甲状腺机能亢进性恶性突眼病案

陈某　女　38岁　1980-03-28日诊。

眼球肿大外突，发热、流泪、烦渴、易饥1年余。

初诊：以往患有甲状腺病未曾治愈，1年来逐渐出现双眼球肿大外突，发热、羞明、流泪、失眠而赴渝城求医，诊为"甲状腺机能亢进性恶性突眼"，服西药罔效，近来口燥咽干，渴而欲饮，多食善饥，呃逆腹胀，大便硬结，2~3天1次，特来就诊。

检查：T38.9℃，舌质红，苔黄乏津，脉象洪数。双眼外凸，约35mm，胞睑内陷，不能闭合，被眼球遮没，眼球肿大，上至眉处，下达鼻孔，球结膜充血、水肿，发亮，球结膜下方呈袋状下垂于睑裂外，角膜呈脓样结痂，流泪似脓，目珠不能转动，呈凝视状态。

诊断：中医：双目珠子突出。西医：甲状腺机能亢进性恶性突眼。

辨证：邪热壅闭，上攻于目。

治法：泻热通腑。

处方：大黄18g（后下）　玄明粉12g（冲服）　枳实10g　厚朴10g　知母15g　生石膏100g，2贴，每日1剂，水煎服。

复诊：热势已衰，渴止便通，苔白津生，脉数已宁。突眼仍存，结膜水肿，遂改以软坚散结，清热祛湿治之。昆布30g　海藻30g　夏枯草50g　牡蛎30g　贝母12g　泽泻20g　车前子18g（包）　黄芩15g　生石膏80g　石决明10g　葶苈子15g　柴胡10g　白花蛇舌草50g，水煎服。

前后服药210余剂，上方药味略有增减，眼球缩入，云翳始散，白睛消肿，视力恢复，病已告愈，追访至今，身健无恙。（杨声鎏，甲亢恶性突眼一例治验，山西中医，4：41；1988）

评鉴：据"眼球肿大外突、发热、羞明、流泪""口燥咽干，渴而欲饮，多食善饥，呃逆腹胀，大便硬结"及检查舌、脉等象，证属邪热壅闭，上攻于目。此乃由甲亢引发邪热壅闭脏腑，气机不利，正邪相搏，邪热循经上攻于目所致。采用泻热通腑，釜底抽薪之法，一诊方拟大承气汤合白虎汤化裁，方中大黄、玄明粉泻热通便，软坚润燥，厚朴、枳实行气散结，消痞除满，生石膏、知母清热降火，除烦止渴，诸药相配，共奏泻热通腑行气消痞，除烦止渴之功。

提示：本例为甲亢恶性突眼案，临床少见，杨氏在二诊时，自拟突眼方，方中昆布、海藻量大，此药含丰富碘质，促进病理产物和炎性渗出的吸收，使病态组织崩溃或溶解，并暂时抑制甲状腺机能的新陈代谢，故能化痰软坚，主治气瘿而使突眼症状减缓；夏枯草、牡蛎、贝母软坚散结祛痰，以助清肝明目之力，石决明、黄芩、白花蛇舌草、生石膏平肝退翳，清热解毒，散瘀消瘿，使热退而肿消；泽泻、车前子、葶苈子清利湿热以下行而消白睛水肿；目为肝窍，柴胡引药直达病所，且能疏肝解郁，用之效验，以趋康复。

9. 眼肌麻痹（风牵偏视）病案

高某　男　45岁　1979-11-17日初诊。

眼球黑睛猝然偏斜不动，伴头痛恶风5天。

初诊：5天前骑自行车外出受风后，突然头晕、额痛、恶心，微恶风发热，眼球黑睛猝然偏斜，转动受限，视一为二，步态不稳，曾到某医院眼科、神经科诊治，作新斯的明试验阴性，脑脊液检查（-），诊为"双眼动眼神经麻痹"。

检查：舌质淡，舌苔薄白，脉浮。视力右眼0.4；左眼0.6，双上睑下垂，半掩瞳孔，双眼球向各方向运动均受限，瞳孔中度开大，对光反射消失，眼底正常。

诊断：中医：风牵偏视（双）。西医：双眼肌麻痹。

辨证：卫外失固，风邪中络。

治法：疏风通络，扶正祛邪。

处方：羌活10g　防风10g　荆芥10g　制白附子6g　制南星6g　制半夏10g　秦艽10g　白僵蚕10g　制全蝎3g　木瓜10g　茯神15g　钩藤10g　蝉衣5g　甘草5g，23剂，水煎服。

复诊：药后复视消失，双眼视力1.0，睑裂恢复正常，眼球运动自如，瞳孔大小对光反射均正常，原方去全蝎，加当归10g，丹参10g，继服10剂，以巩固疗效。

1981-03-10日追访，情况良好，未见复发。（张怀安等，加减正容汤治疗眼肌麻痹30例疗效观察，湖南中医学院学报，1：38；1981）

评鉴：据"突然头晕、额痛、恶心，微恶风发热""黑睛猝然偏斜，转动受限，视一为二，步态不稳"及检查舌、脉等象，证属卫外失固，风邪中络。此乃由卫外失固，风邪乘虚入中，邪滞经络，气血失运，筋脉弛缓不用所致。采用疏风通络，扶正祛邪之法，方拟《审视瑶函》正容汤化裁，方中羌活、防风、秦艽、荆芥、蝉蜕、钩藤、全蝎祛风解痉，半夏、白附子、南星、僵蚕祛散内阻之风痰，茯苓渗湿健脾化痰，木瓜舒筋活络，甘草调和诸药，诸药共奏祛风涤痰，舒筋通络之功。

提示：本病是以眼珠突然偏斜，转动受限，视一为二为特征的眼病。甚至上胞下垂或口眼歪斜，常伴有头晕、恶心、呕吐，步态欠稳等症状，遮盖一眼，多可消失。《证治准绳·七窍门》称为神珠将反，眼珠偏斜重，黑睛不可见者，称为瞳神反背。此病多由风中经络所致。但由内风引起者，亦不少见。其发病又多与痰阻、气滞、血瘀等相关。因此，临证时应根据局部与全身病情辨证论治，目的在于祛邪通络，使气血运行复常。此外，还可配合针刺治疗以提高疗效。

10. 慢性化脓性中耳炎（聤耳）病案

案1：江某 男 41岁 1971-08-03日住院。

反复右耳出脓，耳鸣耳聋、眩晕烦躁4年。

初诊：自幼患有右耳流脓史，近4年流脓不止，量多质稀，淡黄味腥，而无粘性，轻度耳聋，耳鸣如蝉，伴腰膝酸软，眩晕神疲，烦躁失眠，手足心热，曾昏倒过4次，经中西医治疗，效果不显，故来我院。入院前2日，眩晕又作，几欲昏倒。入院后经乳突拍片诊为"右侧慢性中耳炎胆脂瘤"，以证为痰火内留，风热相搏，先服温胆汤加胆星4例，疗效不著，邀余会诊。

检查：舌淡，苔白微黄，脉细弱稍数。右耳后稍上方有5mm×5mm孔口，一直通入外耳道鼓膜前后上方，内口约3mm×3mm，管内有脓性分泌物。

诊断：中医：聍耳（耳疳）。西医：右耳慢性化脓性中耳炎（胆脂瘤型）。

辨证：真阴亏损，浮阳上逆（阴虚阳浮）。

治法：补肾益精，镇摄浮阳，兼敛脓水。

处方：肉苁蓉 15g　菟丝子 18g　枸杞子 12g　煅龙、牡各 30g　石菖蒲 6g　怀牛膝 12g　天麻 9g　白芍 15g　白蒺藜 30g，3 剂。

复诊：服药后，流脓、耳鸣、头晕均好转，上方加熟地、沙苑子、五味子等化裁，继服 26 剂。

三诊：右耳已无流脓，耳鸣耳聋，头晕目眩亦消而出院，追访 3 年，未见复发。（周子容，耳疳，新中医，1：28；1975）

评鉴：据右耳"流脓不止，量多质稀，淡黄味腥，而无粘性……耳聋耳鸣""腰膝酸软，眩晕神疲，烦躁失眠，手足心热"及检查舌、脉等象，证属肾阴亏损，虚火上炎。此乃由肾精亏损，不能制阳，虚火上炎，循经上蒸于耳，肾窍空虚，邪毒壅滞日久，火毒交蒸化腐为脓。采用滋阴降火，方拟左归丸化裁，方中枸杞子、五味子、熟地、滋补肾阴。菟丝子、肉苁蓉补肾益精，煅龙、牡益阴潜阳，敛疮止脓，石菖蒲芳香散邪，牛膝活血通经、引血下行；天麻熄风通络止晕，白芍、白蒺藜祛风疏肝，补血敛阴，沙苑子养肝补肾固精，诸药共奏滋肾益阴、潜阳固精、活血通脉、祛风散邪、敛疮消脓之功。

提示：本病为中耳粘膜甚至骨膜、骨质的化脓性炎症。其特点为反复耳漏伴听力减退，临床分单纯、骨疡、胆脂瘤三型。单纯型宜中医药治疗。后二型易危及生命的并发症，尽早手术治疗。

单纯型的表现为间歇流无味粘脓，脓量多少与上呼吸道感染、游泳、洗头污水进入耳内有关。耳聋程度与鼓膜穿孔大小、位置有关，一般呈轻度传导性耳聋。其病因为急性期不及时、不彻底转变而成，或鼻咽部及邻近器官炎性病灶反复发作有关。

治疗原则急性期应及时进行治疗，清除有关病灶。转入慢性期则以虚证为多，若证属肾元亏损，邪毒停聚者，宜补肾培元，祛湿化浊。阴虚为主用知柏八味丸加木通、夏枯草、桔梗、鱼腥草等，肾阳虚为主用附桂八味丸加减，虚火上炎为主，则滋阴降火，清热解毒，药选知母、黄柏、熟地、玄参、丹皮、泽泻、双花、草河车、磁石等。方参考《万病回春》滋肾通气汤、滋阴地黄汤化裁。

案2：陈某 男 10岁 1974-05-20日诊。

间歇性双耳溢脓2年余。

初诊：2年来两耳内出脓，色白或见微黄，时轻时重，忽止忽流，质粘如涕，无腥臭味，曾到某医院诊治过，未见好转，平素多易感冒，伴有鼻塞流涕等症，每遇风寒外感，鼻塞流涕加重时，耳内溢脓亦随之增多，今转来我处求治。

检查：舌质红，苔薄白微黄。脉细数无力。听力稍有减退，双耳鼓膜未见穿孔。

诊断：中医：脓耳（双）。西医：慢性化脓性中耳炎（单纯型）。

辨证：肺热窍塞。

治法：清热解毒，燥湿收敛（外用）。

处方：雄黄18g 梅片4.5g 灯心4.5g（烤黄存性） 桑螵蛸30g（烤黄黑存性） 辰砂6g 枯矾3g 青黛12g，共研末密封罐内备用。先将耳脓用双氧水，或50度米酒洗净拭干，用鹅毛茎或硬胶管末端装一小皮球（吸取器），蘸药末喷射耳内。

复诊：用上药末喷射耳内5次，耳内流脓已止，至今已有年余，未见复发。（张衍楠，中药散治疗慢性化脓性中耳炎，新中医，1：30；1975）

评鉴：据"耳内出脓，色白或见微黄，质粘如涕，无腥臭味"及检查舌、脉等象，证属肺热窍塞。此乃由外感风热湿毒，少阳胆经受邪，循经上升，蒙蔽清窍，窒塞不通，腐化成脓，或有因污水灌耳，蕴生湿热邪毒及挖耳损伤染毒诱发；或由肺热涕浊移于耳窍所致，采用清热解毒，燥湿收敛之法，方拟中药散，方中雄黄、枯矾、辰砂解毒杀虫生肌，桑螵蛸、灯心草烤黄存性收涩祛湿，青黛清热解毒，诸药合用，共奏清热解毒，收涩祛湿，生肌之功。

提示：本病多由急性化脓性中耳炎迁延而来，致病菌多以变形杆菌、绿脓杆菌为常见，次为葡萄球菌和链球菌等感染所致。

脓耳治法有内治外治之分，本案则拟祖传秘方而治愈。用药期间，应忌虾、蛋类食物，急性发作期耳内出现红肿热痛宜慎用，或配以内服药，证属肝胆湿热者，方拟龙胆泻肝汤加减，脓水夹血多，加生地、丹皮、石菖蒲，痛如针刺加生牡蛎、珍珠母、夏枯草；肺热涕浊者，方拟苍耳散、辛夷清肺饮化裁，药选：黄芩、芦根、双花、苍耳子、紫苏、白芷、辛夷、石菖蒲、甘草等。

11. 耳大疱性鼓膜炎（风聋）病案

郑某　男　23岁　1979 - 05 - 23日诊。

左耳内剧烈疼痛，听力减退1天。

初诊：近日来因伤风，自觉左耳内疼痛，有时阵发性加剧，耳道有堵塞感，听力轻度减退，痛甚则伴发热、眩晕、恶心不食，胸胁胀闷，口苦咽干。

检查：T38.1℃，舌质红，苔微黄，脉弦略数。左耳鼓膜充血，表面有一水疱膨起，色淡紫，触之柔软，有触痛。

诊断：中医：风聋（左）。西医：大疱性鼓膜炎（左）。

辨证：邪在少阳，风热阻络。

治法：疏解少阳，清热凉血。

处方：柴胡10g　黄芩12g　法夏10g　赤芍10g　生地10g　泽泻10g　甘草3g　生姜3片，2剂，水煎服。

复诊：服药1剂，耳痛大减，2剂后诸症基本消失。查左耳鼓膜之疱已平复。略充血，依原方又服1剂而愈。（林先智，小柴胡汤在耳科的应用，新中医，8：35；1981）

评鉴：据"左耳内疼痛……阵发性加剧，耳道有堵塞感，听力轻度减退""发热眩晕，恶心不食，胸胁胀闷，口苦咽干"及检查舌、脉等象，证属邪入少阳，风热壅塞。此乃由风热之邪外袭，随经脉入于耳中，壅塞经气，蒸腐聚疱，蚀于鼓膜不得外泄所致。采用疏风通络，清热凉血。方拟小柴胡汤化裁，方中柴胡疏肝经之风热，黄芩、甘草清热解毒，半夏、生姜和胃降逆止呕，生地、赤芍清热凉血，祛瘀止痛，泽泻利水渗湿，诸药合用，共奏清热疏风，凉血解毒之功。

提示：耳病虚证为多，常见肾虚精亏等；实证常责之少阳实邪，如肝胆火热、湿热与肝胆郁结等证，故治疗急、实、热证可与小柴胡汤，以疏解少阳邪热，临证时，可根据病症适当加减，如耳湿烂，鼓室积液、积脓加茯苓、车前子、木通、泽泻，耳红肿痛痒去人参，加龙胆草、栀子、夏枯草、大青叶，耳成疮痈，加公英、地丁、银花、菊花；充血重者加生地、丹皮；血瘀痛剧，加当归、红花、桃仁，耳鸣耳聋加香附、川芎、路路通等。

12. 过敏性鼻炎（鼻鼽）病案

余某　女　30岁　1978－09－07日初诊。

反复鼻痒、喷嚏、流涕、鼻塞半年。

初诊：半年来时常突然鼻内发痒，酸胀不适，继而喷嚏频作，面红目赤，鼻塞，涕泪俱下，流涕清稀量多，嗅觉减退，夜晚及清晨较剧，在当地西医诊为过敏性鼻炎，经多方医治而未见效，今来求治。

检查：面色淡白，舌淡苔薄白，脉濡缓。鼻腔镜见鼻内肌膜肿胀湿润，其色淡白，涕多清稀。

诊断：中医：鼻鼽。西医：过敏性鼻炎。

辨证：肺气不足，卫阳不固。

治法：益气固表，敛肺止嚏。

处方：红参5g　黄芪15g　防风3g　白术10g　麦冬10g　五味子5g　山药10g　炙甘草3g，3剂，水煎服。

复诊（1978 – 09 – 12 日）：药后5日喷嚏大减，略有咳嗽，改移清肺治标方：北沙参12g　杏仁10g　桑叶10g　枇杷叶10g　浙贝母5g　桔梗5g　麦冬10g　玉竹15g，3剂。

三诊（1978 – 09 – 18 日）：咳嗽止，喷嚏已除大半，改用前方去红参、山药加沙参15g，玉竹15g，桑白皮10g，3剂。

四诊（1978 – 09 – 25 日）：喷嚏近愈。上方沙参移红参5g，加山药12g，5剂。另以猪皮60g，黄芪15g，党参15g，炖服，每周3次，连服1月，以巩固疗效。（蔡纯臣，淡淡中医治疗带下及过敏性鼻炎的经验，新中医，6：14；1981）

评鉴：据"鼻内发痒，酸胀不适……喷嚏频作""鼻塞……流涕清稀量多，嗅觉减退"及检查舌、脉等象，证属肺气虚弱，卫阳不固。此乃由肺气虚，卫表不固，腠理疏松，风寒入侵，犯及鼻窍，肺气不得宣降，津液停聚，鼻窍壅塞所致。采用益气固表，敛肺止涕法，自拟肺卫双补止鼽汤，方中红参、黄芪、白术、山药、炙甘草益气健脾，固表实卫，麦冬润肺生津，五味子敛肺固表，防风周行全身，引黄芪通达体表而御风寒。二诊改用清燥救肺汤合桑杏汤化裁，方中桑叶、枇杷叶、杏仁宣肺利气散邪，麦冬、玉竹、沙参、贝母养阴生津，润肺止咳，桔梗开提肺气，诸药合用，清宣肺气、祛邪止咳。

提示：本病又称变态反应性鼻炎，为身体对某些过敏原敏感性增高出现鼻粘膜病变为主异常反应，临床分常年性发作型变应性鼻炎和季节性变应性鼻炎。临床以突然和反复发作的鼻痒、喷嚏、流鼻涕、鼻塞等为特征。其病因有遗传、感染、鼻粘膜受过敏原刺激而致敏感，此外与冷、热、湿、日光等物理因素或内分泌失调也有关。

临床治疗：肺气虚弱：温肺祛寒，益气固表，方选温肺汤；脾肺两虚：益肺固表，健脾温中，方选玉屏风散；肺肾不足：益肺补肾、温养固表，方选细辛散、右归丸。同时可配合针灸治疗：灸囟门、百会。针刺迎香、太渊、大都、复溜穴。

13. 慢性单纯性鼻炎（鼻窒）病案

徐某　女　31岁　1979-11-03日诊。

鼻塞、多涕，色白而粘6年。

初诊：6年间时常鼻塞流涕，量多色白清稀，嗅觉减退，鼻塞或轻或重，呈交替性，白天工作时减轻，夜间加重，常在睡眠时不自主张口出气，每遇寒冷等刺激则发作，伴头晕脑胀、咳嗽吐痰，形寒肢冷，喜温恶凉，大便正常，小便清长，经多家医院诊为鼻炎，虽不间断服药，始终未愈。

检查：舌质淡，苔薄白，脉缓弱。双侧鼻腔内粘膜肿胀、光滑、湿润、柔软有弹性，呈暗红色，鼻道内有粘性的丝状分泌物，下鼻甲略肥大。

诊断：中医：鼻窒（双）。西医：慢性单纯性鼻炎（双）。

辨证：肺气虚寒，风湿阻窍。

治法：温肺通窍，疏风祛湿。

处方：苍耳子60g　白芷60g　辛夷60g　冰片粉6g　薄荷霜5g　芝麻油500ml，液状石蜡1000ml。

制法：将芝麻油、苍耳子、白芷、辛夷，同放锅内，浸泡24小时，加热，待苍耳子、白芷、辛夷炸成黑黄色捞出，再下冰片粉、薄荷霜、液状石蜡，搅匀，冷却后过滤，分装眼药水瓶内备用。

用法：仰头滴鼻，每次 1~2 滴，1~2 次/日。

复诊：上药使用 1 周后检查鼻腔内充血，流涕等消失，鼻塞明显好转。又续滴 1 周后，在 1 次做饭切葱时，忽然闻及葱味窜鼻，余症尽除，两个月后随访未见复发。（蔡福养，鼻炎灵治疗360 例鼻炎的介绍，新中医，11：10；1981）

评鉴：据"鼻塞流涕，量多色白清稀，嗅觉减退""咳嗽吐痰，形寒肢冷，喜温恶凉……小便清长"证属肺气虚弱，风寒阻窍。此乃由肺气不足，卫气不固，清气不升，风寒侵袭，滞结鼻窍，阳气偏盛症轻，阴气盛时症重，日久伤蚀肌膜，津则为涕。采用祛风散寒，辛温通窍之法，外用鼻炎灵治之，方中苍耳子、辛夷、白芷祛风散寒，宣肺解毒，冰片、薄荷霜，扩张血管，芳香通窍，麻油、液状石脂生肌润滑，诸药合用，共奏疏风散寒，通窍除涕，滋润消肿之功。

提示：本病系鼻腔粘膜和粘膜下层的可逆性慢性炎性疾病。症状以鼻塞、多涕为主，鼻塞多以间歇性和交替性，白天活动则轻，静坐或寒冷时则重。侧卧时，下侧鼻腔阻塞，上侧鼻腔通气良。多涕为粘液性，脓性见于继发感染，鼻涕常向后流入咽部，伴有抽吸性的咯"痰"。本病经检查后可确诊。

治疗方法，除以上外治法，亦可配合内服法，方选温肺止流丹加苍耳子、辛夷花、白芷以温补肺气，疏散风寒，芳香通窍，疗效更佳。

14. 鼻咽癌转移（石上疽）病案

张某　男　40 岁　1964-06-13 日诊。

鼻塞、颈肿、头痛、吞咽困难 1 年余。

初诊：1 年前因鼻塞、咽痛、吐粘痰，左颈部肿大，经某医院诊为左颈淋巴结核，用链霉素、异烟肼治疗无效，1 年后左颈侧肿块增至鸡蛋大，质略硬，到省医院手术切除，病理活检为鼻咽癌（鳞状上皮癌）并颈淋巴转移，采用"化疗"及同位素钴放射月余，出现喉肿津干，吞咽困难，纳食减少，颈肌硬肿，疼痛及头，烦躁不寐，口渴喜饮，便结尿赤，求中医诊治。

检查：身体消瘦，神疲乏力，左颈肌手术疤痕肿硬，肤色紫褐，右颈侧淋巴结微大，右眼睑肿胀，舌燥唇焦，舌苔灰白微黄厚腻，脉浮弦细数。

诊断：中医：石上疽。西医：鼻咽癌转移。

辨证：热伤阴津，邪毒弥漫。

治法：清热解毒，化痰散结，佐以养阴。

处方：双花 30g　连翘 15g　黄连 9g　天花粉 12g　浙贝12g　昆布 24g　海藻 24g　土茯苓 30g　山慈菇 12g　山豆根12g　漏芦 12g　玄参 24g　六神丸 30 粒（分 2 次冲服）。6 剂，每日 1 剂。外用川乌、黄柏粉凡士林调敷。

复诊：药后诸症好转，颈侧肿物渐消，纳佳便畅，舌淡苔灰白而腻，脉细弦数。上方去黄连、花粉、浙贝，加制川乌 12g制南星 12g　法半夏 12g　夏枯草 12g　当归 12g，每日 1 剂，连服 40 剂。

三诊：服上药及外敷药 1 次，颈侧肿块及肿大淋巴结消失，眼睑浮肿已消，颈运动自如，略有鼻塞，咳嗽咯痰，仍用前方，每周服 3~4 剂，间服归脾汤。

治疗 4 年康复，经检查未见复发而停药，迄今 13 年，随访健在无恙。（张景述，中医药治疗鼻咽癌向颈淋巴结转移二例临床报告，新中医，1：33；1981）

评鉴：据"鼻塞、咽痛、吐粘痰，左颈部肿大""喉肿津干，吞咽困难，纳食减少，颈肌硬肿疼痛及头，烦躁不寐"及检查舌、脉等象，证属热伤阴津，邪毒弥漫。此乃由风热毒邪蕴结鼻窍，内传于肺，肺津受损，毒热炽盛，走散弥漫，深入营血，凝滞脉络所致。采用泻热解毒，化痰散结之法，方拟三生饮合六神丸化裁。方中双花、连翘、漏芦、黄连、山慈菇、土茯苓、山豆根清热利湿，解毒抗瘤，利咽消肿，天花粉、玄参清热生津，滋阴润燥，浙贝母、昆布、海藻清化热痰，软坚散结，六神丸清热解毒，消肿止痛，诸药共奏泄热解毒，滋阴生津，利湿消痰，软坚散结之功。

二诊加制川乌、当归通经活血止痛，半夏、南星祛风痰解毒疮，夏枯草泄热散结，同时间服归脾汤以益气补血，健脾养心，诸药联合应用，故能收功。

提示：本案采用中西医结合治疗，先行手术及化疗治疗后，又采用解毒散结中药抑制癌瘤发展，这些药同时治疗甲状腺癌、乳腺癌、肺癌、肝癌、肾癌、恶性淋巴瘤、垂体瘤等，均有良效，长期适当间服归脾汤以培补正气，增强机体免疫功能，也能起到一定的作用。

15. 上唇肿物（唇疽）病案

郭某　男　8岁　1966 - 06 - 15日初诊。

上唇生一肿物半月余。

初诊：患者上唇正中生一肿物已半月有余，而后逐渐增大，状若黑枣，坚硬且痛，不红不肿，呈暗褐色，妨碍饮食，说话不自如，经某医院诊为上唇肿物（唇癌待除外）。

检查：上唇有一结块，形如小枣，坚硬未见溃破，亦未见缩小和消散，不红不热，呈黑褐色，舌红苔薄，脉沉弦稍数。

诊断：中医：上唇疽。西医：上唇肿物（唇癌待排）。

辨证：热毒内结，气滞血瘀。

治法：清热解毒，软坚散结。

处方：银花15g　藿香9g　生石膏18g　栀子9g　莪术3g

川贝母9g　防风9g　蝉蜕9g　甘草3g　牛蒡子6g，6剂。水煎饭前服。

二诊（1966－06－25日）：药后患处稍有松软，有黑色干皮剥落，遂又另拟：夏枯草18g　川贝母6g　煅牡蛎12g　玄参12g　蝉蜕6g，6剂。

药后黑色硬皮层层剥落，肿物逐日消散平复，上唇渐趋柔软，进食、说话均能自如。1978年随访，未见复发。（门纯德，良性肿瘤的治疗报告，新中医，6：37；1981）

评鉴：据"上唇正中生一肿物……坚硬且痛，不红不肿，呈暗褐色"及检查舌、脉等象，证属热毒内结，气滞血瘀，此乃由风邪外袭，蕴热成毒，内伏脾胃，脾虚湿聚不散，上壅于唇所致。治宜清热解毒，疏风理脾，佐以软坚散结，先拟泻黄散加味，方中银花清热解毒，栀子、生石膏泻火以去脾胃伏火，川贝、莪术活络散结，诸药合用，共奏清脾解毒散风之功。

后用消瘰丸加味，以助清火化痰，软坚散结之力。

提示：本病属实证居多，局部常见红肿，发病迅速者多为风热搏结；发病缓慢，局部色暗或淡，证为气血瘀滞或风热毒结，结合脉症，辨证施治，以消除肿物。

16. 口腔早期癌变（牙龈腐烂）病案

叶某　女　39岁　1959－04－29日初诊。

左下颊部牙龈肿痛溃烂2月余。

初诊：患者2个月前左侧颊部牙龈生一黄豆大肿块，逐渐增大，面颊亦肿，疼痛连及咽喉和颌下，牙关稍有紧闭，饮食吞咽微有不便，近3日肿物外表溃烂，出血，医院病理活检诊为：鳞状上皮高度增生伴早期癌变。

检查：左下颊部受肿块压迫突出，颌下淋巴结肿胀，无活动。肿物约1cm×3cm，质硬，表面凹凸不平，溃烂出脓，边缘不齐，色黄污秽。舌红有瘀斑，苔黄，脉弦数。

诊断：中医：牙疳肿物（左）。西医：口腔早期癌变。

辨证：毒热内结，血瘀阻络。

治法：清热解毒，祛瘀消肿。

处方：（1）白信1.5g　乳、没各1.5g　青黛1.5g　黄连1.5g　冰片1.5g　甘草1.5g　硼砂3g　大枣15g 共为细末。

（2）朱砂3g　鹿角霜3g　硼砂3g　贝母3g　石膏3g　牛黄0.3g　黄柏1.5g　鸡内金1.5g　甘草1.5g　冰片1.5g 共为细末，取12克合1方6克撒于溃疡处，每日5~6次。

（3）银花10g　连翘10g　生地10g　玄参10g　象贝6g　赤芍6g　丹皮6g　当归尾4.5g，7剂，水煎服。

复诊：药后肿物溃烂减轻，色变白，肿块缩小，继用20多日，局部溃烂处愈合，肿物缩小近半，质软。

三诊：上方续用10余日后，肿块消失，翌年随访，未见复发，至今健在。（夏锦平，口腔早期癌变，浙江中医杂志，9：401；1987）

评鉴：据"左侧颊部牙龈生一黄豆大肿块，逐渐增大，面颊亦肿……外表溃烂、出血"及检查舌、脉等象，证属毒热内结，血瘀阻络。此乃由胃腑积热日久，复受邪毒侵袭牙龈，蕴结肌膜所致。采用清热解毒，祛瘀消肿之法，外用（1）方清热解毒，去腐杀菌，（2）方消肿止痛，去腐生新。自拟解毒活血汤内服，方中双花、连翘清热解毒，生地、玄参清热滋阴、凉血生津，象贝宣肺化痰，清热散结，赤芍、丹皮、当归清热凉血，活血祛瘀，诸药合用，共奏清热解毒，活血凉血，祛瘀止痛，滋阴生津之功。

提示：本案乃夏岳文老中医，擅长喉科，所治验案之一。外用（1）方原为霜梅乳没散系家传治疗牙疳秘方，对其制作方法，本方提出先将大枣去核切片，白信研末加入，均匀放于瓦上用炭火炙枣枯烟尽为度，取出候冷研细，再将余药研细加入。但据《中医外科临床手册》所载"砒枣散"中，是将红枣去核，纳入白砒（量相同），置瓦上，用炭火煅之存性，研极细末（大枣15克分别装入白砒），供参考。

17. 舌瘤（舌菌）病案

案1：芦某 男 40岁 1984-01-19日初诊。

舌面长一肿物，坚硬、疼痛半年余。

初诊：患者半年前舌面粘膜生出一小结节，逐渐隆起而成肿块，曾服中药治疗半年，未见好转，反而日益变剧，经荐余治，症见舌生恶肉如菌状，疼痛剧烈，并向同侧颜面及耳部放散，发音、进食和吞咽受限，流涎多，伴胸中烦热，夜寐不宁，大便秘结，2～3日1次，小便赤涩。

检查：舌质红，苔黄，脉弦数。舌前左侧2/3处长一肿物，头大蒂小，质硬色红。

诊断：中医：舌岩（舌菌）。西医：舌癌。

辨证：心火郁伏，蕴结成毒。

治法：泻火解毒，散结止痛。

处方：藿香20g 石膏10g 防风20g 炒山栀12g 连翘12g 炙蜂房12g 木通12g 甘草8g 白花蛇舌草60g 黄连2g 肉桂2g（泡服） 蜂蜜、黄酒少许，水煎服。连服20余剂，舌菌消失无痕，随访3年未复发。（余韵星，泻黄散加味治疗舌症经验，浙江中医杂志，12：545；1988）

评鉴：据"舌生恶肉如菌状，疼痛剧烈，并向同侧颜面及耳部放散""胸中烦热，夜寐不宁，大便秘结"及检查舌、脉等象，证属心火郁伏，蕴结成毒。此乃由心脾郁火内伏，日久成毒，循经上移，结于舌部所致。采用泻火解毒，散结止痛之法，方拟泻黄散合导赤散化裁，方中泻黄散泻脾胃中伏火，木通降火利尿，导心经火毒下行，配连翘、蜂房解毒散结止痛，白花蛇舌草清热解毒，散瘀杀菌，黄连、肉桂交济心肾速降其热，诸药合用，清心解毒，泻脾散火，杀菌开结之功。

提示：舌菌乃舌生恶肉，发于舌前 2/3 的两侧边缘或舌尖下，其形如蕈，初起如豆，按之坚硬，渐大如菌，头大蒂小，色红疼痛。外形可分为乳头状、溃疡型及浸润型，其中溃疡型最为多见，溃破扩展，边缘隆起，触之出血，滋水恶臭，后期舌缩，痛不可忍，崩裂出血不止。初期可用本方治之，以泻心火，后期用归脾汤，补益心脾，外用北庭丹或青吹口散外搽。

案 2：蔡某　男　36 岁　1978 – 05 – 15 日诊。

舌根部生一肿物半年余。

初诊：半年前在舌根与会厌部之间，生出一肿物如黄豆粒大，其色鲜红，咽喉干痛，发音嘶哑，吞咽有阻塞感，伴失眠多梦，多次治疗无效，后经某医院活检，确诊为血管瘤。

检查：舌质紫暗，苔薄白，脉弦涩有力。在舌根与会厌部之间长一肿块呈半球形，约 0.3cm × 0.3cm 大，质软如海绵状，表面色红，略带紫暗，手压后肿块可暂时缩小并退色，松手后又恢复原状。

诊断：中医：舌菌（血瘤）。西医：海绵状血管瘤。

辨证：经脉蕴热，气血凝滞。

治法：理气活血，佐以清热滋阴。

处方：桃仁 6g　红花 6g　柴胡 6g　桔梗 6g　枳壳 6g　甘草 6g　生地 9g　当归 9g　玄参 9g　赤芍 9g　麦冬 12g　沙参 12g　石斛 12g　乌梅 12g　怀牛膝 30g　丹参 18g，15 剂，水煎服。

复诊（1978 – 06 – 09 日）：舌根部肿块消失，余症尽除，痊愈。（蔡福养等，舌根部血管瘤，新中医，5：31；1981）

评鉴：据"舌根……生出一肿物如黄豆粒大，其色鲜红，咽喉干痛，发音嘶哑，吞咽有阻塞感"及检查舌、脉等象，证属络脉郁热，气血瘀滞。此乃由心肺肾三经蕴热日久，热邪循经上蒸，郁阻血络，气血凝滞不散，灼伤气津所致。采用活血通络，清热养阴之法，方拟会厌逐瘀汤(《医林改错》)加味，方中桃仁、红花、丹参、当归、赤芍活血化瘀而养血，柴胡、枳壳、甘草行气和血而疏肝，桔梗开肺气，载药上行，牛膝通利血脉，引血下行，沙参、石斛、玄参、麦冬养阴清热而益胃，乌梅归心肺肾经，以助滋阴清热，益气扶正而解蕴热，诸药合用，活血逐瘀，养阴清热，以消肿块，而获捷效。

提示：血瘤是体表或体内血络扩张，纵横丛集而形成的一种肿瘤。《薛氏医案·外科枢要》云："其自肌肉肿起，久而现赤缕或皮俱赤，名曰血瘤"。其特点为：瘤呈半球形或扁平隆起，性质柔软，表面为红色，紫红色，亦可为正常色。用手压之肿块可暂时缩小及褪色，松开后恢复原状。

治疗可选用硬化剂注射术、冷冻疗法、镭锭、X线照射及手术。

案3：赵某 女 24岁 1979-08-11日诊。

舌右前缘处生有肿物半年余。

初诊：患者半年来右侧舌部有麻胀感，每因进餐咀嚼障碍，语言蹇涩不利，时常胸闷纳呆，肢体困倦，后发现舌体右侧前缘处长一花生米大小肿物，经某医院检查，诊为"舌体囊肿"，经注射硬化剂治疗，初时肿物略见缩小，半月后反见增大，今改求中药治疗。

检查：舌质红润，苔白腻，脉沉弦滑。舌面右侧前缘约1/3处舌体隆起增大如荔枝核大，体软，触之不痛，表面呈浅紫红色。

诊断：中医：舌上痰核（包）。西医：舌体囊肿。

辨证：肝气郁结，脾虚失运。

治法：理气健脾，化痰散结。

处方：半夏10g 茯苓15g 陈皮12g 甘草6g 白术14g

柴胡 12g　　桔梗 12g　　牡蛎 30g，20 剂，水煎连服。

复诊：服药 20 余剂后，舌上肿块消失，诸症皆除而痊愈，随访半年未见复发。[刘集荣，舌上痰核（舌体囊肿），新中医，5：35；1981]

评鉴：据"胸闷纳呆，肢体困倦……舌体右侧前缘处长一花生米大小肿物"及检查舌、脉等象，证属肝气郁结，脾虚失运。此乃由情志不舒，肝气郁结，脾失健运，水湿内停，凝聚为痰，痰气互结，流注经络，循经结于舌体所致。采用理气健脾，化痰散结之法，方拟二陈汤加味。方中半夏辛温，燥湿化痰，陈皮理气化痰，白术、茯苓健脾利湿，柴胡疏肝理气解郁，牡蛎软坚散结，桔梗辛散苦泄，载药上行直达病所。甘草和中，调和诸药，诸药共奏疏肝健脾，和胃化湿，消痰散结之功。

提示：肝脉络于舌本，脾脉络于舌旁，七情气郁则舌肿不能语。又"怪病多生于痰"之说，本病乃因湿痰流聚于舌体皮之结块，亦可生于其他部位，其结块不红不热，不硬不痛，软滑如果核，推之不移，不化脓溃破，一般无明显全身症状。治宜健脾利湿，化痰散结，可用海带丸或消核丸化裁。

18. 舌裂病案

向某　女　53 岁　1985 - 10 - 20 日初诊。

舌面开裂疼痛 3 年余。

初诊：患者 3 年来，舌面开裂有纹疼痛，曾服中药汤剂百余付不效。症见舌面裂纹呈川字形，疼痛，言语及饮食障碍，伴口燥唇焦，呕恶纳差，腰区作痛，大便不爽，小便色黄。

检查：舌质淡红、苔黄，脉弦数。

诊断：舌裂（舌破）。

辨证：脾胃伏火，灼伤津液。

治法：清泻脾火，养胃生津。

处方：藿香 12g　炒山栀 12g　防风 30g　制半夏 10g　橘皮 10g　甘草 6g　山药 20g　石斛 20g　石膏 20g　姜、枣各 8g　蜂蜜、黄酒少许，10 剂，水煎服。

复诊：连服 10 余剂后而告愈，随访至今未发。（余韵星，泻黄散加味治疗舌症经验，浙江中医杂志，12：545，1988）

评鉴：据"舌面裂纹呈川字形，疼痛""口燥唇焦，呕恶纳差……大便不爽，小便色黄"及舌、脉等象，证属脾胃伏火，灼伤津液。此乃因脾胃之中内有伏火上乘于舌，舌为心之苗，脾脉连接舌本，脾热日久伤津，其外不荣，故见口燥舌裂。采用清泻脾火，养胃生津之法，方拟《小儿药证直诀》泻黄散化裁。方中防风为君，性浮升散，微温不燥，甘缓不峻，故可升散脾胃伏火，石膏、栀子寒凉泻火，配半夏降逆止呕，藿香醒脾开胃，和中止呕，橘皮理气健脾，调畅气机，甘草和中，山药、石斛补脾养胃，益阴生津以除热，甘草、姜、枣和中，调和脾胃，酒助药上行，蜜补脾胃，诸药合用，升发与清泻并用，泻脾而不伤脾，且有清心之妙，直乃泻脾胃之伏火，治诸般舌症之良剂也。

提示：舌裂，唐·孙思邈《千金要方》又称"舌破"，其形状有横形、纵形、人字形、川字形、井字形等。常见证候多见阴虚液涸与阳明实热。但伏火上炎者亦不乏其人。脾胃伏火宜升散，治之须缓缓而泻之，方能撤其积热。本案所用宋·钱乙《泻黄散》不仅泻脾，且有清心之妙，治疗舌症随证加味，每获良效。

19. 牙痛病案

孙某　男性　53 岁　1975 - 03 - 12 日初诊。

左下牙红肿疼痛 2 天，连及头面。

初诊：平素腰膝酸软无力，又嗜烟酒，昨日适逢朋友邀请，饮酒且食狗肉，至夜心烦不得眠，次日左侧下牙痛，牙周连左侧头面红肿热痛，伴口苦咽干，尿黄，今日前来诊治。初投以玉女煎加牛膝至 25 克，咸竹蜂 6 只，两面针 16 克，连服 2 剂，牙痛未见明显改善，余症同前。

检查：舌红苔黄，脉弦略数有力。左侧面腮红肿有热痛感。左侧牙龈肿胀、微出血，牙齿松动。

诊断：中医：牙痛（左下）。西医：牙周炎。

辨证：胃火内炽，肾阴不足。

治法：清热止痛，滋阴降火。

处方：知母 16g　川椒 2.5g　黄柏 16g　细辛 2.5g　咸竹蜂 6 只　两面针 16g　牛膝 9g，3 剂，水煎服。

复诊：当日嘱可连服 2 剂，但服 1 剂后，牙痛减轻，牙周及左侧头面红肿热痛明显减轻，服 2 剂后消失，予养阴清热药 2 剂以善其后，随访未见复发。（池逊，反佐法治疗牙痛的临床运用，新中医，5：35；1980）

评鉴：据"腰膝酸软……心烦不得眠，次日左侧下牙痛""牙周连左侧头面红肿热痛，伴口苦咽干，尿黄"。及检查舌、脉等象，证属胃火内炽，肾阴不足。此乃由胃火炽盛，肾阴亏损所致。采用清热滋阴之法，自拟反佐牙痛方，方中知母苦寒质润，清热泻火，滋阴润燥；黄柏苦寒，泻火解毒，燥湿坚阴，川椒辛温有毒，温中止痛杀虫；细辛辛温，散寒止痛；咸竹蜂咸微寒，咸寒软坚，引火下行，两面针苦涩微寒，清热止痛，牛膝苦酸平，活血通经，引血下行，消肿止痛。同时知母与川椒，黄柏与细辛，寒热相配以反佐，咸竹蜂、牛膝入肾经引火下行，邪有退路，使火邪清，肿消而痛止。

提示：反佐法，即本案在足少阴、足阳明二经火势炽盛时，在苦寒泻火存阴药中，加入少量辛温激火之品以反佐，将上炎火邪引达下行以清除之，防止了病急而拒药难调之势，这种方法与使用药物，较之玉女煎壮水制火的组方疗效，更为显著。

第六章　针灸科病症

1. 支气管肺炎（肺炎喘咳）病案

黄某　男　2岁　1964-02-20日初诊。

高热咳喘1天。

初诊：患儿昨日早在外玩耍，不慎感受外邪，下午出现发热，持续不退，呼吸急促，烦躁不安，咳嗽而喘，喉中微有痰鸣声，小便短赤，今日未解大便。

检查：T39℃，面色微赤，舌质红，苔薄黄，指纹紫，脉滑数。两肺野可闻及湿性啰音。

诊断：中医：肺炎喘咳。西医：支气管肺炎。

辨证：痰热闭肺。

治法：宣肺泄热，平喘止咳。

取穴：少商（双）、商阳（双）、合谷（双）。

操作：先刺双侧少商、商阳出血，后用泻法刺合谷，经过1小时，患儿身热已退，气喘已平，能行走玩耍，脉转平缓，诸症基本消失，1周后随访，未见复发，亦未使用过任何药物治疗。（司徒玲，循经取穴针灸处方原则，新中医，9：38；1981）

评鉴：据"发热，持续不退，呼吸急促，烦躁不安，咳嗽而喘，喉中微有痰鸣声"及检查舌、脉等象，证属痰热闭肺。此乃多为感受温热之邪，灼伤肺津，炼液成痰，痰热阻于气道，肺气闭郁所致。采用清热泻肺，涤痰定喘之法。针刺治疗应用泻法，但非属不盛不虚以经取之的范畴，可采用循经远道配穴法，所以运用循经远道配穴法，选取本经井穴少商，配以相表里经的

407

商阳（井穴）、合谷（原穴），以宣肺泄热平喘。由于痰属新发，无合并病症，及早使用针刺治疗，故取得显著效果。

提示：本病是儿科常见的肺系疾病之一，常以发热、咳喘、气急、鼻煽为特征，甚则发生呼吸困难以及涕泪闭阻等。一年四季均可发生，冬春两季及气候骤变时多见。

本病治疗原则以清泻肺热为主，主穴肺俞，宜配大杼、风门。若病灶在肺下，酌配同侧章门、丘墟，则取效更佳。单纯针刺治疗，用强刺激手法，留针宜久，30～40分钟，间歇行针，保持针感，病重者日针多次，病灶，局部胸廓，配合拔罐、耳针、手针、面针、或穴位注射等，必要时采用中西医结合之法，以小剂量青、链霉素于肺俞穴作穴位注射，可收到相当于大剂量青霉素静脉给药之疗效。

2. 支气管哮喘（哮病）病案

案1：张某　女　52岁　1981－05－06日诊。

反复发作性胸闷、咳嗽、呼吸困难30年，加重1天。

初诊：患者30余年来，反复出现突然胸闷，气促，呼吸困难，严重时张口抬肩，汗出，精神烦躁，已确诊为支气管哮喘，因夜间经常反复发作，故每晚须服氨茶碱、非那根等药才能入睡，昨日夜间又发作，气粗胁胀，喉中哮鸣，声若拽据，不能平卧，咳吐绿痰，质浓粘稠，伴发热汗出，口干喜饮。

检查：舌红苔滑，脉滑数。口唇紫绀，胸廓饱满，呈吸气状。叩诊为过清音，心浊音界缩小，呼气期可闻及哮鸣音，呼吸困难加重时哮鸣音减低。X线胸透：双肺过度充气，透明度增高。

诊断：中医：哮证。西医：支气管哮喘。

辨证：痰热壅肺（热哮）。

治法：平喘降逆，宣肺化痰。

取穴：四缝（双）。

操作：用三棱针直刺四缝 0.1～0.2 寸，拔针后挤出少量黄白色透明样粘液或血液，每 3～7 天挑刺 1 次，刺后当天双手不接触冷水，防止感染。

复诊：挑刺四缝穴后，当晚气喘减轻，停服上述西药，哮喘没有发作。为了防止复发，1 周后又挑四缝穴 1 次，仍挤出少量白色粘液，观察至今 5 年余未发作。（陈林才，老年疾病验案三则，黑龙江中医药，6：31；1988）

评鉴：据"胸闷，气促，呼吸困难……张口抬肩""气粗胁胀，喉中哮鸣，声若拽据，不能平卧，咳吐绿痰……发热汗出，口干喜饮"及检查舌、脉等象，证属痰热壅肺，此乃由宿痰内伏于肺，复因外感、饮食、情志、劳倦等诱因触发，痰阻气道，痰从热化，壅塞于肺，肺失宣降，气逆于上所致。采用平喘降逆，宣肺化痰之法。

本病采用三棱针挑刺四缝穴进行治疗，出自《针灸大成》，其位在手第 2～5 指掌侧，近端指关节的中央，一侧四穴。四缝穴虽谓经外奇穴，但其位亦在手三阴经内，属肺、心胞、心所系。其经络相互贯串，联络五脏六腑。故《灵枢·海论》曰："十二经脉者内属脏腑，外络于支节"。本病变主要在肺、心二脏，挑刺四缝穴以疏通心、肺经络之通路，故能祛邪除病。

提示：哮病为一种发作性的痰鸣气喘疾患。发作时以喉中痰鸣有声，呼吸急促困难，甚则喘息不能平卧为特征。

本病的治疗，急性期应以控制症状为主，主要用泻法，必要时配合合谷、大椎、丰隆、膻中、中府、孔最，针刺则具有明显作用，发作间歇期以扶助正气为主，则灸法为佳，可取风门、肺俞、气海、足三里等，灸以皮色潮红为度，连续数月，可获良效，然断根极为不易，因而，近年来多倡导冬病夏治之法，采用夏季伏针或伏灸，可减少本病秋冬季的发作，并减轻症状。对顽固性哮喘亦可采用温针、火针、面针、全息针法，隔物灸法及超声波疗法等，对伴见严重并发症或年老体弱，针灸效果不佳，应采取综合性治疗措施。

案2：周某　男　16岁　1980–07–16日初诊。

反复咳嗽气短，自汗畏风，腰酸、消瘦10年余。

初诊：5岁时因受冷感冒失治，遂成支气管哮喘，初时每年仅发作2～3次，近2年来，每遇风寒或劳累即作，常发于夜间，发作时胸部窘迫，呼吸困难，喉间痰鸣。未发作时，症见咳嗽短气，自汗畏风，动作气促，腰膝酸软，耳鸣遗精。

检查：舌质淡，苔薄白，脉象细弱。X线透视：两肺清晰，纹理增粗且紊乱，两支气管阴影增宽。

诊断：中医：哮喘。西医：支气管哮喘。

辨证：肺肾两虚。

治法：温肾壮阳，补肺益气。

取穴：大椎至腰俞穴。

操作：常规消毒后，涂以蒜汁，上敷斑麝粉（麝香粉50%，斑蝥粉20%，丁香粉、肉桂粉各15%）1～1.8克，粉上再铺蒜泥（去皮捣烂，约500克）5cm宽，2.5cm高，上又铺艾绒（约200克）3cm宽，2.5cm高，下宽上尖，将艾柱头、身、尾处点燃，自然烧灼，燃尽后，再铺艾绒灸2～3壮。灸毕移去蒜泥，用热水绞干纱布轻揩净皮肤。

复诊（1980–07–27日）：用上法铺灸2次后，哮喘3年未发，参加劳动至今，一切正常。（朱月伟，铺灸疗法的临床应用，浙江中医杂志，7：309，1988）

评鉴：据"咳嗽短气，自汗畏风，动则气促，腰膝酸软"及检查舌、脉等象，证属肺肾两虚。此乃由久病肺肾两虚，肺不主气，气不化津，肾不纳气，气不归元；脾失运化，痰饮蕴肺所致。治拟补肺健脾，温肾纳气之法，外用铺灸料大蒜散寒解毒，肉桂、丁香温肾助阳，斑蝥通络消肿，麝香芳香走窜，通络散结，加以艾绒温灸，温和易燃，气味芳香，不起火焰，逐渐渗透，具有激发经气，达内通外，调理脏腑，疏通经络，活血行气，祛寒逐湿，消肿散结，回阳救逆及防病保健之功。

提示：本案采用铺灸疗法，此种方法具有灸穴面积广，艾柱大，火气足，温通力强的特点。五脏六腑之俞穴和华佗夹脊穴均循行于督脉（脊柱）两侧，故督脉称谓"阳脉之海"，因此，铺灸能够调整恢复全身的机体功能。

铺灸应注意以灸后皮肤潮红为度，出水泡时，严防感染，至第3日用消毒针刺破引流水液，揩干，搽龙胆紫药水（隔日1次），覆盖消毒纱布，以防感染，至灸疤结痂脱落，皮肤愈合。休息1月，慎洗冷浴，避风寒，忌食辛辣生冷、肥甘厚味、房事等。对孕妇及年幼老弱者或阴虚火旺之体，不宜应用。

本方宜适用支气管哮喘、类风湿性关节炎、慢性肝炎等虚寒性疾病的治疗。

3. 支气管扩张咯血（血证）病案

丁某　男　47岁　1987-04-15日诊。

反复咳嗽吐痰、咯血5年。

初诊：患者5年来，因反复咳嗽、咳吐脓痰、咯血已确诊为支气管扩张。前日下午外出劳累过度，突然胸闷气促，咳嗽吐痰，质稠色黄，痰中带血，色鲜量多，咯血2次，约400ml，次日又咳血3次，约100ml，伴身热、烦躁、咽干口苦。

检查：T37.1℃，右下胸部及背部可闻及局限性湿啰音，双手指有轻度杵状指。X线透视：双肺纹理增重。舌质红，苔薄黄，脉数。

诊断：中医：咳血。西医：支气管扩张咯血。

治法：止咳化痰，宁络止血。

穴位注射：孔最、鱼腥草注射液。

操作：病人取仰卧或正坐或正坐位，伸直上肢，取双侧孔最穴快速垂直刺入，深约 0.5cm，然后缓慢刺入深部 1cm，抽无回血，将药液徐徐注入 2ml，每日 2 次。

复诊：昨日取两侧孔最注入鱼腥草注射液 2 次后，今日仅见患者痰中带血丝，又治 1 日，血止，期间未用任何止血药。（王伟，郄穴应用举例，浙江中医杂志，7：310；1988）

评鉴： 据"胸闷气促，咳嗽吐痰，质稠色黄，痰中带血，色鲜量多"及检查舌、脉等象，证属邪热犯肺。此乃由邪热犯肺，火灼肺络，络伤血溢，或因肺阴亏虚日久，虚火灼肺，损伤络脉所致。采用止咳化痰，宁络止血之法，郄穴是人体经脉中腑脏气血汇聚之处，可治疗本经及本经所属脏腑的急重症。选择肺经郄穴孔最，具有清热止血，调和肺气之效，《针灸聚英》曰："孔最主热病汗不出，咳逆……吐血。"鱼腥草注射液清热解毒，清肺宣降散结之功。

提示： 支气管扩张是一种感染性疾病，为支气管及其周围组织慢性炎症损坏管壁而造成的支气管扩张和变形。以起病缓慢，病程较长，慢性咳嗽，咳吐脓痰，反复咯血为主症。继发感染时，则发热、胸闷或疼痛、盗汗、消瘦、贫血、纳差，或有脓痰。

对于本病的治疗，主要控制支气管及肺部感染，制止咯血。针灸控制呼吸道感染可参照"急慢性支气管炎"，对于大咯血的止血，可试用药物穴位注射治疗，以观察疗效，本病最宜静止期，用药物和针灸控制支气管炎症，以针灸的排痰、止咳、抑制炎性分泌，减少继发感染，保持呼吸道通畅，防止病情发展，这对本病的治疗有着积极意义。若病变顽固，针药无效，则应考虑手术或放射介入疗法，以图根治病灶。

4. 慢性胃炎（胃痛）病案

案1：陈某　女　45 岁　1967－01－30 日初诊。

上腹部剧烈疼痛 1 天。

初诊：患者以往有胃痛史多年，每于进食后不久，则上腹部隐痛不适。今晨早餐后约半小时，上腹部疼痛剧烈，持续 8 小时不减，泛吐清水，腹软微胀，按之痛减，喜暖畏冷，大便稀薄，已下 2 次，经服多种药物治疗效果不显，而转求针灸治疗。

检查：面色萎黄，痛苦病容，上腹部平软，压痛不著，舌淡苔白，脉弦细迟。

诊断：中医：胃痛。西医：慢性胃炎急性发作。

辨证：脾胃虚寒。

治法：理气和胃，温中散寒。

取穴：足三里（双）　内关（双）　中脘　脾俞（双）

操作：用泻法针刺足三里、内关、中脘穴后，疼痛缓解，20分钟后，疼痛又作，乃加艾灸，直接灸中脘，灸一侧足三里、脾俞，胃痛随即减轻，另一侧足三里，针刺留针 1 小时，疼痛消失，脉转平缓，乃出针，观察为再复发。（司徒铃，循经取穴针灸处方原则，新中医，9：40；1981）

评鉴：据"上腹部疼痛……泛吐清水，腹软微胀，按之痛减，喜暖畏冷，大便稀薄"及检查舌、脉等象，证属脾胃虚寒。此乃由胃痛日久，中阳不振，脾失温运，胃失温养，络脉拘急所致。采用补脾健胃，温中散寒。针灸选用足三里，胃经合谷，"合治内府"以治胃痛；中脘为胃之募穴，近脏器穴；内关为心包经之络穴，络通三焦，脾胃俞募穴配足三里、内关，针用泻法，缓急止痛，加以艾灸，温中散寒，补脾和胃，疼痛可止。

提示：慢性胃炎是以胃粘膜的非特异性慢性炎症，据胃粘膜的组织学改变而分为浅表性、萎缩性和肥厚性胃炎。按部位分为胃体胃炎和胃窦胃炎。慢性胃炎症状不典型,病程缓慢,反复发作,除胃部不适或疼痛外,浅表性胃炎为饭后上腹不适、饱闷、嗳气及压迫感;萎缩性胃炎为纳差,饭后饱胀,腹泻、消瘦、贫血;肥厚性胃炎,腹痛无节律,伴有饥饿感和呕酸。食物和碱性药物可缓解,并常见上消化道出血。以上各型经胃镜和活组织检查可确诊。

目前对其病机不甚了解,也缺乏特异性的治疗方法,针灸可控制本病的临床症状,而且还可逆转本病的病理改变,无明显的副作用,可作为本病的主要治疗方法之一。同时,还应注意饮食不节和情绪变化对本病的影响,以防止复发。

案2:黄某 男 52岁 1986-09-11日诊。

上腹部隐痛不适3年。

初诊:3年来经常胃脘部隐隐作痛,泛吐清水,喜暖喜按,食少无味,食后上腹饱胀,倦怠乏力,大便稀溏,曾便血1次。胃肠钡餐造影及胃镜检查均为胃粘膜炎症。经用中西药治疗均未见好转,今前来求治。

检查:面色萎黄,形体消瘦,四肢欠温,舌质淡边有齿印,苔薄白,脉细弱。

诊断:中医:胃痛。西医:慢性胃炎。

辨证:脾胃虚寒。

治法:温中健脾,和胃止痛。

穴位:神阙穴。

艾灸:先将药末(黄芪15克,党参15克,丹参15克,当归10克,白术10克,白芍10克,枳壳10克,升麻6克,柴胡6克,内金10克,神曲10克,共为末,装瓶备用)取药末10克上加生姜末10克填神阙。铺平呈圆形,直径约2cm～3cm,用8cm×8cm胶布贴紧,每隔3天换药末1次,每日用长1.5cm艾炷灸3壮,以1个月为1疗程。

施灸 1 个疗程后，胃脘部隐痛及饱胀感消失，胃纳增加，食之有味，精力充沛，大便正常。又经 2 个疗程的巩固，胃肠道钡剂造影及胃镜复查。胃粘膜无异常。（车秀英，药灸神阙穴的临床应用体会，浙江中医杂志，12：549 页，1988）

评鉴：据"胃脘部隐隐作痛，泛吐清水，喜暖喜按，食少无味，食后上腹饱胀……大便稀溏"及检查舌、脉等象，证属脾胃虚寒。此乃由久病脾胃虚弱，中气不足，或脾胃素虚，又过食生冷，克伐中阳，中焦虚寒，胃络失于温煦而致。采用温中健脾之法，上述中药粉加生姜以温中祛寒，化饮宽中，补中益气，升阳举陷，活血通络之功。药末填充神阙加艾炷灸，能够温通元阳，苏厥固脱，助运胃肠之气机，化解寒湿积滞之邪。

提示：药灸神阙穴乃是一种穴敷疗法与灸法相结合之法，简便易行，安全可靠，效果显著，范围广泛。神阙穴又名气舍、气合，位于脐腹，内及脾胃，又为任脉所主，系连胞宫，此穴与脾胃、生殖系统相关，采用单一或复方药粉敷贴以灸之，可治诸多急、慢性疾病，如中风、中暑、尸厥、不省人事，肠鸣腹痛、泄利、干霍乱、脱肛、五淋、水肿鼓胀、小肠疝气、脐腹痛，热结尿闭，风痫角弓反张，大便不通，肠癖下血。临证治疗脑血管病变、霍乱、急、慢性肠炎，虚脱等。施灸时可隔姜、盐等，灸 7~14 壮，或配合穴位温灸 20~30 分钟，如配水分穴治肠鸣泄泻，配尺泽穴治脑充血，配关元穴治缩阳症。此穴一般不可针刺。

本案治疗方法，亦适应慢性胃炎、重度胃下垂、慢性结肠炎、妇科带下症等，治疗时，忌食生冷，油腻之物，避免寒湿刺激。

5. 十二指肠球部溃疡（胃痛）病案

张某 男 24 岁 1986 - 05 - 11 日诊。

右上腹部疼痛 3 年，加重 1 天。

初诊：患者 3 年来，右上腹疼痛，连及胁部，常在饭后 3 小时疼痛，进食后减，或后半夜疼痛，清晨时止，常伴嗳气腹胀，灼热反酸，经医院检查，确诊为十二指肠球部溃疡。今日腹痛又作，自感脐上痛剧，恶心，呕吐 1 次，今前来求医。

检查：上腹部有压痛，以往舌苔薄白，脉沉弦而涩。X 线钡餐造影：十二指肠球部有壁龛。

诊断：中医：胃痛。西医：十二指肠球部溃疡。

辨证：肝胃不和，气滞血瘀。

治法：舒胃解痉，理气止痛。

取穴：梁丘　内关　脾俞　胃俞

操作：梁丘、内关，施以中强刺激，提插捻转泻法，持续运针 5 分钟。运针后疼痛大减，留针 30 分钟，中间运钟 2 次，疼痛消失。次日加针脾俞、胃俞，手法宜轻，施以提插捻转补法。治疗 1 个月，以巩固疗效。随访 3 个月未见复发。（王伟，郄穴应用举例，浙江中医杂志，7：310；1988）

评鉴：据"右上腹疼痛，连及胁部""饭后 3 小时疼痛，进食后减""嗳气腹胀，灼热反酸……恶心、呕吐"及检查舌、脉等象，证属肝胃不和，气滞血瘀。此乃由饮食不节，胃失和降，影响于肝，疏泄失职，肝郁气滞，瘀血内停所致。采用理气舒胃，通络止痛之法。

梁丘乃胃经郄穴，现代实验研究证明，针刺梁丘能舒胃解痉之痛，和中降逆，抑制胃酸分泌，促进溃疡面愈合；内关疏理三焦，宽胸和胃，理气止痛，胃俞理中和胃降逆，配梁丘可引起生物电的变化，使病理状态下的胃电波幅恢复到正常的趋向。脾俞健脾和胃化湿，共起到健脾和胃，理气止痛，通络化瘀之功。

提示：消化性溃疡主要发生于胃和十二指肠的慢性溃疡。主症胃脘痛。适应于针灸，疗效可靠，见效快，除严重并发症，均可用针灸治疗。并具有一定的近期、远期疗效。

治疗方法以毫针为主，一般为俞募配穴，加下合穴、八脉交会穴及胃经郄穴等，还可结合穴位注射、电针、梅花针、神经干刺激方法等。

6. 急性出血坏死型胰腺炎（脘痛）病案

王某　女　52 岁　1987 – 09 – 18 日诊。

上腹部剧痛 10 小时。

初诊：昨日晚 8 时以上腹剧烈疼痛 10 小时而入院，今日上午 6 时许持续上腹部剧痛，呈阵发性加剧，伴发热，恶心、呕吐多次，量不多，诊断为急性出血坏死型胰腺炎，行中西医结合治疗，西药予青、链霉素，阿托品等以消炎解痉止痛，中药予大剂量生大黄等攻下，然而腹痛依然，大便未下。

检查：T37.6℃，急性病容，血压 136/70mmHg，苔白，脉弦滑而数。腹部膨隆，全腹压痛，轻度肌紧张，反跳痛，肠鸣音消失。

诊断：中医：脘痛。西医：急性出血坏死型胰腺炎。

辨证：肝气犯脾，湿热内蕴。

治法：理气止痛，清热利湿。

取穴：地机　足三里

操作：针刺地机、足三里。行强刺激，持续运针 30 分钟，肠鸣音亢进，有便意，急予出针，解下恶臭大便，疼痛即减。继续针刺数日，病情缓解，由内科保守治疗获愈。（王伟，郄穴应用举例，浙江中医杂志，7：310；1988）

评鉴：据"持续上腹部剧痛，呈阵发性加剧，伴发热，恶心、呕吐"及检查舌、脉等象，证属肝气犯脾，湿热内蕴。此乃由情志失调或饮食不节，肝失疏泄，肝气横逆，犯胃克脾，运化失职，酿湿化热，湿热蕴结所致。采用理气止痛，清热利湿之法。针刺脾经郄穴地机，调畅胃肠，解痉止痛止呕，清热泻火，减少胰腺液，足三里健脾理气，和胃消滞，通经止痛，两穴配合，解除脘腹疼痛，大便未解之困。

提示：急性胰腺炎是由于胰酶消化胰腺本身组织而引起的化学性炎症。病理变化轻者为水肿，重症可出现坏死和出血。其症状可见突发性的上腹部持续剧痛，阵发性加剧，伴有发热、恶心、呕吐、黄疸等，严重可有休克或腹膜炎，体检腹壁虽紧张但无板样强直，上腹有压痛及反跳痛，肝浊音存在，肠鸣音减少，若有继发感染，可出现急性腹膜炎体征。

本病经尿或血清淀粉酶的测定等方法即可确诊。

针刺治疗有一定效果，取穴：（1）上脘、脾俞、足三里；（2）中脘、胃俞、下巨虚；（3）胆俞、内关、阳陵泉，3组交替针刺，均用泻法，捻转得气后留针 1 小时或不留针，6 小时 1 次，若疼痛不解，可在上述穴位注射 10% 葡萄水 5～10ml 或加电针。耳针取胆区、交感、神门。止呕用内关、足三里、中脘，高热加曲池、复溜或内庭。适当配合中药，以减少腹痛呕吐等症。

7. 膈肌痉挛（呃逆）病案

管某　女　38 岁　1977－09－06 日初诊。

喉间呃呃连声不断 3 个月。

初诊：患者 3 个月来，喉间呃呃连声不断，时轻时重，每遇情怀不畅或精神紧张时，频呃不能自制，呃声低弱，气不得续，或有时见胸膺憋闷，两胁胀痛，心烦意乱，夜不成寐，咽干口渴，食少困倦，手足不温，以往有胃及十二指肠球部溃疡史。

检查：面色苍白，形体消瘦，上腹压痛，舌淡苔薄白，脉沉弦而细。

诊断：中医：呃逆、胃痛。西医：膈肌痉挛、胃及十二指肠球部溃疡。

辨证：脾胃虚寒，气机郁滞。

治法：温补脾胃，顺气降逆。

取穴：内关　巨阙　梁门　足三里

操作：内关呈75°斜刺，深透支沟穴，施泻法，运针3分钟，然后提针至皮下，改刺深透外关，行平补平泻法；巨阙直刺，施泻法，3分钟后提针至皮下，改刺透达梁门，留针40分钟，运针2次，呃逆逐渐平息，自觉胸中舒坦，胸胁痛减，当夜安然入睡，翌日再刺内关（平补平泻），足三里（补），观察2年余，未见复发。（杨楣良，内关穴的临床应用，浙江中医杂志，8：368；1980）

评鉴：据"频呃……呃声低弱，气不得续""胸膺憋闷，两胁胀痛""食少困倦，手足不温"及检查舌、脉等象，证属脾胃虚寒，气机郁滞。此乃由情志不和，气机不利，肝气横逆犯胃，脾运失司，升降失职，虚气上逆所致。

治法温补脾胃，顺气降逆。针刺内关透支沟，再透外关，泻之以宽中理气，疏通三焦，和中解郁，足三里降气温中；巨阙理气畅中，以消胸膈痰凝，兼透梁门增强调中气、和肠胃而止呃逆之功。

提示：呃逆是多种原因引起的症状，乃由膈神经受刺激引发的膈肌痉挛。针灸对于病程短的实证疗效较佳，病程长的虚证，效果较差。若危重病后期，正气虚败，呃逆不止，饮食不进，已见虚脱者，预后不良。

8. 慢性结肠炎（泄泻）病案

申某　男　38岁　1979-03-02日诊。

黎明前泄泻9年。

初诊：患者自9年前开始，每于黎明鸡鸣起脐下少腹作痛，肠鸣即泻，日行2~3次，完谷不化，伴腰膝酸软，形寒肢冷，虽经中西医治疗，大便从未成形，去年经某医院纤维肠镜检查，诊为慢性结肠炎。现改为针刺法为主治疗。

检查：面色㿠白，形体消瘦，舌淡苔白，脉沉细。大便常规：镜下可见白细胞，红细胞与少量脓细胞。

诊断：中医：泄泻（久泄）。西医：慢性结肠炎。

辨证：肾阳亏虚。

治法：扶正祛邪，表里兼顾。

取穴：天枢　气海　关元　大肠俞　长强　足三里　太溪。

操作：采用平补平泻手法，得气后加温灸，各灸5壮，每日1次，同时配合五倍子胶丸（五倍子醋炒研末，装入胶囊）每次2粒，日3次。经用本法治疗7次，大便减少为日行1次，经连续治疗12次，大便成形；又治疗10次，痊愈，随访1年，疗效稳定。（陶正新等，针刺为主治疗慢性结肠炎，浙江中医杂志，8：358；1980）

评鉴：据"黎明鸡鸣起脐下少腹作痛，肠鸣即泻""腰膝酸软，形寒肢冷"及检查舌、脉等象，证属肾阳亏虚。此乃由肾阳不足，命门火衰，釜底无薪，不能温煦脾土，腐熟水谷，而使脾运失司，水谷下趋大肠所致。采用温肾运脾，理肠止泻之法。针灸天枢穴扶脾化湿，疏理大肠；气海、关元培肾固本，补气回阳，益元补虚；长强固涩止泻；大肠俞理气调肠；足三里扶正培元，健脾调中，和肠消滞，太溪补肾壮元阳，五倍子酸涩收敛而止泻，共起温肾运脾，理肠消炎，缓解肠痉挛，促进肠道水分吸收而止泻。通过俞募配穴，下合穴及原穴的应用，可收到一定效果。反复发作，治疗较难，须长时间的治疗方能奏效。

提示：本病由于久病长期不愈，消化吸收不良，贫血消瘦体虚，如能补脾益气，以充化源，则对病的恢复有益。对于正邪交结的虚实夹杂之证，临床应依据证候，辨证施治，可获良效。

以上穴位，适合本案辨证选穴，采用提插捻转补法，或用烧山火。寒湿证以配合温针灸或灸法，每日 1～2 次，留针 30 分钟，留针期间可捻转行针 3～4 次，以加强针感。

五倍子味酸咸而性寒，敛泻止血，用于久泻、久痢、脱肛等症。但对外感咳嗽及湿热积滞之泻痢均应忌用。《景岳全书》玉关丸（五倍子 枯矾 诃子 五味子）治脾肾虚弱之久泻、便血、崩漏、带下有特效。

9. 中毒型菌痢昏迷（疫毒痢）病案

廖某 男 6 岁 1980－05－07 日诊。

高热、腹痛、下痢脓血 1 天，神昏、抽搐 1 小时。

初诊：患儿晚间腹泻 2 次，晨起突然高热、腹痛，下痢脓血量少粘稠，里急后重，躁动不安，尿少色黄。下午 5 时许，汗出，呼吸急促，神志恍惚，时而谵语，手足抽搐，于晚 6 时急诊入院。入院后经西医检查，诊断为"中毒性菌痢"，急予抗休克、激素、抗生素、输液及对症处理，神志未复，邀中医会诊。

检查：T40℃，R36 次/分，P122 次/分，BP74/52mmHg。面色潮红，神志不清，唇红齿燥，四肢皮肤灼热，舌质红绛，苔黄乏津，脉伏微细数。心肺未闻病理性杂音，肝脾未触及。

诊断：中医：疫毒痢。西医：中毒型菌痢。

辨证：疫毒内闭，外脱亡阴。

治法：解毒开闭，固脱护阴。

取穴：涌泉 关元 绝骨 水沟 承浆 十二井 百会 四神聪（诸穴均为复苏基础方）。

操作：针刺涌泉、关元、绝骨，采用凉泻法（透天凉），水沟、承浆采用平补平泻法；手十二井、百会、四神聪点刺，稍出血。运针 30～40 分钟。约 2 小时后，神识转清，亡阴证候渐消。后用黄连解毒汤、犀角地黄汤和增液承气汤加减治疗，以泻火解毒、清营凉血，养阴生津，服 6 剂痊愈。（邓世发，针灸对昏迷

病人的辨证施治，新中医，8：34；1981）

评鉴：据"高热、腹痛，下痢脓血……里急后重""神志恍惚……谵语、手足抽搐"及检查舌、脉等象，证属疫毒内闭，固脱护阴。此乃由暴感湿热疫毒之邪，内蕴胃肠，邪热化火，火郁湿蒸，侵迫脏腑，内陷厥阴，疫毒炽盛，正不胜邪，而出现内闭外脱之危兆。采用解毒开闭，固脱护阴之法。针刺涌泉扶元固脱，关元、绝骨、承浆滋水生津，养阴济阳，点刺十二井穴调和气血，接续经气，百会、水沟通督壮阳，四神聪醒脑清神，诸穴配合，通任督而调阴阳，续经气和气血，共起扶元固脱，醒脑回苏之功。

提示：本病是由于饮食不洁，感受湿热疫毒引起肠道传染病，具有强烈传染性，常发于夏秋季节，以起病急、高热、腹痛、里急后重、排脓血便，反复惊厥、神志不清为特征。死亡率较高，须积极进行抢救。

采用针灸治疗，首先辨清亡阴、亡阳和厥证，审证求因。

（1）亡阴证针刺补涌泉、关元、绝骨，其余穴用平补平泻手法。

（2）亡阳证灸神阙，温针关元，烧山火针涌泉，足三里，余者用平补平泻手法。

（3）厥证针刺十二井穴出血，针水沟、承浆。气虚而厥者，温针足三里、灸神阙、关元；气实致厥，十二井放血，凉泻法针足三里、丰隆；夹痰针泻天突、丰隆；伤食针足三里、上巨虚、下巨虚；阳热者十二井穴，百会、涌泉放血；阴寒盛者，水沟、承浆、手十二井穴用平补平泻手法，其余穴均用灸法或温针。

10. 急性肠梗阻（肠结）病案

冯某　男　13 岁　1971 - 08 - 03 日初诊。

阵发性腹绞痛，伴恶心呕吐 3 小时。

初诊：患儿3小时前突然阵发性腹痛，如挈如绞，伴腹胀、恶心呕吐，烦躁不安，额部汗出溱溱，肢端厥冷。

检查：精神萎靡，轻度脱水，腹膨隆，叩之鼓音，可见肠型，有压痛，肠音亢进呈金属音；X线透视：膈下未见游离性气体，左腹中、下部均可见有阶梯样气液面，右中腹亦有2个液面。舌质淡，苔薄黄，脉弦紧。

诊断：中医：肠结。西医：急性肠梗阻。

辨证：气机不利，肠腑阻结。

治法：行气和络，温里攻下。

取穴：内关　足三里　天枢　气海　中极

操作：先取胡麻油20ml鼻饲，再取内关，行平补平泻法，并针足三里、天枢、气海透中极，行泻法，留针15分钟后即觉腹痛略减，30分钟后自动肛门排气，腹胀随即减轻，1小时后排便1次，腹软。X线透视：腹部液面消失，肠梗阻解除。（杨楣良，内关穴的临床应用，浙江中医杂志，8：368；1980）

评鉴：据"阵发性腹痛，如挈如绞""腹胀、恶心呕吐"及检查舌、脉等象，证属气机痞塞，肠道阻结。此乃由虫积或食滞、热结、寒凝，气血瘀阻，肠道失和，痞塞不通所致。采用理气宽肠，通里攻下之法。胡麻油内服软便润肠，针刺内关疏通三焦，和胃理气，天枢疏通大肠，理气消滞，气海透中极调和营血，疏理下焦，诸穴配用，理气宽肠，疏调三焦，通里攻下。

提示：本病是以肠内容物急性通过障碍所致，引起一系列局部与全身的病理变化，临床以腹痛、呕吐、腹胀与停止排便、排气为特征，经检查及X线摄片等可以确诊。

本病的治疗，不论单纯性或绞窄性的机械性肠梗阻，在其早期阶段，都有可能用非手术疗法治愈，一般认为，针刺1～3次即可缓解梗阻，重点针刺天枢、大横、中脘、气海、手足三里、合谷、内庭等，用重泻法，针刺章门（双）对肠扭转较有效。

亦可用电针、耳针，或新斯的明穴位注射在早期均可配合应用。若48小时内无效，出现肠管坏死，全身厥逆（休克），肠音减弱，腹膜炎者，则需尽快手术。

11. 高血压脑病（眩晕）病案

刘某　女　40岁　1980－05－04日诊。

眩晕耳鸣8年，恶心呕吐1天。

初诊：患高血压病已有8年，平素头晕，昨日出门不慎感受外邪，今日突然眩晕增剧，视物旋转，伴恶心呕吐，口苦咽干，心烦耳鸣，神疲肢倦，不思食，食则吐，经西医处理症无改善，见其站立不移，需家人搀扶缓行，遂送来我科治疗。

检查：BP175/95mmHg，舌淡苔白，脉弦无力。

诊断：中医：眩晕。西医：高血压脑病。

辨证：肝风内动，胃虚受扰。

治法：平肝熄风，和胃止呕。

取穴：大敦。

操作：取足厥阴肝经井穴大敦（双），先搓揉取穴之趾（指）尖端，使之充血，用75%酒精消毒后，医者左手拇、食指捏紧趾（指）甲根部，右手持三棱针，对其趾（指）末端点刺，挤出绿豆大血珠，棉球拭净即可。（必要时根据实则泻其子的原则，针刺手少阴心包经井穴中冲，泻其心火，共获平肝熄风之效）。

大敦放血，直泻肝风，后艾灸三壮，温行阳气。经治疗后即觉两眼明亮，眩晕大减，恶心欲吐消失，能独自行走。（蒋汉林，井穴放血疗法，新中医，3：39；1981）

评鉴：据"高血压……突然眩晕增剧，视物旋转""恶心呕吐，口苦咽干……不思食，食则吐"及检查舌、脉等象。证属肝风内动，脾胃虚弱。此乃由素有肝阳亢旺，又感受外邪，上扰头目，日久横逆犯胃，脾胃虚弱，中阳不振，水谷腐熟运化不及所致。采用平肝熄风，温振中阳。针刺足厥阴经井穴大敦放血，使郁血、肝风随之而出，同时根据实则泻其子的原则，若配合针刺手少阴心包经井穴中冲，泻其心火，共获平肝熄风之效。

提示：井穴放血具有苏醒，通络止痛、活血消肿、泄热消炎，调节神经血管功能的作用。对于眩晕有较好的疗效，同时也适应用四肢关节，腰、颈软组织的扭挫伤，肌纤维织炎，落枕，胸胁痛，乳房痛，红斑肢痛症，掌指、足部炎症等，都有一定效果。但对于内伤虚证，气血不足者不宜用此法，对年老体弱、孕妇宜慎或不用。

12. 高血压头痛病案

王某　女　76 岁　1985 - 05 - 09 日诊。

头眩胀痛，时作时止 14 年。

初诊：患高血压病 14 年，头眩胀痛，时作时止，发作严重则眼冒金星，夜寐不宁，心烦易怒，口苦咽干，伴腰酸神疲，腿软无力。

检查：BP160/90mmHg，舌质红苔薄黄，脉弦细。

诊断：中医：头痛。西医：高血压头痛。

辨证：肝阳上亢，肾阴不足。

治法：平肝潜阳，滋补肾阴。

选穴：（1）右耳穴：肾上腺　耳尖　脑　太阳　降压沟高血压点。（2）左耳穴：上、中、下耳背穴。

贴压：以上 2 组穴位每次任选其中 1～2 穴即可。将生王不留行籽置于 0.5cm×0.5cm 的胶布上，贴至耳部穴位，隔日更换1 次，两耳前后交替贴压，换压 10 次为 1 疗程。嘱每日自行按压 3 次，每次 10～15 分钟。

复诊（1985 - 05 - 11）：头痛已消，余症稍减。嘱继续贴压。

三诊（1985 - 06 - 10）：已换压 10 余次，自述头痛月余未作，血压亦恢复正常。后随访半年，血压正常，头痛亦未再发作。（彭原，耳穴压迫法治疗头痛，山西中医，4：23；1988）

评鉴：据"头眩胀痛，时作时止……心烦易怒，口苦咽干""腰酸神疲，腿软无力"及检查舌、脉等象，证属肝阳上亢，肾阴不足。此乃由素体阳亢，引动肝阳上亢，上扰清空，久则脑髓不足，肾阴亏虚。采用平肝潜阳，滋补肾阴之法。贴压降压沟、高血压点、耳背穴能够降压，耳尖退热降压，肾上腺止晕降压，调理内脏；脑、太阳通络止痛，诸耳穴配合，达到调理脏腑，疏通经络，理气止痛，活血降压，调节神经，内分泌平衡功效。《灵枢·口问篇》曰："耳为宗脉之所聚"。说明耳与五脏、六腑及人体各部之间，在生理、病理方面息息相关，因此，贴压耳穴对诊断、治疗疾病有一定意义与作用。

提示：本病治疗方法，彭氏采取基本穴与辨证加穴相结合之法。基本穴为一侧耳部的脑、太阳、耳尖、肾上腺穴，另侧耳部的上、中、下耳背穴。临证时，外感头痛加扁桃腺、内分泌、额穴；内伤头痛实证加肝、神门、高血压点、枕、额穴；虚证加肾、脾、心、神门，以上各组穴位每次任选 1 ~ 2 穴即可。

13. 右下颌神经损害（面肌萎缩）病案

李某　男　16 岁　1974 - 08 - 01 日诊。

右侧面肌萎缩 4 年。

初诊：素有风湿关节炎史，4 年前曾切除扁桃腺。某医院诊为"三叉神经第三枝（下颌神经）损害"。近 4 年来，右面肌萎缩，逐渐严重，且咀嚼无力。先后经多家医院治疗未效，自觉下肢疲软，胃纳、二便正常。

检查：形体消瘦，肌肉不丰，面部右颧弓下面肌明显萎缩，张口时右口角稍下垂，右嚼肌咬物乏力，右耳听力差。舌淡红，苔薄黄，脉缓。

诊断：中医：（1）面肌萎缩（右）。（2）风湿痹症。西医：（1）右下颌神经损害。（2）风湿关节炎。

辨证：气血不足，脾胃虚弱，阳明经气受阻。

穴位：（1）翳风、听会、颊车；（2）地仓、下关、大迎；（3）合谷、听会、颧髎。

操作：第1疗程由8月1～12日，以上3组穴位均取患侧，每日选1组，交替使用，另加电针，留针20分钟。三磷酸腺甙20mg，肌注，每日1次。

第二疗程由8月13日至9月7日，用本院自制10%人参液穴位注射，取穴同前，每次2mg，每日1次，注后用红外线在面肌局部照射，三磷酸腺甙继续按上法用。经此治疗，右面肌逐渐丰满，与健侧面肌基本对称，咀嚼有力，进食正常。（林文仰，面肌萎缩，新中医，1：27；1975）

评鉴：据"面肌萎缩……咀嚼无力""下肢疲软"及检查舌、脉等象，证属中气不足，络脉阻滞。此乃由久病体弱，手术损伤，脾胃虚亏，生化无权，气血不足，复因风湿滞留，阻遏络道所致。采用补中益气，活血通络之法，针刺面部穴颊车、地仓、下关、大迎；兼顾耳部穴翳风、听会，以通调面部经络，改变面肌萎缩，恢复耳力。注射10%人参液、三磷酸腺甙，补气益中，调整脾胃，促进机体代谢，外辅红外线照射，加速面部血液循环，增强组织细胞活力。本案诸法合用，标本、内外兼治，共达大补元气，补益脾胃，经络运行之功。

提示：本案患者面肌萎缩是由手术损伤三叉神经第三枝（下颌神经）造成，根据起病原因和临床表现即可诊断本病。现代医学对本病尚缺乏非常有效的治疗措施，今采用中西医结合方法，针刺面部穴位，注入一定药物及红外线照射等方法进行治疗，具有一定的效果，可供参考。

14. 脑血管病变（中风）病案

案1：李某　女　50岁　住院号627　1985－07－02日入院。

左侧肢体活动失灵1天。

初诊：患者于昨日午饭时突然左下肢无力，约半小时后左上肢也活动不灵，当晚左侧上、下肢均不能活动，口眼歪斜，语言不清，随即送入医院。

检查：BP110/70mmHg，肥胖体型，神志清楚，左鼻唇沟较浅，舌伸偏左，左侧上、下肢仅能平面微移，手指微动，握力0kg。左侧腹壁反射消失，划蹠试验左侧（＋），左半身痛觉较差。舌质暗，苔薄白，脉弦细。

诊断：中医：中风。西医：脑血栓形成。

辨证：气虚血滞，风邪入中。

治法：益气活血，祛风通络。

选穴：取头针右运动区上3/5、右足运感区。

操作：常规消毒局部，以28号毫针沿刺激区迅速刺入皮下，然后快速推进至该区深度。以每分钟200次速度持续捻转1~2分钟，以后每半小时捻转1次，共留针1小时，一般可针刺4~50次不等。

入院当天即开始采用头针治疗，首次头针后，瘫痪肢体移动范围明显增大。治疗2次，左上肢抬高即可过头，左手握力0.5kg。第4次治疗后，能独自慢走，左手握力增加到5kg。治疗10次后，左手可解衣扣等精细动作，握力17kg，行走接近正常速度。（焦顺发等，头针治疗脑血栓形成（急性期）44例临床观察，山西中医，4卷4：37；1988）

评鉴：据"左侧上、下肢均不能活动，口眼歪斜，语言不清"及检查舌、脉等象，证属气虚血滞，风邪入中。此乃由气血不足，无以充盈经络，风邪乘虚入中，痹阻气血，经脉失养所致。采用活血、祛风、通络之法。刺入右运动区上 2/5、右足运感区，可增加脑血流量，周围血管阻力降低，血管紧张度下降，微循环扩张，循环血流量增多，红细胞压积、血浆粘度、全血还原粘度降低，同时还能使肌电幅度增加。因此，选择一定范围运动区配合相应感觉区，可以治疗对侧瘫痪、失语、流涎、失音障碍等。

提示：焦氏等人采用头针治疗脑血栓形成（急性期），下肢瘫痪取对侧运动区上 1/5 及足运感区，上肢瘫痪取对侧运动区中 2/5，面部瘫痪及运动性失语取对侧运动区下 2/5。下肢感觉障碍取对侧感觉区上 1/5 及足运感区，上肢感觉障碍取对侧感觉区中 2/5，面部感觉障碍取对侧感觉区下 2/5。这是根据大脑皮质功能定位的原理，在头皮上选取相应的投射区进行刺激，反射性地提高相应的大脑皮质功能区的兴奋过程，激发其功能活动，促进瘫痪肢体功能的恢复。

头针治疗期间，除酌情应用降压药外，不用其它任何与本病有关的药物。

案 2：龙某 女 78 岁 1975 - 05 - 26 日诊。

右侧肢体偏瘫、失语 11 天。

初诊：患者 6 天前，突然出现脑出血昏迷，清醒后，右侧肢体偏瘫，活动失灵，口眼歪斜，言语不清，二便失禁，病后 11 天由家属抬来门诊。

检查：BP170/94mmHg，神志淡漠，问之不答，右侧鼻唇沟浅，舌伸右偏，流涎，失语，右侧肢体肌力零度。舌红，苔黄，脉弦滑有力。

诊断：中医：中风。西医：脑血管意外。

辨证：肝阳上亢，脉络瘀阻。

429

治法：平肝潜阳，熄风通络。

选穴：头皮电针、体针穴。

操作：（1）头皮电针：运动障碍取对侧运动区上 1/5～3/5 及足运感觉区；语言障碍取语 1～2 区；感觉障碍取对侧感觉区。用 1.5～2 寸针在选定刺激区，刺入 2 针，深约 1～1.5 寸，接上 6.26 治疗机，用可调波，频率 200～240 次/分，电 15～20 分钟，电流强度以耐受为限，每日 1 次，15～20 次为 1 疗程，休息 3～5 天再进行。

（2）体针穴：风池、臑俞，手三里，合谷、大肠俞、髀关、足三里；配穴为秉风、支沟、内关、殷门、阳陵泉、伏兔，每次上、下肢各取 2 穴，深约 1～3 寸，得气后即出针。病程在半年内用中弱刺激，半年以上用中强刺激。头皮电针后进行。

治疗头皮电针加体针配合口周穴位，针治七次后能慢慢坐起身，言语略清，患肢活动自如，续针至 2 个月，生活自理，可做一般家务活，观察 2 年，情况良好。（郑宗昌，头皮电针治疗脑血管意外偏瘫316例疗效分析，新中医，6：35；1981）

评鉴：据"右侧肢体偏瘫，活动失灵，口眼歪斜，言语不清，二便失禁"及检查舌、脉等象，证属肝阳上亢，脉络瘀阻。此乃由肝阳暴张，阳升风动，气血上逆，肝风痰火窜犯经络，阻塞脉道所致。采用开窍化痰，平肝熄风之法。头皮电针取对侧运动区上 1/5～3/5 及足运感觉区，语 1～2 区，对侧感觉区等，这是在大脑皮层功能定位的相应投射区头皮上进行针刺，可反射性增加皮层的血流量，有利于侧枝循环的建立，从而改善皮层缺血缺氧状态，促进皮层功能的恢复，并改善血管的弹性。

体针除具有头针功能外，还能疏通经络，有利于肢体气血流通，促进患肢功能恢复。

功能锻炼有效解除偏瘫的患肢痉挛屈曲状态，转移消除痛点，温养经脉，通利关节，恢复肢体功能。

提示：脑血管意外是一组由各种血管性病因引起的突然起病的脑部血循环障碍，由于病因及脑受损部位不同，病情轻重及病程长短不一，除有偏瘫外，还可有精神异常、失语、流涎、肢体痉挛屈曲、感觉障碍及疼痛等，这些症状单用头针治疗效果不显，可配合体针治疗。如肢体瘫痪，痉挛屈曲者，则用体针穴秉风、臑俞、肩髃、肩髎、曲池、大肠俞、秩边、髀关、殷门、阳陵泉，每次上、下肢各取 2～3 穴，进针要深，刺激要强，得气留针数分钟，出针后可进行按摩及功能锻炼。这种以上带下的方法对促进患肢痉挛屈曲的缓解效果较佳。

15. 外伤性左垂腕症病案

冯某　女　23 岁　1976 - 05 - 12 日诊。

左手腕下垂，握物无力 2 个月。

初诊：2 个月前在车间工作时，不慎被机器压伤左上肢上臂中段，呈闭合性粉碎性骨折，经当地医院治疗后，骨折已愈合，但因桡神经损伤，造成左手腕活动失灵。伴神疲乏力，气短食少。

检查：左上肢肌肉萎缩，上臂肌萎较明显，肌张力低下，左腕下垂，握物无力，拇指不能外展，手指不能伸直，手背部桡神经感觉区触觉消失，握拳试验阳性，提内耳氏征阴性。肌电图："左尺侧伸腕及伸指总肌呈几乎完全性失神经性损害，左桡侧伸腕肌呈部分失神经性损害。提示左侧桡神经严重损害。舌质淡，边有瘀斑，苔薄白，脉弦细。

诊断：中医：痿证。西医：左上肢外伤性垂腕症。

辨证：气虚血滞，脾胃虚弱。

治法：益气健脾，活血通络。

选穴：肩髃　臂臑　曲池　手三里　阳溪　合谷　支沟　外关　阳池　肩贞　养老

操作：每日针刺 1 次，每次取穴 2 个，采用补法。针刺前先用皮肤针叩刺患肢外侧手三阳经皮部，叩至轻度充血，针后可加艾条灸。若针刺加电疗机时，使用疏波或可调波，电流输出量适可而止，勿用密波及电流输出量过大，电疗时间 5～15 分钟。

按上述方案施治，6 周后痊愈，恢复正常工作，三年后随访无异常。（郑祥华，新中医，10：40；1981）

评鉴：据"桡神经损伤……左手腕活动失灵""神疲乏力，气短食少"及检查舌、脉等象。证属气虚血滞，脾胃虚弱，此乃由上肢筋肉关节损伤，气血运行不畅，日久而致脾胃虚弱，肌肉筋脉失去气血之濡养，故手痿废不用。《灵枢·经脉》曰："手少阳之别……病实则肘挛，虚则不收"。采用益气健脾，活血通络之法。针灸治疗本病是按痿证论治。《素问·痿论》曰："治痿独取阳明"。取穴以手阳明大肠经为主，但临床常手三阳经同时取用。肩髃、曲池、阳溪清热祛风，通利关节而止痛；臂臑舒筋活络；手三里、合谷和血养脉，通经活络；肩贞祛风止痛；养老舒筋增液；支沟、外关疏理肝胆，通经活络。诸经阳池穴配合应用，以达养血和血、清热祛风、通经活络、通利关节之功。

提示：痿证是指肢体筋脉弛缓、软弱无力，日久因不能随意运动而致肌肉枯萎的一种病证。然有内、外之别，内伤所致肢体痿废，多见于脊髓前角灰质炎等，外伤大都见于跌扑金伤，强力压迫拉引及药物损害等。本案即是因外伤筋骨气血所致。本病治疗，除采用上述针刺方法外，亦可采用穴位注射疗法：（1）用丹参、当归、黄芪等注射液，任选 1 种，每次注射 2～4ml，1～2 天 1 次，10 次为 1 疗程。（2）维生素 B_1 100mg，维生素 B_{12} 100μg 或加三磷腺苷 20mg 混合注射，每日 1 次，10 次为 1 疗程。

16. 腰椎间盘突出症（腰痛）病案

韩某　男　43 岁　1976 - 03 - 15 日诊。

腰痛 11 年，加重 1 天。

初诊：患者 11 年来，间歇性腰痛，有时持续疼痛不减，常局限于腰骶附近，并放射至右侧臀部及小腿外侧，直腿不能抬高。须经休息或卧床后可明显减轻，今日在车间工作时，不慎又被重物压伤腰部，腰脊剧烈疼痛，不能活动而来就诊。

检查：痛苦表情，舌质紫暗，边有瘀斑，脉弦涩。腰 3～4 棘突间有局限性深压痛，并向右侧大腿后向下放射至小腿外侧及足跟部痛。神经检查：右侧坐骨神经分布区感觉障碍，直腿抬高试验阳性。股神经牵拉试验阳性。X 线摄片 3、4 腰椎间隙变窄。

诊断：中医：腰痛。西医：腰椎间盘突出症。

辨证：瘀血阻滞，腰府失养。

治法：疏经活血，益肾健腰。

取穴：天应（痛点）　环跳　委中　阳交　绝骨

手法：抖拉、膊运、肘运。

操作：患者仰卧放松，固定两腋，医者运用抖拉法，两手握患侧踝上部，先向胸前一送，随即猛一拉，再仿此拉健腿一次。然后运用膊运法，患者俯卧，医者用前臂尺侧腕屈肌，在患处最高点顺时针或逆时针一个方向（带动肌肉）圆形旋运，使局部发热，不热无效。复位后用此法。（复位测试：站立，两腿略开呈八字式，脚跟着地，双手下垂，不扶膝部，自然蹲下，能再站起，说明已复位，否则复位不好）。

医者运用肘运法，胳膊略弯曲，肘关节鹰嘴突放在环跳穴，一个方向圆运，再运阳交穴，两者运发热有效。

经用以上三法各操作一次，随后能下地走路，经推拿 3 次后，可骑自行车来门诊，共推拿 9 次，恢复工作。（孙承南，推

拿治疗腰椎间盘突出症203例，新中医，1：41；1981）

评鉴：据"腰痛……放射至右侧臀部及小腿外侧，直腿不能抬高"。证属瘀血阻滞。此乃由腰椎间隙变窄及外伤，造成瘀血阻滞腰府，气血运行不畅，筋脉失和所致。采用疏经活络，益肾健腰之法，用拉宽椎间隙，为髓核还纳创造有利条件，以推拿中的抖拉手法运动关节，促进血液、淋巴循环增快，水肿及病变产物吸收，瘀血得化，肿胀消除，缓解软组织痉挛，粘连嵌顿和错位。

膊运法舒筋腱，活血脉，通经络，祛风湿，散寒邪，止痛疼，对腰背等软组织病变有一定疗效。

肘运法引血下行、降压、活血、止痛，可治疗坐骨神经痛，风湿性和外伤性腰腿痛。

提示：本病是腰椎间盘发生退行性变后，在外力作用下，纤维环破裂，髓核突出刺激或压迫神经根、血管或脊髓等组织所引起的腰痛，并伴有坐骨神经放射性疼痛等为特征的病变。

通过临床实践发现，此病的类型有多种，相应治法也不同，根据辨证施治原则，选用合适的手法，才能收到较好效果。复位后休息1～2周，不宜负重物，可以适当活动，动静结合为宜。

17. 急性腰扭伤（腰痛）病案

案1：张某　男　47岁　1985－10－23日诊。

腰部扭伤剧烈疼痛2小时。

初诊：今日上午教体育课时将腰骶部扭伤。受伤时，腰部突然剧烈疼痛，如刀割状，咳嗽、深吸气时则难以耐受，当时即不能活动，特别惧怕他人的搬动，急来门诊求治。

检查：舌色紫暗，脉弦细涩。腰部活动受限，腰肌紧张和僵板，腰5骶1椎有明显叩击痛，棘突两侧压痛明显。X线检查：腰骶后关节排列方向不对称。

诊断：中医：腰痛。西医：（1）急性腰扭伤。（2）腰骶关节错位。

辨证：血瘀阻滞，筋骨失和。

治法：活血通络，舒筋养骨。

推拿：魏氏背法。

操作：医者背靠背将患者背起，两肘由下向上挽住患者两侧肘弯，然后屈曲两膝，用尾骶部对准患者腰骶位，此时嘱患者腰部及两下肢放松，自然呼吸，医者迅猛地挺直两膝，使骶尾中点对准患者腰骶部，使之产生颠簸震动感，当手法完毕后，患者腰骶部明显舒松，疼痛减轻，腰部活动稍受限制。

药敷：当归24克 伸筋草24克 木香24克 羌活30克 独活30克 海桐皮30克 透骨草30克 威灵仙30克 扦扦活30克 络石藤30克 川牛膝30克 红花20克 大茴香15克，加水热敷蒸熏20分钟，腰部活动基本恢复正常，腰骶部叩击痛消失，嘱服安络解痛片。

复诊（1985-10-25日）：症状消失，身体已恢复健康。（黄河，魏氏背法配合中药热敷床治疗腰扭伤102例，浙江中医杂志，9：404；1987）

评鉴：据"腰骶部扭伤……剧烈疼痛""咳嗽、深吸气则难以耐受……不能活动"及检查舌、脉等象，证属血瘀阻滞，筋骨失和，此乃由腰骶扭伤后，瘀血阻滞经脉，气血不能通畅，瘀血凝遏，筋骨失和所致。采用活血通络，舒筋养骨之法。运用魏氏背法，其原理是上下对拉索引，将椎体间隙拉宽，小关节面拉松，在"挺颠坠震"的一刹那，使错位嵌顿的小关节得到复位，筋肌组织拨乱反正，症状即可缓解或消失。

中药液热敷熏蒸能够活血通络，舒筋散寒，解痉镇痛，以加强疗效，腰骶区得以康复。

提示：急性腰扭伤是指腰部肌肉、筋膜、韧带、椎间小关节及腰骶关节的急性损伤，多为突然受间接外力所致。多发于青壮年和体力劳动者。男性多见，人到中年，骨骼出现退行性改变，脊柱发生不同程度的骨质增生，小关节尤多，功能紊乱，韧带肥厚，平时缺少体育锻炼者，腰背肌松弛，遇到外力作用，使可引发腰扭伤，腰椎小关节错位，滑膜嵌顿等，采用魏氏背法配合中药热敷疗效显著。

案2：陈某　男　27岁　1986－08－02日初诊。

腰部扭伤疼痛、活动受限2天。

初诊：2天前外出劳动时，不慎扭伤腰部，当时有撕裂感，随后腰部出现剧烈疼痛，难以屈伸，轻度活动则痛重，不能坐立和步行，严重时咳嗽、喷嚏亦剧烈疼痛，而来我科诊治。

检查：舌质暗，苔薄白，脉弦有力。腰椎3~5横突处肌肉紧张，腰骶关节下方，髂后上棘等处有明显的压痛点，X线透视未见明显异常。

诊断：中医：腰痛（扭伤）。西医：急性腰肌扭伤。

辨证：腰府损伤，瘀血阻络。

治法：疏通经脉，活血止痛。

取穴：攒竹　印堂

操作：以上穴位采用平补平泻法，留针30分钟，每隔10分钟行针1次，行针期间嘱患者活动腰部，经用此法治疗1次而愈。（薛浩，针刺治疗急性腰扭伤100例，北京中医，6：39；1988）。

评鉴：据"扭伤腰部，当时有撕裂感""剧烈疼痛，难以屈伸，轻度活动则痛重"及检查舌、脉等象，证属瘀血阻络，腰府失养。此乃由扭伤腰府，筋脉受损，瘀血阻滞经络，血液运行不畅，气机不通所致。采用疏通经脉，活血止痛之法，攒竹清热明目，散风镇痉，印堂镇痉清神，督脉为病，"脊强反折"，故用此穴治疗取得一定疗法。

提示：本病发生，多在弯腰提重物或久蹲突然站立，腰肌强力收缩可引起腰肌和筋膜损伤撕裂，部位多在骶棘肌和腰背筋膜附着处。当肌肉收缩力不够或韧带处于紧张状态时，在外力作用下，脊柱的弯曲牵拉超过了韧带的弹性范围，则易拉伤和撕裂。

本病治疗，刺血、毫针止痛效果明显。最好边针边活动腰部。若长期未愈，可予艾灸施以疤痕灸或采用神灯温考之。

案3：赵某 女 54岁 1987-08-26日诊。

腰部扭伤疼痛1天。

初诊：昨日搬运重物，将腰部扭伤，疼痛难忍，活动受限，轻度活动则疼痛剧烈，一夜未曾安睡，今日疼痛呈加重之势，腰不能伸直，急来我处求治。

检查：舌暗微见紫色，苔薄白，脉弦涩有力。腰5骶1有明显的压痛和叩痛。X线检查显示后关节排列方向略欠对称。

诊断：中医：腰痛（扭伤）。西医：急性腰骶关节扭伤。

辨证：瘀血凝滞，腰腑失养。

治法：活血通经，行气止痛。

取穴：养老（双）0.8寸 承山（双）1.5寸。

操作：取双侧养老穴，中强刺激，持续运针，同时嘱患者活动腰部，5分钟后，疼痛减轻，再针双侧承山，局部加拔火罐。治疗后疼痛锐减。次日又治1次而愈。（王伟，郄穴应用举例，浙江中医杂志，7：310；1988）

评鉴：据"腰部扭伤，疼痛难忍，活动受限，轻度活动则疼痛剧烈"及检查舌、脉等象，证属瘀血凝滞，腰腑失养。此乃由扭伤腰部，经络受损，瘀血凝滞，腰腑失养，气机不利所致。采用活血通经，行气止痛之法，郄穴乃手太阳小肠经郄穴，具有舒筋活络，通经止痛；承山穴舒筋凉血，解痉止痛。局部加拔火罐，至局部充血潮红，使体内微血管扩张，改善局部血液循行。双穴配合应用，祛除疾病，达到治愈的目的。

提示：本病明确腰痛的压痛点对判断损伤部位及性质很重要。腰肌扭伤压痛点多在损伤早期，部位在腰骶关节，第三腰椎横突尖及髂嵴后突等处；腰部韧带损伤，压痛点多在棘突上或棘突间；腰椎小关节滑膜嵌顿，棘突两侧深在压痛。同时腰痛的部位和疼痛加重体位对经络辨证亦很重要。

18. 嵌闭性股疝（疝气）病案

某某　女　45 岁　1978 - 12 - 24 日入院。

阵发性右侧少腹剧痛，呕吐 4 小时。

初诊：患者今晨 4 时许，突然右侧少腹疼痛，且阵发性加剧，伴头冒冷汗，四肢发凉，恶心呕吐，吐出不消化食物，此时月经来潮已 3 日，仍未干净，今日上午 10 时而入院治疗。

检查：舌苔薄白，脉沉迟。心肺、肝脾无异常，腹软，未见肠型及肿块，肠鸣音亢进，有阵发性气过水声，右侧腹股沟大阴唇上有一肿块隆起，约为 4.8cm × 3cm × 4cm 大小，固定不移，有压痛，皮肤色泽正常。

诊断：中医：疝气。西医：嵌闭性股疝（右）。

辨证：肝郁气滞，肠腑不通。

治法：疏肝解郁，调畅气机。

按摩：右侧股疝处。

操作：上午 10 时先肌注度冷丁 50mg，10 分钟后进行患处局部按摩，顺时针方向，逐渐作 360° 周围柔软按摩，15 分钟未见效，休息 3 分钟，再重复按摩，均匀用力，拇指轻压，其余四指放松，四指加压，右拇指放松，15 分钟后，肿块逐渐消失，自感舒适，卧床至下午 5 时腹部无痛觉，可进食半流质。3 日后，在腰麻下行右侧股疝修补术，1 月 7 日出院，切口一期愈合。（王重九，按摩治疗早期嵌闭性疝 80 例，新中医，2：42；1981）

评鉴：据"右侧少腹疼痛，且阵发性加剧……恶心呕吐"及检查舌、脉等象。证属肝郁气滞，肠腑不通，此乃由情志抑郁，肝失条达，气机失畅，腑肠不通，筋脉不利所致。采用疏肝理气，调畅肠腑。适宜多次按摩，气血顺畅，炎症消退，肠腑气机逐渐恢复，崁闭股疝得以解除，避免肠段穿孔和坏死，并为以后择期进行疝修补，有了充分准备，不致发生切口感染，明显缩短了治疗时间。

提示：本病属外科急腹症。若误诊并治疗不及时，崁闭时间长，易造成肠穿孔或肠坏死，或形成化脓性腹膜炎，若行肠切除术，死亡率高，并发症多，常见如切口感染、肠粘连，早期确诊后，立即按摩多数可回复。对年老体弱者，伴有心血管高血压病，暂不能手术，可进行按摩。回复后，经 2～5 天调整，对术后恢复与切口愈合有益，嵌闭后立即手术者，疝囊有血脓性渗出，故切口感染率较高。

按摩时间早期为佳，如果肿块皮肤暗红或褐色则应禁忌。肿块大，肠坏死的机会减少；肿块愈小，崁闭紧密，肠坏死机会多，因此，必须严格掌握按摩适应症，才不会发生医疗事故。

19. 坐骨神经痛（痹证）病案

徐某　女　64 岁　1977－05－23 日诊。

腰骶及左下肢疼痛 3 年，加重 7 天。

初诊：患者 3 年来时常腰、臀部疼痛，并放射至大腿后面，小腿后外侧及足背外屈伸不利，常因劳累或受惊而诱发，经某医院诊为坐骨神经痛。1 周前因外出淋雨而发作，腰骶部及左下肢疼痛剧烈，活动受限，卧床不起而来求治。

检查：痛苦病容，舌淡苔薄白，脉弦滑，右身侧卧位，病变左侧腰椎旁、股后、腘窝、腓骨小头、腓肠肌、外踝后有明显压痛，踝反射减弱，小腿肌肉 1°萎缩，拉赛格氏征阳性。

诊断：中医：痹证。西医：坐骨神经痛。

辨证：风寒湿痹，肝肾不足。

治法：祛风散寒，除湿通络。

穴位：（1）组：左环跳，右阳陵泉，右支沟；（2）组：左风市，左昆仑，右中渚。

操作：以上2组，每日1组，交替应用，10天为1疗程。第1次治疗后自感疼痛缓解，3天后疼痛大减，可扶墙行走，前后经5次治疗，痊愈出院。随访2年，情况良好。（苏尔亮，针刺、新医治疗坐骨神经痛，新中医，6：32；1981）

评鉴：据"腰、臀部疼痛，并放射至大腿后面、小腿后外侧及足背外，屈伸不利"及检查舌、脉等象。此乃由风寒湿痹日久不愈，肝肾不足，肢体经脉失养所致。采用祛风散寒，除湿通络之法。针刺是以循经取穴和交经取穴相结合的原则，除了取患侧足少阳胆经和足太阳膀胱经的腧穴外，同时取对侧相应部位的经穴。本案所用环跳穴，疏散经络风湿，宣利腰髀气滞，阳陵泉舒筋脉，清胆热，驱腿膝风邪，疏经络湿滞，支沟清三焦、通腑气，降逆火；风市祛风冷，散寒湿，强筋骨，调气血，昆仑舒筋化湿，健腰强肾，中渚疏少阳气机，解三焦邪热，诸穴配合，共奏疏风通络祛湿，舒筋清胆强肾之功。

提示：本案针刺穴位，一般每次选取3~5穴，以患侧穴位为主，健侧穴位为辅，如取患侧环跳，阳陵泉，则配健侧支沟。除正虚明显外，均用泻法，并酌情留针30分钟至1小时。

20. 慢性腰肌劳损（腰痛）病案

案1：陈某　女　24岁　1978 - 08 - 07日初诊。

反复腰痛，时轻时重2年余。

初诊：2年来，腰部隐隐作疼，时轻时重，经常反复发作，休息后则减轻，劳累后则加重，腰痛如折，不能直立。经某医院确诊为"慢性腰肌劳损",多次服中、西药稍有缓解,但未治愈。近又发作,腰膝酸软,隐痛喜按,神疲乏力,手足畏冷。

检查:舌质淡,苔薄白,脉沉细,脊柱外观正常,俯仰无障碍,两侧骶棘肌处,髂骨嵴后部腰背肌止点处压痛。X线检查:脊柱生理弧度变直。血液检查:血沉,抗"0"均正常。

诊断:中医:腰痛。西医:慢性腰肌劳损。

辨证:肾阳不足,腰肌劳伤。

治法:补肾壮腰,疏通经络。

取穴:命门 腰阳关 肾俞 腰眼。

操作:上穴用皮内针(麦粒型撳针),避开浮络,针尖向外,横刺入皮内,轻微活动,针处无刺痛不适,胶布固定,埋藏1周(夏季留针1~2天)。

二诊(1978-10-22日):症状明显减轻,改取命门、关元俞、十七椎下。再埋7天而病愈。半年后随访未发。(黄瑞彬,皮内针治疗慢性腰肌劳损30例,黑龙江中医药,6:35;1988)

评鉴:据"腰部隐隐作痛,时轻时重""休息后则减轻,劳累后则加重""腰膝酸软……神疲乏力,手足畏冷"及检查舌、脉等象,证属肾阳不足,腰肌劳损。此乃由劳倦外伤,腰肌韧带损伤,造成肾之精气亏损,腰脊失于濡养所致。采用补肾通络之法。针刺命门补肾培元,固精和血,舒筋疏经,腰阳关温精宫,祛下焦寒湿,肾俞补肾强腰,益水壮阳,腰眼调气镇痛,关元俞通经止痛,十七椎下舒经脉,强腰膝。皮内针长时静留而补之,故效果佳。

提示:本案治疗以痛为腧,选取腰部穴位,配合志室、气海俞、关元俞、十七椎下、华佗夹脊14~17等,每次选用3~5穴,常规消毒后,用麦粒型撳针刺入皮下,天凉无汗,可留针1周,夏天多汗,留针1~2天,慎防局部皮肤感染,若埋针1次未愈,换穴复埋,5次为1疗程,本法适于虚证,故留针时间长者效佳。

21. 膝关节结核伴混合感染（骨痨、流痰）病案

朱某　女　20岁　1975－09－22日诊。

右膝关节肿胀灼热疼痛2个月。

初诊：2个月前，右膝关节不慎跌仆损伤，出现疼痛、肿胀、灼热，行走困难，经当地医院关节腔内穿刺排脓及抗炎治疗，未见好转。近来右腿半屈，活动受限，膝部肿胀明显，发热，前来求治。

检查：面容痛苦，舌质暗滞，苔腻色黄，脉沉弦稍数。形体消瘦，膝关节肿胀有压痛，并有波动感，股四头肌萎缩，腹股沟淋巴结肿大。血液检查：白细胞20000/mm³，中性粒细胞64%，淋巴细胞18%，血沉65mm/小时。X线摄片：关节面骨质损害。

诊断：中医：骨痨（流痰）。西医：膝关节结核并混合感染。

辨证：筋骨受损，气滞血瘀。

治则：行气活血，通络止痛。

取穴：委中、阳交。

操作：刺血。选择以上二穴或其周围显露的血管，作常规消毒，用小号三棱针刺入静脉血管壁，使流出一些紫暗色瘀血，约10～20ml左右，血止拔罐，约5分钟去罐，用2%碘酒棉球消毒针孔即可。

二诊（1975－10－04日）：右膝肿痛减，活动度增大，血象WBC12200/mm³。刺血：足三里、委阳。

三诊（1975－10－20日）：右膝肿痛大减，腹股沟淋巴结消散，腿能伸直，可扶物走动，饮食增进。刺血：上巨虚、阴陵泉。

四诊（1975－11－09日）：右膝肿消，能独自而行。

ESR15mm/小时，刺血：阳陵泉，委上。

五诊（1975 - 11 - 30 日）：右膝活动自如，X 线摄片复查：右膝关节骨质光滑，间隙整齐，无明显骨质破坏及增生现象，临床痊愈，追访 5 年无复发。（王秀珍：刺血治愈骨与关节结核，新中医，3：41；1981）

评鉴：据"右膝关节……疼痛、肿胀、灼热""右腿半屈，活动受限，膝部肿胀明显，发热"及检查舌、脉等象，证属筋骨受损，气血凝滞。此乃由跌扑损伤，挫伤筋骨，气血瘀滞，经络受阻，积液滞留漫肿所致。采用调理气血，通络止痛之法。三棱针刺血委中、足三里、委阳、阳陵泉等穴，分阶段进行，活血散瘀，泄热消肿，改善局部血液循环，促进关节腔等组织的渗出液及代谢产物的吸收，肿胀消退，恢复正常功能活动。

提示：本病是一种继发病变，大多数的原发病灶在肺和胸膜，其余在消化道和淋巴结。原发病灶中的结核杆菌多是由血流（病源感染）到达骨和关节的；少数是邻近病灶蔓延而来。由于骨与关节结核是慢性疾病，发病隐渐，初起有低热、倦怠、纳减，局部可有肿胀疼痛等，晚期则发生关节功能障碍、强直或畸形。

本案的治疗，王老医生采用祖传独特的刺血技术治疗骨与关节结核，疗效满意，避免了手术痛苦及手术后遗症的功能障碍，值得临床参考。

22. 发作性睡病（多寐）病案

关某　男　37 岁　1973 - 03 - 02 日诊。

阵发性猝倒，困睡 10 年，加重半年。

初诊：患者自 1963 年起时常不自主坐卧入睡不醒。每当睡意来时，急不可待猝倒地上而睡，周身瘫软无力，在厂里工作时亦是如此，经常倒在车间的机器旁困顿而睡，时间可达 10 分多钟或数小时，睡眠浅易唤醒，1 天可发作 3～4 次，近半年来，逐渐加重，伴心悸气短，纳呆泄泻，脘腹胀满，曾多次求医，诊为"发作性睡病"，治疗均未效，建议调换工种，自调入食堂后，售饭时倒睡不醒，甚至连睡 3 昼夜不解困倦，今来我院求治。

检查：面色无华，舌质淡嫩，脉细弱。脑电图：睡眠发作时脑电图一般出现正常睡眠波，猝倒不醒时肌电图显示受累肌肉的紧张性放电消失。

诊断：中医：多寐（善眠）。西医：发作性睡病。

辨证：心脾两虚。

治法：补益心脾。

取穴：心俞。

操作：用 28 号毫针于第 5 胸椎棘突下，督脉旁开 1.5 寸，针尖斜向脊突进针 5～8 分后刮针"得气"，再行右旋弧旋捻针至针感传导前胸，留针 30 分钟，每日或隔日 1 次，6 次为 1 疗程。针刺 1 疗程后停止发作，工作精力充沛，为巩固疗效又针 2 个疗程告愈，随访 2 年未见复发。（许正，针刺治疗发作性睡病，新中医，2：41；1981）

评鉴：据"猝倒地上而睡，周身瘫软无力""心悸气短，纳呆泄泻，脘腹胀满"及检查舌、脉等象，证属心脾两虚。此乃由病后失调，思虑过度，或饮食不节，或失血，而使心血耗伤，脾气不足，心阳宣发力弱，脑失濡养所致。采用补益心脾，升阳举陷之法。针刺心俞穴，以宣发心阳、通达气血。《素问·六节藏象论》云："心者，生之本，神之变也……为阳中之太阳"心阳宣发，气血通达，人则动卧有时，生活有规律。反之，则身困体倦，嗜卧多寐。故针刺心俞穴，以治其本。

提示：本病是一种原因不明的睡眠障碍，主要表现为长期的警醒程度减退和发作性的不可抗拒的睡眠，大多患者有一种或数种其他症状，如伴有猝倒、睡眠瘫痪和催眠期幻觉等四联征。

本案属于神经衰弱的表现，主要由大脑皮层的兴奋性和反应性出现一时性减低所致。针刺背部阳经心俞穴，对于兴奋中枢神经起到一定作用，同时亦可配用神堂、魄户、三阴交等穴，以扶助宣发心阳，健脾益肾舒肝之功，以达到调整人体阴阳之动态平衡。

23. 格林－巴利综合症（痿证）病案

张某　男　25 岁　1974－08－13 日初诊。

四肢软弱无力 1 周。

初诊：患者于 1 周前涉水过河，水深过膝，夜宿又居湿地，晨起两足发软，行走无力。3 日后，双手不能持物，第 4 日四肢瘫痪，活动受限，急送当地医院，诊为格林－巴利综合症。发病前半月有上呼吸道感染史，于发病 1 周曾出现发热、心烦口渴，胸脘痞闷，乏力、尿赤等症。

检查：T37. 2℃，R22 次/分，P120 次/分，BP120/70mmHg。舌质暗红，苔黄而腻，脉濡细而数。神清，表情淡漠，痛苦面容，心、肺（－），四肢软瘫，肌张力低，无压痛，腱反射消失，血、尿、便等化验正常。

诊断：中医：痿证。西医：格林－巴利综合症。

辨证：温邪未解，湿热浸淫。

治法：疏理祛邪，清热利湿。

操作：（1）梅花针重叩膀胱经、阳明经、肺经等，后期加叩带脉，每日 1 次。

（2）毫针取曲池、合谷、绝骨、阳陵泉、足三里、秩边等四肢远端穴，强刺不留针，隔日 1 次，10 次 1 疗程。

（3）火针取夹脊穴，原、络、合、俞穴，扶正祛邪，每周 2次。

（4）锋针钩刺取二间、三间、内庭、冲阳等穴，初期配用。经针 10 次后，病人四肢即能自主活动，可以坐立，又治 10 次，能扶助行走。肌张力 2 级，腱反射未恢复；第 3 个疗程后，可以独自行走，散步等，目前病人可以参加一般劳动，手持重物能达 20 斤。（师怀堂，针灸对急性感染性多发性神经炎的辨证施治，中西医结合研究资料 15 集，内部刊物，山西省中医研究所，1980.73 页）

评鉴：据"两足发软，行走无力……手不能持物""发热、心烦口渴，胸脘痞闷"及检查舌、脉等象，证属温邪未解，湿热浸淫。初由温邪犯肺，气阴两伤，又涉水受湿，湿留不去，蕴久积热，浸淫经脉，气血失运，筋脉肌肉失养而弛纵不收所致。采用清热利湿，通养五体。针刺选用梅花针、毫针、火针、锋针连环选配，初期邪实正虚，疏理祛邪，重以梅花针强力叩刺背俞太阳经穴疏泄邪气，配督脉经穴清热疏导，毫针刺手、足阳明经穴，其中荥输穴多用缝针勾刺出血以强泄手法，祛除邪气。后期正衰，四肢痿软无力，用梅花针中轻度循经扣刺背俞、夹脊、带脉，火针焠刺夹脊，以温补扶正，调养诸脏，毫针刺阳明经上、下肢，施以补法，益胃养阴以治其本。

提示：针刺治疗本病，首先辨证，按证之虚实、初期或后期施以相应手法与针法及配伍应用，才能取得一定疗效，初期邪实正未衰，疏导泻实，收效快捷。

治痿之法，原则以总调五脏，独取阳明，佐以五俞三会（筋会、骨会、髓会），酌使荥俞督带之法，效果显著。倘若初治效果不显，医患双方，耐心坚持治疗，不要间断。

24. 急性脊髓炎（痿症）病案

陈某　男　29 岁　1979 - 08 - 21 日诊。

双侧下肢瘫软无力 1 个月。

初诊：发病前 3 日曾被大雨淋湿，继则发热，腰背酸痛，有重压感，渐渐双侧下肢麻木无力、发凉瘫软，但无疼痛，不自主遗溺，经某医院诊断为急性脊髓炎。中、西药配合治疗后有所好转，惟腰酸作痛，下肢瘫软，神疲乏力，食少腹胀，气短胸闷，大便稀溏。

检查：面浮无华，舌苔薄白，脉弱。双侧下肢肌肉呈弛缓性瘫痪。肌力 2 级，膝、跟腱反射消失，膝以下呈套式感觉缺失。

诊断：中医：痿证。西医：急性脊髓炎。

辨证：脾胃亏虚，肝肾不足。

治法：健脾益肾，行气活血。

取穴：风池　胸 8～10 夹脊肾俞　阳陵泉　足三里　绝骨。

操作：每日用毫针行刺 1 次，7 次为 1 疗程，各穴交替运用。配合口服维生素 B 族类药物，经 5 个疗程治疗而愈。（焦新民，治痿三原则的临床应用，新中医，5：43；1981）

评鉴：据"下肢麻木无力，发凉瘫软""腰酸作痛……食少腹胀，气短胸闷，大便稀溏"及检查舌、脉等象，证属脾胃亏虚，肝肾不足。此乃由外感寒湿，入里化热，湿热内滞，久则伤及脾虚气弱，肝肾亏虚，精血不能濡养筋脉所致。早期宜清热祛湿，后期标本兼顾，健脾益肾，行气活血。针刺风池祛风清热通经，下病上取；胸 8～10 夹脊乃病所之上下，疏邪治瘫；肾俞强腰健膝；阳陵泉乃筋之所会，舒筋活络，悬钟髓之所会，益肾壮骨，通经活络，足三里醒脾健胃，清利湿热，诸穴配用，清热祛湿，益肾健脾，通经活络。

提示：本病的治疗，应尽量让患侧肢体早期被动运动和上半身运动，改善血液循环，有利瘫痪恢复，并利用已恢复的肌力，以上带下，以强带弱，促进肌肉功能恢复。

上肢麻痹可选上臂穴位，如颈夹脊、肩三针、臂臑等，上臂功能恢复，可带动前臂和手，使上肢功能得以恢复；下肢瘫痪，可选腰、骶、臀穴位，如环跳、秩边、髀关、伏兔等，此法也是上带下之法，能够提高疗效。

25. 小儿麻痹后遗症（痿证）病案

申某　男　2岁　1958－09－08日初诊。

右下肢痿软无力2日。

初诊：患儿于2日前晨起，突然发热、呕吐、腹泻，服药（未详）后吐泻已止，开始出现右下肢痿软无力，不能站立，坐时躯干前俯，如扶起时，左腿站立，右腿摇摆，撒手倒地。经服药无效，来院门诊求治。

检查：T37℃，舌质红，苔黄腻，脉濡数，发育良好，表情无痛苦，饮食、二便均正常，惟右下肢痿软无力，双下肢屈伸无强直感。

诊断：中医：痿证。西医：小儿麻痹后遗症。

辨证：湿热内滞，经络受阻。

治法：祛邪通络，濡养筋脉。

取穴：（1）健侧取穴：环跳、风市、阳陵泉、昆仑，入刺三分，捻转强刺激，1分钟后起针。

（2）患侧取穴：环跳、风市、丰隆、阳陵泉、绝骨、上巨虚。捻转进针，刺入3分，微捻转即起针。每次治疗，由上及下，先刺健侧，后刺患侧。

二诊（1958－09－10日）：仍照上穴法针刺。

三诊（1958－09－12日）：仍照上穴加涌泉穴，后7次治疗穴位同上，针后病情明显好转。

四诊（1959－03－10日）：针刺公孙、然谷、大都、照海，间日1次，针刺2次后痊愈。（赵育堃，小儿麻痹，眉县老中医经验选，43页；1979，陕西省眉县卫生局）

评鉴：据"发热、呕吐、腹泻""右下肢痿软无力，不能站

448

立"，证属湿热内滞，经络受阻。此乃疫毒之邪初犯肺胃，内窜经络，蕴蒸阳明之脉，湿热稽留于此，肌肉失养，宗筋弛缓，不能束利关节所致。治宜祛邪通络，益气活血。针刺三阳经穴为主。环跳疏通经络，宣利腰髀，风市强筋骨、调气血；丰隆和胃化痰，清调神志；阳陵泉舒筋通络清热；昆仑健腰强肾舒筋；绝骨清热驱风通络，诸穴配合，邪退络通，气血调和，诸症渐退。后针刺公孙扶脾胃理气机；然谷退热疏理气机，调理下焦；大都、照海通经和营，泄火疏气。

前者健侧与患侧穴位左右配用，是以经络循行的左右对称、交会、交叉的特点为取穴依据。后期刺法采用邻近选穴配以局部病变为主，协调配伍，疗效显著。

提示：本病早期症状类似感冒，热退症消后，可出现一侧肢体弛缓性瘫痪，多发于下肢，腱反射消失，感觉存在，此时尽快进行治疗。初期属邪实者祛邪；后期见虚或虚中夹实，皆宜疏通经络，可以针灸为主进行治疗，根据"治痿独取阳明"原则，取阳明经穴，配以病变部位的穴位。属肺热及湿热者，单刺不灸，用泻法；肝肾虚者用补法，促进瘫痪肢体恢复。

26. 子宫卵巢功能异常（月经不调）病案

王某　女　24 岁　1985 - 01 - 15 日诊。

经期提前、量多、腹痛 8 个月。

初诊：已婚 8 个月，每次经期提前 15 天左右，量少，色殷红、质稠，持续半月方净，经后腹痛，喜按，伴颧红潮热、手足心热、口干咽燥，心烦不眠，素日大便干，小便赤。

检查：舌质红，苔中花剥，脉细数无力。

诊断：中医：月经不调（先期）；西医：子宫（卵巢）功能异常。

辨证：阴虚血热。

治法：清热调经。

耳穴：主穴：子宫、卵巢、内分泌、脑。

配穴：皮质下、肾上腺、神门、脑干、肝、脾、胃、肾、盆腔、膈。

操作：选用莱籽压耳穴进行治疗。消毒耳部穴位，用胶布将莱籽贴压以上穴位，3 日换帖 1 次，两耳轮流交换，贴耳后每 4 小时按压 1 次，每次 2 分钟，有轻度痛感即可。经贴压 1 疗程（10 次）后，经期、经量正常，痊愈。（吴春芳，莱籽贴耳穴治崩漏，山西中医，4 卷 4：40；1988）

中医病症索引